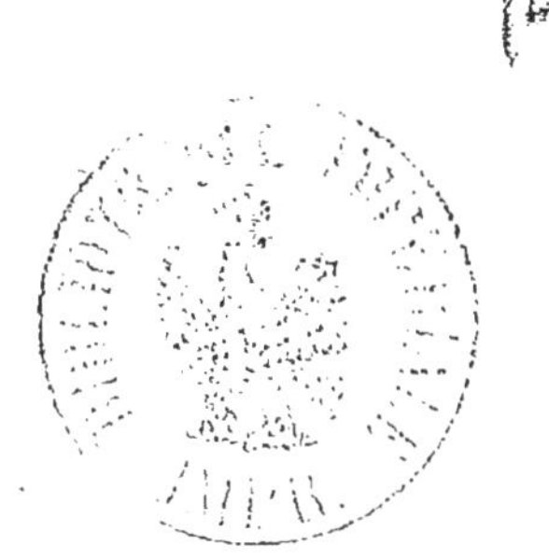

NOUVEAUX ÉLÉMENS

DE

THÉRAPEUTIQUE

ET

DE MATIÈRE MÉDICALE.

NOUVEAUX ÉLÉMENS
DE
THÉRAPEUTIQUE
ET
DE MATIÈRE MÉDICALE,

Suivis d'un Nouvel Essai sur l'Art de Formuler et d'un Précis sur les Eaux minérales les plus usitées;

PAR J. L. ALIBERT,

Médecin de l'hôpital Saint-Louis et du Lycée Napoléon, Membre de la Société de l'Ecole et de celle de Médecine de Paris, de la Société médicale d'Emulation, de l'Académie royale de Médecine de Madrid, de l'Académie impériale Josephine de Vienne, de celle des Sciences de Turin, etc.

SECONDE ÉDITION, REVUE, CORRIGÉE ET AUGMENTÉE.

Et ex illius vitæ circumstanciis, respectibus, atque totâ constitutione etiam expendendas ducam tàm pathologicas quàm ipsas therapeuticas Ætiologias.

STAHL, *Theoria medica vera.*

TOME SECOND.

A PARIS,

CHEZ CRAPART, CAILLE ET RAVIER, Libraires, rue Pavée-Saint-André-des-Arcs, n° 17.

M DCCC VIII.

TABLE DES CHAPITRES,

CONTENUS DANS CE VOLUME.

DEUXIÈME PARTIE.

CHAPITRE VII.

TROISIÈME PARTIE.

CHAPITRE VIII.

NOUVEL ESSAI SUR L'ART DE FORMULER.

PREMIÈRE PARTIE.

SECONDE PARTIE.

FIN DE LA TABLE DES CHAPITRES.

NOUVEAUX ÉLÉMENS
DE
THÉRAPEUTIQUE
ET
DE MATIÈRE MÉDICALE.

SECONDE PARTIE.

Des fonctions de relation, considérées comme objet spécial de la Thérapeutique.

Nous avons déjà observé que tous les phénomènes de la vie se rapportent manifestement à trois ordres principaux de fonctions, qui deviennent toutes successivement l'objet spécial de la Thérapeutique : les fonctions d'assimilation, les fonctions de relation, et les fonctions de reproduction. La digestion, la respiration et la circulation rentrent nécessairement dans le premier de ces ordres; j'en ai traité, en conséquence, fort en détail dans la première partie de ces Elémens. Je passe maintenant à l'examen des fonctions les plus nobles et les plus importantes de l'organisation animale : je veux parler de celles qui établissent des relations constantes entre l'homme et les êtres innombrables qui l'environnent; et qui s'effectuent plus particulièrement par l'intermède du cerveau et du systême nerveux. Les accidens particuliers qui peuvent troubler, intervertir ou altérer diversement ces relations, offrent des points de vue très-philosophiques, qui sont d'un grand intérêt pour notre observation.

CHAPITRE V.

Des Médicamens qui agissent d'une manière spéciale sur les propriétés vitales du systéme nerveux.

C'est aux anatomistes à nous dévoiler l'étonnante structure du systême nerveux ; je ne dois m'occuper ici que des lois organiques qui en dépendent. Ces lois deviennent plus explicables, depuis que leur étude est éclairée par de nombreuses recherches expérimentales, et par la méthode analytique. Willis, Hoffmann, Stahl, Whytt, Haller, Bonnet, Fontana, Cullen, Barthez, Chaussier, Reil, Gall, etc. les ont particulièrement approfondies. Aucun médecin, du reste, ne sauroit contester leur influence suprême sur tous les phénomènes de l'économie vivante. Le grand Boerhaave lui-même, malgré son zèle ardent pour la propagation des théories mécaniques, avouoit sur la fin de sa carrière, qu'il s'étoit mépris sur les vrais principes de la science de l'homme, et ramenoit continuellement ses disciples à la contemplation de l'action nerveuse, et des effets immatériels qui la constituent.

En Thérapeutique, comme en physiologie, on ne sauroit concevoir aucun phénomène, si l'on néglige de tenir compte du rôle que joue essentiellement le systême nerveux dans l'économie animale. Aucun systême, d'ailleurs, n'est plus digne des regards et des méditations du philosophe, parce qu'aucun ne remplit une destination aussi nécessaire dans le plan éternel de ce vaste univers. Faites abstraction de ce système, et la nature entière reste sans mouvement et sans vie. Il anime tout, il gouverne tout, il coordonne tout. L'exercice de ses fonctions est si impérieusement commandé pour le maintien de notre existence, que l'homme cherche, à chaque instant, à se donner des impressions nouvelles. C'est donc à la considération des phénomènes nerveux que doivent se rattacher désormais les grandes vérités de la Thérapeutique médicinale.

C'est sur une connoissance très-approfondie du système nerveux et des forces vitales qui en sont dépendantes, que le médecin doit fonder toutes ses indications curatives. C'est faute d'avoir mal apprécié ces indications, observe le profond Stahl, qu'on commet journellement les erreurs les plus dangereuses. Que d'accidens peuvent résulter de cette ignorance ! Les maladies, ainsi mal dirigées, perdent leur type naturel. De simples qu'elles étoient, elles deviennent composées ; de chroniques, elles deviennent aiguës ; de bénignes, elles deviennent malignes, etc. Toutes ces affections rares et extraordinaires, qui étonnent journellement nos regards dans l'intérieur de l'hôpital Saint-Louis, ne sont pour la plupart que des affections dont les médicastres ont dénaturé l'ordre et la marche par des remèdes empiriques, lesquels ont radicalement affoibli des individus doués d'une susceptibilité nerveuse trop irritable. La théorie du cerveau, des nerfs, et de leurs facultés, est donc la clef de la médecine-pratique.

Roussel, célèbre par des aperçus très-ingénieux,

avoit séparé le système nerveux en deux départemens principaux dans l'économie animale. Le premier, destiné à percevoir les sensations, enfante, transmet et exécute les volontés. Le second préside et se distribue presque en entier aux fonctions d'assimilation, telles que la digestion, la respiration, la circulation, etc. Bichat a nouvellement reproduit cette idée avec de nouveaux développemens, et il pose, en conséquence, une ligne tranchée de démarcation entre le système nerveux, qui se compose du cerveau, de la moëlle alongée et des nerfs cérébraux, et le grand sympathique ou système nerveux des ganglions. Selon ce physiologiste, l'un appartient spécialement à ce qu'il nomme la *vie animale*, et l'autre dépend d'une manière plus particulière de ce qui constitue, selon lui, la *vie organique*. En adoptant le fond de cette distinction, qui me paroît avantageuse pour l'intelligence des phénomènes vitaux, j'ai rejeté les expressions inexactes dont il se sert pour l'établir. Ne devant m'occuper, dans cet article, que du système nerveux qui forme la vie extérieure, ou, ce qui est la même chose, la vie de relation, nous allons établir quelques propositions fondamentales, pour faciliter la théorie des moyens curatifs qui s'y adaptent.

On regarde, en premier lieu, comme incontestablement démontré que le cerveau est le plus essentiel des viscères, qu'il est l'instrument et le centre des opérations intellectuelles ; que c'est dans l'intérieur de cet organe que toutes nos sensations se rassemblent, se conservent et se comparent. C'est de-là qu'émanent tous les mouvemens produits par la volonté. En effet, tant que le cerveau reste dans un état d'intégrité parfaite, quel que soit le membre blessé, l'individu ne perd ni la conscience de soi, ni la faculté de l'intelligence et de la pensée ; il est même constaté par des preuves décisives que la moëlle de l'épine peut subir des altérations considérables, sans qu'il survienne aucun trouble dans les facultés de l'esprit. Au contraire, le cerveau se trouve-t-il profondément altéré ; toutes les idées se troublent, le jugement et la mémoire s'éteignent, etc. Le moindre corps étranger, une esquille d'os, la collection d'un peu de sang ou de pus, etc. dans la cavité de la tête, suffisent quelquefois pour empêcher toute perception mentale. On apporta à l'hôpital Saint-Louis, un épileptique qui avoit des accès de douze heures, et qui, dans l'intervalle des paroxysmes, se trouvoit dans un état de stupidité parfaite. Il succomba, et l'autopsie cadavérique fit voir une tumeur squirreuse située derrière la partie latérale droite de l'os frontal ; mais les effets de la compression du cerveau ont été encore bien mieux démontrés par l'exemple d'un homme qu'on a vu en France, se jouant en quelque sorte de la compassion publique, en demandant l'aumône aux passans avec son crâne. Les physiologistes du temps le soumettoient fréquemment à des expériences ; il suffisoit de toucher légèrement du doigt la surface extérieure de l'enveloppe cérébrale, pour que les yeux de cet infortuné fussent éblouis par mille étincelles. Quand on pressoit plus fortement, sa vue s'interceptoit ; embrassoit-on la masse du cerveau avec toute la main, il tomboit dans l'assoupissement, et enfin dans un véritable état d'apoplexie, pour peu que l'on comprimât davantage; en sorte que l'exercice de la pensée ne se rétablissoit que lorsqu'on avoit enlevé tous les obstacles. Je pourrois alléguer beaucoup d'autres faits pathologiques. Ne sait-on pas que l'inflammation de la dure-mère peut occasionner des transports maniaques? Dans les dissections faites à l'hôpital Saint-Louis, sur les cadavres des personnes affectées d'idiotisme, nous avons constamment trouvé des altérations dans la texture et la forme de l'organe encéphalique. Enfin, c'est parce que l'homme l'emporte sur le reste des animaux par la masse et l'énergie physiques de cet organe, qu'il règne aussi sur eux par l'attribut d'une raison perfectible; cette raison devient un des plus beaux apanages et une des plus grandes puissances de la nature humaine.

Par le pouvoir du cerveau, l'homme conserve la plus merveilleuse des suprématies sur tous les êtres dont se compose le monde vivant. Aussi les anatomistes observent-ils que le cerveau humain est le plus volumineux en proportion du reste du système nerveux. Dans les autres animaux à sang chaud, ce viscère diminue, tandis qu'on voit grossir la moëlle alongée et épinière. Dans les animaux à sang froid, et sur-tout dans quelques poissons, il surpasse à peine la moëlle alongée. Qu'aperçoit-on dans les mollusques? Il n'y a qu'une petite masse cérébrale, d'où les nerfs se dispersent comme des rayons pour aller former des ganglions épars presque aussi volumineux que le cerveau lui-même. Enfin, dans les insectes et les vers, l'encéphale est, pour ainsi dire, effacé; il en est qui, coupés en deux ou en plusieurs morceaux, constituent un ou plusieurs individus qui ont chacun leur système de sensations et leur volonté propre. Ce n'est que dans les animaux les plus parfaits et les plus voisins de l'homme que l'assemblage des divers départemens nerveux, et sur-tout la présence de l'encéphale, sont nécessaires, pour que les fonctions du corps vivant aient leur pleine et régulière exécution. C'est donc avec raison qu'on regarde le cerveau comme le premier instrument de la vitalité. Aussi cet organe se développe-t-il dans le fœtus avant le cœur. Chez les animaux qui restent l'hiver dans un engourdissement soporeux, le sentiment se manifeste avant la circulation. Comment d'ailleurs pourroit-on contester la puissante influence des nerfs sur tous les actes de l'économie animale? ne voit-on pas souvent des individus succomber, sans qu'il y ait aucune trace de lésion physique dans les viscères? Ne voit-on pas le froid, les vapeurs méphitiques, la contagion du typhus, l'électricité, les violentes affections de l'ame, détruire soudainement la vie?

Mais ce qu'il y a sur-tout de très-remarquable dans la considération du cerveau, aussi bien que des branches et ramifications nerveuses qui en émanent ou plutôt qui s'y rendent après avoir porté le sentiment et la vie dans toutes les parties de l'organisation, c'est cette ligne mitoyenne qui les traverse d'une manière invariable, et qui les partage en deux moitiés d'une égalité parfaite. Bichat a très-bien démontré ces dimensions symétriques de tout le systême sensible, phénomène qui ne s'observe point dans les organes uniquement destinés à la nutrition du corps. En effet, le cerveau se compose de deux segmens uniformes. Les nerfs de la vue, de l'oreille, de l'odorat, etc. se distribuent par paires. Cette division, qui semble établie par le compas immortel de la nature, se montre même jusque dans les phénomènes physiologiques et morbifiques; et il n'est pas rare de voir qu'une de ces moitiés symétriques est profondément altérée, tandis que l'autre conserve l'entière intégrité des fonctions. Un père, au lit de mort par les suites d'une hémiplégie complète, maudissoit son fils dont il avoit beaucoup à se plaindre. La moitié de son visage exprimoit son indignation et son courroux, tandis que l'autre moitié étoit calme et inerte; ce qui formoit un contraste aussi bizarre qu'affligeant.

Quoique le mouvement soit la suite nécessaire de l'exercice de la sensation, quoique cet acte de la nature vivante soit spécialement placé sous l'empire du cerveau, quoique la fibre musculeuse soit en quelque manière confondue avec la fibre nerveuse, il peut néanmoins se détruire, tandis que tous les actes de la sensibilité se maintiennent; et souvent aussi le systême loco-moteur conserve toute sa puissance, quand la faculté de sentir est embarrassée, suspendue ou anéantie. Ces faits sont d'une observation commune et vulgaire dans le cours de différentes maladies, particulièrement dans la paralysie des membres. Un homme éprouvoit des picotemens insupportables dans ses doigts, et il ne pouvoit les faire agir. D'une autre part, il y avoit à l'hôpital Saint-Louis un soldat invalide qui se laissoit pincer le bras, la cuisse, et la jambe d'un seul côté, qui permettoit même qu'on le cautérisât dans ces mêmes parties, sans qu'il éprouvât la moindre souffrance. Mes lecteurs connoissent trop ces sortes de faits, pour que j'accumule les citations.

Quelques physiologistes ont prétendu, sans aucune sorte de fondement, que toutes les sensations ne naissoient point dans le cerveau; et qu'il pouvoit s'en développer dans d'autres points de l'économie animale. Car si la faculté de penser pouvoit résider dans d'autres parties, il arriveroit qu'elle ne s'éteindroit pas, lorsque le cerveau vient à manquer : or, c'est le contraire qui arrive. Ainsi donc, lorsqu'on comprime un nerf, qu'on le coupe, qu'on le lie, ou qu'on intercepte d'une manière quelconque son action, il cesse uniquement de sentir; c'est-à-dire que le changement produit par la cause stimulante, n'est plus transmis à l'organe cérébral, et que la faculté sentante est abolie au-dessous du nerf blessé. Le même phénomène survient, lorsqu'on porte la même altération à l'origine du nerf; si c'est le nerf olfactif, le sens de l'odorat périt; si c'est le nerf optique, la cécité se déclare; si c'est le nerf acoustique, il y a surdité.

Mais une preuve que les douleurs physiques reçoivent leur développement primitif dans le cerveau, ce sont celles que les malades croient éprouver dans un membre qui leur a été ravi par l'amputation, ou par quelque autre accident. Une jeune couturière dont on avoit amputé la jambe à l'hôpital Saint-

Louis, se présenta à nous un an après avoir subi son opération. Elle nous assura, que lorsque la température étoit froide et humide, elle ressentoit de vives douleurs dans la jambe qui n'existoit plus. C'est à l'organe cérébral qu'est spécialement départi le privilége de gouverner la machine humaine. C'est dans ce viscère, qu'existe le centre de cette unité sensitive qui est un des attributs des animaux à sang chaud, et qu'on n'observe ni dans les arbres, ni dans les polypes. « L'homme est un, dit un écri» vain célèbre, quoiqu'il soit composé de plusieurs » parties; et l'affinité de ces parties est si étroite, » qu'on ne peut le toucher à un endroit sans le remuer » tout entier ». Ce phénomène explique pourquoi la douleur n'existe plus dans les membres des criminels, lorsqu'on a séparé la tête du tronc; on voit combien sont peu fondés les doutes élevés par quelques physiologistes sur cette question intéressante.

M. Sœmmering, habile anatomiste, observe en outre que le cerveau est la cause et le siége des mouvemens sympathiques, et que l'intensité de ces mouvemens est en raison directe du volume de cet organe. Ainsi, l'homme doué d'un plus grand cerveau, relativement au volume de ses nerfs, souffre des mouvemens sympathiques plus violens que les autres animaux. De-là vient que chez lui de très-petites lésions nerveuses, en suscitant une forte réaction cérébrale, suscitent des spasmes, des convulsions, et compromettent sa vie, tandis que cela n'arrive que fort rarement chez les brutes. L'opium ne devient si avantageux dans certaines maladies, que parce qu'il empêche cette réaction. Il faut donc établir que plus le cerveau est grand, plus la réaction est grande; *et vice versâ*, que plus le cerveau est petit, plus la réaction est petite. Si l'on détruit ou si l'on altère le cerveau, il ne peut donc y avoir de réaction sur les autres parties.

Rien de plus problématique que le mode d'action du cerveau dans l'économie animale. Ce que l'on sait de ce viscère, c'est qu'il est partagé en deux parties qui se servent vraisemblablement d'antagonistes : c'est que son influence s'étend sur tout le corps, par l'intermède des nerfs, c'est qu'il a les rapports les plus intimes avec tous les organes. Mais d'ailleurs, si on le considère sous un point de vue absolument physique, son état de mollesse contraste singulièrement avec le caractère fugitif de ses opérations, et son état massif avec la vivacité de son action principale. Il est la source première des mouvemens, et il paroît à peine en avoir lui-même. Quant aux dénominations bizarres données par les anatomistes aux différentes parties du cerveau, personne n'ignore qu'elles ne représentent aucune idée, et qu'elles ne nous apprennent rien sur son véritable caractère et sur la nature de ses fonctions. Il ne nous est permis de connoître que les résultats de l'économie vivante.

On a expliqué par différentes théories, le mode d'action du cerveau et des nerfs sur l'économie animale; mais pourquoi redirai-je ici toutes les rêveries qu'on a publiées sur une semblable matière? L'hypothèse des esprits animaux est détruite. Il n'est plus question de cordes élastiques. La supposition d'un fluide nerveux pour l'exercice de la sensibilité, est vaine et sans fondement. Elle dérive de la difficulté que nous avons à concevoir la manière dont les êtres vivans se communiquent leurs affections. Il peut bien exister un fluide nerveux, comme l'ont cru Hippocrate, et autres grands maîtres de l'art. Mais ce ne sont pas nos raisonnemens qui l'établissent; car, si ce fluide circuloit dans les canaux nerveux, et qu'il eût l'extrême ténuité qu'on lui attribue, il s'échapperoit nécessairement à travers leur tissu. En effet, l'eau vaporisée pénètre toutes les parties de notre corps. Elle pénètre même la pierre la plus dure, quoique moins subtile que les esprits animaux. Ceux qui ont imaginé un tel fluide, n'étoient pas vraisemblablement de grands métaphysiciens. Cette idée, disoit l'illustre Roussel, a pris naissance dans les amphithéâtres d'anatomie, et elle se ressent de la matérialité de son origine.

Les nerfs, quelle que soit l'origine qu'on leur assigne d'après les travaux des anatomistes modernes, ont des propriétés vitales que le médecin thérapeutiste doit étudier sans cesse. La faculté sensitive qu'ils possèdent au degré le plus exquis, est attestée par les douleurs qu'on éprouve quand on les pique, quand on les cautérise ou qu'on les tourmente à l'aide des procédés de la physiologie expérimentale. Le contact seul de l'air atmosphérique, après l'enlèvement des vésicatoires, fait éprouver des souffrances qu'on peut à peine tolérer. Il n'en est pas de même de la pulpe du cerveau, qu'on comprime ou qu'on irrite souvent par des agens mécaniques, sans lui causer une douleur très-intense. Deux voleurs attaquèrent un ouvrier, dans une rue voisine de l'hôpital Saint-Louis ; ils lui imprimèrent une si forte commotion à la tête, que cet individu, d'après son rapport, passa vingt-quatre heures sans rien sentir. Ce fait s'explique aisément par le rôle particulier du cerveau, dont la fonction est de percevoir ; et qui, pour remplir cette fonction, ne doit être soumis à aucune gêne. Au contraire, si le cerveau reste intègre pendant que l'on pique le nerf, la douleur est vivement éprouvée, parce que ce nerf sert de voie de transport à la sensation.

Un phénomène véritablement remarquable dans l'histoire générale des nerfs, c'est la diversité des douleurs particulières qu'ils font naître dans les divers états morbifiques du corps humain, d'après leur nombre, leur structure, et selon leur origine, leur trajet, leur terminaison, la nature des organes qui les perçoivent, etc. Bichat a fixé très-judicieusement l'attention sur le caractère distinctif de chacune de ces douleurs. Il observe que la douleur des muscles n'est pas celle des aponévroses, que celle des aponévroses n'est pas celle des os, etc. J'ai pour mon compte observé des nuances infinies dans celles que font éprouver les maladies cutanées, selon que les différentes membranes qui entrent dans la texture du système dermoïde sont plus ou moins intéressées. Tantôt c'est un prurit semblable à la sensation qu'exciteroient des fourmis sur la périphérie du corps, ou à des piqûres de mouches ; tantôt c'est une sensation de picotement, de cuisson ou d'engourdissement. Tantôt, l'individu ressent comme des coups de dards ou de lance. La pathologie des nerfs, envisagée sous ce point de vue, peut fournir des lumières utiles à la Thérapeutique.

On a dit avec justesse que tous les actes de sensibilité qu'effectuent les organes de relation, émanent du toucher. Mais il est inutile de noter qu'indépendamment des sensations particulières attribuées à chacun de ces organes, chacun d'eux participe aux sensations générales, c'est-à-dire, à celles que perçoit l'universalité de notre économie. Ceci s'explique par les exemples qui suivent : l'œil d'un homme est inaccessible au stimulus de la lumière, et pourtant on ne sauroit blesser cet organe sans lui communiquer de vives souffrances. La moindre irritation suffiroit pour y exciter de l'inflammation, pour y développer les symptômes d'une violente ophthalmie, etc. Supposons que l'oreille d'un homme ait perdu la faculté de percevoir les molécules sonores ; cet homme ne sera-t-il point également sujet à tous les accidens que peut susciter l'introduction d'un corps étranger dans l'intérieur d'un organe si délicat ? Bichat prétend avoir vu un malade privé des fonctions de l'odorat, à la suite de l'abus des mercuriaux, et chez lequel néanmoins la titillation de la membrane pituitaire occasionnoit un sentiment très-pénible. « Il faut donc bien distinguer, dit ce physiologiste, dans les organes des » sens, ce qui appartient au tact général d'avec ce » qui est dépendant du mode particulier de sensibilité que chacun a en partage ». Chez l'homme, l'organe génital, qu'il faut considérer comme un sens très-énergique, est frappé d'impuissance par une cause accidentelle ou par l'effet de la vieillesse, et n'en est pas moins susceptible de contracter d'autres altérations morbifiques. Chez la femme, enfin, qui est parvenue à l'âge de retour, la vie générale de l'utérus persiste encore quand sa vie partilière est éteinte, etc.

Les nerfs sont-ils les seuls instrumens essentiels et nécessaires de la sensibilité physique ? La matière que nous traitons est encore couverte de tant de voiles, qu'on peut proposer une question pareille ? D'où vient, en effet, qu'il existe dans l'économie animale des organes éminemment sensibles, quoiqu'ils soient dépourvus de nerfs, ou que ces nerfs, du moins, ne soient point apercevables à la vue des anatomistes ? D'où vient aussi que la faculté sentante se trouve très-obscure dans d'autres organes parsemés de nerfs très-apparens ? D'une autre part, Bichat a constaté, par des épreuves fréquentes, que les ligamens, les tendons, les aponévroses, peuvent être fort douloureusement affectés, quoique ces organes ne contiennent point de nerfs en apparence. Mais M. Delaroche démontre fort judicieusement les difficultés qu'il y a d'assigner avec précision quelles sont les parties de notre économie qui sont uniquement pourvues de nerfs. « Les » extrémités nerveuses, dit-il, organes immédiats de » la sensibilité, sont presque par-tout divisées en » filets si déliés, qu'il est impossible que l'anatomie » puisse toujours déterminer avec certitude leur » présence ou leur absence. C'est pourquoi la sen-

» sibilité des diverses parties ne sauroit être déterminée que par des expériences d'après lesquelles » cependant, nous pouvons aussi nous tromper ». Est-ce pour rendre certains phénomènes plus intelligibles, que M. Reil, médecin allemand, a émis l'hypothèse d'une atmosphère nerveuse qui s'étend jusqu'à une distance plus ou moins éloignée, de manière qu'il suffit, pour qu'une partie quelconque soit susceptible de sentir, qu'elle soit plongée dans le fluide particulier qui environne constamment chaque cordon nerveux ? Cette idée, plus ingénieuse que vraie, seroit sujette à beaucoup d'objections, s'il nous étoit permis de nous livrer à des discussions physiologiques.

Les sympathies propres des nerfs sont un des phénomènes les plus importans à étudier pour un médecin thérapeutiste. C'est ainsi, par exemple, que ces sympathies s'expriment souvent entre deux nerfs qui dépendent de la même paire; souvent même, entre deux nerfs qui n'appartiennent point au même tronc. C'est ainsi que ces mêmes nerfs, au lieu de correspondre individuellement et entr'eux, font sympathiser d'autres viscères ou d'autres systêmes de l'économie vivante; et cette étude a un attrait extrême, quand un médecin philosophe la poursuit avec toute l'application dont elle est digne. C'est par elle qu'on se rend compte d'une foule de désordres qui, souvent, se manifestent dans des organes entièrement étrangers au nerf vers lequel on aura dirigé l'irritation, comme Bichat l'a constaté par des expériences très-nombreuses; c'est aussi par elle qu'on explique un grand nombre de symptômes anomaux, qui caractérisent les maladies nerveuses, et qui rendent leur théorie aussi mystérieuse que difficile. Il faut consulter sur ce sujet les remarques intéressantes des médecins anglais.

Nous voyons souvent une simple altération des ovaires ou de l'utérus produire les appétits dépravés, ordinairement désignés sous le nom de *pica* et de *malacia*, le gonflement de la gorge, le clou hystérique, l'immobilité cataleptique, la syncope, et les palpitations de cœur. M. Whytt fait observer que les pieds, comprimés par une chaussure trop étroite, occasionnent des céphalalgies; et que les synapismes, appliqués à la plante des extrémités inférieures, font souvent disparaître les accès du délire; il ajoute qu'on a vu quelquefois le serrement tétanique des mâchoires suivre l'amputation pratiquée dans un lieu éloigné, une douleur véhémente des doigts du pied susciter le rire sardonique. Mais un fait non moins remarquable, c'est l'obscurcissement qui survient parfois dans l'organe de la vision, quand l'estomac est surchargé de saburres gastriques, etc.

On a cru qu'il pouvoit se manifester des sympathies dans l'économie animale, sans l'intermède des nerfs, ce qui est une erreur, comme l'assure M. Whytt; car de semblables phénomènes sont un acte suprême de la sensibilité physique. Aussi, toutes les fois qu'il survient des accidens qui tiennent aux altérations des sympathies, on les fait cesser en agissant sur le système nerveux. De-là vient qu'un mouvement inattendu de terreur, de surprise ou de joie, fait disparoître la convulsion du hoquet. Un homme est-il porté au vomissement par l'effet de l'inflammation des reins ou du foie, affoiblissez par des remèdes opiacés la faculté sentante de ses nerfs, et ce phénomène sympathique disparoîtra. On voit combien cette vue physiologique est féconde. Il n'y a donc pas, comme tant d'auteurs l'ont prétendu, des sympathies de tissu cellulaire, des sympathies de membranes, des sympathies de ressemblance, des sympathies de voisinage ou de contiguité, sans la puissance des nerfs; et si ces organes n'existoient point, l'acte circulatoire du sang, dans l'intérieur des vaisseaux, ne pourroit être qu'un pur mouvement de machine hydraulique. Les anciens avoient une connoissance assez étendue des effets sympathiques; mais ils ignoroient leur véritable origine. Parmi les modernes, c'est Willis et Vieussens qui ont commencé à l'entrevoir.

Il en est des sympathies comme de toutes les sensations perçues dans l'économie vivante; elles s'exécutent par la médiation spéciale du cerveau, et on a admis beaucoup d'explications anatomiques qui sont nécessairement à rejeter, d'après l'opinion de M. Whytt. Ce célèbre physiologiste ne pense point qu'on puisse rapporter ces phénomènes aux directions, aux anastomoses, aux connexions particulières des nerfs; en effet, il y a des organes qui sympathisent d'une manière extrême, quoique les nerfs qui les parcourent ne soient liés entr'eux par aucune correspondance; et on éprouveroit un grand embarras, s'il falloit rendre compte de ces sympathies par la considération physique des connexions nerveuses. M. Whytt remarque très-judicieusement, par exemple, que lorsque les reins sont enflammés, le ventricule souffre davantage que le conduit intestinal; que l'organe pulmonaire n'éprouve aucune atteinte; que la présence du calcul dans l'intérieur de la vessie porte à la nausée et au vomissement, quoique les organes urinaires ayent des nerfs qui leur soient entièrement propres. Lorsqu'on titille l'intérieur des fosses nasales, on ne voit survenir que l'éternument. Mais il n'y a ni toux, ni hoquet; ni l'estomac ni les intestins ne se contractent. On connoît la sympathie particulière des nerfs phréniques avec la troisième paire de nerfs cervicaux, et pourtant un vésicatoire, placé depuis l'oreille jusqu'à la partie supérieure de l'épaule, n'excite aucunement la susceptibilité du diaphragme. On a voulu expliquer le délire qui suit l'inflammation vive de la substance de ce muscle, par la correspondance sympathique du nerf diaphragmatique, et de la cinquième paire, qui donne des rameaux nerveux à la dure-mère; mais pourquoi, ajoute M. Whytt, ne survient-il pas aussi du délire, lorsque l'organe pulmonaire et le conduit intestinal sont frappés de phlegmasie, puisque l'anatomie démontre qu'il existe une connexion plus intime entre la cinquième paire et les nerfs des intestins qu'avec les nerfs du diaphragme?

Le système nerveux est la source immédiate de tous les phénomènes de la vie; parmi ces phénomènes innombrables, les uns sont subordonnés à la volonté de l'être vivant, les autres sont indépendans de cette faculté, et immuablement ordonnés par la première impulsion de la nature. Les organes d'où dérivent ces phénomènes, sont comme les instrumens des forges de Vulcain, qui agissoient d'eux-mêmes, et n'avoient pas besoin que la main de l'ouvrier leur imprimât le mouvement. Mais une chose digne d'attention, c'est que la volonté n'est pas aussi puissante qu'on le croit communément : l'observation prouve que les mouvemens involontaires ont une intensité bien supérieure à celle des mouvemens volontaires. De-là vient la force prodigieuse des fous, des maniaques, des convulsionnaires, etc. Au surplus, cette idée est vraie au moral comme au physique. Examinons ce qui se passe dans les actions ordinaires de la vie. Ce que la seule volonté détermine s'exécute avec mollesse. Un homme qui n'est point naturellement ambitieux, a beau s'agiter volontairement, ses mouvemens seront toujours foibles. Celui qui est véritablement mu par cette passion énergique, met bien une autre activité dans les siens.

La cause la plus fréquente de l'action du cerveau, est une impression opérée directement sur le système nerveux. Cette impression peut provenir de l'action des corps externes; mais elle ne sauroit être calculée comme le mouvement dans les choses inanimées. Elle n'est point exactement proportionnée à la force des impressions physiques; elle est relative au degré de sensibilité des individus, à mille autres circonstances. Comment donc calculer en Thérapeutique le degré de l'excitation médicamenteuse?

Cette action nerveuse est souvent réveillée sans qu'aucune cause directe agisse sur elle. Quelquefois elle est fortement influencée par des causes sympathiques; dans d'autres cas, elle est excitée par des appétits naturels, comme, par exemple, par la faim, par la soif, le desir du coït, et par différentes propensions à la toux, au hoquet, au vomissement, etc. Des phénomènes qui se passent dans l'intérieur des organes, peuvent aussi la mettre en jeu; tels sont ceux qui proviennent des divers états du cœur, du poumon, du conduit alimentaire, etc.

Les médecins ne sauroient assez se livrer à la recherche de toutes les causes qui peuvent exalter vicieusement le cerveau et le système nerveux. J'ai souvent remarqué, par exemple, que des digestions pénibles, chez les personnes douées d'une constitution lymphatique, contribuoient singulièrement à troubler les opérations de ces organes. J'ai connu une jeune dame qui se livroit constamment à des accès de colère après ses repas, quoiqu'elle fût d'une sobriété extrême, et qu'elle ne fît aucun usage du vin. Elle étoit possédée par le desir insurmontable de casser des verres ou autres vases qui se trouvoient sur la table. Un jour que j'avois ordonné de la faire sortir promptement pour la distraire, elle s'approcha impétueusement d'une femme qui portoit un fardeau, pour le faire tomber par terre. J'ai vu une autre dame qui, pendant la digestion, vouloit se tuer; on avoit fini par la surveiller, parce qu'elle s'étoit mis deux fois la corde au col pour s'étrangler.

L'exaltation apparente du système nerveux tient souvent à un état de foiblesse de ce même système. Cette assertion, qu'on croiroit d'abord hasardée, est constatée par des faits irrécusables. On explique ainsi beaucoup de phénomènes extraordinaires, qui surviennent dans les maladies nerveuses; on explique ainsi pourquoi, dans les derniers momens de la vie, certains individus déploient une énergie qu'ils n'avoient pas coutume de manisfester. On en voit qui, dans la dernière période du mal auquel ils doivent succomber, s'expriment avec une éloquence qui étonne ceux qui les entourent, forment ou accomplissent des entreprises, pleurent, s'attendrissent; manifestent à chaque instant des espérances nouvelles, en éloignant tout ce qui pourroit les éteindre ou les diminuer. Il est digne d'observation, que les sujets chez lesquels se manifeste cette augmentation momentanée de la puissance nerveuse, sont d'une constitution grêle et délicate, ou ont été longuement débilités par des causes sédatives.

Mais ce qui est véritablement digne de remarque, c'est l'influence de cette exaltation nerveuse sur la plénitude et la durée de la vie. C'est ce qu'on observe journellement chez ceux qui se livrent aux travaux laborieux de l'esprit, de la méditation et de la pensée. Les savans fournissent ordinairement une carrière très-prolongée. Les registres des académies déposent en faveur de l'opinion que j'avance. L'énergie intellectuelle et morale seroit-elle donc une nouvelle puissance destinée à réparer, à chaque instant, les pertes que l'homme fait par l'exercice continuel de ses facultés physiques? Agrandir la sphère de ses idées, c'est consolider les ressorts de la vie, lorsque d'ailleurs aucune autre cause ne tend à les briser.

Après avoir examiné les causes qui excitent la puissance nerveuse, recherchons celles qui contribuent à débiliter cette même puissance. Les narcotiques produisent le plus fréquemment un semblable effet. Quelques physiologistes pensent que ces sortes de remèdes jouissent à-la-fois d'une propriété stimulante et d'une propriété calmante. Mais la qualité stimulante, est un simple résultat de la réaction des forces vitales. Ainsi la question est décidée. Le froid, lorsque son application est long-temps continuée, devient un puissant sédatif; il diminue le sentiment et le mouvement, occasionne la stupeur, provoque au sommeil, etc. Le venin de la fièvre et celui de la peste, les vapeurs méphitiques, les poisons, le chagrin, la tristesse, et mille autres causes, contribuent aussi beaucoup à affoiblir la puissance nerveuse. Une loi de la nature condamne les animaux à l'activité. L'absence des impressions jette le cerveau dans l'affaissement. Mais, toutefois ces impressions ne doivent pas être trop vivement excitées pour être salutaires. Une agitation excessive produit une foiblesse irrémédiable.

Parmi les phénomènes moraux qui dérivent du cerveau et du système nerveux, il n'en est point de plus remarquable que ce besoin impérieux de la sensation donné par la nature à tous les êtres vivans. Une femme célèbre a dit avec raison, « que l'émotion semble convenir à l'ame, comme l'exercice convient au corps ». Aussi l'homme est-il naturellement avide de toutes les impressions. Il court, par une sorte d'instinct, vers les objets les plus capables d'épouvanter ou de déchirer le cœur ; il aime à se faire raconter des catastrophes vraies ou imaginaires. Il aime à partager la vengeance, l'indignation, la crainte, et toutes les passions de ses semblables. Il poursuit tout ce qui lui donne la vue ou l'idée de la douleur. Les spectacles des peuples policés, proviennent du besoin inné de se procurer des sensations.

Ces sensations produisent un effet d'autant plus agréable, qu'elles sont nouvelles. De-là naissent le goût du merveilleux, et sur-tout l'amour des contrastes, qui renforcent les impressions foibles par la comparaison. Le mystère est un obstacle qui n'en donne que plus d'activité à un semblable desir. De-là vient que des perceptions uniformes finissent par devenir importunes. Le plus beau site nous fatigue, si nous l'occupons toujours. Les mêmes odeurs, les mêmes saveurs, ne tardent pas à nous lasser. L'oreille est, de tous les organes des sens, celui à qui la variété des impressions est sur-tout nécessaire. Rien n'est plus singulier que le dégoût que nous inspire bientôt un air que nous avions entendu pour la première fois avec le plus grand enthousiasme. Les maladies qui attaquent les voyageurs nouvellement arrivés dans les climats et les pays lointains, tirent beaucoup de force de ce pouvoir qu'ont sur nous les impressions nouvelles, parce qu'elles troublent l'ordre accoutumé de l'économie animale, etc. La théorie des médicamens du système nerveux peut singulièrement être perfectionnée par la méditation de cette loi.

Autant l'homme éprouve une propension naturelle vers tous les genres de sensation, autant il a, dans quelques circonstances, de la répugnance pour le mouvement. Tels sont, par exemple, les peuples et les individus auxquels la chaleur du climat ôte le pouvoir d'exercer les forces musculaires. Tels sont aussi, comme l'a remarqué M. Péron, les sauvages que l'industrie et la civilisation n'ont point perfectionnés ; telles sont aussi les personnes foibles et délicates, qui n'ont aucune aptitude à la locomotion, et qui n'en sont pas moins douées d'une sensibilité exquise. Car s'il est des peuples et des individus qui se passionnent pour les voyages, les courses, les chasses, les guerres, c'est moins le mouvement qu'ils cherchent que la sensation. En général, les êtres animés tendent à la paresse et au repos. S'ils sont portés à l'agitation, c'est qu'elle est pour eux un moyen de mieux sentir leur existence.

On a judicieusement remarqué qu'il y avoit un plaisir vif, attaché à tous les actes de la sensibilité dans l'économie vivante. Tout ce qui met les organes en mouvement sans les affoiblir, procure une jouissance réelle. C'est ainsi que l'homme a un attrait naturel pour les travaux de l'esprit, pour les sons mélodieux, pour les spectacles, etc. Un écrivain moderne observe que si, parmi les couleurs qui viennent frapper nos regards, il en est qui sont tristes, c'est qu'elles laissent l'organe de l'œil dans une sorte d'inaction. Les sensations agréables qu'éprouve l'organe du goût, les spasmes voluptueux qui dérivent du sens de l'amour dans l'union des sexes, tiennent à la nécessité de la conservation et de la reproduction de l'espèce. Les philosophes ont observé que dans nos passions même les plus pénibles, telles que la haine, la vengeance, il y a un fond de plaisir que la nature y attache, et qui dérive de ce que nous nous trouvons bien ordonnés, et dans la situation la plus convenable relativement aux circonstances où nous sommes placés. C'est donc par le plaisir que la nature anime, maintient et perpétue le grand et immense tableau de l'univers.

L'action des nerfs s'étend à tous les autres systêmes de l'économie animale. Elle se manifeste jusque dans le tissu cellulaire. Bordeu a vu un gonflement se reproduire sur le bras d'un malade, toutes les fois que son ame étoit agitée par quelque passion ou pensoit avec effort. Mais rien peut-être ne prouve mieux l'empire souverain que le cerveau exerce sur toutes les parties du corps vivant, que les convulsions qui surviennent, lorsque l'énergie de cet organe est considérablement affoiblie, soit par des évacuations immodérées, soit par une mauvaise nourriture, soit par les affections tristes de l'ame, soit par des fatigues excessives. Dans cette circonstance, la force organique prédomine en quelque sorte sur la force animale. Les médecins sont souvent consultés pour un phénomène dont les physiologistes n'ont pas rendu compte. Il est des individus qui éprouvent des palpitations très-douloureuses à l'instant même où ils s'endorment, de manière que plusieurs d'entr'eux redoutent infiniment l'heure où cette fonction commence pour eux. J'ai principalement observé cet accident chez des personnes qui se livroient aux travaux pénibles du cabinet. Il paroît que dans le cas que j'indique, l'influence du cerveau diminue trop promptement, et que les mouvemens du cœur deviennent désordonnés, parce qu'ils cessent d'être contenus et dirigés par leur régulateur ordinaire. Ce principe est fécond, et peut servir à expliquer beaucoup de faits qui étonnent le pathologiste dans la théorie des maladies nerveuses. Le mouvement des intestins est plus vif après la mort, dit Fontana; ce qui prouve que l'activité de cet organe est réglée pendant la vie par l'influence du cerveau et du principe sensitif.

Une des grandes lois du système nerveux, c'est que la sensibilité s'exerce par alternation. Les physiologistes qui se livrent aux expériences sur les animaux vivans, ont fréquemment remarqué l'absence et le retour de cette faculté, pendant quelques momens dans la même partie. L'huître n'est point un être fait pour dormir toujours, comme le prétend M. de Buffon. La sensibilité de cet être singulier a besoin d'être réveillée de temps en temps par les stimulans extérieurs. Un phénomène analogue s'observe dans les végétaux, et le temps où ils ne produisent point, doit être regardé comme celui où leur irritabilité est en quelque sorte suspendue; ils ressemblent en cela à certains animaux qui ont un sommeil de plusieurs mois. L'ordre des alternations de la sensibilité est troublé par les maladies, qui mettent tantôt dans l'impuissance de dormir, tantôt dans l'impuissance de veiller. Le repos succède toujours aux grands mouvemens. Un spasme violent est suivi d'une atonie excessive. Les convulsions sont remplacées par une sorte d'anéantissement. C'est la nécessité des alternations dans tous les actes de l'économie animale, qui détermine la syncope après de très-fortes douleurs, etc. Les remissions ou les redoublemens dans les fièvres, les angoisses causées par l'introduction des corps étrangers, ne sont pas constantes, etc. Cette action alternative des parties, tient sans doute à la foiblesse de leur constitution ; ce qui rend le changement de situation et de sensation nécessaire. Du reste, il est des cas où cette constitution physique est tellement débilitée et altérée, que l'inconstance en est le symptôme inévitable, et que le besoin de changer d'amusemens, de lieux, de connoissances, d'amis, est une nécessité fondée sur le mauvais état des organes.

En général, la puissance nerveuse, quoique capable de plusieurs opérations simultanées, est péniblement occupée par plusieurs objets à-la-fois. Le travail de l'estomac, par exemple, empêche l'exercice du cerveau. Les organes de nos sensations se contrebalancent. Si l'un s'affoiblit, l'autre acquiert plus d'énergie. Il est remarquable que tous les peuples qui mangent peu, ont un grand penchant pour les odeurs. Tels sont les Orientaux, qui n'imaginent aucun plaisir où il n'entre des parfums, et le prix qu'ils y attachent les a sans doute portés à les introduire dans leur culte religieux. Les hommes, au contraire, qui se livrent aux excès de la boisson, ignorent entièrement ce genre de volupté. Si l'on envisage ce sujet sous le point de vuè de la Thérapeutique, l'effet des remèdes révulsifs est fondé sur cette disposition de la nature à répartir les forces. De-là vient que les cautères sont des préservatifs contre la peste. Les drastiques guérissent en transportant dans les entrailles les affections qui règnent dans le cerveau. La sensibilité profondément concentrée dans une partie du corps vivant par une affection grave, en devient moins accessible à l'action des autres causes. C'est là ce qui fait que l'administration des substances vénéneuses a un effet très-peu marqué dans le traitement du cancer. C'est ce qui fait aussi que le venin de la vipère n'a presqu'aucune action sur les personnes attaquées de la rage. On voit combien ce point de vue physiologique est fertile en applications. On peut guérir une maladie par une autre maladie, comme on guérit une passion par une autre passion.

C'est une des lois les plus importantes de la puissance nerveuse, de ne pouvoir exercer un grand nombre de ses actes simultanément ; et lorsqu'elle est occupée d'un travail, elle semble en négliger un autre. Cette loi a une application très-étendue dans l'étude des phénomènes physiologiques et pathologiques du corps humain. C'est ainsi que l'éternument fait cesser le hoquet, et que les frictions appaisent les douleurs. Ne voit-on pas tous les jours l'action du corps calmer les mouvemens inquiets de l'ame, et devenir un remède contre le chagrin ? Examinez ce que fait un repos pris après un grand travail de l'esprit ! N'est-ce pas le contre-poids le plus salutaire pour une tête fatiguée ? Souvent une maladie suspend uniquement le cours d'une autre maladie. La manie a quelquefois arrêté les progrès d'une phthysie, laquelle a repris ensuite sa marche lorsque la manie a cessé. La grossesse produit fréquemment le même résultat. Quelquefois des affections se compliquent de manière qu'elles exercent alternativement les mouvemens qui leur sont propres. Une femme éprouvoit tour-à-tour les symptômes d'une fièvre catarrhale, et les accès violens d'une maladie hystérique, etc. On dit que Borrichius guérit un individu d'une fièvre tierce opiniâtre, en le faisant entrer dans un accès extraordinaire de fureur.

Ce qui frappe d'étonnement dans la contemplation du système nerveux, c'est cette disposition naturelle a reproduire des sensations vives qui l'ont une fois agité. Si les impressions foibles se détruisent par la répétition, les impressions fortes se conservent et se répètent long-temps; tels sont les effets des grandes passions, et particulièrement de la crainte, de la peur, de la vengeance, etc. On diroit que les parties sensibles sont douées d'une sorte de mémoire. M. le docteur Michel a connu un homme dont le son des orgues rappeloit les accès d'une fièvre tierce. J'observe en outre que, dans quelques circonstances les idées morales exagèrent singulièrement les impressions physiques. Félix Plater fait mention d'une femme délaissée par ses compagnes au bord de l'eau, où elles lavoient ensemble du linge; elle fut si frappée et si effrayée de cet abandon, que rendue chez elle, la seule vue de l'eau la replongeoit dans des convulsions horribles. Elle conserva néanmoins toutes ses facultés intellectuelles jusqu'au jour de sa mort, qui arriva bientôt après. Le fait suivant, rapporté par Fabrice de Hilden, prouve encore cette disposition qu'ont les actes de la puissance nerveuse à se renouveler. Un soldat avoit reçu en duel une blessure, qui se cicatrisa après quelque temps. Un jour, ayant vu passer l'ennemi qui l'avoit vaincu, sa haine se ralluma par son aspect, au point que sa plaie se rouvrit; cet accident fut suivi d'une hémorragie qu'on ne put arrêter, et dont il mourut en moins d'une demi-heure.

Un des caractères de la sensibilité propre des corps vivans, est d'être fortement mise en jeu par des objets nouveaux. C'est ainsi que les sons trop véhémens, les spectacles inattendus, causent une sorte d'effroi. Ceux qui lui sont inconnus, paroissent l'effaroucher. C'est ainsi que les organes digestifs se révoltent contre un aliment qu'on leur présente pour la première fois. Ces organes ont en quelque sorte besoin de faire connoissance avec les mets dont ils doivent se nourrir; et c'est ainsi qu'ils parviennent à se familiariser avec les poisons les plus dangereux. Les effets des agens qui semblent avoir le plus de pouvoir sur les êtres sensibles, sont toujours relatifs à la disposition particulière de leurs forces vitales, et proportionnés à leur réaction.

Le pouvoir de l'imitation dans les actes de la puissance nerveuse n'est pas moins digne de remarque pour le physiologiste. On pourroit citer une foule d'exemples. A l'Hôtel-Dieu de Paris, une jeune convalescente qui n'avoit jamais été sujette à la danse de Saint-Gui, en éprouvoit une attaque toutes les fois que sa compagne de lit en étoit saisie. Une demoiselle étoit en proie à un accès d'affection hystérique : la servante de la maison entrant dans la chambre au moment où sa maîtresse fut atteinte de convulsions, tomba aussi-tôt dans le même état. On a vu dans un repas deux femmes d'une susceptibilité nerveuse très-irritable, se regarder fixément, et éprouver, d'une manière simultanée, un froncement général de tous les muscles de la face. Une femme qui servoit de modèle pour la peinture dans un atelier, fut prise de convulsions. Trois jeunes filles en furent tellement effrayées, qu'elles éprouvèrent le même accident. Ce phénomène est trop connu pour qu'il soit besoin d'accumuler les exemples. En général, les mouvemens pathétiques et qui tiennent à la convulsion, sont ceux que nous imitons le plus aisément ; tels sont le rire, les bâillemens, les larmes, les accès épileptiques, les défaillances même, etc. Le pouvoir magique de la sensibilité imitative élève l'homme aux plus grands travaux de l'esprit et du goût. Par cette tendance de tous les systêmes nerveux à se mettre à l'unisson, l'enthousiasme, la terreur, l'admiration, le courage, le mépris se communiquent avec une rapidité inconcevable au milieu d'une foule d'individus agités par les mêmes passions, etc.

L'habitude a un singulier empire sur le systême nerveux. Elle soumet toutes les grandes fonctions de la vie. Werlhof a observé qu'après de fausses couches, les femmes souffroient, au neuvième mois, des évacuations abondantes qui avoient quelque ressemblance avec les vidanges. J'ai vu une dame qui éprouvoit des coliques et une sorte de travail, au jour de l'année qui étoit anniversaire de cet accident. On cite l'exemple d'une autre dame qui avoit eu une fausse couche. Comme on n'avoit pu lui extraire le placenta, elle le garda jusqu'au terme de neuf mois, au bout desquels, elle le rendit, après un travail semblable à celui de l'enfantement. Harvey dit que des chiennes qui avoient été inutilement accouplées, avoient, à l'époque où ces animaux mettent bas, tous les symptômes qui accompagnent cette fonction. Il n'est pas rare de voir les femmes accoucher aux époques ordinaires de leurs règles, etc. Toutes les maladies périodiques s'établissent sur cette disposition qu'ont les actes de la puissance nerveuse à se répéter.

Le système nerveux est soumis à une multitude d'influences dont on ne sauroit trop approfondir l'étude. Telle est, par exemple, celle du climat qui lui donne une empreinte ineffaçable. Hippocrate en a fait lui-même la remarque dans son admirable Traité de *l'air, des eaux et des lieux*. Ce premier père de la médecine observe que par-tout où le sol est gras, mou et humide, et où l'on jouit d'une température trop uniforme, les hommes sont foibles, sans activité et sans courage. Leurs facultés intellectuelles sont très-limitées. Mais, au contraire, dans un pays exposé à toutes les intempéries des saisons, dont les habitans sont tour-à-tour exposés à un froid ou à une chaleur brûlante, on trouve la puissance, l'indocilité, le courage, la sensibilité exquise, l'intelligence, l'aptitude pour les arts, la fécondité d'imagination, etc. Les peuples de la Béotie et de l'Attique sont peints avec beaucoup de vérité dans ce tableau.

Le médecin thérapeutiste ne doit pas moins remarquer les influences atmosphériques sur le système nerveux. Dans une ferme qui n'est pas très-éloignée de Paris, existe un jeune paysan, dont les facultés intellectuelles se troublent à deux époques déterminées de l'année, celles du printemps et de l'automne. Alors, cet infortuné quitte sa femme et ses enfans, et toutes les fois qu'on veut s'approcher de lui pour le ramener, il s'imagine qu'on veut l'assassiner, et pousse des cris lamentables. Du reste, pour mieux démontrer encore cette influence suprême de l'atmosphère sur le systême nerveux, il suffiroit de retracer l'histoire de l'épilepsie et de beaucoup d'autres maladies périodiques.

Il est une multitude de problêmes, dont l'explication seroit embarrassante, si on n'avoit recours, pour les résoudre, à la considération de l'organe encéphalique, qui est le foyer unique où toutes nos perceptions se rassemblent. En voilà assez sur ce sujet, qui est plus amplement développé dans tous les ouvrages consacrés à l'exposition des sciences physiologiques. Je reviens à l'influence suprême exercée par le systême nerveux sur tous les phénomènes du corps humain. Ce systême commence et ouvre en quelque sorte le cercle des fonctions de la vie. C'est ainsi que, dans le fétus qui vient de naître, la trame nerveuse est la plus apparente, quand on la compare aux autres tissus qui constituent nos solides. Le cerveau présente un développement non moins précoce, et on est étonné de la grosseur des nerfs cérébraux, respectivement aux autres organes. C'est parce que le systême nerveux prédomine alors sur tous les autres organes, par son volume et son étendue, que l'enfance, la jeunesse et l'adolescence sont les âges des sensations et du mouvement. A ces époques, la sensibilité est dans une activité constante, et elle est accessible à tous les genres de plaisir ou de douleur. Cette prépondérance du systême nerveux diminue au contraire dans les vieillards bientôt destinés à quitter la vie. Le cerveau est moins volumineux et plus compacte, les nerfs plus durs ou presque imperceptibles. La nature leur retranche successivement les douleurs et les plaisirs, qui sont le partage de l'enfant et de l'adulte; et les paralysies qui dévancent la mort senile ne sont que des morts partielles de la sensibilité physique.

A ces considérations sur l'action physiologique du cerveau et des nerfs, joignons quelques réflexions générales sur leur état pathologique. Aucun médecin n'ignore que le systême nerveux est sujet à des altérations particulières, aussi bien que les autres parties du corps humain. Ces altérations se dérobent quelquefois à l'examen le plus scrupuleux de l'anatomiste; mais souvent aussi elles sont très-apparentes. Les ouvertures anatomiques nous montrent tous les jours des squirrosités, des suppurations, etc. dans la propre substance du cerveau; il se manifeste des altérations non moins apercevables dans les membranes qui servent d'enveloppe à ce viscère; une induration morbifique des tuniques nerveuses, et beaucoup d'autres vices organiques, plus ou moins inaccessibles aux procédés de notre art.

Stahl, qui avoit pour ainsi dire, tout aperçu en

Physiologie médicinale, fait mention de cette délicatesse extrême que l'on remarque dans la texture des nerfs de certains individus. C'est cette disposition physique qui les rend attaquables par les moindres impressions; qui fait que la digestion, la circulation, la respiration, les secrétions et autres phénomènes vitaux, sont troublés à la moindre atteinte. Ces sortes de tempéramens, ou, pour mieux dire, ces idiosyncrasies réclament des soins si attentifs de la part du médecin, que le plus léger souffle peut en altérer l'harmonie. Que feroient ici les médicastres, avec leur attirail pharmaceutique, avec leurs sels, leurs essences, et leurs arcanes si lourds et si indigestes? J'ai été consulté à Paris, pour une dame âgée d'environ quarante années, douée d'une constitution analogue à celle dont je viens de faire mention: cette constitution étoit si frêle, qu'elle ne pouvoit pas même supporter l'impression de l'air atmosphérique, et qu'elle étoit contrainte, pour se conserver, d'habiter une chambre presque constamment close.

Il est, du reste, peu d'affections, dans l'économie animale, auxquelles le systême nerveux ne participe pour quelques symptômes : toutefois, il a fallu éviter la confusion que des dénominations trop générales auroient pu entraîner dans les nosologies, et on a caractérisé spécialement, sous le titre de *névroses*, les maladies qui ont leur siége dans l'organe encéphalique ou dans quelqu'une de ses enveloppes, dans la propre substance des nerfs, dans la moëlle épinière, etc. La théorie physiologique et pathologique de ces maladies a été particulièrement éclairée en

France par MM. Barthez, Pinel et Cabanis, qui en ont facilité l'étude, par le secours salutaire des méthodes analytiques. L'impulsion philosophique imprimée à tous les esprits justes, par ces professeurs recommandables, a sur-tout fructifié au sein de l'école de Paris; MM. Louyer-Willermay, Duvernoy, Charpentier, Esquirol ont publié d'excellentes monographies qui seront des matériaux utiles pour l'histoire des affections nerveuses. Il est vrai que nous trouvons, chez les Anglais, des tableaux qui sont des modèles pour la description de ces maladies. Il ne s'agiroit que de classer, dans un ordre plus méthodique, les observations qu'ils ont recueillies chez les individus de divers sexes, de divers âges et de professions diverses. Whytt, sur-tout, a pu en écrire avec beaucoup de sagacité, parce que les peines de l'esprit et les fatigues extrêmes du corps l'y avoient rendu sujet.

Quand on lit les auteurs nombreux qui se sont occupés des maladies nerveuses, même les plus célèbres, on est rebuté par les théories qu'ils ont énoncées avec les détails les plus ennuyeux. On a rempli la science d'opinions futiles, qui n'ont pas même le mérite de la vraisemblance. Il y auroit trop à faire, si l'on essayoit de les réfuter. Hippocrate et Galien expliquoient les symptômes de ces affections par l'humeur morbifique de l'atrabile. Willis et Sydenham accusoient le cours irrégulier des esprits animaux et du suc nerveux, et leur afflux trop impétueux vers certaines parties de l'économie vivante. Pitcarn ne voyoit qu'un défaut d'élaboration dans le chyle. La doctrine de Boerhaave est-elle plus claire, lorsqu'il admet dans le sang des vices et des altérations que rien n'y démontre ? Stahl disoit que la circulation ne s'exécutoit point avec une liberté convenable dans l'intérieur de la veine des portes ; et que les vaisseaux mézaraïques et spléniques s'en trouvoient distendus. Fracassini assuroit que le fluide nerveux étoit inégalement réparti. Il n'est pas plus philosophique de rendre compte, à l'exemple de Cheyne, des phénomènes propres aux maladies nerveuses, d'après les divers degrés de tension ou de fermeté, de relâchement ou de mollesse dans les solides ; ces sortes d'altérations peuvent, sans contredit, se remarquer quelquefois dans l'autopsie cadavérique ; mais aucun signe ne sauroit les faire pronostiquer avec certitude. A quoi donc doivent se réduire tous les changemens morbifiques qui peuvent s'opérer dans le système nerveux, considéré sous le rapport de la Thérapeutique ? Aux lésions des deux facultés principales départies au reste du corps par ce même système, la sensibilité et la contractilité. Cette manière positive d'envisager un sujet aussi obscur, ne vaut-elle pas mieux que les assertions vaines de quelques auteurs à hypothèses, qui s'imaginent avoir découvert ce qu'ils inventent ou qu'ils supposent ? C'est, en conséquence, vers les altérations indéfiniment variées de ces deux propriétés vitales de l'organisation, que la Thérapeutique médicinale doit diriger constamment tous ses moyens ; on observe généralement que ces propriétés peuvent être, ou vicieusement exaltées, ou vicieusement affoiblies, ou vicieusement déviées de leur marche ordinaire.

La manie furieuse résulte manifestement d'une exaltation extraordinaire dans les facultés de l'organe cérébral. Aussi les individus chez lesquels se manifeste ce terrible phénomène se refusent-ils à prendre du sommeil. Ils sont tentés à chaque instant d'abuser de leurs forces musculaires qui augmentent prodigieusement dans certains cas, en sorte qu'il est presque toujours nécessaire de les renfermer comme des animaux féroces, et qu'il faut une grande puissance pour réprimer leurs efforts violens. C'est parce qu'il y a dans leur cerveau une plus grande somme d'excitation que dans celui de l'homme sain, qu'ils sont communément inaccessibles aux impressions vulgaires. Les poisons glissent en quelque sorte dans leur économie, et le stimulus le plus véhément réveille à peine la sensibilité de leur système digestif. J'ai donné des soins à un fou qui avala impunément trente grains de tartrite antimonié de potasse. Un jeune étudiant en médecine, dont les facultés intellectuelles s'aliénèrent par un effet de la nostalgie, s'empoisonna deux fois avec l'acide arsénieux, et malgré les mouvemens convulsifs qui éclatèrent avec une impétuosité peu commune, ce double accident n'eut aucune suite fâcheuse. Ce fait explique pourquoi il faut prodiguer les narcotiques aux maniaques, et souvent sans espoir d'appaiser leurs fougueux transports.

C'est d'après une connoissance très-approfondie de cet état d'excitement morbifique qui constitue la manie furieuse, que M. Pinel a donné des conseils très-sages pour le traitement des aliénés, et qu'il a sur-tout insisté sur un régime moral, en proscrivant toute violence. C'étoit la marche des anciens observateurs, qui avoient obtenu en pareil cas des succès incontestables. Il faut donc, comme le conseilloit Cœlius-Aurélianus, se rendre maître de l'imagination des malades, opposer un sang froid imperturbable à leur effervescence tumultueuse, etc. Les Anglais paroissent avoir adopté cette méthode, et les médecins de ce royaume ont acquis une réputation méritée dans ce genre, par les nombreux avantages de leurs procédés. C'est donc un état de calme et de tranquillité qu'il convient d'opposer à la véhémence et à l'impétuosité des maniaques. *Verbera enim et vincula, et quæ alia stulta sunt remedia, magis ad augmentum, quam mitigationem deliriorum, et curationem eorumdem conferunt.* On doit sur-tout se promettre un grand avantage, des spectacles, de la musique, des jeux, des exercices, des voyages, et de toutes les distractions agréables.

Aujourd'hui que les travaux des anatomistes semblent principalement fixés vers la structure et les fonctions physiologiques du cerveau, il seroit sans doute à desirer que l'on parvînt à découvrir les causes prochaines des divers délires auxquels l'espèce humaine se trouve sujette. Quand on réfléchit avec quelque attention, sur la multiplicité de ces aberrations mentales, on diroit qu'il y en a autant d'espèces qu'il y a des facultés dans l'entendement. Le plus communément, c'est une idée prédominante qui produit l'effet d'un stimulus sur une partie du cerveau, qui parvient à l'affoiblir, et par conséquent à lui donner une mobilité excessive. Cette mobilité vicieuse devient ineffaçable par l'habitude, comme les mouvemens convulsifs de certains organes. Un tel phénomène provient de ce que les actes de la puissance nerveuse sont naturellement disposés à se répéter. Quand l'esprit de l'homme a été trop vivement ému par une pensée, il est toujours porté à la produire. La véritable indication est de la contrebalancer par d'autres impressions non moins énergiques. Un mélancolique, à la suite d'un long chagrin, s'imagina qu'il étoit empoisonné. Il passoit son temps dans des perplexités affreuses. On parvint à le guérir en feignant de croire à son opinion, et en lui persuadant qu'une tisane laxative qu'on lui administroit, seroit à-la-fois le remède et le préservatif de son accident.

D'après les loix de l'alternation de la force nerveuse dont j'ai fait mention plus haut, lorsqu'il est survenu un excitement extraordinaire dans le cerveau, on doit redouter l'affaissement prodigieux qui lui succède dans un grand nombre de circonstances, et qui est communément proportionné à l'irritation excessive qui a eu lieu. De-là vient que des maniaques forcenés tombent souvent dans l'idiotisme. Un homme d'une stature athlétique, ayant les yeux noirs, et la barbe très-touffue, perdit l'usage de ses facultés intellectuelles. En proie à des emportemens, et à une fureur qu'on ne pouvoit maîtriser, il commit plusieurs meurtres. Enfermé bientôt après dans une maison de force, il passa le reste de sa vie dans un état d'imbécillité et d'abrutissement.

Rappelons un deuxième cas, qui n'est que trop

commun au sein de la civilisation, où le système sensible éprouve des frottemens si multipliés. L'observation pathologique nous offre souvent des individus chez lesquels des impressions très-innocentes par elles-mêmes, déterminent les mouvemens les plus violens. On doit aisément se convaincre que, dans un tel état d'activité extrême de la faculté sensitive, la santé de l'homme est, pour ainsi dire, sans cesse aux prises avec les agens extérieurs. Dès-lors, les moindres vicissitudes de l'atmosphère, les moindres écarts dans le régime, les moindres peines ou contrariétés morales, suscitent des troubles extraordinaires dans les fonctions de l'organisme. C'est manifestement à cette susceptibilité du cerveau et des nerfs, qui les détermine à répondre quelquefois au stimulant le plus léger, qu'il faut rapporter les convulsions de l'enfance, auxquelles se trouvent spécialement sujettes les femmes des grandes villes, élevées dans l'opulence et l'oisiveté. Les médecins habiles remédient à cette susceptibilité morbifique en accoutumant progressivement ces organisations frêles et délicates à des travaux plus ou moins rudes, aux exercices plus ou moins violens de la gymnastique. Les convulsions étoient épidémiques à la cour. Elles cessèrent quand le célèbre Tronchin prescrivit aux dames de frotter leurs appartemens. Des moyens extraordinairement perturbateurs produisent quelquefois des résultats aussi avantageux, en ramenant les forces sensitives à un type plus modéré, et par conséquent plus naturel. Une jeune dame, d'un caractère très-aimable et d'un esprit très-supérieur, avoit une propension singulière à des accès de convulsions qui se renouveloient presque tous les trois jours, sans qu'aucun des remèdes qu'elle avoit tentés eût pu apporter la moindre amélioration dans un état véritablement déplorable. Se trouvant à Lyon, dans le sein de sa famille, à l'époque désastreuse du siége de cette ville infortunée, les ébranlemens imprimés à son système nerveux par les bruits épouvantables des canons, qui se répondoient de toutes parts, la frappèrent d'une telle commotion, qu'elle fut délivrée de ces symptômes. Ce fait doit peu surprendre, quand on songe que les auteurs citent un certain nombre de guérisons opérées par des frayeurs ou par de très-vives surprises. M. Charpentier rappelle l'exemple d'une dame tellement absorbée par cette déplorable affection, qu'aucun moyen curatif n'avoit pu influer sur elle. Elle fut conduite à la campagne; arrivée là, elle fut brusquement jetée dans l'eau, au moment où elle s'y attendoit le moins, et aussi-tôt recueillie par des pêcheurs. La malade éprouva un tel effroi, qu'elle s'en est trouvée guérie pendant plus de sept années. Malheureusement, elle a essuyé une rechute.

Cette susceptibilité nerveuse doit être singulièrement étudiée pour la prescription des médicamens. J'ai été consulté par une femme que seize grains d'ipécacuanha mettoient dans des convulsions horribles. Nous avons vu un homme auquel les purgatifs les plus simples produisoient l'effet d'un empoisonnement. Un très-jeune homme fut tellement frappé de crainte, à l'époque la plus violente du régime de la terreur, qu'il en conserva l'impression la plus profonde. Depuis ce temps, il conserva un sentiment de mal-aise et de défiance qu'il ne pouvoit surmonter. La seule vue d'une autorité administrative, suffisoit pour lui donner une agitation affreuse qui altéroit son organe et ses traits. Il sentoit d'une part, un besoin étonnant d'exercice, et de l'autre des douleurs dans les articulations qui l'empêchoient de se mouvoir. Mélancolie continuelle, imagination flétrie, mémoire foible, esprit appesanti, timidité insurmontable, resserrement, crispation dans le diaphragme et les parties adjacentes, affluence du sang vers la tête, larmoyement des yeux, qui l'empêchoit de faire aucune étude. Je lui conseillai d'aller chez un maître d'escrime. Le pied placé sur une sandale ouverte et sur un terrein parfaitement uni, il commençoit à s'exercer. Mais le mouvement accéléré lui causoit au bout de quelques minutes les mêmes effets que la lecture. Le moindre travail suspendoit en lui la digestion, lui causoit des pesanteurs et des bâillemens insupportables. Il ne pouvoit pas même chanter pour se distraire : sa voix s'étoit entièrement dénaturée. Cet infortuné a fait usage d'une grande quantité de remèdes pour se délivrer de son affreux état. Aucun n'a réussi. Tout lui a été nuisible. J'en dirai de même du nommé Lahaye, ancien militaire, qui, ayant séjourné quelque temps dans une ferme aux environs de Konisberg, fut atteint d'un hydropisie ascite dont il guérit néanmoins quelque temps après. A cette époque, on évacuoit en grand nombre les malades du côté de Berlin, et le bruit s'étoit répandu qu'on alloit rentrer en France. Lahaye, qui n'étoit point encore rétabli, craignit d'être délaissé ; cette crainte augmenta tellement, qu'il tomba dans la mélancolie la plus sombre. La sensation la plus légère lui faisoit éprouver une espèce d'ébranlement vers le centre épigastrique et de violentes douleurs de tête. Il eut des vertiges, des spasmes, etc. On le renvoya en France. Depuis son arrivée, le moindre souvenir excite des mouvemens nerveux vers le centre épigastrique. Sa tête s'embarrasse ; toutes ses sensations se confondent et se troublent, aussi-tôt même qu'il voit quelqu'un de ses anciens camarades. Une simple tisane le jette dans des crispations nerveuses qu'il est impossible de calmer. On a été forcé de suspendre tous les médicamens.

Supposons un état contraire à celui que nous venons d'exposer. Il peut en effet arriver que le cerveau et le systême nerveux soient dépourvus du degré de sensibilité dont ils doivent jouir dans l'état naturel, en sorte qu'ils deviennent, pour ainsi dire, inaccessibles à l'action stimulante des agens extérieurs. Dans les maladies qui résultent de ce genre particulier d'altération, les impressions sont presque nulles, et les mouvemens ne s'exécutent qu'avec lenteur. L'estomac languit, et le conduit intestinal est dévoyé ou frappé de constipation. J'ai remarqué particulièrement cette disposition physique, cette sorte d'apathie de tous les organes, chez les jeunes filles d'un tempérament lymphatique, qui ont éprouvé long-temps des leucorrhées opiniâtres. J'ai vu aussi les mêmes symptômes se manifester chez les hommes très-disposés, par leur idiosyncrasie, aux accidens de la paralysie ou de l'apoplexie. On pourroit citer beaucoup d'exemples ; je me borne aux suivans : Une femme de trente ans, mariée à un homme doux, affectueux, et jouissant d'une fortune assez considérable, est et a été constamment insensible aux plaisirs de l'amour. Elle ne participe, en un mot, à aucune des jouissances attachées à notre organisation ; les alimens sont pour elle sans saveur ; le spectacle et la musique sont pour elle sans attrait et sans charme ; les odeurs douces l'affectent médiocrement ; elle est continuellement portée au sommeil ; elle ne s'éveille que pour vivre dans une sorte d'*indifférentisme* qui afflige tous ceux qui l'entourent ; son visage est pâle et bouffi ; les traits de sa physionomie sont sans expression ; elle est irrégulièrement réglée ; elle a un appétit dépravé qui la fait rechercher des matières terreuses, de la suie, du charbon. J'ai été consulté par un homme né dans une classe opulente, d'une constitution spécialement caractérisée par une prédominance muqueuse, d'un teint blafard, qui présente absolument les mêmes phénomènes. Il végète, pour ainsi dire, depuis quarante années dans le cercle étroit de quelques idées et de quelques affaires domestiques. Il n'aime ni la chasse, ni aucun exercice fatigant ; aussi est-il exposé à tous les inconvéniens d'une vie sédentaire et inactive. Ses fonctions s'exécutent lentement ; il est toujours malade ; et dans l'affaissement cérébral où il se trouve, aucune peine ni aucun plaisir ne sauroient l'émouvoir.

Il faut regarder comme le résultat d'un affaissement complet qui survient instantanément dans toutes les parties du cerveau, cette névrose extraordinaire, dans laquelle l'homme privé soudainement de la lumière des sens et de la faculté loco-motrice, frappé et comme surpris par une chute inattendue, devient pour ses semblables un objet de terreur et de pitié. Je veux parler de l'épilepsie. Les anciens étoient tellement épouvantés par l'appareil des symptômes qui accompagnent cette horrible maladie, qu'ils regardoient les ressources de l'art comme impuissantes pour la combattre. Cependant, des observations modernes ont appris que dans quelques circonstances, des substances stimulantes, telles que le vinaigre radical, l'alcali volatil, etc. simplement mises en contact avec les fosses nasales, préviennent ou font cesser soudainement les paroxysmes. Nous avons conservé long-temps à l'hôpital Saint-Louis, un épileptique, dont les accès avoient résisté aux antispasmodiques que nous lui avions prodigués. Il renonca dès-lors aux remèdes; mais il trouva le moyen singulier de comprimer les accès, en faisant tirer autour de lui plusieurs coups de fusil le jour où l'invasion devoit avoir lieu. Ce bruit insolite changeoit merveilleusement en lui la disposition physique de l'organe cérébral, et il en étoit souvent quitte pour une légère contraction et quelques mouvemens convulsifs des muscles de la face; mais il conservoit la faculté de sentir, et la perception des objets n'étoit point abolie.

C'est un état maladif très-remarquable, que celui dans lequel les forces sensitives sont, pour ainsi dire, déplacées de leur siége ordinaire, et transportées, comme par enchantement, sur d'autres parties ; par exemple , sur la région épigastrique. Il est des cas où elles désertent en quelque sorte le cerveau , se concentrent dans l'intérieur de la matrice, et donnent lieu aux phénomènes les plus extraordinaires. Les Annales de la Médecine française contiennent peu de faits aussi mémorables que celui dont je vais exposer les principaux détails. Une paysanne , âgée d'environ vingt-deux ans, étoit habituellement occupée à garder les moutons. Dans la solitude qui l'environnoit, victime de l'activité de son imagination et de l'effervescence de ses sens, elle contracta des habitudes honteuses qui portèrent une atteinte funeste à sa santé. Cette fille infortunée se cachoit dans des broussailles et dans les endroits les plus retirés pour satisfaire à son pernicieux penchant. Deux ans s'écoulèrent, et tous les jours on voyoit progressivement ses facultés intellectuelles s'affoiblir. Elle devint comme stupide. On l'apporta à l'hôpital Saint-Louis, où, dans le délire le plus effréné, elle offroit le scandale perpétuel d'une sorte de mouvement automatique, qu'elle n'étoit point maîtresse de comprimer, malgré les violens reproches qu'on lui adressoit. Un autre phénomène vint frapper notre attention. Chez elle, les extrémités supérieures, comme les bras, les mains, la tête et la poitrine offroient un état de maigreur digne de pitié ; mais les hanches, le bas-ventre, les cuisses, les jambes étoient d'un embonpoint à surprendre les observateurs. On eût dit que la vie s'étoit en quelque sorte retirée et accumulée dans les membres abdominaux. Ce qui causa sur-tout notre surprise dans un accident aussi étrange, c'est que les forces sensitives s'étoient exaltées et concentrées dans l'intérieur de l'organe utérin; au point que la seule vue d'un homme qui seroit entré dans la salle de l'hôpital Saint-Louis, où elle étoit couchée, suffisoit pour déterminer en elle le spasme voluptueux des parties de la génération. Toutes les impressions qu'elle éprouvoit, venoient retentir dans ces organes. La main de toute personne qui n'étoit pas de son sexe, posée dans la sienne, elle en avoit la sensation dans le vagin. Cette malheureuse avoit une telle propension à s'émouvoir, qu'il suffisoit de lui toucher un doigt pour y susciter des mouvemens contractiles. En parcourant ainsi successivement les différentes parties de son corps, on finissoit par agiter toute sa personne et la monter en convulsions comme on met en activité les ressorts d'une horloge. Ces convulsions duroient près de trente minutes. La malade, pendant ce temps, poussoit des gémissemens lamentables, et présentoit l'image parfaite des visionnaires de saint Médard. Une pareille situation étoit véritablement effroyable pour les spectateurs. J'ai déjà dit que dans les premiers temps qu'elle vint à l'hôpital Saint-Louis, le seul aspect d'un homme suffisoit pour exciter chez elle des pollutions. Ensuite ces pollutions n'avoient lieu que lorsqu'on tâtoit son pouls, ou lorsqu'il y avoit autour de son lit une grande affluence d'élèves qui la considéroient; ces habitudes invincibles de la malade ayant déjà été imitées par deux femmes de la même salle, nous nous décidâmes à la renvoyer à ses parens, et nous fûmes ainsi contraints d'interrompre la série de nos observations. On voit par ce trait combien de formes bizarres peuvent revêtir les affections nerveuses. Je me borne à rapporter ces faits ; j'ai résolu de ne rien expliquer.

Enfin, il peut survenir dans le système nerveux un troisième genre d'altération, que j'ai décrit avec détail dans mon *Traité sur les fièvres pernicieuses intermittentes :* c'est celui qu'Hippocrate a désigné par l'expression de *cacoethes,* dans ses Épidémies. Les Latins ont substitué le mot de *malignitas ;* enfin, des auteurs modernes ont eu recours au mot *ataxia,* comme plus convenable pour exprimer l'anomalie, le désordre, la confusion, l'irrégularité des symptômes. Cette dénomination convient spécialement, comme j'ai déjà eu occasion de le remarquer, aux fièvres dont non-seulement le type naturel se trouve dérangé, mais dont les effets tendent diversement à la destruction de l'individu. Dans les maladies qui tiennent à ce trouble particulier de l'économie animale, la vie de relation se sépare ordinairement de la vie d'assimilation ; l'ordre des sympathies est interrompu. Les nerfs n'exercent aucune influence, ni sur la digestion qui a cessé ses actes, ni sur les secrétions, ni sur les excrétions, etc. Les urines sont bonnes, le pouls est bon ; les malades, dit Stahl, n'éprouvent aucune chaleur, quoique leur peau soit brûlante ; ni aucune sensation de soif, quoique leur langue soit sèche. Ils ne se plaignent que de l'absence des forces. Il y a, comme le dit encore le profond Stahl, des mouvemens convulsifs qui surviennent sans aucun rapport avec l'âge, les habitudes, le tempérament des individus. Les évacuations n'offrent rien de salutaire. Enfin, dans ce bouleversement général des forces vitales et des fonctions qu'elles dirigent, tout est inégal et insolite ; tous les mouvemens s'effectuent avec tumulte, désordre et confusion.

Les anomalies nerveuses peuvent se montrer dans beaucoup d'autres maladies. Elles se déclarent quelquefois d'une manière périodique. Une petite fille, âgée d'environ douze ans, ayant été fort incommodée d'une affection vermineuse, éprouva à la tête une teigne porrigineuse, qui fut traitée par des préparations de plomb. Depuis sa guérison, cette fille resta sujette au somnambulisme. Elle ressentit des anxiétés à la région précordiale, des accès d'asthme et des convulsions qui prirent presque toutes les formes sous lesquelles les affections spasmodiques peuvent se montrer. Les accès s'annonçoient par une augmentation assez sensible d'excitement dans l'universalité des fonctions. Pouls légèrement fébrile, rire d'abord convulsif, puis sardonique. Les muscles des globes oculaires se contractoient et les rendoient fixes. A cet état succédoient la froideur des membres, la pâleur de la face, la concentration, et parfois l'intermittence du pouls ; la respiration devenoit petite, gênée, entrecoupée. Le ventre étoit gonflé et rénitent. Ensuite les membres étoient roidis par des mouvemens toniques ou agités par des mouvemens cloniques. Ces accidens croissoient graduellement pendant une demi-heure et se terminoient par un grand nombre de sauts précipités. Souvent il succédoit à ces effrayans préliminaires, un tétanos universel ou partiel sur les côtés ou en arrière. Les symptômes diminuoient ensuite par degrés. Des sueurs copieuses, un sommeil réparateur terminoient le paroxysme. Au réveil de cette jeune fille, pas la moindre fatigue, pas même l'idée de ce qui s'étoit passé. Ces accès revinrent périodiquement vers dix heures du soir, époque de l'invasion du premier de tous, et durèrent ensuite pendant un mois et demi. Il s'y joignit un nouveau phénomène. C'étoit un craquement dans les articulations, qu'on peut comparer au bruit que font les souris derrière une boiserie, ou bien à celui qu'on produit en grattant avec l'ongle les parois d'une vitre. Ce bruit sembloit partir des corps sur lesquels le malade s'appuyoit, au point que la nature ou la consistance de ces corps le modifioit d'une manière très-sensible.

Il suffit de ces détails, que je pourrois prolonger bien davantage (si je n'étois forcé de me restreindre en traitant un si beau sujet), pour nous convaincre qu'on a mal envisagé jusqu'à ce jour la théorie des remèdes dirigés contre les affections du systême nerveux. Ce systême, tel que nous venons de le considérer, donne, ce me semble, la clef de toutes les maladies aiguës, chroniques et irrégulières. Comme il présente à l'observateur une foule d'altérations de divers genres, il s'ensuit qu'une foule de remèdes variés peuvent lui convenir. Parmi ces remèdes, il en est certains qui sont propres à diminuer la susceptibilité du systême nerveux, d'autres qui peuvent la rendre plus énergique, d'autres, enfin, qui peuvent la replacer dans son type véritable. C'est faute d'avoir distingué comme il convient, ces trois états morbifiques, que les médecins ont commis et commettent tous les jours des erreurs graves, en appliquant indistinctement à toutes les affections du systême nerveux les médicamens connus sous le titre de *nervins*, de *narcotiques*, d'*antispasmodiques*, etc. Cependant, tous les mouvemens convulsifs et extraordinaires qui se manifestent dans le corps vivant, ne réclament point des calmans, puisqu'ils proviennent à la suite d'évacuations excessives qui ont porté un grand affoiblissement dans le système des forces. D'ailleurs, il est beaucoup d'aberrations du cerveau qui exigent un plan de curation entièrement moral. Qui osera dire maintenant que l'étude approfondie de l'homme n'est point une étude essentiellement préparatoire à l'art de guérir ? Il faut l'avouer, la Thérapeutique du systême nerveux doit être reprise en sous-œuvre par les médecins observateurs et philosophes. Elle n'a point encore été présentée sous son aspect véritable.

I.

Des Substances que la médecine emprunte du règne végétal, pour agir sur les propriétés vitales du systême nerveux.

Les substances végétales auxquelles on attribue une action spéciale sur le systême nerveux, sont aujourd'hui beaucoup trop multipliées dans les ouvrages des médecins. Qu'on lise les compilations nombreuses et indigestes qu'on a publiées sur cette matière, on n'y verra que plantes anti-hystériques, anti-épileptiques, et beaucoup d'autres aussi absurdement qualifiées. Il importe, par conséquent, de faire un choix sévère au sein de cette abondance vaine, qui est véritablement nuisible à la Thérapeutique. L'art de concourir aux progrès de cette science ne consiste point à accroître le nombre des plantes qu'elle met en œuvre, mais à étudier convenablement leur mode d'action sur l'économie animale.

Opium. *Opium thebaïcum.*

De même que, dans le premier volume de ces Élémens, j'ai placé le quinquina à la tête des remèdes dont l'action se dirige sur la contractilité fibrillaire de l'estomac et du canal intestinal, je dois de même assigner le premier rang à l'Opium, parmi ceux qui agissent sur les propriétés vitales du cerveau et des nerfs. Tout concourt à appeler l'attention, et à intéresser la curiosité, quand il s'agit de cette substance, devenue si précieuse pour la matière médicale; son antiquité dans l'art, et les grands services qu'elle lui rend dans les maladies les plus déchirantes dont l'espèce humaine est devenue la proie. Ce médicament doit d'ailleurs obtenir une sorte de prééminence sur tous les autres, parce qu'il jouit d'une propriété qui nous console, alors même que l'espérance nous est absolument enlevée. S'il ne guérit pas toujours les souffrances qui sont inséparables des infirmités humaines, il endort du moins les douleurs qui les accompagnent, et rend ainsi plus supportables les cruelles angoisses qui précèdent le plus souvent notre triste, mais inévitable destruction.

Histoire naturelle. L'Opium se retire d'une plante indigène des lieux chauds de l'Asie. C'est le *papaver somniferum* de Linnæus (POLYANDRIE MONOGYNIE), de la famille des Solanées de Jussieu. On a consigné dans beaucoup de livres la manière dont cette substance est recueillie. Selon quelques auteurs, lorsque les pavots touchent à leur maturité, on pratique avec des instrumens convenables plusieurs incisions successives aux têtes de ces plantes, et on ramasse le suc à mesure qu'il s'échappe. C'est ce qui m'a été confirmé par M. Olivier, qui l'a vu recueillir à Ophium-Cara-Bissar, dans l'Asie mineure. D'autres prétendent, au contraire, que presque tout l'Opium qui nous vient par la voie du commerce, est fourni par la simple expression des têtes du *papaver somniferum*. Quoi qu'il en soit, l'Opium recueilli par incision est préférable à celui qui est recueilli par expression. Des auteurs ont disserté pour savoir si ce suc devoit être plutôt extrait du pavot blanc que du pavot noir ; mais la chose est fort indifférente, pourvu que les capsules soient grosses et succulentes.

Le meilleur Opium est celui que l'on ramasse dans les pays orientaux. Dans la Perse, cette plante acquiert environ quarante pieds de hauteur. On pratique le soir des incisions longitudinales ou en sautoir à la surface des capsules, et on prend garde de ne pas pénétrer dans leur intérieur. On se sert pour cela de couteaux armés de trois ou cinq lames. Bientôt il s'échappe de ces incisions un suc laiteux qui augmente par la rosée nocturne. Le lendemain, ce qui a coulé s'étant condensé par l'action de l'air atmosphérique, on l'enlève avec un racloir de fer, et on le met dans un vase de terre. On réitère tous les jours la même opération, jusqu'à ce qu'on ait fait cinq ou six blessures à la plante. On pêtrit ensuite l'Opium au soleil, pour lui donner la densité requise. On l'humecte de temps en temps, et on le remue avec une spatule de bois. On a recours à un autre procédé, quoique, à la vérité, très-rarement. Parfois, on se contente de cueillir les capsules et les fleurs, quand ces dernières sont épanouies. Le suc lactescent exsude alors de la pointe de la tige coupée, et se concrète. Reinegg prétend que l'Opium récolté d'après cette méthode, est infiniment meilleur; mais on ne l'obtient que par gouttes.

M. Dubuc, pharmacien de Rouen, a fait des expériences très-intéressantes sur la plante qui fournit l'Opium, pour chercher à extraire ce suc sous la même forme, et avec les mêmes propriétés que celui qui vient du Levant. Il a opéré sur des pavots blancs qu'il avoit cultivés lui-même, et après diverses tentatives infructueuses, il est enfin parvenu à obtenir un produit absolument semblable à l'Opium du commerce, et présentant les mêmes caractères physiques et chimiques. Toutefois, M. Dubuc s'est abstenu de prononcer sur les propriétés médicinales de ce suc, parce qu'il n'avoit point tenté assez d'expériences pour en tirer des inductions. Ce pharmacien a observé que les capsules des pavots s'offroient sous différentes formes, et que celles qui étoient globuleuses laissoient naturellement échapper un suc blanchâtre auquel il donne le nom d'Opium en larmes, et dont les vertus lui ont paru plus puissantes que celles de l'Opium du commerce.

On consomme généralement une grande quantité d'Opium. C'est là du moins ce qui est attesté par tous les auteurs. Thunberg, dans son *Voyage au Japon*, assure que les Indiens en font une étonnante consommation, et que cette drogue tient chez eux le premier rang parmi les choses envisagées comme étant de nécessité première. Au lieu de le mâcher comme font les Turcs, ils en composent une sorte de marmelade, qu'ils savent mettre adroitement au-dessus de leur pipe, dès qu'une fois elle est remplie. La fumée qui s'en échappe les jette aussi-tôt dans un état d'ivresse ou d'étourdissement. Thunberg ajoute que, s'ils en font un usage excessif, ils entrent parfois dans un tel état de fureur, qu'ils se battent, et cherchent à se donner réciproquement la mort. Aussi des peines très-sévères sont infligées par les loix, contre un pareil abus de l'Opium. Ce suc, néanmoins, paroît avoir quelque utilité dans l'usage journalier qu'en font les Orientaux. Il devient un stimulus assez puissant pour leurs facultés physiques et morales, presque épuisées par l'intensité des chaleurs qu'ils éprouvent dans leur climat, et sur-tout par les jouissances auxquelles ils se livrent. Thunberg dit encore que la majeure partie de cette précieuse denrée arrive du Bengale, et qu'elle constitue une branche de commerce très-considérable, que cette nation s'est exclusivement réservée; en sorte que la contrebande de l'Opium est sévèrement surveillée et punie. Ce sont de gros capitalistes qui achètent à un très-haut prix la faculté de trafiquer de l'Opium. Ils louent ensuite leur privilége à des marchands détaillistes, où ils leur vendent très-cher de grandes provisions de cette substance. M. Olivier (*Voyage dans l'Empire Ottoman, etc.*) observe qu'on fait un emploi plus général de l'Opium en Perse qu'en Turquie, et c'est sans doute parce que cette substance est très-abondante dans ce climat, qu'on en abuse moins que par-tout ailleurs. Aussi y rencontre-t-on rarement des *thériakis*. On désigne par ce nom, dans les deux empires, ceux qui s'enivrent avec cette substance diversement préparée. La même chose se passe en Europe, comme le remarque notre voyageur. L'ivresse est rare dans les lieux où on recueille une grande quantité de vin.

Lorsqu'on médite les écrits des naturalistes de l'antiquité, et qu'on compare les descriptions qu'ils nous ont transmises avec celles des modernes, on n'a pas de peine à se convaincre que la plante qui fournit l'Opium a été très-anciennement connue. Il paroît que ces propriétés n'étoient point ignorées des médecins qui vivoient avant Hippocrate. La tradition porte même que la découverte de ce précieux végétal remonte jusqu'à Cérès, qui, la première, dévoila aux Grecs le secret de ses vertus. Plusieurs savans ont prétendu que l'Opium étoit le népenthes d'Homère. Au surplus, le pavot, qui produit ce suc, a été apporté en France par Tournefort. Il vient très-bien dans nos jardins, et il est souverainement utile dans beaucoup de prescriptions médicinales.

Propriétés physiques. L'Opium est une substance gommo-résineuse, de la couleur d'un rouge brun, d'une odeur fortement vireuse, d'une saveur d'abord nauséeuse et amère, ensuite âcre et chaude. On l'apporte de l'Arabie ainsi que de l'Egypte, sous la forme de petits gâteaux ronds et aplatis; certains ont une figure très-irrégulière, et sont d'un très-grand poids. On les enveloppe dans des feuilles de pavot, de nicotiane, de rumex, ou d'autres végétaux. L'amour du gain fait qu'on cherche à falsifier l'Opium de mille manières. Dès les premiers temps de son introduction dans le commerce, on y a ajouté du suc de laitue ou d'autres plantes narcotiques. Quelquefois, on y fait entrer de l'extrait de pavot préparé par la coction, de la fiente de vache, et d'autres matières aussi hétérogènes. Il est, par conséquent, avantageux d'établir des signes certains auxquels on puisse reconnoître le bon et le mauvais Opium. Il doit être léger, homogène, et ne doit contenir aucune ordure dans son intérieur. Le meilleur, sur-tout, est d'un fauve obscur; il a une extrême amertume; sa cassure est brillante; il est très-odorant, et lorsqu'on le brûle il jette une flamme vive et fuligineuse. On prétend aussi qu'il est d'excellente qualité lorsqu'il se dissout aisément, et qu'il forme une teinture rougeâtre. S'il est nécessaire de s'attacher à bien connoître les caractères physiques, c'est sur-tout quand il s'agit d'un médicament dont les doses doivent être scrupuleusement mesurées, afin de ne rien donner qui soit nuisible ou incertain.

Propriétés chimiques. Malgré son importance dans la médecine-pratique, l'Opium est une des substances dont les chimistes ont le moins cherché à reconnoître les principes. Que trouve-t-on en effet dans leurs ouvrages ? Quelques aperçus isolés sans aucune suite, sans aucun ordre, et sans aucune liaison. Qu'importent les travaux de Neumann, de Tralles, de Baumé, etc., puisque les vrais moyens d'analyse végétale leur étoient inconnus ? On consultera avec intérêt le Mémoire pharmaceutique de Josse, qui présente l'Opium comme composé d'une matière extractive, d'une matière glutineuse, et d'une très-petite proportion de résine. Proust a entrepris à Madrid une foule d'expériences d'après lesquelles il assure avoir constaté l'existence d'une résine particulière rendue soluble par le moyen d'un sel acide cristallisable, du genre de ceux qu'on appeloit autrefois *sels essentiels*, le tout étendu dans une quantité plus ou moins considérable d'une gomme analogue, par sa nature, à celle qui provient des acacias ou des pruniers.

Enfin, M. Derosne, pharmacien de Paris, est celui qui a fourni le plus de renseignemens utiles sur la nature chimique de ce puissant remède. Le résultat le plus saillant de ses recherches est la découverte d'une substance saline dont il établit, avec beaucoup d'exactitude, les caractères. Ce sel n'est pas d'abord très-pur ; mais lorsque plusieurs cristallisations successives l'ont suffisamment séparé des matières qui lui sont unies, il offre une couleur très-blanche. Il est en prismes droits, à base rhomboïdale, souvent réunis en petites houppes. M. Derosne ajoute qu'il n'a ni saveur ni odeur, qu'il ne se dissout point dans l'eau froide, mais seulement dans quatre cents parties d'eau bouillante ; que sa dissolution aqueuse ne communique point la couleur rouge à la teinture de tournesol ; que ce sel est soluble dans vingt-quatre parties d'alkool bouillant ; qu'à froid, il en demande près de cent ; que, quand on opère par l'ébullition, on peut, en jetant de l'eau, obtenir un précipité qui est d'un blanc opaque. Les acides minéraux et végétaux le dissolvent, même sans l'intervention du calorique, avec une promptitude extrême ; mais si l'on sature ensuite par la potasse ou la soude ces dissolutions acides, il tombe au fond de la liqueur, et offre l'aspect d'une poudre blanche. Le sel d'Opium est pareillement dissoluble à chaud par l'éther et les huiles volatiles ; mais à mesure que le refroidissement de ces liquides s'opère, il se forme un dépôt oléagineux, auquel succède, quelque temps après, la formation de quelques cristaux. Le sel trouvé par M. Derosne présente encore d'autres caractères. Il s'enflamme quand on le projette sur des charbons ardens ; si on le rapproche d'une chandelle allumée, il se fond comme de la cire, etc. Après beaucoup d'autres considérations, M. Derosne se détermine à porter la conclusion qui suit : Les phénomènes qui surviennent, quand ce sel est traité par les divers réactifs, son peu de solubilité par l'eau, l'extrême facilité avec laquelle il se dissout dans les acides, et particulièrement les produits singuliers qu'il fournit quand il est soumis à l'action du calorique, lui font regarder ce sel comme un nouveau principe immédiat des végétaux. Tout lui a prouvé que ce n'étoit point un acide, ainsi que plusieurs chimistes l'avoient présumé. Son union avec la potasse, qui s'effectue toutes les fois qu'on décompose la dissolution d'Opium par ce réactif, ne présente pas les propriétés ordinaires des combinaisons de cet alkali avec les acides. Cette substance n'a donc des caractères salins que la cristallisabilité; M. Derosne lui a donné le nom de sel pour éviter les circonlocutions, et parce qu'il n'avoit point encore trouvé de nom plus convenable.

Mais si, comme nous l'avons déjà dit, ce sel est si peu soluble dans l'eau, comment croire à sa présence dans les dissolutions aqueuses d'Opium, opérées à froid? Il est présumable que sa solution est facilitée par l'union des autres principes qui entrent dans la composition de ce sel. Au surplus, M. Derosne a peut-être outrepassé la tâche qu'il devoit remplir, lorsqu'il a voulu rapporter à cette substance saline une grande partie des propriétés médicinales de l'Opium. Une assertion de ce genre ne sauroit être confirmée que par une grande suite d'observations tentées par les médecins cliniques les plus instruits et les plus expérimentés. M. Derosne a procédé, il est vrai, à plusieurs essais intéressans qui tendent à confirmer l'énergie particulière de ce sel sur l'économie animale. Il en a fait prendre à plusieurs chiens, qui tous ont éprouvé des vomissemens, des vertiges, des convulsions, etc. Ils ont été aussi tourmentés que s'ils avoient pris l'Opium à une dose beaucoup plus forte que celle du sel. Il a calmé les accidens en les contraignant d'avaler du vinaigre. Mais s'ensuit-il de cette remarque que l'Opium ne puisse influer sur les forces vitales, par la réunion des autres élémens qui le constituent? Quoi qu'il en soit, malgré les recherches déjà faites sur la nature chimique de ce médicament, il est bien à desirer que d'autres savans s'en occupent. Les travaux qu'ils sauront entreprendre, fourniront sans doute des lumières plus applicables à la pratique de l'art.

Propriétés médicinales. Pour mettre plus d'ordre et plus de méthode dans cette partie de l'histoire de l'Opium, nous établirons d'abord quelques considérations sur le mode d'action de ce remède; à ces considérations, nous ferons succéder le résumé succinct des maladies dans le traitement desquelles il est avantageux de recourir à son emploi. Envisagé sous ces deux points de vue, il a fixé l'attention d'une multitude de médecins, dont il seroit trop long de retracer les opinions. Je puis donc renvoyer mes lecteurs à ce qu'ont écrit Sylvius le Hollandais, Plater, Boerhaave, Wan-Swieten, Hoffmann, Werlhoff, Tralles, Haller, Tissot, Sydenham, Morton, Freind, Mead, Pringle, Lind, Cullen, Houllier, Rivière, Barthez, etc. Je puis aussi indiquer les expériences faites sur les animaux vivans, par Alexandre Monro, Alston, Wytt, Sproegel, Wirtenson, Félix Fontana, Carminati, et tant d'autres observateurs.

Pour commencer à bien concevoir la manière d'agir de l'Opium, il n'est pas inutile de rappeler l'usage journalier qu'en font les Perses, les Arabes, et autres peuples de l'Asie et de l'Afrique, qui en prennent des quantités considérables. Tous les voyageurs attestent que cette substance les affecte d'un sentiment extraordinaire de gaîté, et qu'ils en deviennent plus actifs pour remplir les différens exercices de la vie.

Il en est qui sont ivres, et qui se portent même à des excès de fureur. Chez d'autres, le courage s'exalte, en sorte qu'ils deviennent plus audacieux pour braver le hasard des combats. Ils sont plus aptes aux plaisirs de Vénus. Malheureusement cet effet n'est pas très-durable. On dit qu'ensuite il survient de la langueur, de la morosité, des dégoûts, de la somnolence, etc. Les habitans de ces mêmes pays s'accoutument tant à l'Opium, dans certaines circonstances, que cette substance est pour eux d'un besoin aussi impérieux que celui du tabac, du thé, du café, etc. Aussi, il est des Turcs qui souffrent tant d'en être privés, que leurs forces s'abattent, et qu'ils tombent dans le marasme et la langueur. Ils deviennent tristes, taciturnes, stupides, et ne recouvrent leur ancienne énergie, que lorsqu'on leur a rendu la boisson qui fait leurs délices.

Mais si l'habitude peut familiariser l'homme avec l'Opium, au point de lui rendre son usage indispensable, il n'en est pas de même de ceux qui n'y sont pas accoutumés. Grimaud croit que l'Opium pris avec excès doit être compté parmi les causes de l'hypocondrie. Il s'appuie sur les observations de M. Young, qui semblent prouver que ce narcotique dispose éminemment aux congestions. Son action peut devenir tellement sédative sur le systême nerveux, que la mort succède à l'administration des plus petites doses. Quel médecin n'a pas été le témoin de ses effets délétères ! Je fus appelé, il y a deux années, pour remédier à l'empoisonnement d'une jeune demoiselle qui avoit avalé une dissolution copieuse d'extrait d'Opium, dont elle avoit fait emplète sous le prétexte de calmer une douleur de dents. Elle étoit tombée dans un état comateux, d'où elle ne se réveilloit que pour être agitée par des convulsions. Je lui administrai d'abord l'ipécacuanha, qui suscita le vomissement, et elle prit ensuite de la limonade avec profusion. Le lendemain, elle se trouva, on ne peut mieux. J'ai vu à l'hôpital Saint-Louis deux cas d'empoisonnement par l'Opium; j'ai fait recueillir sous mes yeux toutes les circonstances de ces deux faits, par M. Legouas, élève fort instruit. Une ouvrière en cheveux, âgée de vingt-cinq ans, d'un tempérament sanguin, éprouvant toutes les douleurs d'une grossesse orageuse, ne pouvoit dormir que par le secours d'un julep calmant, dans lequel entroit l'Opium, et qu'elle prenoit par petites cuillerées. Elle l'avala en totalité, ayant plus souffert que de coutume dans le courant de la journée. A dix heures, étouffemens, anxiétés, sueur froide, vomissemens, céphalalgie; le matin, yeux hagards, à demi-fermés, mouvemens convulsifs continuels, globe de l'œil porté en haut, vue trouble, pupille très-resserrée, aphonie, extrémités froides; pouls petit, lent; pâleur remarquable du visage, ordinairement très-coloré. Sur les trois heures de l'après-midi, vomissement abondant de matières comme fuligineuses, très-fétides et très-amères. Diminution dès-lors très-sensible des symptômes précédens. Sur les sept heures du soir, pouls petit, chaleur halitueuse, même état des yeux, etc. Pour remédier à ces accidens, je fis administrer la limonade très-acidulée.

Le lendemain, tous les symptômes étoient dissipés ; il ne restoit à la malade que l'espèce d'égarement des yeux observé la veille. Le fait suivant a eu une issue plus malheureuse. Une ancienne religieuse, âgée de soixante-quatre ans, étoit affectée d'une gangrène sénile, dans deux doigts de chaque main, survenue à la suite d'engelures. L'hiver dernier, cette malade rapportoit que la sensibilité de ses doigts étoit tellement liée à celle de l'estomac, que, lorsqu'elle enduroit la faim, elle perdoit la faculté de s'en servir comme organe du toucher. Elle souffroit cruellement, et l'Opium seul lui procuroit les douceurs du sommeil. On ne sait à quelle heure de la nuit elle prit un julep calmant qu'on lui avoit confié la veille pour son usage. Mais, au point du jour, elle traversa une des salles de l'hôpital Saint-Louis, pour satisfaire quelques besoins. A peine fut-elle de retour dans son lit, qu'elle tomba dans un assoupissement profond; la respiration s'intercepta, le visage pâlit; le pouls étoit rare, les paupières abaissées, les yeux immobiles, les pupilles resserrées. Il y avoit distorsion de la bouche, une sorte de râlement analogue à celui qui précède la mort. Le soir, mêmes symptômes : il y avoit seulement une variation dans le pouls, tantôt plein et libre, tantôt petit et fréquent. Les artères temporales battoient avec une sorte de frémissement. Je fis administrer deux lavemens avec la crême de tartre, parce que la déglutition étoit impossible; la malade passa la nuit dans le même état, et ne mourut que le lendemain à cinq heures du matin. A l'ouverture du cadavre, nous trouvâmes une concrétion fibreuse, filamenteuse et dense, dans le ventricule droit, et jetant une branche de trois ou quatre pouces dans chaque artère pulmonaire. La liqueur opiacée étoit encore dans l'estomac.

On peut rapprocher de ce fait, une observation intéressante publiée par M. Leroux, professeur à l'École de Médecine de Paris. Une Dame, après plusieurs accès de mélancolie, pour lesquels on lui avoit administré vainement plusieurs remèdes antispasmodiques, avala, un matin, un gros d'Opium brut. Aussi-tôt, propension à l'état comateux, somnolence, pouls d'abord petit, presque insensible, ensuite large, plein et lent; respiration pénible, stertoreuse, quelquefois interceptée, etc. Lorsqu'on imprimoit de fortes secousses à la malade, on la retiroit pour quelques minutes de sa léthargie; et on obtenoit alors des renseignemens sur la manière dont elle avoit procédé à son empoisonnement; mais bientôt on l'entendoit se plaindre de ce qu'on l'avoit réveillée, souhaiter une mort prompte, etc. Elle tournoit vers les assistans des yeux ouverts, languissans et abattus. On eut beau lui administrer le tartre stibié, les boissons acidulées, lui faire des ustions aux deux jambes avec l'eau bouillante, la panser avec une pommade irritante de cantharides, etc., elle expira vers les onze heures du soir. Ce fait, rapporté par M. le professeur Leroux, a la plus grande analogie avec le résultat de plusieurs expériences que j'ai exécutées en présence de mes élèves, sur quelques animaux, entr'autres sur des chiens et des cabiais, etc. Ceux auxquels nous étions parvenus à faire avaler une grande quantité de laudanum liquide, paroissoient d'abord violemment tourmentés. Un sommeil opiniâtre succédoit ensuite à cet état d'agitation ; ces animaux vomissoient par intervalles, quelquefois subitement, après avoir pris le poison, ce qui empêchoit de calculer les doses. Ensuite, des convulsions universelles décidoient la mort. J'avois, du reste, commencé de tels essais d'après les premières tentatives de Sprengel, qui, ayant donné, dit-on, un gros d'Opium à des chiens, les pinçoit et les enlevoit par les oreilles, sans qu'ils donnassent le moindre signe de douleur. L'un de ces animaux fut frappé de catalepsie, et ne sentoit pas les piqûres qu'on lui faisoit, en sorte qu'il ne poussoit aucun cri. On a publié plusieurs observations de ce genre.

Au surplus, puisque nous cherchons à approfondir la manière d'agir de l'Opium sur le corps vivant, nous ne pourrions passer sous silence un travail de M. Nysten, dans lequel il envisage successivement cette substance narcotique sous le rapport de l'anatomie pathologique, de la physiologie, ainsi que sous le rapport de ses propriétés médicinales et vénéneuses. La première partie de ce travail, se trouve établie d'après un grand nombre d'expériences tentées sur les animaux vivans, et d'observations recueillies sur l'homme. Je vais rendre un compte succinct de ce Mémoire, dans lequel l'auteur examine d'abord l'action locale des principaux matériaux immédiats de l'Opium sur les différens systêmes de l'économie animale. Ceux de ces matériaux qu'il a soumis à son attention, sont l'eau distillée d'Opium, la partie soluble dans l'eau, mal-à-propos nommée *extrait gommeux*, et la pellicule qui se forme pendant l'évaporation de cet extrait. Il résulte de ses expériences et de ses observations, 1°. que l'extrait aqueux d'Opium, de quelque manière qu'il ait été préparé, et les matériaux immédiats de cette substance, n'altèrent jamais les tissus muqueux du système digestif : si quelquefois la membrane muqueuse de l'estomac de l'homme a été trouvée phlogosée à la suite des empoisonnemens par l'Opium, cette phlogose étoit due aux liqueurs spiritueuses dans lesquelles l'Opium avoit été pris, ou à quelqu'autre substance irritante administrée comme antidote; 2°. qu'injecté dans la vessie, l'extrait aqueux d'Opium produit une légère inflammation de la membrane muqueuse de cet organe; mais que ce phénomène, commun à l'extrait d'Opium et à une foule d'autres extraits, n'est dû à aucun principe irritant que l'on a admis gratuitement dans l'Opium; 3°. que les différens matériaux immédiats de l'Opium, appliqués sur une membrane séreuse quelconque, sur le tissu cellulaire ou sur le derme dénué de son épiderme, produisent l'inflammation de ces parties, mais seulement comme corps étrangers, aidés dans leur action par le contact de l'air extérieur; 4°. que l'action de l'extrait, soit aqueux, soit alkoolique d'Opium, est nulle sur la peau recouverte de son épiderme, ou au moins ne diffère nullement de celle des corps dont les propriétés physiques sont les mêmes que celles de ces préparations, abstraction faite de leurs propriétés médicamenteuses; 5°. que les différens matériaux immédiats de l'Opium produisent des phénomènes inflammatoires, lorsqu'on les applique sur le systême nerveux cérébral, sur un organe musculaire ou sur un organe fibreux quelconque, mais que ces phénomènes se produisant aussi par une foule d'autres corps étrangers, ne doivent pas être attribués à l'action d'un principe particulier de l'Opium : la faculté d'anéantir la contractilité musculaire n'existe pas non plus dans aucune préparation d'Opium, malgré l'assertion des auteurs ; 6°. qu'il n'existe aucune différence sensible entre l'action locale des matériaux immédiats de l'Opium ; que, par conséquent la partie dite improprement *résineuse* n'est pas plus irritante que les parties solubles dans l'eau.

M. Nysten passe ensuite à l'examen de l'action générale des différens matériaux de l'Opium, et déduit de ses observations les propositions suivantes : 1°. les phénomènes que chacun des matériaux immédiats de l'Opium produit sur l'économie animale, ne diffèrent que par leur intensité ; 2°. ces phénomènes sont infiniment plus énergiques par l'action de l'extrait aqueux que par celle de l'extrait alkoolique, ou matière dite *résineuse ;* 3°. l'extrait aqueux produit des phénomènes d'autant plus énergiques, que le feu lui a fait subir moins d'altération ; par conséquent, la solution aqueuse de l'Opium du commerce, d'une bonne qualité, est plus énergique dans son action que la solution aqueuse du *laudanum opiatum :* celui-ci, qui n'a subi qu'une seule évaporation, présente le même degré d'énergie que l'extrait préparé à la manière de Josse, et l'un et l'autre ont beaucoup plus d'action que l'extrait préparé à la manière de Cornette, dont les solutions, les filtrations et les évaporations multipliées ont dû nécessairement altérer l'extractif d'une manière particulière ; enfin, l'extrait préparé à la manière de Baumé, ayant subi une altération beaucoup plus grande encore que celui de Cornette, présente aussi beaucoup moins d'intensité dans son action, mais il produit les mêmes phénomènes cérébraux que les extraits d'Opium préparés suivant les autres procédés, lorsqu'on les donne à une dose suffisante ; 4°. la pellicule qui se forme pendant l'évaporation de ces extraits, et à laquelle on attribue une vertu irritante, n'a pas plus cette vertu que l'extrait qui reste après sa séparation ; elle ne présente même qu'à un degré très-léger les propriétés de l'Opium, malgré les assertions de Neumann, de Frédéric Hoffmann, de Buchner, de Tralles, etc. : il est très-probable que cette pellicule est le produit de la décomposition d'une partie de l'extrait ; 5°. la partie dite *résineuse* de l'Opium, beaucoup moins énergique dans son action, comme il a été déjà annoncé, que l'extrait aqueux, quel que soit le procédé suivant lequel celui-ci ait été préparé, produit cependant les phénomènes particuliers à l'Opium, à un degré plus prononcé que la matière onctueuse et la matière cristalline, prise chacune isolément, quoique ces deux matières réunies constituent la matière résineuse ; 6°. l'eau distillée d'Opium, même très-chargée de partie aromatique, prise à la dose de quelques onces, ne produit qu'une légère somnolence ; il en faudroit une quantité énorme pour produire des phénomènes dangereux ; 7°. quel que soit le système de l'économie animale sur lequel on applique une préparation d'Opium, les phénomènes généraux résultant de son action ont toujours lieu ; mais ils arrivent et se succèdent avec plus ou moins de promptitude et d'intensité, suivant l'état des propriétés vitales de ce système, et l'énergie de sa faculté absorbante ; 8°. l'application de l'Opium sur le cerveau n'est pas mortelle, quoique ce soit en agissant spécialement sur cet organe que l'Opium, introduit dans l'intérieur, donne lieu à des symptômes dangereux ; 9°. les propriétés de l'Opium ne résident point exclusivement dans tel ou tel principe de cette substance ; et c'est gratuitement que, dans ces derniers temps, on les a supposées appartenir spécialement à son sel essentiel, puisque ce sel possède ces propriétés à un degré beaucoup moins marqué que la plupart des autres matériaux immédiats de l'Opium ; 10°. puisque chacun de ses matériaux ne renferme pas telle ou telle propriété exclusivement, il est probable qu'on ne pourra jamais parvenir à isoler les différentes propriétés de l'Opium ; 11°. l'analogie que l'on a cru rencontrer entre les effets de l'Opium et ceux du vin est inexacte ; l'Opium, soit à petite dose, soit à forte dose, porte constamment atteinte aux propriétés vitales, et c'est même très-probablement de cette manière qu'il devient un puissant calmant ; le vin, au contraire, ranime toujours ces propriétés, et lors même qu'il produit un effet débilitant, c'est parce qu'elles ont été portées à un trop haut degré d'énergie qu'elles tombent dans l'affaissement.

M. Nysten a pareillement procédé à quelques tentatives sur la manière d'agir de l'Opium. Le sang des animaux empoisonnés par de fortes doses d'Opium, ne lui a présenté aucun changement sensible dans ses qualités physiques et chimiques. La section de la huitième paire de nerfs et du grand sympathique des deux côtés, ne s'oppose aucunement à l'action de l'Opium introduit dans l'estomac. M. Nysten est très-porté à croire, d'après ses expériences, qu'un principe quelconque de l'Opium absorbé est transmis par la voie de la circulation aux divers organes de l'économie animale, et qu'il produit sur leurs propriétés vitales une lésion particulière d'où résultent les divers phénomènes qu'on observe après l'usage de cette substance. Les caractères de la plupart de ces phénomènes prouvent, suivant M. Nysten, qu'elle porte sur-tout atteinte aux propriétés vitales du cerveau. Quant au mode de lésion que produit l'Opium sur l'influence nerveuse cérébrale, il est entièrement inconnu ; et l'Opium, dit M. Nysten, a cela de commun avec toutes les substances qui agissent sur le principe de la sensibilité, en sorte qu'il est à craindre que les efforts des physiologistes, pour connoître leur manière d'agir, ne soient jamais couronnés d'un succès complet.

D'après ce que je viens d'exposer, quel avantage pourroit-il y avoir à rappeler et à discuter ici les opinions de tant de théoriciens ! Cullen, par exemple, est-il bien fondé quand il regarde comme une chose avérée que tout exercice du sentiment et du mouvement dépend du rôle particulier que joue le fluide nerveux, qui va au cerveau ou en revient? L'Opium produiroit donc le sommeil, en suspendant la circulation de ce fluide, qui est en pleine activité pendant la veille. On se lasse aujourd'hui de ces hypothèses vaines, qui n'intéressent que des esprits oisifs, et on ramène tout à des méthodes purement expérimentales. N'est-ce point par esprit de système que le célèbre Stahl a émis une opinion exagérée sur le danger de l'administration de l'Opium? On connoît sa fameuse dissertation *de imposturâ Opii*. A entendre ce grand homme, ce médicament n'apporte qu'un calme trompeur dans l'économie animale. Toute sa vertu, selon lui, consiste à appaiser les douleurs, en émoussant la faculté sensitive, sans d'ailleurs produire rien d'utile contre la maladie; mais il arrête, d'une autre part, les mouvemens les plus salutaires de la nature, en livrant la matière morbifique à sa propre énergie, et on néglige alors le moment le plus favorable pour agir. C'est ainsi qu'il prétend avoir vu les inconvéniens les plus graves succéder à la suppression des mouvemens vitaux dans les affections catarrhales, dans l'asthme convulsif, dans l'hystérie, dans l'hypocondrie, etc. Mais il est manifeste que cette opinion est dictée par un trop grand zèle pour la propagation de la médecine expectante. Rappellerai-je ici les résultats si divers des expériences qu'on a faites sur la manière d'agir de l'Opium? à quoi peuvent tendre, pour les progrès de l'art de guérir, les essais tentés par Alston et par Whytt, qui ont versé des dissolutions d'Opium sur le cœur des grenouilles, et qui ont prétendu, par ce moyen, avoir arrêté le mouvement de cet organe ? Thompson et Freind disent, au contraire, que le pouls devient plus rapide par l'effet de l'Opium. Boerhaave, Sydenham et Cullen, ne lui contestent pas cette propriété. Haller, en proie à une affection très-douloureuse de la vessie, a observé sur lui-même les effets de l'Opium, et il a cru entrevoir que cette substance appaisant l'énergie nerveuse, accroît au contraire l'énergie des muscles et celle de la circulation. On ne finiroit pas si l'on vouloit rapporter tous les sentimens des auteurs. Tralles fait à ce sujet un étalage très-superflu d'érudition. Mais une expérience bien faite détruit quelquefois un volume de raisonnemens.

Personne, ce me semble, n'a donné des notions plus précises sur le mode d'action de ce remède, que M. le docteur Barbier, médecin d'Amiens, dans ses Essais de Pharmacologie et de Matière médicale. Cet observateur a examiné sous un point de vue très-judicieux la force active des narcotiques sur l'organisme vivant. Il a parfaitement déterminé le caractère de leur puissance médicinale. Il a prouvé, par exemple, que tous les phénomènes qui surviennent dans l'économie humaine après l'administration de l'Opium, sont le résultat d'une influence essentiellement débilitante, qu'ils proviennent d'un état de relâchement et d'engourdissement que cette substance imprime aux différens organes. Alston, Whytt, et plus récemment Félix Fontana, ont exécuté des expériences qui ne laissent aucun doute sur cette assertion. Ils ont évidemment démontré que lorsqu'on applique l'Opium sur les muscles du corps animé, on diminue d'une manière bien manifeste l'énergie de leur faculté contractile. D'ailleurs (ainsi que l'a remarqué M. Barbier), il suffit de consulter les faits de l'observation journalière. Si un homme tourmenté d'une douleur à l'œil, cherche à la calmer par des lotions opiacées, non-seulement cette douleur s'appaisera, mais encore l'organe de la vision perdra momentanément de sa vivacité. L'injection d'un liquide narcotique produira le même phénomène dans l'intérieur du conduit auditif. Les qualités sédatives de l'Opium sont également mises en évidence, par ce qui arrive à l'estomac et au conduit intestinal, lorsqu'on fait prendre aux malades des doses plus ou moins considérables de ce médicament. La digestion languit; quelquefois même elle est soudainement suspendue. Les matières alimentaires sont fréquemment rejetées, comme le prouvent les expériences que j'ai tentées sur les animaux vivans.

Les partisans de la propriété stimulante de l'Opium, en trouvent la preuve dans l'espèce d'orgasme qui paroît survenir dans le systême vasculaire, aussi-tôt après l'administration de ce remède. Ce qui avoit fait dire aux anciens que cette substance raréfioit les fluides. Mais M. le docteur Barbier rend un compte très-satisfaisant de ce phénomène. Dans cette circonstance, les capillaires cutanés tombent dans l'atonie et le relâchement. Ils perdent leur force contractile et impulsive. Qu'arrive-t-il alors? ces mêmes vaisseaux se laissent aborder et pénétrer par une trop grande quantité de sang, lequel doit stagner à la périphérie du corps. D'une autre part, la quantité de ce liquide, lancée par le cœur, est entravée dans son cours et trouve un obstacle invincible à son avancement. Le sang s'accumule donc dans les artères, ce qui rend le pouls plus plein et plus élevé qu'il n'a coutume d'être. Quant aux autres phénomènes que l'on voit survenir, tels que la tuméfaction de la face et des yeux, la vive coloration de la peau, l'augmentation de la température animale, les sueurs abondantes, et les démangeaisons qui se manifestent à la surface du derme, etc., tous ces accidens tiennent sans contredit à l'afflux et au séjour prolongé du sang dans les vaisseaux capillaires.

M. Barbier attribue aussi à la stase du sang dans les corps caverneux, l'état d'érection que l'on observe sur les cadavres des Turcs morts au champ de bataille. Car, si en pareil cas, le phénomène du priapisme pouvoit tenir à une exaltation des propriétés vitales, il cesseroit d'avoir lieu après la mort. Ce phénomène est donc absolument passif dans l'économie animale. On explique par les mêmes raisons l'abord et l'accumulation du sang dans l'intérieur du cerveau. Ce sang, qui ne suit pas sa route avec sa vivacité ordinaire, devient en quelque sorte un poids et un embarras pour l'organe encéphalique. De-là vient qu'on voit des individus conserver long-temps les traces de cette congestion cérébrale, lorsqu'ils ont été victimes de quelque empoisonnement par l'Opium. Ils peuvent à peine vaquer aux plus simples occupations, et traînent une vie foible et languissante. Au surplus, M. Barbier a tenté sur sa propre personne plusieurs expériences pour mieux étudier l'action médicinale de l'Opium ; tout lui a démontré que les forces vitales sont constamment énervées après l'administration de ce remède ; et il n'a ressenti aucun symptôme qui puisse appuyer les vertus stimulantes qui ont été attribuées à cette substance par beaucoup d'auteurs.

L'Opium paroît agir en diminuant l'énergie vitale du cerveau, en interrompant les communications et relations sympathiques de cet organe avec les autres, en interceptant en quelque sorte les voies par lesquelles la douleur se propageoit. Si on applique de la teinture d'Opium sur les muscles abdominaux d'une grenouille, après lui avoir enlevé le cerveau et la moëlle épinière, l'impression de cette liqueur assoupissante ne suspend pas les mouvemens du cœur aussi promptement que si l'application eût été faite sur le cerveau et la moëlle épinière, lorsque ces organes subsistoient dans l'animal. Ne peut-on pas inférer de ce fait, que l'Opium agit sur-tout en empêchant l'influence du principe sensitif? c'est parce que cette influence cérébrale est interceptée, que les mouvemens des muscles et du cœur paroissent quelquefois augmentés après l'administration de l'Opium, comme cela fut observé chez le célèbre Haller lui-même, durant la maladie terrible qui l'enleva à la gloire des sciences, dans les crises d'une strangurie vésicale. Son pouls, qui, avant la prise du narcotique, battoit soixante-cinq fois par minute, battoit quelques heures après jusqu'à quatre-vingt-six fois. J'ai souvent remarqué ce phénomène chez les malades de l'hôpital Saint-Louis, lorsque le genre de maladie dont ils sont atteints nécessite l'emploi d'une grande quantité d'Opium.

J'ai suivi attentivement les effets de l'Opium sur l'économie animale; j'ai observé que ses effets n'étoient pas toujours très-rapides, et qu'il lui falloit un temps plus ou moins considérable pour déployer son action narcotique. Quatre gros de sirop diacode que j'administrois à une femme violemment tourmentée par une affection cancéreuse de l'utérus, n'agissoient que la seconde nuit du jour où je les avois fait administrer. Ce médicament, introduit dans l'intérieur des voies digestives, manifeste d'abord un effet irritant, qui semble être le résultat de son application immédiate. De-là surviennent plusieurs phénomènes, entr'autres le desséchement de la gorge, l'accroissement et l'ardeur de la soif, etc. Mais la puissance du remède se communique successivement à tous les systêmes de l'économie animale; le cerveau perd son activité habituelle; les sens deviennent inaccessibles à l'influence des objets extérieurs; la faculté loco-motrice tombe dans l'atonie et la langueur; le malade est tourmenté par le besoin irrésistible du calme et du repos; et ses souffrances sont bientôt suspendues par l'engourdissement général qui enchaîne les fonctions de tous ses organes.

C'est sans doute parce que l'Opium stupéfie les forces vitales, qu'il enchaîne, pour ainsi dire, les facultés sensibles et irritables, et que, par ses qualités narcotiques, il rend le corps humain moins accessible aux différentes maladies. Cette remarque a sur-tout été faite par M. le docteur Ananian, mon élève, qui pratique notre art à Constantinople. Plusieurs faits démontrent que ceux qui font un usage modéré de cette substance, contractent rarement l'affection syphilitique. Murray a cherché à expliquer ce phénomène. Est-ce à l'irritabilité éteinte par l'usage habituel de cette substance, à la chaleur excessive ou aux bains dont cette nation fait un si fréquent emploi, qu'il faut l'attribuer? On observe également qu'ils ne sont presque jamais atteints par les maladies convulsives et périodiques. M. Ananian eut sur-tout occasion de se convaincre de cette vérité, lorsqu'il quitta la Turquie avec l'ambassadeur ottoman et sa nombreuse suite, pour se rendre à Paris. Aussi-tôt qu'ils furent arrivés dans la capitale de la Valachie, à Burkarest, ville très-mal-saine, tous, excepté trois individus qui usoient habituellement et modérément de l'Opium, furent en proie à des fièvres pernicieuses. Ce fait particulier prouve combien l'énergie et l'activité du principe sensitif sont favorables au développement des affections morbifiques.

Mais si l'usage modéré de l'Opium est en quelque sorte un préservatif contre certaines maladies, l'abus excessif de cette substance est quelquefois suivi des inconvéniens les plus graves. M. Olivier observe que l'effet de ce narcotique abrutit l'homme très-promptement, le jette dans un amaigrissement extrême, lui rend l'existence douloureuse, et finit quelquefois par tarir toutes les sources de la vie. M. Ananian s'est assuré aussi que ceux qui abusoient de l'Opium devenoient mélancoliques, incapables d'exercer leurs fonctions, et n'avoient plus d'aptitude pour le coït, etc. Il a connu un Derviche, qui, à force de prendre des pastilles opiacées, avoit totalement perdu cette dernière faculté. D'autres ont éprouvé des fièvres d'un mauvais caractère et beaucoup d'accidens sinistres. Aussi M. Olivier observe-t-il qu'en Perse, les personnes distinguées par leur rang, leurs bonnes mœurs et leur éducation, usent de l'Opium avec sobriété, et avec la même réserve, que mettent dans l'emploi du vin en Europe, les classes les plus élevées des citoyens.

Il convient maintenant d'envisager l'Opium sous un rapport purement clinique. Cette partie est celle qui doit avoir le plus d'intérêt pour nous, parce qu'elle est appuyée sur des faits plus authentiques, et que, dans tous les temps, notre art a été dignement honoré par des hommes habiles dans la médecine d'observation. Quelques auteurs, fondés sur des théories plus ou moins fautives, ont proposé l'emploi de ce médicament dans les fièvres continues ; mais ces fièvres varient tant par la nature de leurs symptômes, qu'on ne peut rien généraliser sur cet objet. Au reste, de quelle utilité seroit, par exemple, cette substance pour le traitement de la fièvre angio-ténique ? Sydenham l'a quelquefois administrée en pareil cas pour appaiser le délire. Mais il ne convient que dans le déclin de cette maladie ; sans cette précaution il décide la stupeur, l'engourdissement et les douleurs vives de la tête. L'Opium est sur-tout très-préjudiciable dans la fièvre meningo-gastrique, parce qu'il suspend les mouvemens si nécessaires des évacuations bilieuses et saburrales. C'est ce funeste inconvénient que Stahl a voulu prévoir, lorsqu'il a donné à l'Opium les qualifications odieuses dont j'ai parlé plus haut. Dans les affections de l'estomac et des intestins, l'Opium en impose également au malade et au médecin, et l'un et l'autre sont trompés dans leurs espérances. Comme les affections de ces organes dépendent d'une matière nuisible, qui est chassée par certains mouvemens, il est clair qu'il ne faut point arrêter ces mouvemens. Il en est de même des vomissemens qui tendent à chasser une saburre contenue dans les voies digestives; si cette matière est bilieuse et corrosive, n'est-il pas évident qu'en émoussant la faculté expulsive du tube alimentaire, on le livre à toute l'impression des substances âcres qu'il contient, d'où peuvent résulter les accidens les plus funestes? Tout au plus, l'Opium pourroit mieux convenir au traitement de quelques fièvres ataxiques, notamment de celles qui ont pour symptômes des insomnies opiniâtres, des inquiétudes, des anxiétés continuelles, des évacuations excessives, des mouvemens convulsifs, etc. Ce remède conviendroit encore mieux aux fièvres nerveuses de mauvais caractère, accompagnées de symptômes violens et frénétiques, particulièrement chez les personnes douées d'une susceptibilité nerveuse très-irritable.

Je crois avoir démontré dans la Monographie particulière que j'ai publiée des *fièvres pernicieuses intermittentes*, que ces fièvres, ainsi que toutes celles qui sont du même type et du même ordre, appartiennent essentiellement à la famille des névroses, que tous les symptômes qui les caractérisent sont d'une nature spécialement spasmodique, et tiennent d'une manière bien manifeste à un désordre primitif du systême nerveux, etc. Doit-on s'étonner que l'Opium ait été administré avec beaucoup de succès dans ces sortes d'affections, par les praticiens les plus recommandables? On connoît l'heureux emploi qu'en faisoit Sydenham. Combien de fois n'ai-je pas employé ce médicament à l'hôpital Saint-Louis, contre ces fièvres intermittentes opiniâtres, qui, dans l'intervalle même des paroxysmes, tiennent le malade dans un état d'inquiétude, d'insomnie, de mal-aise? etc. C'est sur-tout dans de pareils cas que le laudanum liquide agit souvent avec plus de certitude que l'écorce du Pérou, sans susciter aucun trouble ni aucun dérangement organique dans les viscères. Ce succès s'explique à merveille par les notions physiologiques modernes. J'ai déjà dit quelque part que la fièvre étoit une sorte de *fonction pathologique* à laquelle présidoit essentiellement la sensibilité animale. De là vient qu'il est avantageux d'affoiblir quelquefois cette faculté, pour diminuer, suspendre ou anéantir les mouvemens fébriles. On a même observé que, lorsque l'Opium n'avoit point produit de soulagement immédiat, il avoit cependant été utile pour rendre l'intermission plus complète, et provoquer les sueurs, en sorte qu'on avoit besoin ensuite d'une moindre quantité de quinquina.

Puisque nous traitons d'un médicament spécialement dirigé sur les propriétés vitales du système nerveux, examinons du moins son mode d'action dans les maladies spasmodiques et convulsives. Murray observe judicieusement que c'est avec de grandes précautions qu'il faut administrer l'Opium dans de semblables maladies, parce qu'il y excite quelquefois des symptômes qu'il seroit important de détruire, non-seulement lorsqu'on le donne à grande dose, mais encore lorsqu'on l'administre mal à propos. En effet, ce remède ne peut que devenir funeste, si les accidens nerveux proviennent d'une accumulation de matières saburrales dans les premières voies; on l'a vu nuire dans la diathèse vermineuse, dans les dentitions laborieuses, etc. Ne doit-on pas le redouter quand les convulsions se manifestent à la suite d'une évacuation excessive du sang, comme il arrive dans certaines pertes de l'utérus, ou dans certaines hémorragies du nez? etc. Toutefois, tâchons de voir ce que peut ce remède dans les affections tétaniques, ces affections particulières de l'économie vivante, où le corps du malade est tantôt tendu comme une ligne droite, tantôt courbé en avant ou en arrière, ou vers le côté. Il se joint quelquefois à ce genre d'accident un état de trismus ou de resserrement spasmodique de la mâchoire inférieure. Cette affection s'observe dans les deux Indes, entre les tropiques, chez les individus qui ont été exposés aux vicissitudes de l'atmosphère, et particulièrement chez les nègres. En Europe, la piqûre ou la dilacération d'un nerf, par le moyen d'une aiguille, d'un morceau de bois qui aura pénétré dans la chair, par une balle de plomb, etc. causera le même accident.

M. Richard Huck a expérimenté que l'Opium administré à de fortes doses, étoit sur-tout très-salutaire dans les maladies spasmodiques et convulsives. Ce praticien eut à traiter un malade atteint d'un violent trismus, à la suite d'une amputation du bras dans l'articulation de l'humérus. Le narcotique échoua constamment, lorsqu'on n'en donna qu'une très-petite quantité ; mais on obtint une guérison très-prompte aussi-tôt qu'on eut administré le remède à des doses très-considérables, en le mêlant avec du musc dont nous aurons bientôt occasion de parler. Le même effet fut observé au siège de la Havane, sur deux soldats qui furent attaqués de cette maladie, pour s'être exposés à l'action d'un soleil très-ardent. Ils se rétablirent à l'aide des juleps dans lesquels l'Opium entroit abondamment. Les individus, qui négligèrent ce moyen, moururent presque tous. Mais, relativement à l'emploi de l'Opium, peu de faits méritent une attention plus sérieuse de la part des praticiens, que ceux qui ont été publiés par M. le docteur Stutz, dans la gazette médico-chirurgicale d'Hartenkeil, à Salzbourg. Ces faits ont paru si importans, qu'on s'est hâté de les consigner dans plusieurs journaux scientifiques de France. M. Stutz rapporte que, s'occupant à lire la seconde partie de l'ouvrage de M. le baron de Humboldt, sur l'irritation de la fibre musculeuse et nerveuse, il remarqua que l'alkali et l'Opium étoient classés parmi les agens les plus propres à mettre en jeu les nerfs et les muscles. Il voulut dès-lors essayer si ces deux substances combinées ensemble ne seroient point utiles contre le tétanos traumatique, et il obtint des succès aussi extraordinaires qu'inattendus.

Un ancien chirurgien de l'Ecole pratique de Paris, a consigné, dans les journaux de médecine, un fait qui mérite d'être rappelé. Il s'agit d'une fille âgée d'environ vingt-neuf ans, d'un tempérament lymphatique, et d'une susceptibilité nerveuse très-facile à irriter ; elle fut attaquée d'une phlegmasie de la membrane muqueuse qui tapisse l'arrière-bouche. On pratiqua plusieurs saignées, et on prescrivit un régime rafraîchissant, comme c'est le procédé curatif ordinaire. Ce moyen fit disparoître les symptômes inflammatoires ; mais les voies gutturales furent frappées de spasme. Il survint un délire triste et mélancolique, ce qui nécessita l'application des vésicatoires aux extrémités inférieures. Néanmoins les accidens s'accrurent ; il succéda un état de trismus. Tous les muscles du corps devinrent roides et contractés. Cette fille avoit éprouvé de grands chagrins. On lui fit prendre vingt-quatre gouttes de laudanum liquide de Sydenham, dans de l'eau sucrée ; on réitéra la dose de quatre en quatre heures. Bientôt l'affection tétanique se dissipa ; la malade recouvra l'usage de ses facultés intellectuelles. Il ne restoit qu'un peu de resserrement dans les mâchoires, lequel fut bientôt remplacé par un léger frémissement de ces mêmes parties. Au bout de quelques jours, la malade commença à prendre des alimens, et jouissoit d'une santé excellente. Le chirurgien suivit, dans cette circonstance, la conduite sage de tous les praticiens expérimentés, qui s'accordent à conseiller l'Opium dans le tétanos.

D'autres maladies nerveuses ont paru réclamer l'emploi de ce remède. On l'a conseillé dans le traitement de l'épilepsie. Mais cette affection dépend d'une multitude de causes très-variées. Ses symptômes peuvent être à-la-fois le résultat d'une exaltation ou d'une prostration excessive dans l'énergie des forces vitales. Ils peuvent provenir d'une irritation physique et matérielle, existante dans l'intérieur de l'organe encéphalique. La diversité de ces causes s'observe souvent à l'hôpital Saint-Louis, et j'avoue que l'expérience ne m'a encore rien appris en faveur des qualités médicinales de l'Opium, dans une maladie aussi rebelle qu'incompréhensible. Stahl n'approuvoit l'emploi de l'Opium ni dans l'affection hystérique, ni dans l'affection hypocondriaque. On ne peut douter, en effet, qu'en pareil cas il ne s'excite des mouvemens spasmodiques qui ont pour but de diminuer les embarras que pourroit occasionner la présence du sang dans l'utérus, ou dans les rameaux de la veine des portes. Un narcotique aussi puissant n'obtient alors qu'un effet purement palliatif. Cette assertion confirme ce que j'ai souvent démontré aux élèves qui suivent ma clinique à l'hôpital Saint-Louis, que les maladies chroniques ont leurs périodes, leurs crises, comme les maladies aiguës, et qu'il ne faut entraver leur marche par aucun obstacle. Bordeu a écrit à ce propos des choses qui sont d'un grand intérêt.

La goutte a aussi des phénomènes nerveux que les praticiens cherchent trop à combattre par l'Opium. Ecoutons encore le profond Stahl sur ce point de pratique. Lorsque, dit-il, les douleurs repullulent toujours, malgré l'emploi de ce remède, et qu'on s'opiniâtre encore à l'administrer, les malades tombent dans des maux incurables, tels que la paralysie, l'apoplexie, etc. C'est sans doute d'après cette considération que M. Barthez a dit, dans son *Traité des Maladies goutteuses*, qu'il falloit distinguer deux sortes d'effets dans l'Opium, l'un qui est superficiel et lent, l'autre qui affecte rapidement et profondément les forces sensitives. Il ajoute que le calme très-prompt, opéré par celui-ci dans la goutte, a fréquemment des suites pernicieuses. Il rapporte l'exemple d'un de ses amis, qui, vivement tourmenté de la goutte, appliqua de la thériaque sur les orteils affectés. Ce topique chassa les douleurs soudainement. Mais le malade ne tarda pas à être assailli par une suffocation si véhémente, qu'il auroit infailliblement succombé, si on n'eût rappelé la goutte aux pieds par des attractifs énergiques.

Quelques auteurs ont proposé d'administrer l'Opium dans la colique de Poitou. Mais c'est principalement à Stahl que l'on est redevable du plus grand nombre d'expériences sur l'emploi de ce remède dans cette terrible maladie. Il suit de ses judicieuses remarques que l'Opium employé à de très-hautes doses, neutralise en quelque sorte les effets du plomb, et qu'il peut presque être considéré comme le spécifique de cette singulière affection. Parmi les autres maladies dans lesquelles on a conseillé l'Opium, on distingue particulièrement la phthisie pulmonaire. Ce narcotique rend la toux plus supportable dans cette affection. Beaucoup de médecins, en effet, font consister les principaux secours dans les anodins administrés vers le soir. Ils prétendent que, par ces remèdes, on procure un sommeil agréable, qu'on redonne des forces, que les crachats deviennent meilleurs, et sont plus facilement chassés par l'expectoration. Les praticiens anglais les emploient souvent pour concilier le repos. J'en fis usage l'année dernière pour appaiser les angoisses déchirantes auxquelles se trouvoit en proie une jeune négresse qui se mouroit de consomption dans l'une des salles de l'hôpital Saint-Louis, et chez laquelle il se manifestoit par intervalles des mouvemens spasmodiques et convulsifs. Le docteur Young a toutefois moins de confiance à ce soulagement apparent. Il a cru observer, il est vrai, que les médicamens opiacés diminuoient le point d'irritation; mais qu'ils ralentissoient le mouvement des humeurs dans l'intérieur du systême pulmonaire, qu'ils servoient de pâture à l'inflammation, qu'ils rendoient peut-être les quintes de toux plus tolérables, mais qu'ils en rendoient la cause plus intense. L'Opium a néanmoins cet avantage dans la phthisie pulmonaire, que, lorsque cette affection est déjà parvenue au symptôme de la diarrhée colliquative, il diffère ou retarde l'heure fatale, selon l'aveu de tous les maîtres de l'art. On ne voit pas même, en pareil cas, quelle est la substance que l'on pourroit substituer avec avantage à un semblable médicament.

C'est mal-à-propos que, dans ces derniers temps, on a considéré comme une nouveauté l'introduction de l'Opium dans le traitement des affections syphilitiques. Il y a un certain nombre d'années que les avantages de cette substance ont été confirmés par des observateurs dignes de foi. On parle d'un jeune homme qui, étant en Amérique, fut atteint de divers symptômes vénériens; il avoit vainement employé les mercuriaux usités. Il lui vint dans l'idée de se procurer un peu de repos par le narcotique dont il s'agit. Non-seulement les douleurs s'appaisèrent et le sommeil reparut, mais en continuant l'usage des opiacés, il vit, contre toute attente, les ulcères prendre un meilleur aspect. Après un certain temps, sa santé fut entièrement rétablie. Depuis cette époque, plusieurs médecins ont entrepris des expériences qui, à ce qu'on assure, ont obtenu un succès marqué. De ce nombre sont le savant M. Michaëlis, M. Saunders, le même qui a fait tant d'excellentes recherches sur le quinquina, et Henri Cullen, fils de celui qui a tant illustré l'Ecole d'Edimbourg. M. Pearson, qui professe la matière médicale à Londres, n'a pourtant pas entièrement partagé l'opinion de ceux qui ont voulu attribuer à l'Opium une vertu spécifique contre la maladie vénérienne. Il conste, au contraire, d'après ses essais, que non-seulement ce remède ne doit pas être préféré au mercure, mais qu'il est loin de l'égaler. Toutefois, il peut y avoir de l'avantage à en faire usage pour appaiser le spasme et diminuer l'irritation. De-là vient sans doute qu'on a proposé, il y a quelques années, à la Société de Médecine de Paris, d'allier l'Opium au mercure, pour remédier à quelques accidens de la maladie vénérienne. Clément Tode cite plusieurs faits qui prouvent que l'Opium jouit quelquefois d'une efficacité puissante contre cette maladie. Ces faits qu'il allègue, appartiennent au célèbre chirurgien Sibbernius. Ils prouvent que, dans quelques cas, ce narcotique a réussi sans le concours du mercure. Les médecins anglais avoient déjà employé l'Opium pour appaiser certains accidens syphilitiques, avec un grand succès. Non-seulement, ils soulagèrent la douleur à l'aide de ce médicament salutaire, mais ils changèrent entièrement le mode des actions morbifiques. Les préparations opiacées conviennent principalement, lorsque les ulcères vénériens sont accompagnés d'une vive irritation, etc.

On trouve dans les livres beaucoup de faits qui attestent la grande utilité de l'Opium pour comprimer les hémorragies trop abondantes. On a même publié, à ce sujet, des théories erronées, que je passe sous silence. A quoi donc se réduisent toutes les vaines discussions qui se sont élevées sur la manière d'agir de ce narcotique ? Il faut établir comme un fait démontré par l'observation clinique, la grande utilité de l'Opium dans les flux hémorragiques qui dépendent d'une susceptibilité nerveuse trop irritable, d'une vive douleur locale, ou d'un stimulus qui agit sur quelque partie du corps. On l'a proposé pour modérer le cours des règles trop abondantes, pour tempérer les pertes opiniâtres qui succèdent à des accouchemens laborieux, sur-tout lorsque ces pertes se joignent à une grande douleur des lombes et de l'abdomen, et qu'elles augmentent en raison de l'intensité de cette douleur. M. le docteur Rogery a publié nouvellement des observations sur les bons effets de ce remède dans les hémorragies actives. Les accoucheurs en usent pour diminuer les propriétés vitales de l'utérus, et prévenir ainsi l'avortement chez les femmes douées d'une sensibilité trop vive et trop exquise. Quand l'hémorragie est prompte et pour ainsi dire foudroyante, on se trouve très-bien d'unir l'Opium à l'emploi de quelques acides étendus d'eau, tels que l'acide sulfurique, etc. Pour ce qui est des hémorragies chroniques, M. Caisergues a très-bien désigné les cas particuliers qui réclament l'emploi de ce remède.

L'Opium ne convient point en général dans l'hémoptysie, sur-tout lorsqu'elle est active, parce que souvent ce remède décide des congestions ou augmente celles qui existent. Déjà Young et Haller ont observé, sur eux-mêmes, qu'il cause du mal-aise, qu'il rend la respiration laborieuse et pénible, et donne lieu à d'autres accidens. Il n'y a qu'une circonstance de l'hémoptysie où il peut devenir de quelque avantage, c'est lorsque la toux est très-vive, et qu'on ne peut la calmer par les adoucissans ordinaires. Alors, on ne doit point craindre, dit Grimaud, de recourir à son administration. Car, ajoute ce professeur célèbre, une des conditions essentielles dans le traitement de cette hémorragie, c'est de maintenir l'organe pulmonaire dans le plus parfait repos, en recommandant au malade de ménager, autant qu'il est possible, les mouvemens de la respiration, de garder le silence le plus rigoureux, d'observer le régime le plus sévère, de s'abstenir de tout acte fatigant, etc.

Parlerai-je de l'Opium dans les dyssenteries, dans

les diarrhées? Rappelons encore ce qu'a écrit Stahl à ce sujet. Dans le commencement des fièvres excrétoires, dit-il, la maladie s'annonce quelquefois par un flux de la membrane muqueuse de l'estomac ou des intestins. Si on se hâte de suspendre ces mouvemens par le moyen de l'Opium, la fièvre, sans garder aucun type réglé, semble diminuer. La chaleur tombe, les malades sont tranquilles ou plutôt assoupis, sans éprouver de la soif, et sans souffrir d'une manière proportionnée à leur situation. Mais leur état, bien loin de s'améliorer, se termine par la perte totale des forces, etc. Enfin, l'Opium rend souvent la maladie plus opiniâtre, en troublant son ordre et sa marche.

Je pourrois encore traiter de l'Opium pour la curation des exanthêmes. M. le docteur Gastellier, qui a écrit une savante dissertation sur la *fièvre miliaire épidémique*, a déterminé, par exemple, d'une manière assez précise, les règles qui doivent en diriger l'administration dans le traitement de cette maladie. Il observe très-bien qu'il faut proscrire cette substance, toutes les fois que l'organe cérébral tend à un état comateux, lorsque les voies digestives sont embarrassées par des matières saburrales, lorsqu'il y a un état d'orgasme et de plénitude dans le système vasculaire. Mais dans un cas opposé à celui dont je viens de faire mention, lorsque l'éruption s'exécute irrégulièrement, lorsque la peau manque de ton et d'énergie, l'Opium agit salutairement en provoquant la diaphorèse. J'ai administré avec avantage les narcotiques dans le traitement des dartres vésiculeuses ou phlycténoïdes, lorsqu'il se manifestoit une irritation brûlante sur tout le systême cutané. Je pourrois aussi parler de l'Opium dans une foule d'autres maladies de la peau, ayant eu l'occasion de l'administrer fréquemment à l'hôpital Saint-Louis, etc. Tous les auteurs en ont fait usage dans des circonstances analogues. Charles Plass conseille de l'administrer à-la-fois comme calmant et comme diaphorétique, pour appaiser les accidens qui surviennent de la rétropulsion de certains exanthêmes. *Quod si animi affectus validiores, ex progressis, ex pulsu irregulari, ex insolita anxietate, ex frequenti animi deliquio, ex spasmis præsentibus, aut convulsionibus causa retrocessionis esse deprehendantur; indicationes erunt: spasmos ab animi affectibus excitatos absolvere et inde repulsos ad interiora humores denuo ad exteriora provocare, quod obtinebitur remediis vi antispasticâ et sudoriferâ simul donatis;* parmi ces remèdes, il n'en est pas de plus efficace que l'Opium. Au surplus, une des premières règles, pour l'administration de ce remède dans le traitement des éruptions cutanées (ainsi que l'a très-bien remarqué Ludvig dans ses *Adversaria practica*), est d'évacuer les premières voies, lorsqu'il existe des signes d'embarras gastrique. Cette précaution est sur-tout nécessaire dans le cours de la petite-vérole confluente. C'est ainsi qu'on a vu souvent, que dans le cas où cet exanthême se complique d'accidens nerveux, si on administre le narcotique sans le faire précéder de quelques légers laxatifs, on aggrave les symptômes. Je pourrois généralement donner plus de latitude à ces réflexions sur l'emploi intérieur de l'Opium dans les différentes maladies; mais je préfère renvoyer mes lecteurs aux ouvrages de médecine-pratique, dans lesquels les circonstances qui nécessitent l'emploi de ce remède sont susceptibles d'être mieux détaillées. L'Opium, appliqué extérieurement, a des effets incontestables, et cette observation est très-ancienne dans les fastes de l'art, puisqu'elle remonte jusqu'à Galien; mais je reviendrai sur ce médicament, appliqué sous ce point de vue médicinal, lorsque je traiterai des substances spécialement dirigées sur les propriétés vitales du système dermoïde.

Beaucoup de praticiens emploient l'Opium par la voie des lavemens, et c'est spécialement d'après ce mode d'administration que j'avois entrepris une suite d'essais à l'hôpital Saint-Louis. La nature des maladies que l'on traite dans cet hôpital, comporte principalement ce genre d'expériences. Je donnois ordinairement quarante ou cinquante gouttes de laudanum liquide de Sydenham dans de l'eau de son ou de pavot, et il étoit assez ordinaire de voir les diarrhées s'appaiser. Ces diarrhées tenoient, pour la plupart, à la correspondance sympathique de l'utérus tourmenté du cancer ou du squirre, avec le canal intestinal. Cependant les effets de l'Opium administré par la même voie, ne sont pas toujours les mêmes. Dans une circonstance, un lavement fait avec un demi-gros de laudanum a excité des contractions de l'estomac très-violentes, et a fini par jeter le malade dans un assoupissement incomplet. J'ai porté quelquefois la dose de ce remède jusqu'à une once, pour calmer les douleurs atroces que suscitoit un cancer ulcéré de l'utérus, et les malades tomboient alors dans un état d'ivresse très-particulier. Une observation remarquable que j'ai eu occasion de faire, c'est que, lorsque la sensibilité a été émoussée par une affection chronique, les opiacés finissent par n'avoir plus de prise sur l'économie animale. Cette idée bien approfondie pourra éclairer, je le pense, l'administration des médicamens narcotiques. Enfin, nous avons souvent employé l'Opium par la voie des injections dans l'intérieur du vagin, pour stupéfier l'organe de la matrice, dans les douleurs déchirantes que cause le cancer, et nous avons procuré beaucoup de soulagement. Ce moyen doit être souvent employé.

Mode d'administration. Pour les usages de la médecine, l'Opium ne s'emploie pas tel qu'il est ordinairement dans le commerce; il a nécessairement besoin d'être purifié. On le laisse amollir dans un vaisseau plein d'eau, au bain marie. On passe ensuite avec expression, et alors il prend le nom de laudanum sec. La dose est d'un demi-grain ou d'un grain. En général, on donne l'Opium sous forme d'extrait, en teinture, en sirop, en poudre, en pilule, etc. On connoît divers procédés pour préparer l'extrait d'Opium; c'est dans les ouvrages de pharmacie qu'il faut voir les avantages et les inconvéniens de ces procédés. La préparation de l'extrait simple consiste à couper l'Opium par tranches, à le liquéfier au bain marie, dans une quantité suffisante d'eau, à passer avec expression, et à évaporer jusqu'à consistance requise. Les anciens craignoient de l'altérer en le faisant bouillir. Il y a l'extrait par longue digestion. On met, pour le préparer, une décoction d'Opium, après l'avoir passée et exprimée dans une cucurbite d'étain ou de verre, sur un bain de sable, où il subit une ébullition de six mois. On observe dans cette opération, que la résine se sépare, et que l'huile essentielle s'évapore. On connoît encore le procédé de Langelot, qui faisoit fermenter l'Opium avec du suc de coing. D'après le procédé de Josse, on malaxe cette substance sous un filet d'eau. Il reste dans la main une matière analogue à du caoutchouc.

M. Deyeux a publié des observations intéressantes sur les diverses méthodes employées pour la confection de l'extrait d'Opium. Ce savant chimiste indique un procédé que je vais consigner ici tel qu'il le décrit lui-même. Il fait délayer de l'Opium brut dans de l'eau froide, et, après avoir ajouté de la levure à cette dissolution, il place le mélange dans une température de vingt à vingt-cinq degrés. Au bout de quatre ou cinq jours, on voit la fermentation s'établir et se soutenir le même espace de temps. Quand le mouvement de fermentation diminue, et que la liqueur s'éclaircit, on la décante, on l'étend avec de l'eau, et on la filtre. Cette opération une fois terminée, la même liqueur est introduite dans une cucurbite de verre lutée, et placée dans un fourneau à lampe, sous lequel il faut entretenir le degré de chaleur nécessaire pour rendre l'ébullition permanente. Il se forme au fond de la liqueur un précipité que l'on sépare par intervalles, en ajoutant une nouvelle quantité d'eau. On provoque de nouveau l'ébullition; et lorsque ces opérations ont été successivement répétées pendant plusieurs semaines, on évapore la liqueur obtenue jusqu'à la consistance d'un extrait sec, que le praticien peut administrer à la dose d'un quart de grain, après l'avoir fait bien triturer avec douze fois son poids de sucre. On répète la dose six à sept fois par jour. M. Deyeux dit que c'est par cet unique moyen que le docteur Pomme faisoit disparoître des accidens nerveux, que beaucoup d'autres narcotiques n'avoient pu adoucir. La dose ordinaire de l'extrait d'Opium est d'un quart de grain, d'un demi-grain, d'un grain.

Après les divers extraits, les préparations d'Opium les plus usitées sont les teintures. On fait une teinture simple avec quarante grammes (*dix gros*) d'extrait sec, que l'on fait digérer pendant dix jours dans un demi-kilogramme (*une livre*) d'alkool. La *teinture de l'abbé Rousseau* se fait par la fermentation du miel sur l'Opium. La dose est de dix, douze ou quinze gouttes. C'est un des calmans les plus salutaires et les plus certains. On procède aussi à la confection de la *teinture camphrée d'Opium*. Le procédé consiste à mettre, trois jours, en digestion dans un kilogramme (*deux livres*) d'alkool, huit grammes (*deux gros*) d'Opium et d'acide benzoïque, vingt-quatre décigrammes (*quarante-huit grains*) de camphre, et quatre grammes (*un gros*) d'huile essentielle d'anis. La composition connue sous le nom de *laudanum liquide*, ou de *gouttes anodynes* de Sydenham, est du laudanum sec digéré dans du vin d'Espagne, avec quelques aromates tels que le girofle, la cannelle et le safran. Seize ou dix-huit gouttes de cette liqueur contiennent un demi-décigramme (*un grain*) d'Opium ; aussi on peut en donner quinze, dix-huit, trente ou trente-six gouttes par jour, à plusieurs reprises.

L'Opium entre comme partie constituante dans la fameuse *poudre de Dover*. La formule de cette poudre est la suivante : nitrate de potasse et sulfate de potasse, de chacun cent vingt-huit grammes (*quatre onces*). On agite le tout dans un vaisseau approprié, jusqu'à ce que la déflagration soit terminée. On y ajoute trente-deux grammes (*une once*) d'opium préalablement bien pulvérisés. On mêle avec autant de poudre de réglisse ou d'ipécacuanha. La dose est de cinq décigrammes (*dix grains*) jusqu'à deux grammes (*un demi-gros*). Je ne dois pas omettre de parler du *sirop d'Opium*, du *sirop diacode*, etc., dont les formules sont consignées dans tous les Dispensaires pharmaceutiques. La dose de ces deux sirops est de huit ou douze grammes (*deux ou trois gros*). On va quelquefois jusqu'à trente-deux grammes (*une once*). Un Anglais, M. Thomas Arnot, a consigné dans les *Essais d'Edimbourg*, un procédé commode pour préparer un extrait et un sirop avec des pavots indigènes. Ces pavots doivent être cultivés avec le plus grand soin dans une très-bonne terre. Lorsque ces plantes sont bien vertes, il écrase leurs têtes et leurs tiges, les fait bouillir trois ou quatre heures dans l'eau, en exprime fortement la décoction, et la soumet à un repos de deux jours, afin d'en faire précipiter les matières les plus grossières. Cette liqueur étant dépurée et ensuite clarifiée à l'aide des blancs d'œufs, on la fait bouillir de nouveau pour la réduire en extrait, dont il faut donner une dose double de celle de l'Opium thébaïque. On compose avec cet extrait un sirop qui procure le calme le plus doux, sans occasionner ni fatigue, ni malaise, ni nausées, ni vertiges, etc. Thomas Arnot le préfère au sirop diacode qui vient de l'Opium du Levant, parce qu'il n'est sujet ni à s'aigrir, ni à fermenter, etc. Chaque once de ce sirop contient deux grains d'extrait ordinaire, qui équivalent à deux grains de l'Opium que je viens d'indiquer. Son degré de force n'est point susceptible de varier ; il a mille autres avantages.

On use aussi très-familièrement des *pilules de cynoglosse* de la Pharmacopée de Paris, qui produisent un effet très-calmant. On commence par n'en prendre qu'une ; on va jusqu'à deux, trois, quatre, et même jusqu'à cinq à l'hôpital Saint-Louis, à mesure que les malades s'y accoutument. On compose des *mouches* ou topiques d'Opium. C'est du taffetas noir étendu sur un châssis, gommé avec de la colle de poisson, chargé avec une infusion épaisse d'Opium, et verni avec la teinture du benjoin. Quels détails n'aurois-je pas à fournir, si je voulois rappeler ici toutes les préparations opiacées de nos Dispensaires ! On étalera long-temps encore dans les pharmacies la *thériaque*, le *philonium romanum*, le *Mithridate*, l'*orviétan*, le *baume hypnotique*, le *baume hystérique*, l'*emplâtre calmant* ; et il faut en convenir, quelque surannées que nous paroissent ces formules, elles ont obtenu, suivant les circonstances, des avantages qu'on ne sauroit contester. Je pense donc qu'on peut en conserver un certain nombre pour les usages de la Thérapeutique.

COQUELICOT. *Flores Papaveris rheæ.*

C'est vers la fin du seizième siècle que cette plante a été introduite dans la matière médicale, et depuis ce temps les médecins l'ont toujours employée avec un succès marqué dans plusieurs maladies.

Histoire naturelle. Le coquelicot, *Papaver rhæas*, Linn., est rangé dans l'ordre des Papavéracées (POLYANDRIE MONOGYNIE de Linnæus); il croît dans les champs.

Propriétés physiques. Les capsules de cette plante sont glabres, globuleuses; la tige est velue, et surmontée de plusieurs fleurs; les feuilles sont ailées; son odeur est désagréable, quoique foible, et sa saveur est amère.

Propriétés chimiques. Le suc qui s'écoule de cette plante, lorsqu'on l'incise, est laiteux et a une grande analogie avec l'opium par son odeur et sa saveur, et s'il n'étoit point en trop petite quantité, on pourroit en préparer une espèce d'opium. Ce suc est de nature gommo-résineuse, puisqu'il est soluble en partie dans l'eau et en partie dans l'alcool. La décoction de la fleur contient une très-grande quantité de mucilage.

Propriétés médicinales. On a principalement loué les bons effets du coquelicot dans les inflammations de la poitrine et de la gorge. Plusieurs praticiens distingués, Baglivi entr'autres, le préconisent sur-tout dans la pleurésie; mais ils font toujours précéder la saignée ou l'application des vésicatoires selon le caractère particulier de la maladie, et c'est lorsque la peau commence à devenir moite que l'infusion théiforme de fleurs de coquelicot est avantageuse. Fouquet a recommandé l'extrait aqueux de cette plante dans les maladies convulsives, notamment lorsqu'on craint de produire un effet trop énergique en administrant l'opium. C'est sur-tout dans l'épilepsie nerveuse des enfans et dans la coqueluche que cet extrait convient. On a aussi prétendu avoir calmé les douleurs atroces du cancer de l'utérus, par l'administration long-temps continuée de l'extrait de coquelicot; mais je n'ai pas encore eu l'occasion de répéter ces expériences.

Mode d'administration. On administre le coquelicot sous différentes formes. La préparation qu'on donne le plus souvent, est l'infusion théiforme qu'on édulcore avec du sucre ou un sirop approprié. On prépare le sirop, en ajoutant du sucre dans une forte infusion de la fleur, et en laissant cuire jusqu'à consistance de sirop. Il est très-utile dans les insomnies rebelles, et est très-approprié pour édulcorer les infusions mucilagineuses qu'on administre dans les rhumes récens. Ce sirop a une couleur rouge très-agréable, et se donne depuis huit grammes (*deux gros*) jusqu'à trente-deux grammes (*une once*). Quelques pharmaciens proposent une teinture alcoolique de coquelicot, qu'on donne dans quelques potions calmantes. L'extrait aqueux se prépare avec les capsules bouillies dans une certaine quantité d'eau qu'on laisse évaporer jusqu'à une certaine consistance. La dose à laquelle on le donne est d'un ou deux décigrammes (*deux à quatre grains*). Fouquet l'a portée jusqu'à trois ou quatre grammes (*six à huit grains.*)

LAITUE. *Folia Lactucæ sativæ.*

L'usage de cette plante, considérée comme aliment, remonte à la plus haute antiquité. Les Romains la mangeoient à la fin du repas, et cet usage s'est renouvelé de nos jours. Ce n'est pas ici le lieu d'énumérer les diverses préparations qu'on lui fait subir comme substance alimentaire.

Histoire naturelle. La laitue est cultivée dans tous nos jardins. Elle appartient à l'ordre des chicoracées de Jussieu (SYNGÉNÉSIE POLYGAMIE ÉGALE de Linnæus).

Propriétés physiques. Sa racine est fibreuse, sa tige très-courte; ses feuilles sont pétiolées et très-rapprochées, rondes ou ovales, glabres, d'une couleur jaune verdâtre, parsemées de plis et de bosselures. Son odeur est peu sensible, et sa saveur est légèrement amère; mais ces qualités ont été sans doute modifiées par la culture.

Propriétés chimiques. Elle contient un principe qui a beaucoup d'analogie avec l'opium. M. le docteur Nedman-Coxe, de Philadelphie, a examiné comparativement les propriétés de l'opium retiré du pavot avec celles de l'opium retiré de la laitue. Toutes les espèces de laitue en contiennent plus ou moins. Celui que donne la plante connue sous le nom de *lactuca sylvestris,* LINN. est en plus grande abondance que dans toute autre. L'auteur avoit retiré de la laitue des jardins la plus grande partie de l'opium qui a servi aux expériences.

Propriétés médicinales. Si nous voulions nous en rapporter à ce que les anciens nous ont transmis relativement aux vertus de la laitue, nous lui en accorderions de très-énergiques ; mais les modernes n'ont fait aucun essai pour constater la vérité de leurs assertions. On a prétendu qu'elle amortissoit l'énergie des organes génitaux, et que son usage long-temps continué tendoit à affoiblir la vue. On doit révoquer en doute tout ce qu'on publie à cet égard, puisqu'aucun fait ne vient l'appuyer. Je suis loin de croire cependant que la laitue ne soit douée d'aucune propriété médicinale, puisque j'ai observé moi-même son efficacité dans certains cas où d'autres calmans n'avoient produit que très-peu de soulagement ; j'ai remarqué qu'elle produisoit toujours de très-bons effets dans les affections nerveuses des viscères abdominaux, telles que l'hypocondrie, les coliques spasmodiques, etc. Elle est aussi très-efficace dans les insomnies opiniâtres, qui sont si communes chez les gens de cabinet. Galien rapporte que, dans sa vieillesse, il ne trouvoit pas de meilleur remède contre les anxiétés qui le tourmentoient durant les nuits, que de manger le soir des laitues crues ou bouillies.

Mode d'administration. On peut l'employer en substance crue ou cuite, en infusion et en décoction. Elle entre dans les bouillons, les apozèmes rafraîchissans, les lavemens, etc. Mais une des préparations les plus usitées, est l'eau distillée de laitue. M. Deyeux a fait voir, dans un mémoire plein de vues ingénieuses, que cette plante, quoique placée parmi celles qui sont inodores, donne une eau distillée, qui jouit de propriétés très-énergiques, et qui est employée avec succès comme base de quelques potions calmantes, lorsqu'elle est bien préparée; il rapporte même l'observation d'une dame sujette à des spasmes nerveux très-violens, qui ne pouvoient être calmés que par l'eau de laitue. Cette plante est aussi très-utile en cataplasmes.

LAITUE VIREUSE. *Folia Lactucæ virosæ.*

Les médecins ont signalé de tous les temps cette plante comme un poison, et Dioscoride nous apprend que de son temps on l'employoit sur-tout pour sophistiquer l'opium, parce qu'on lui avoit reconnu des propriétés analogues à celles de ce médicament.

Histoire naturelle. Elle appartient à la même famille de Jussieu et à la même classe de Linnæus, que la plante précédente; on la voit croître dans les contrées méridionales de l'Europe.

Propriétés physiques. Les feuilles de la laitue vireuse sont horizontales, armées d'aiguillons sur leur arête postérieure. Ses fleurs sont jaunes. Son odeur est nauséabonde, vireuse, et sa saveur âcre et amère.

Propriétés chimiques. Le suc laiteux de cette plante paroît contenir un principe résineux, qui est soluble dans l'alcool. Ce suc se rapproche beaucoup de l'opium, et ce qui rend très-vraisemblable la ſraude dont parle Dioscoride.

Propriétés médicinales. Les médecins anciens employoient la laitue vireuse ; mais on ne sait guère comment et dans quels cas ils la donnoient. Collin a fait un grand nombre d'expériences, afin de rechercher d'une manière positive quelles étoient les propriétés de cette plante : néanmoins il faut avouer que les faits nombreux qu'il rapporte sont la plupart tronqués et inexacts ; il assure avoir administré avec le plus grand succès l'extrait de laitue vireuse dans les engorgemens des viscères abdominaux, dans l'ictère, dans les affections muqueuses du poumon. Mais il en vante spécialement l'efficacité dans l'hydropisie ascite. Cet auteur, en rendant compte de ses expériences, ne précise aucun cas, et ne donne presque rien à la partie descriptive des maladies ; ce qui doit nécessairement inspirer la plus grande défiance sur les conséquences qu'il tire de ses essais. D'ailleurs, comme le remarque judicieusement Quarin, on ne peut rien conclure de l'effet d'un médicament quand, dans son administration, on le mêle avec un autre. Or, dans le cas où Collin a obtenu quelque réussite, il avoit combiné l'extrait de laitue avec la scille, et on sait combien cette dernière substance est énergique.

L'analogie du suc de laitue vireuse avec l'opium, se montre jusque dans les propriétés médicinales de ces deux substances. Mais il existe encore trop peu d'expériences pour en tirer des inductions générales. Je me propose de reprendre incessamment mes essais sur cette plante.

Mode d'administration. On n'a guère administré que le suc de laitue vireuse réduit à consistance d'extrait. Collin l'a donné à la dose de quatre décigrammes (*huit grains*) dans les premiers jours, et il a été ensuite jusqu'à trente en augmentant graduellement ; il a même porté cette dose à quatre ou huit grammes (*un ou deux gros*), dans les cas d'engorgemens invétérés des viscères abdominaux. Une dose plus forte seroit suivie d'accidens, ou au moins exciteroit des nausées et des vertiges. Il seroit intéressant d'expérimenter sur les propriétés des différentes parties de la plante, la tige, les feuilles et les fleurs, préparées en infusion ou en décoction.

CAMPHRE. *Camphora.*

Ce sont les médecins arabes qui ont introduit le camphre dans la matière médicale. Cette substance n'étoit point connue des premiers maîtres de l'art. Dans les temps modernes, elle a été l'objet d'une multitude de recherches expérimentales. Qui n'a pas entendu parler des essais courageux que l'infatigable M. Alexandre a tentés sur lui-même ! Avant lui, Balthazar-Louis Tralles avoit publié une dissertation peut-être trop étendue sur la propriété réfrigérante de cette substance. En sommes-nous plus instruits relativement à son mode d'action sur l'économie animale ? J'en doute, si j'en juge par les résultats de quelques observations que j'ai eu occasion de faire à l'hôpital Saint-Louis. Quoi qu'il en soit, je vais exposer les notions les plus positives qu'on a pu obtenir jusqu'à ce jour. Mais je ne crois pas que cette matière soit éclairée de long-temps.

Histoire naturelle. L'arbre dont on retire le Camphre est de l'intéressante famille des lauriers. C'est le *laurus camphora* de Linnæus (ENNÉANDRIE MONOGYNIE). Il croît avec abondance dans les îles de Borneo et de Ceylan, de Java, de Sumatra, et dans le Japon. Il y a plusieurs manières de le recueillir. On provoque l'écoulement de cette substance en pratiquant des incisions sur le camphrier. Mais on peut encore l'obtenir par la distillation, en mettant dans un alambic les tiges, les branches du végétal dont il s'agit, après les avoir coupées par petits fragmens. On lit dans le Voyage du lord Macartney, que cette substance s'obtient encore en mettant les feuilles et les bourgeons dans de l'eau que l'on fait bouillir. Il surnage alors une matière huileuse, ou bien cette matière, qui est de consistance glutineuse, s'attache au bâton avec lequel on remue constamment le mélange. On la dépose ensuite dans un vase de terre recouvert d'un autre vase de même grandeur, et qu'on lute ensuite avec un soin particulier. Par une seconde opération, on expose ce premier vase à l'action d'un feu modéré; le camphre se sublime et s'attache aux parois du vase supérieur, d'où on le retire condensé sous forme de gâteau, etc. Toutefois, ce camphre est inférieur à celui qui se concrète spontanément entre les fibres de l'arbre, tantôt en grumeaux, tantôt en grains.

L'auteur de l'*Histoire philosophique dans les deux*

Indes, prétend que le camphre de Sumatra est très-supérieur aux autres camphres. Mais par une imprévoyance funeste, dit le lord Macartney, dans la grande île de Borneo on imite les sauvages du Missisipi ; on coupe l'arbre, uniquement pour recueillir cette substance précieuse. Au surplus, le laurier camphrier n'est pas le seul végétal qui donne du camphre ; et personne n'ignore qu'on peut le retirer des racines et des huiles essentielles de plusieurs plantes. Fourcroy en a reconnu dans la racine de valériane, Josse dans la racine d'aunée. L'huile volatile du fenouil, de la sauge, du romarin, de la lavande, de l'anis, etc. en manifeste la présence. On sait que M. Proust, habile chimiste, l'a extrait des huiles volatiles de plusieurs labiées, dans la province de Murcie. J'ai pris des renseignemens auprès de M. Zéa, relativement au camphre de l'Amérique méridionale. Il paroît que cette substance abonde dans les pays chauds de Santa-Fé de Bogota. L'arbre qui le porte est assez vulgairement appelé sur les lieux *carate*. Ce nom lui vient des taches que l'épiderme, tombant en lambeaux, laisse sur le tronc ; ce qui le fait ressembler au corps des individus atteints d'une espèce de petite-vérole endémique ainsi désignée par les habitans du pays, et qui couvre la peau de plaques diversement coloriées.

Le camphre découle en larmes : plus la température du pays où on le trouve est élevée, plus la récolte en est considérable. M. Zéa croit que les racines en fournissent une plus grande quantité. En fouillant la terre qui les environne, il en a trouvé de très-gros fragmens. Le *laurus camphora* est si mal décrit par les botanistes qui en ont parlé, qu'il est facile d'en méconnoître l'espèce. Il est un autre arbre à genre nouveau, dont la résine possède l'odeur et la saveur du camphre, laquelle constitue peut-être sa partie principale. Comme elle est très-copieuse, et qu'on l'obtient en gros morceaux, si on parvient à séparer le camphre, on l'aura à très-bon marché. Le camphre de Santa-Fé n'est point encore dans le commerce, et il en est de même de plusieurs autres substances découvertes par M. Mutis.

Propriétés physiques. Le camphre est toujours dans l'état concret; c'est une substance blanche, légère, fragile, transparente, tenace entre les dents, cristallisant en octaèdres ou en lames carrées. On la reconnoît aisément par l'odeur qu'elle exhale. Cette odeur est forte et pénétrante. Bergius dit qu'elle se rapproche de celle du romarin. Le camphre est amarescent, et a un goût de menthe poivrée. Il imprime à la langue et au palais un sentiment d'ardeur. Il est très-volatil, sur-tout dans les temps chauds : son évaporation est beaucoup moindre, lorsqu'il est renfermé dans un vase, à l'abri de la lumière. Il est inflammable : lorsqu'il brûle, il jette une flamme grande, brillante, et accompagnée de beaucoup de fumée. Le camphre manifeste une propriété physique très-singulière, et qui a beaucoup occupé les expérimentateurs. De très-petits morceaux de cette substance, placés avec précaution dans un vase plein d'eau, exécutent des tournoiemens très-rapides. On sait aussi que l'eau tournoie avec beaucoup de vîtesse autour des gros fragmens du camphre, et que des cylindres de cette même substance, plongés d'une manière verticale, et fixés par un support dans cette position, se coupent au point juste de l'élévation de l'eau. On a diversement expliqué ce phénomène. Il est des physiciens qui l'attribuent à l'électricité. M. Fourcroy le rapporte à l'attraction des molécules du camphre, de l'eau et de l'air, et à un effet véritable de combinaison entre ces trois corps. M. Prévost envisage ces mouvemens comme le résultat de l'émanation des parties odorantes. D'après Carradori, il faut l'expliquer par l'affinité élective d'une huile qui s'échappe de l'intérieur du camphre au contact de l'eau, etc. Je n'établirai aucune discussion sur des avis si nombreux et si divers. Quoique le camphre nous arrive le plus ordinairement dans un état de pureté, l'amour du gain peut néanmoins porter les commerçans à sophistiquer cette substance. Plusieurs voyageurs attestent que les Chinois font épaissir des huiles, qu'ils les mélangent ensuite avec une très-petite quantité de camphre très-pur. Cette drogue est si bien imitée, qu'ils ne font aucune difficulté à la vendre à un prix exorbitant.

Propriétés chimiques. Le camphre est particulièrement soluble par les acides végétaux et les acides minéraux, lorsqu'ils sont très-concentrés; l'acide nitrique le convertit en acide camphorique; le camphre ne se dissout point dans les alkalis; il n'est point attaquable par les substances salines; il se dissout dans les huiles grasses, dans les huiles essentielles, dans l'alkool; l'action du calorique favorise particulièrement sa dissolution alkoolique; il suffit d'ajouter de l'eau pour l'en précipiter. Quand on le pulvérise, et qu'on le jette dans des dissolutions d'or, d'argent, de mercure, il a la propriété de révivifier ces métaux. Il faut consulter le travail chimique de M. Bouillon-Lagrange, sur le camphre, qu'il considère comme une huile volatile, rendue concrète par la présence du carbone. M. Charles Hatchett, chimiste de Londres, a découvert dans cette substance une matière qui a toutes les propriétés du tannin, en la traitant par l'acide sulfurique.

Propriétés médicinales. Dans des temps très-modernes on a cherché à estimer les propriétés médicinales du camphre, d'après des expériences tentées sur les animaux vivans; mais la plupart de ces expériences sont oiseuses et superflues. Que peut-on conclure des effets que produit cette substance sur les fourmis, les mouches, les guêpes, les cousins, les chenilles, les araignées, les punaises, les charançons, les scorpions, et beaucoup d'autres insectes? ai tenté beaucoup d'expériences de ce genre, avec es cloportes, en présence de mes élèves; mais je ai pas cru qu'elles pussent éclairer sur les effets 1 camphre dans l'économie animale. Les essais 1'on a multipliés sur les oiseaux et les quadrupèdes, sont pas plus décisifs; des accidens particuliers ont 1 mieux nous instruire relativement à l'action du mphre sur les propriétés vitales du corps humain.

On rapporte qu'un homme avoit avalé un demios de camphre dissous dans de l'huile d'olives. Il fut saisi d'une ardeur violente de l'estomac, d'éblouissemens dans l'organe de la vue, d'une pesanteur de tête, etc. mais lorsqu'on l'eut mis à l'air, tous ces symptômes disparurent. Dans plusieurs circonstances, on a vu des doses trop fortes de camphre exciter des vomissemens bilieux, un état de somnolence, des vertiges, des céphalalgies, des frissons, quelquefois une plus grande vélocité dans le pouls, la pâleur de la face, etc. Les expériences de M. Alexandre, faites sur lui-même, honoreront à jamais le nom de cet illustre physiologiste. Ce courageux observateur a été, pour ainsi dire, le maître de ses sensations et de ses mouvemens; il a tenu compte de tous les phénomènes; il a constaté d'abord un ralentissement très-sensible dans la circulation, et un abaissement dans la chaleur animale; ensuite, grande prostration dans le système des forces, agitations, pandiculations très-incommodes; enfin, vertiges, nausées, perte de la mémoire, abolition de l'usage des sens, fureur avec écume à la bouche, convulsions, tremblemens; sommeil; le pouls s'accéléra, et donna jusqu'à cent pulsations, etc.

Au surplus, la plupart des phénomènes qui ont été observés jusqu'à présent, soit dans les animaux, soit dans l'homme, paroissent s'accorder avec ceux qu'excite l'opium. C'est avec la même promptitude que l'action du camphre se dirige sur le cerveau, et sur tout le système nerveux. Ce remède semble avoir la propriété d'assoupir cet organe et d'accroître en même temps la faculté irritable des fibres musculaires. On a cru seulement remarquer cette différence : l'opium commence par irriter, et ensuite il stupéfie; le camphre, au contraire, communique d'abord à l'économie animale, un état de langueur; à cet état de langueur succède une irritation excessive dans tous les systêmes de l'économie animale.

Du reste, il faut procéder à d'autres expériences, pour trancher les contestations qui se sont élevées sur l'action du camphre. Les uns lui attribuent une qualité échauffante; les autres, une qualité réfrigérante. Tralles et Pouteau ont vivement soutenu cette dernière opinion. Glass met le camphre au rang des sudorifiques les plus actifs. Grimaud observe que la propriété diaphorétique est combinée dans le camphre avec la propriété narcotique. C'est ainsi que souvent la nature mélange elle-même les principes médicamenteux, et ses combinaisons valent mieux que les nôtres. Pour ce qui me concerne, j'avoue que je ne sais trop quel parti prendre dans une semblable matière; d'après les observations que j'ai eu occasion de faire à l'hôpital Saint-Louis, le camphre m'a paru porter une action irritante sur l'estomac, sur le canal intestinal, et sur l'universalité du systême nerveux, chez une femme âgée de cinquante ans, qui en avoit avalé huit grains. Donné à quatre grains, à une jeune fille scorbutique, il a suscité un tel trouble dans le cerveau, qu'elle a refusé d'en prendre les jours suivans. Administré dans les lavemens, il s'en est suivi un tremblement universel dans tous les membres, chez une personne douée, il est vrai, d'une susceptibilité nerveuse très-exaltée. Je l'ai administré sous même forme dans une diarrhée dont il n'a fait qu'accroître la violence ; même résultat dans une perte de la matrice, etc. Dans une manie périodique, il m'a paru néanmoins avoir calmé l'intensité des mouvemens convulsifs. J'ai eu également à m'en louer dans le cours d'un rhumatisme aigu, avec gonflement des articulations. Cependant il vaut mieux ne rien prononcer encore, et attendre un temps plus convenable avant d'établir une opinion.

Je me borne uniquement à donner comme le résultat d'une longue expérience des praticiens, que le camphre a été d'une utilité incontestable dans le traitement des fièvres adynamiques ; mais il faut prendre garde de ne point l'administrer, lorsque l'estomac est plein de saburre gastrique ; ce médicament a obtenu des succès dans la fièvre puerpérale caractérisée par un abattement extrême des forces, dans quelques affections hystériques, hypocondriaques, convulsives, etc. Callisen a publié, dans le premier volume des *Mémoires de la Société royale de Copenhague*, la relation d'une épidémie bilieuse, dans laquelle le camphre donné à des doses peu ordinaires, a été suivi d'une réussite complette. Il prétend qu'il donnoit le camphre à un demi-gros toutes les trois ou quatre heures, et qu'alors les symptômes s'amélioroient, la respiration devenoit plus facile, le pouls étoit meilleur, et la peau moins aride. Dans les fièvres intermittentes caractérisées par une prédominance des symptômes nerveux, Barthez a obtenu d'excellens effets de l'administration du camphre, qu'on donnoit toutes les heures à la dose de trois grains avec huit grains de nitrate de potasse. Le grand observateur Werlhof s'en est servi avec beaucoup d'avantage pour combattre les accidens de la mélancolie. On lui attribue une propriété anthelmintique très-active. De-là vient qu'on l'administre dans les affections muqueuses, qui se compliquent de la présence des vers. Mais il est sur-tout efficace pour arrêter les progrès de la gangrène, du charbon, etc.

On a de tous les temps préconisé le camphre comme un anti-aphrosidiaque des plus efficaces. J'avoue que j'ajoutois peu de confiance à une semblable propriété, lorsque le hasard me l'a confirmée. Une femme âgée de vingt-huit ans, avoit déjà éprouvé quelques légers accès de fureur utérine ; ces accidens se joignoient par intervalles au trouble de ses facultés intellectuelles. Les élèves de l'hôpital Saint-Louis lui firent prendre un gros de camphre dans une potion alcoolique. La malade ne fut aucunement incommodée d'une telle dose ; mais les desirs effrénés, qui s'étoient manifestés la veille, furent entièrement anéantis, et la femme dont il s'agit, en fit elle-même l'aveu devant une grande quantité d'élèves. Depuis cette époque, elle a avalé à trois reprises différentes la même quantité de camphre, et on a toujours observé des effets analogues. Je crus qu'il étoit inutile de continuer l'emploi d'une substance qui fatiguoit excessivement la malade ; car elle avoit éprouvé un mal-aise excessif, une céphalalgie atroce, des vertiges et une grande propension à la défaillance, ce qui dut nous rendre plus réservés.

Mode d'administration. Le camphre s'administre à des doses très-variées, et sous plusieurs formes ; on peut en donner depuis un jusqu'à cinq décigrammes (*depuis deux jusqu'à dix grains*); rarement va-t-on au-delà; encore même faut-il diviser cette quantité par fractions de quart-d'heure en quart-d'heure; on peut composer une mixture très-convenable avec huit décigrammes (*seize grains*) de camphre, deux grammes (*demi-gros*) de gomme arabique dans quatre-vingt-seize grammes (*trois onces*) d'eau distillée de mélisse, et seize grammes (*demi-once*) de sirop d'orange. On se sert quelquefois de l'huile de camphre, qui se prépare en faisant dissoudre cette substance dans une double quantité d'huile d'olives; on a recours de préférence à l'huile de cidre, pour composer ce que l'on nomme dans les pharmacopées *huile bezoardique*, parce qu'on lui a cru une qualité anti-vénéneuse, et alexipharmaque. On connoît les usages très-multipliés de l'alkool camphré, dont la confection s'opère en mettant vingt-quatre grammes (*six gros*) dans un demi-kilogramme (*une livre*) d'esprit-de-vin rectifié. On ne l'emploie guère qu'à l'extérieur, pour le traitement des vieux ulcères, de la gangrène, du rhumatisme, de la goutte, etc. Il est néanmoins des cas où on administre à l'intérieur une petite cuillerée de cet alkool; on a souvent recours au julep camphré dans l'intérieur de l'hôpital Saint-Louis. On triture, pour cette préparation, quatre grammes (*un gros*) de camphre, et seize grammes (*demi-once*) de sucre, avec une suffisante quantité d'esprit-de-vin, et un demi-kilogramme (*une livre*) d'eau bouillante. Saint-Yves, qui a écrit avec utilité sur les maladies des yeux, propose, pour fortifier l'organe de la vision, un collyre composé avec du camphre, du tartrite de potasse, et de l'eau distillée de grande chélidoine. Je crois totalement inutile de rappeler toutes les recettes de nos pharmacopées : les praticiens peuvent les composer et les varier à leur gré. On a beaucoup loué le gargarisme qui suit, dans l'angine gangréneuse : Prenez seize grammes (*demi-once*) d'esprit-de-vin camphré, et trente-deux grammes (*une once*) de miel rosat ; on peut ajouter quelques gouttes de vinaigre étendu d'eau.

ASSA-FŒTIDA. *Gummi-resina Assæ-fœtidæ.*

Cette gomme-résine étoit très-estimée des anciens ; ils l'employoient non-seulement comme remède, mais comme assaisonnement. Dioscoride a beaucoup parlé de l'assa-fœtida d'Afrique, qui étoit regardée comme la meilleure, et qui étoit nommée *cyrénaïque*, parce qu'elle abondoit sur-tout dans cette province. Nous ne rappellerons point tout ce qu'on a écrit jadis sur cette substance : il est avantageux de ne point perpétuer les erreurs.

Histoire naturelle. La plante qui fournit l'assa-fœtida, est l'espèce nommée *ferula assa-fœtida*, LINN. (PENTANDRIE DIGYNIE). Elle appartient à la famille des ombellifères. On apporte cette substance des Indes orientales en Europe. Celle dont on se sert le plus ordinairement, vient de Perse ; on la recueille principalement dans les provinces de *Corasaa* et de *Laar* ; cette gomme-résine est si estimée, dit-on, par les Asiatiques, qu'ils la nomment l'*aliment des Dieux*. En Europe, au contraire, elle est si répugnante, qu'on l'appelle *stercus diaboli*.

Propriétés physiques. L'assa-fœtida est une substance molle, compacte, que l'on vend sous forme de masses plus ou moins jaunâtres; certains morceaux présentent une teinte roussâtre. Ils exhalent une odeur puante, qui se rapproche de celle de l'ail. La saveur de l'assa-fœtida est nauséabonde, âcre et mordicante; on en distingue de deux qualités : les grumeaux de l'une sont d'un blanc sale et brunâtre; les grumeaux de l'autre sont plus brillans et plus purs. Cette gomme-résine, délayée dans l'eau, forme une liqueur laiteuse, excessivement fétide.

Propriétés chimiques. M. Trommsdorf a procédé à l'analyse chimique de l'assa-fœtida. Dans la quantité de cette substance qu'il a soumise à son observation, il a trouvé que la proportion du principe gommeux surpassoit de beaucoup la proportion du principe résineux. Quand on distille l'assa-fœtida, soit avec l'eau, soit avec l'alkool, la liqueur qui en résulte contracte une fétidité extrême.

Propriétés médicinales. Les auteurs qui ont le mieux écrit sur les maladies nerveuses, parmi lesquels il ne faut pas oublier Boerhaave, Whytt, Sydenham, etc. parlent des succès qu'on obtient par l'assa-fœtida, dans le traitement de l'hystérie. Pour ce qui me concerne, je fais peu d'usage de cette substance; parce qu'il m'a paru qu'elle surchargeoit à pure perte les voies digestives; je crois qu'il faudroit recommencer les expériences, et ne pas céder entièrement à l'autorité des praticiens qui la recommandent. On rapporte l'exemple d'une jeune fille sujette à des convulsions; on avoit inutilement employé une foule de remèdes. On administra pendant six mois des pilules d'assa-fœtida et de rhubarbe ; au bout de ce temps, elle fut entièrement rétablie. Boerhaave ne connoissoit point de meilleur remède contre les maladies nerveuses. Cette substance appliquée extérieurement est regardée comme un excellent émollient.

Mode d'administration. Cette substance a été si fréquemment employée, que les Pharmacopées nous l'offrent dans une multitude de formules. On l'administre le plus souvent en pilules, lesquelles sont composées de trois parties d'Assa-fœtida, et d'une partie d'aloès et de sel de Mars ; on peut substituer la myrrhe, le safran, la rhubarbe, l'extrait de tanaisie, à ces deux dernières substances; on trouve dans les auteurs la mixture suivante : Mêlez huit grammes (*deux gros*) d'oignon de scille et d'assa-fœtida, avec trente-deux grammes (*une once*) d'acétate d'ammoniaque, et quatre-vingt-seize grammes (*trois onces*) d'eau de pouliot ; à prendre par cuillerées toutes les demi-heures. La pharmacopée de Londres contient la teinture fétide, qui se compose d'*assa-fœtida* dissoute dans l'esprit-de-vin. On mêle quelquefois l'assa-fœtida avec des purgatifs, ou on la fait entrer dans les lavemens. Il me semble qu'on prescrit l'assa-fœtida à des doses trop fortes, dans certains ouvrages. Cette substance, ainsi que je l'ai déjà dit, m'a paru être incommode pour les voies digestives. Il faut la donner depuis six jusqu'à douze décigrammes (*douze ou vingt-quatre grains*).

ORANGER. *Folia, flores Aurantii.*

Nous ne parlons ici que des feuilles et des fleurs de l'oranger, parce que ce sont les seules parties de cet agréable arbrisseau dont on fait un fréquent usage pour le traitement des maladies nerveuses.

Histoire naturelle. Le jésuite Ferrari a composé, sur la culture de ces végétaux, un ouvrage très-curieux à consulter (*Hesperides sive de malorum aureorum culturâ et usu*). Cet arbrisseau, toujours vert, est une production de l'Amérique. On le conserve avec beaucoup de soin dans les parties méridionales de l'Europe; c'est le *citrus aurantium* de Linnæus (POLYADELPHIE ICOSANDRIE), famille des orangers, JUSS.

Propriétés physiques. La forme des feuilles de l'oranger est connue de tout le monde; elles sont parsemées de petits points transparens, très-apercevables, quand on les place entre l'œil et la lumière. Lorsqu'on les brise avec la main, elles exhalent une odeur agréable, mais foible. Leur saveur est un peu amère; ce sont sur-tout les fleurs blanches de cet arbrisseau qui exhalent le plus suave des parfums. Le goût qu'elles laissent à la dégustation, se rapproche beaucoup de celui des feuilles.

Propriétés chimiques. Les feuilles et les fleurs contiennent une huile essentielle dont il est très-facile de s'emparer par la distillation.

Propriétés médicinales. Il est peu de maladies nerveuses dans le traitement desquelles les feuilles et les fleurs de l'oranger n'entrent pour quelque chose. Je n'accumulerai point en conséquence les autorités; il faudroit citer presque tous ceux qui ont écrit de notre art. Il n'est personne qui n'ait remarqué de très-bons effets de ce remède. Locher l'a loué avec exagération. Il prétend que les feuilles d'oranger ont singulièrement tempéré ou éloigné les accès chez plusieurs épileptiques, que certains de ces malades ont été radicalement guéris. On donne quelquefois ces feuilles pulvérisées avec un succès qui étonne les praticiens. De Haen fait mention d'une fille âgée d'environ dix-huit ans, laquelle étoit tourmentée de convulsions violentes. On avoit inutilement employé tous les remèdes connus. On lui donna un scrupule de poudre de feuilles d'oranger, qu'on incorpora dans du chocolat. Les mouvemens convulsifs qui d'abord duroient douze heures, se terminèrent en trois heures; en quatre jours les accidens disparurent entièrement. M. Velse, médecin de la Haye, employoit beaucoup la décoction des feuilles d'oranger, qu'il faisoit ensuite mêler avec du vin rouge et une quantité suffisante de sucre; il usoit de ce remède comme d'un tonique avantageux dans le traitement de la colique des peintres et de beaucoup d'autres maladies. Il rapporte l'histoire d'un enfant, qui étoit en proie à des mouvemens convulsifs, qui même éprouvoit quelquefois des attaques d'épilepsie et de catalepsie. Cet enfant fut guéri par l'emploi prolongé de la décoction des feuilles d'oranger. Il cite pareillement la cure surprenante d'un homme âgé d'environ cinquante ans, qui à la suite d'une maladie nerveuse avoit perdu l'usage des facultés intellectuelles, au point qu'il ne pouvoit plus nommer les objets qui se trouvoient sous ses yeux ; deux onces de la décoction orangée changèrent absolument sa situation, en sorte que dans l'espace de six jours tous les accidens se dissipèrent. Non-seulement on emploie les feuilles d'oranger soit en infusion, soit en décoction, mais encore on peut recourir avec beaucoup de succès à l'écorce d'orange, que l'on fait bouillir, et que l'on administre à des doses considérables. Ranöé, médecin danois, cite un cas d'une hémorragie abondante de l'utérus, chez une femme âgée de trente ans, laquelle fut soulagée promptement et d'une manière surprenante.

Mode d'administration. On emploie les feuilles d'oranger, en poudre, à la dose de deux grammes (*un demi-gros*). Westerhoff et de Haën la donnoient à la dose de douze décigrammes (*vingt-quatre grains*). On peut aussi l'administrer en infusion, en mettant une pincée de feuilles dans un demi-kilogramme (*une livre*) d'eau commune. Quelques praticiens recommandent la décoction. Voici des formules auxquelles on attribue un très-grand succès. On prend trente-six feuilles d'oranger ; on les fait bouillir dans un demi-kilogramme (*une livre*) d'eau, que l'on réduit aux deux tiers. On se sert ensuite de cette décoction pour préparer le chocolat que l'on fait prendre aux malades. Un célèbre médecin de la Haye prescrivoit ainsi qu'il suit : Prenez cent vingt feuilles d'oranger, faites-les bouillir dans un kilogramme (*deux livres*) d'eau commune ; passez et ajoutez à la colature une quantité suffisante de bon vin rouge et de sucre, pour rendre la boisson agréable. Tous les jours, le malade prend une plus ou moins grande quantité de cette boisson, ou seule, ou en la mêlant avec un très-léger chocolat. On donne les fleurs de l'oranger sous la même forme, ou on en fait un sirop très-agréable qui peut convenir dans les affections nerveuses. Enfin, l'on connoît l'eau de fleur d'orange, qu'on ajoute, avec beaucoup d'avantage, aux médicamens anti-spasmodiques. On la fait entrer dans les potions.

TILLEUL. *Flores Tiliæ.*

Ce médicament est, comme beaucoup d'autres, entre les mains du vulgaire. Il est peu de personnes qui ne se mêlent de l'administrer.

Histoire naturelle. Le tilleul peuple, pour ainsi dire, toutes les forêts de l'Europe. C'est le *tilia Europæa* de Linnæus (POLYANDRIE MONOGYNIE). C'est la famille des liliacées de Jussieu.

Propriétés physiques. Les fleurs du tilleul ont une odeur très-suave, qui s'affoiblit par la dessiccation. Elles ont une saveur douce et un peu visqueuse.

Propriétés chimiques. On peut retirer des fleurs du tilleul un principe mucilagineux très-abondant.

Propriétés médicinales. Les fleurs du tilleul jouissent d'une propriété anodine et anti-spasmodique. On s'en sert très-habituellement dans le traitement de presque toutes les affections chroniques du système nerveux. Elles concourent à former la boisson la plus commode et la plus supportable pour l'estomac des malades.

Mode d'administration. On ne conserve dans la pharmacie aucune préparation particulière de tilleul. On se borne à faire une simple infusion des fleurs de cet arbre dans l'eau commune. On ajoute de l'eau de fleur d'orange, ou l'eau de toute autre plante qui jouisse d'une proprieté analogue.

VALÉRIANE. *Radix Valerianæ.*

Il faut bien se fixer sur l'opinion que l'on doit concevoir de cette plante, qui a reçu tant d'éloges dans les ouvrages de matière médicale.

Histoire naturelle. Les botanistes en distinguent plusieurs variétés. Je ne parle ici que de la valériane officinale, *valeriana officinalis* de Linnæus (TRIANDRIE MONOGYNIE), famille des dipsacées, JUSS. Mais on peut user aussi de la grande valériane, *valeriana phu.* LINN.

Propriétés physiques. C'est une racine fibreuse, fauve à l'extérieur, blanche à l'intérieur, d'une odeur fétide et nauséabonde, d'une saveur amarescente et un peu âcre.

Propriétés chimiques. Il seroit intéressant de soumettre la valériane à l'analyse chimique. Ce que Cartheuser, Neumann, et autres auteurs ont écrit à ce sujet est bien insuffisant.

Propriétés médicinales. Depuis l'époque où Fabius Columna, atteint d'une grave épilepsie, fit un si heureux emploi de la valériane sur lui-même, on a religieusement envisagé cette plante comme le souverain *spécifique* de cette affection. Le vif desir que j'ai eu constamment de détruire ou de confirmer tant d'assertions équivoques qui se perpétuent dans la Thérapeutique, m'a fait entreprendre des expériences sur les différens épileptiques que l'hôpital Saint-Louis a pu présenter à mon observation. J'assure donc n'avoir recueilli, depuis cinq années, que des faits absolument négatifs. J'en ai conclu, avec tous les auteurs qui ont considéré cette maladie sous un point de vue très-philosophique, qu'on n'a point encore convenablement approfondi la nature de ses symptômes, que, pour en fixer le traitement, l'histoire des causes est ce qu'il y a de plus important à rechercher. Un observateur exact, Quarin, recommande très-fortement la valériane dans l'épilepsie des enfans, lorsque la cause qui la produit est purement nerveuse, ou qu'elle dépend de l'existence des vers dans les intestins. Les convulsions qui surviennent dans quelques petites véroles graves sont quelquefois calmées, au rapport de Neifeld, par la valériane. Hill la préconise dans l'hystérie, et il rapporte même plusieurs observations qui sembleroient prouver son efficacité; mais on auroit besoin de refaire ces expériences pour savoir au juste à quoi s'en tenir.

Mode d'administration. On fait entrer la valériane dans beaucoup de préparations. On l'administre en poudre, à la dose de dix ou douze décigrammes (*vingt ou vingt-quatre grains*); il en est qui ne craignent pas d'aller jusqu'à deux ou quatre grammes (*demi-gros ou un gros*). A l'hôpital Saint-Louis, je fais usage de l'infusion forte de la racine. D'autres usent de la décoction. On peut également recourir à l'extrait de valériane, qui contient un principe résino-gommeux ; on peut employer diverses teintures que l'on compose tantôt avec la plante seule, tantôt en y ajoutant de la serpentaire de Virginie, de l'angélique, des sommités du romarin, du camphre, du musc, du castoreum, du succin, etc. Ces teintures s'administrent par gouttes.

PIVOINE. *Radix, flores Pæoniæ.*

Cette plante a une très-grande ancienneté dans la pratique de l'art.

Histoire naturelle. La pivoine dépend de l'ordre des renonculacées de Jussieu. C'est la *pæonia officinalis* de Linnæus (POLYANDRIE DIGYNIE). On la cultive comme plante d'ornement dans beaucoup de jardins.

Propriétés physiques. La racine de pivoine a beaucoup de ressemblance par sa forme, avec celle du navet. Elle est d'une couleur brune ou rougeâtre à l'extérieur, blanche à l'intérieur, très-compacte, se divisant quelquefois dans la terre, en plusieurs branches. La plante pousse aux sommités de ses tiges de grandes fleurs purpurines, composées de plusieurs pétales, à la manière des roses, et qui ont une odeur vireuse.

Propriétés chimiques. Il n'existe aucun travail chimique sur la pivoine, qui mérite d'être mentionné. Par l'eau, on retire de la racine sèche un extrait douceâtre, insipide et inodore. L'extrait spiritueux retient mieux l'odeur et la saveur de la plante.

Propriétés médicinales. Qu'on consulte tous les ouvrages consacrés à la médecine-pratique, on y lira que la pivoine a des effets certains contre l'épilepsie ! Tissot la loue, et l'on sait que cet auteur est un de ceux qui ont le mieux écrit sur ce genre d'affection; mais ce qu'il a dit de la pivoine, est certainement exagéré. Home, dans son *Clinical experiments*, etc. cite deux cas où cette plante a obtenu du succès.

Mode d'administration. On peut donner la racine de pivoine pulvérisée et en bol, jusqu'à la dose de deux grammes (*un demi-gros*). On néglige actuellement le suc de pivoine, qui étoit jadis assez usité. L'eau distillée des fleurs de cette plante s'emploie encore aujourd'hui. Le suc des mêmes fleurs sert aussi à la confection d'un sirop qui tient sa place parmi les plus agréables analeptiques.

MARRUBE. *Folia, flores Marrubii.*

Les médecins arabes ont beaucoup loué le marrube, et ils l'employoient fréquemment.

Histoire naturelle. C'est encore à l'utile famille des labiées qu'appartient le marrube, *marrubium vulgare*, LINN. (DIDYNAMIE GYMNOSPERMIE). Cette plante se trouve communément sur le bord des chemins ou dans les terrains argilleux.

Propriétés physiques. Sa tige est droite, couverte d'une espèce de duvet blanc, le calice en forme de soucoupe, ses fleurs sont verticillées, sessiles, linéaires et nombreuses; ses feuilles sont ordinairement ovales. Cette plante a une odeur forte, agréable d'abord, mais fatigante, ensuite se rapprochant un peu de celle du musc. Sa saveur est légèrement âcre et amère.

Propriétés chimiques. Son principe amer et odorant n'est extrait en totalité que par l'alcool; cependant l'eau peut aussi se charger d'une petite quantité de ce principe, qui est mêlé avec le principe astringent, puisque le sulfate de fer rembrunit cette dissolution aqueuse.

Propriétés médicinales. Si les éloges que les anciens donnent au marrube ne sont point exagérés, on doit lui accorder des propriétés très-énergiques, et les modernes ont peut-être tort de négliger son administration : il est avantageux dans le cas d'hystérie, où les viscères digestifs sont frappés d'une espèce de relâchement; on a remarqué qu'il étoit sur-tout très-efficace lorsque, dans ces affections nerveuses, la peau est sèche, et qu'il ne se fait point de transpiration. L'asthme humide est souvent accompagné d'un mal-aise insupportable, les crachats sont épais, muqueux et filans, et s'expectorent avec la plus grande peine. Le marrube donné dans ce cas facilite leur expulsion, et diminue le spasme de la poitrine.

Malgré tout le bien qu'Alexandre de Tralles dit du marrube administré dans la phthisie pulmonaire, on doit un peu douter de ses vertus. Car, qui ne sait que, dans le plus grand nombre de circonstances, cette cruelle maladie résiste à tous les secours que la médecine lui apporte ? Toutefois, la phthisie catarrhale, qui est très-fréquente de nos jours, et sur laquelle le professeur Portal a rappelé l'attention des praticiens, est très-souvent susceptible de guérison, sur-tout quand le médecin sait développer à propos toutes les ressources que l'art lui fournit. Lorsque le catarrhe pulmonaire a passé de l'état aigu à l'état chronique, que les crachats deviennent abondans, épais, qu'il existe un mouvement fébrile qui redouble vers le soir, et que des sueurs nocturnes épuisent les forces du malade, on doit insister sur l'usage d'un régime fortifiant et sur les végétaux toniques, parmi lesquels on peut choisir quelquefois le marrube. On prétend aussi avoir administré cette plante avec succès dans les engorgemens chroniques du foie, dans l'ictère, dans l'aménorrhée, etc. Mais toutes les observations qu'on rapporte à cet égard sont très-inexactes, et devroient être répétées.

Mode d'administration. On se sert ordinairement de la plante donnée en infusion aqueuse ou vineuse. Alexandre de Tralles mêloit la poudre du marrube desséché avec le miel, et l'administroit sous cette forme. Quelques auteurs préfèrent ne conserver que les fleurs, et d'autres recommandent le sirop fait avec le suc de marrube. Quant à l'extrait, il est essentiel de mélanger une certaine quantité d'alcool avec l'eau, si on veut qu'il contienne tous les principes de la plante. On peut le donner à la dose de deux à quatre grammes (*demi-gros à un gros*).

SAUGE. *Folia Salviæ.*

La petite sauge, *salvia officinalis*, LINN., a été connue des anciens, et ils en faisoient, à ce qu'il paroît, très-grand cas. Son nom semble le prouver.

Histoire naturelle. Cette plante est une des espèces les plus intéressantes de la famille des labiées de Jussieu (DIANDRIE MONOGYNIE de Linnæus). Elle est originaire de la partie septentrionale de l'Europe; elle se plaît dans les lieux rocailleux, secs, élevés; et la sauge qui croît dans ces terrains, est bien plus énergique que celle qui vient dans un sol humide et gras.

Propriétés physiques. Les feuilles de cette plante sont lancéolées, ovalaires, entières, crénelées, d'un vert tirant sur le gris. Les fleurs sont disposées en épi sortant de l'aisselle d'une feuille ou d'une bractée. La sauge a une odeur aromatique, forte et agréable. Sa saveur est amarescente, chaude, légèrement astringente et un peu camphrée.

Propriétés chimiques. Une dissolution de sulfate de fer versée dans l'infusion aqueuse de sauge, y décèle la présence de l'acide gallique. L'eau se charge des principes amer et astringent, mais le principe aromatique ne peut être extrait que par l'alcool. L'eau distillée est cependant très-odorante. La sauge contient aussi une huile essentielle, dans laquelle Proust a trouvé une certaine quantité de camphre, ainsi que dans quelques autres labiées.

Propriétés médicinales. La sauge doit être considérée comme un des toniques les plus énergiques du système nerveux. Les anciens qui avoient observé les bons effets qu'elle produisoit, en font le plus grand éloge ; peut-être a-t-on un peu trop négligé de nos jours l'emploi de cette plante héroïque. Elle est très-avantageuse dans le traitement des fièvres ataxiques et adynamiques ; et elle entre presque toujours dans les potions aromatisées, qu'on administre dans ces fâcheuses maladies. On a sur-tout vanté son usage dans l'atonie des viscères abdominaux, qui coexiste ordinairement avec les affections nerveuses de ces organes, telles que l'hypocondrie, l'hystérie, etc.

Les fièvres muqueuses, soit continues, soit intermittentes, les fièvres adynamiques, les fièvres ataxiques, portent presque toujours une atteinte plus ou moins profonde sur l'appareil digestif, et la convalescence qui les suit est fréquemment accompagnée d'un état de langueur inquiétant, qui est quelquefois une seconde maladie ; les digestions sont pénibles et longues, les mouvemens s'exécutent avec difficulté, les facultés mentales se ressentent aussi de cette langueur ; la mémoire est affoiblie, et le jugement très-incertain ; les malades sont plongés dans une morosité sombre. C'est dans ces cas que l'infusion de sauge ou les autres préparations de cette plante sont utiles. Mais on doit joindre à son usage celui de tous les moyens hygiéniques généraux.

Quelques praticiens ont préconisé la sauge dans les leucorrhées chroniques, qui attaquent ordinairement les femmes mélancoliques, foibles et sédentaires ; mais on doit encore prescrire dans ce cas l'emploi de quelques autres moyens généraux qui concourent à faire disparoître cette foiblesse générale. Un des accidens les plus déplorables, et qui épuise le plus promptement les forces, ce sont les sueurs nocturnes. Elles sont la suite des maladies longues, qui ont porté de profondes altérations sur tous les systêmes en général; telles sont, par exemple, la fièvre hectique, la dernière période de la phthisie pulmonaire, etc. On les voit aussi survenir quelquefois dans les convalescences des fièvres muqueuses et adynamiques. Ces sueurs sont presque toujours un signe d'épuisement ou de consomption. On sent que la première indication à remplir est de relever l'énergie des organes affectés; mais toutefois en ayant égard aux causes qui entretiennent ces fâcheuses diaphorèses. Certaines auteurs vantent la sauge comme très-efficace contre ces cas presque désespérans. Les uns veulent qu'on donne simplement l'infusion aqueuse; d'autres ajoutent encore à la propriété tonique de cette plante, en la faisant infuser dans du vin, et en donnant cette infusion le soir. Il en est enfin qui veulent qu'on administre la teinture alcoolique de sauge; mais cette préparation ne peut être que très-nuisible dans les sueurs qui sont la suite d'une affection pulmonaire, sur-tout lorsque la peau est aride, sèche et brûlante.

Les auteurs, qui ont écrit sur les maladies des enfans, regardent la sauge comme un très-bon remède dans les aphtes, qui attaquent si fréquemment les nouveau-nés. Ils recommandent de laver les pellicules blanchâtres de ces éruptions avec une décoction de feuilles de sauge mêlée avec un peu de vin blanc et de miel. Rosen assure que ce moyen a bien plus de succès, lorsque l'on fait prendre intérieurement quelques cuillerées d'une légère infusion de cette plante. A l'hôpital Saint-Louis, je fais assez fréquemment administrer du vin de sauge aux hydropiques, aux scorbutiques, même à ceux qui sont affectés d'obstructions rebelles dans les viscères du bas-ventre. Il m'a paru que ce médicament étoit salutaire, et d'un usage très-commode. On sait que les Chinois sont aussi avides de la sauge, que les Européens de leur thé. Ce sont les Hollandais qui se sont emparés de cette branche de commerce, et on peut dire qu'elle est pour eux une source de prospérité et de richesse. Ils font acheter dans le midi de la France des quantités immenses de sauge, qu'ils transportent en Chine, et qu'ils échangent contre du thé.

Mode d'administration. On donne ordinairement la sauge en infusion par pincées. L'eau distillée de sauge est quelquefois employée comme excipient de quelques potions anti-spasmodiques. L'huile essentielle est très-peu usitée; on la donne à la dose d'une, de deux ou trois gouttes dans un jaune d'œuf ou dans du sucre. On prépare quelquefois une teinture alcoolique de cette plante, qu'on peut mélanger avec le vin ou avec une infusion légère de sauge, lorsqu'on veut la rendre plus énergique.

ROMARIN. *Herba Rosmarini hortensis.*

Cette plante est peu employée de nos jours; cependant elle jouit de certaines propriétés qui devroient engager les praticiens à la prescrire.

Histoire naturelle. Le romarin, *rosmarinus officinalis,* appartient à la famille naturelle des labiées (DIANDRIE MONOGYNIE de Linnæus). Elle est indigène des départemens méridionaux, de l'Espagne et de l'Italie.

Propriétés physiques. Ce sous-arbrisseau a des feuilles linéaires, obtuses, vertes des deux côtés. Ses fleurs sont verticillées, en épi terminal. Son odeur est forte et peu agréable; sa saveur est chaude, âcre et camphrée.

Propriétés chimiques. L'eau se charge facilement d'une partie extractive amère. Cette infusion aqueuse prend une couleur foncée, lorsqu'on la traite par le sulfate de fer. L'alcool extrait de cette plante un principe résineux très-odorant, mais qui est en petite quantité. Les chimistes en retirent aussi une huile essentielle, d'une odeur très-agréable. Proust a trouvé dans cette huile un seizième de camphre. M. Margueron qui a fait des expériences sur l'action réciproque de plusieurs huiles volatiles avec quelques substances salines, a vu que celle de romarin décompose le nitrate de mercure, le muriate sur-oxigéné de mercure, le sulfate jaune de mercure et le muriate d'antimoine caustique; que sa couleur est fortement altérée par l'eau de chaux.

Propriétés médicinales. Plusieurs médecins recommandables ont préconisé le romarin contre les atonies du système nerveux, telles que la paralysie, les vertiges et dans les débilités spasmodiques de l'appareil digestif. On l'a également recommandé contre l'asthme nerveux. Plusieurs engorgemens glanduleux des enfans ont quelquefois cédé à l'usage continué du romarin. Mais cette plante est sur-tout très-avantageuse dans la chlorose qui, dans le plus grand nombre des circonstances, est compliquée d'une foiblesse des organes abdominaux, ou d'une aberration de leur sensibilité. On donne avec succès son infusion vineuse dans ces diarrhées chroniques, qui minent les forces, et conduisent les malades à un marasme affreux.

Mode d'administration. On l'emploie le plus communément en infusion aqueuse ou vineuse, à la dose d'une ou deux pincées. Son huile essentielle se donne à la dose d'une, deux et quatre gouttes, dans du sucre ou dans un jaune d'œuf. Le romarin entre conjointement avec la sauge et la lavande dans la composition du vin aromatique, si fréquemment employé en topique, sur-tout à l'hôpital Saint-Louis, dans les œdèmes chroniques et les gangrènes atoniques des vieillards. On sait que le romarin est un des principaux matériaux de la préparation devenue célèbre sous le nom d'*eau de la reine d'Hongrie*.

MENTHE CRÉPUE. *Herba Mentæ crispæ.*

Il paroît que les anciens faisoient grand cas des diverses espèces de menthe. Théophraste en parle avec éloge.

Histoire naturelle. La première espèce que nous examinons, est la menthe crépue, *mentha crispa*, LINN. Elle dépend, ainsi que les autres espèces, de la famille naturelle des labiées (DIDYNAMIE GYMNOSPERMIE de Linnæus); on la trouve dans toute l'Europe; mais elle est sur-tout indigène de la Sibérie.

Propriétés physiques. Les feuilles de cette plante sont ondulées, sessiles; les fleurs sont verticillées. L'odeur de l'herbe, proprement dite, est très-forte, mais agréable; sa saveur est chaude et aromatique. Si on la mâche, elle laisse, sur la langue et dans le fond de la gorge, une impression forte. La dessiccation n'altère point ses propriétés.

Propriétés chimiques. L'infusion aqueuse de la menthe crépue est rougeâtre et un peu amère; la dissolution de sulfate de fer lui fait prendre une teinte plus foncée; elle ne précipite point la gélatine animale. L'extrait alcoolique est amer et légèrement âcre. On peut en extraire une petite quantité d'huile essentielle très-odorante.

Propriétés médicinales. Des nombreuses espèces de l'ordre des labiées, les menthes sont celles qui jouissent des propriétés les moins contestées. Celle-ci convient spécialement dans les affections nerveuses abdominales. Les praticiens s'accordent à en recommander l'usage dans l'hypocondrie nerveuse et l'hystérie, pour faciliter la sortie des gaz qui s'accumulent dans le canal digestif, et qui occasionnent un mal-aise presque insupportable; cette plante excite des rapports bruyans qui entraînent ces gaz. On se sert aussi avec beaucoup d'avantage de la menthe crépue dans les coliques spasmodiques, auxquelles les femmes nerveuses sont très-sujettes; on est aussi quelquefois parvenu à calmer, par son administration, des vomissemens nerveux qu'aucun autre moyen n'avoit pu arrêter.

Parlerai-je de la propriété anti-laiteuse, que quelques médecins ont attribuée à cette espèce de menthe? Les faits qu'on avance à ce sujet, me paroissent bien hasardés, et demanderaient à être vérifiés par un observateur exact et judicieux; Linnæus préconise cette plante contre la menstruation difficile; mais qui ne sait pas que cette maladie est produite par plusieurs causes, et que ces causes présentent des indications différentes! ce n'est que lorsqu'elle est la suite d'un état spasmodique que la menthe peut devenir avantageuse.

Mode d'administration. On la donne le plus ordinairement en infusion theïforme; l'infusion vineuse est plus énergique. L'eau distillée de menthe est très-utile; on s'en sert souvent comme d'un excipient pour les potions anti-spasmodiques. L'huile essentielle se donne à la dose de deux ou trois gouttes. Son sirop entre quelquefois dans les potions à la dose de seize ou trente-deux grammes (*une ou deux onces*).

MENTHE POIVRÉE. *Herba Mentæ piperitæ.*

Cette espèce de menthe est très-louée par les médecins anglais.

Histoire naturelle. Les naturalistes la rangent dans la même famille que la précédente. Elle croît très-abondamment dans les Pyrénées et en Angleterre.

Propriétés physiques. La menthe poivrée, *mentha piperita*, LINN., a des feuilles ovalaires et pétiolées. Son odeur est forte, camphrée et agréable. Sa saveur est chaude et aromatique. Elle imprime à la bouche une sensation ardente, qui est immédiatement suivie d'un froid vif, lorsqu'on la mâche.

Propriétés chimiques. Elle contient aussi un principe astringent, qui est mis en évidence par l'addition de sulfate de fer. L'eau peut se charger de quelques parties extractives aromatiques; mais l'alcool à vingt degrés est le menstrue le plus convenable pour s'emparer de toutes les parties médicamenteuses de la plante. Gaubius avoit déjà découvert le camphre dans la menthe; et Proust a confirmé cette découverte par des expériences ingénieuses, que nous avons déjà mentionnées. Il paroît que le camphre existe en plus grande quantité dans la plante sèche que dans celle qui est récente.

Propriétés médicinales. On emploie principalement la menthe poivrée dans les fièvres qui sont essentiellement nerveuses, quoiqu'on ne puisse pas les ranger parmi les fièvres ataxiques, leurs accès spasmodiques reviennent avec une périodicité très-régulière. Les Anglais font un usage très-fréquent de son eau distillée contre les foiblesses d'estomac ; il est à croire, ainsi que le remarque judicieusement Cullen, que cette plante ne doit ses propriétés énergiques qu'au camphre qu'elle contient. Plusieurs auteurs, Bergius entr'autres, n'hésitent pas à la regarder comme celle de toutes les espèces de menthe qui jouit des vertus les plus puissantes.

Mode d'administration. Lorsqu'on veut obtenir de grands effets, on la donne en poudre à la dose d'un scrupule toutes les deux heures. Cette manière de l'administrer convient sur-tout dans le traitement des fièvres nerveuses. Son infusion theïforme est la préparation la plus usitée ; l'eau distillée est très-avantageuse, la dose ordinaire est de deux ou trois onces. La teinture alcoolique est très-énergique ; on peut la donner seule en l'édulcorant à la dose de quatre ou huit grammes (*un ou deux gros*), ou bien on peut la mêler avec un vin généreux. L'huile essentielle est peu en usage ; la dose est de deux ou trois gouttes.

LAVANDE. *Flores Lavandulæ.*

Les anciens employoient souvent la lavande dans des bains ; c'est à cet usage qu'il faut attribuer l'étymologie de son nom.

Histoire naturelle. C'est la *lavandula spica*, LINN. (DIDYNAMIE GYMNOSPERMIE). Elle appartient à la famille des labiées de Jussieu. Elle croît principalement en Italie, en Espagne et en Suisse. On la cultive presque dans tous les jardins.

Propriétés physiques. Les feuilles de lavande sont lancéolées, entières ; le calice est strié et légèrement denté. Les fleurs sont en épis terminaux. Toute la plante a une odeur agréable, et une saveur très-amarescente et chaude.

Propriétés chimiques. La dissolution aqueuse de lavande est rougeâtre, très-odorante et amère ; elle prend une couleur verte foncée, par l'addition du sulfate de fer. L'alcool se charge aussi d'une partie extracto-résineuse. Les proportions de l'huile essentielle que l'on retire de la lavande sont variables ; cette huile est d'une couleur citrine, d'une odeur semblable à celle de la plante, mais plus forte et d'une saveur amère. Elle décompose le muriate de mercure suroxigéné, et le réduit à l'état de mercure doux. Le précipité rouge se convertit en oxide gris dans cette huile, sans qu'elle éprouve la moindre altération. On sait, d'après les expériences de Proust, que cette huile contient un quart de son poids de camphre.

Propriétés médicinales. Quoique rarement employée à l'intérieur, la lavande n'en est pas moins un tonique très-énergique du système nerveux. Elle est sur-tout utile dans les fièvres ataxiques, et dans quelques autres fièvres nerveuses. On la donne encore pour remédier aux fréquentes syncopes qui attaquent les personnes dont les nerfs ont été affoiblis par de longues maladies ou par des chagrins. Les préparations spiritueuses de cette plante ne conviennent point, lorsqu'il y a une tendance à quelques congestions vers la tête. La lavande est souvent appliquée en tonique dans des sachets, pour résoudre les tumeurs ou engorgemens chroniques.

Mode d'administration. L'infusion théïforme de cette plante est une préparation très-avantageuse. L'huile essentielle se donne d'une à quatre gouttes; on l'emploie quelquefois à l'extérieur en frictions sur des membres paralysés ou affoiblis. La teinture alcoolique de lavande est très-énergique. On peut la donner dans quelques potions à la dose de deux ou quatre grammes (*un demi-gros ou un gros*).

STÆCHAS. *Stæchas arabica.*

Quoique cette plante soit peu employée, on ne doit pas la rejeter de la matière médicale.

Histoire naturelle. Le stæchas, *lavandula stæchas*, LINN., est rangé dans la même classe que la précédente. Il est indigène du midi de la France, de l'Espagne et du Portugal.

Propriétés physiques. Les feuilles du stæchas sont lancéolées, linéaires; ses fleurs en épis terminaux. Son odeur est forte, mais agréable; sa saveur chaude et amère; il croît dans les contrées méridionales.

Propriétés chimiques. On peut obtenir par la distillation de cette plante une huile très-odorante. Ses extraits aqueux et alcooliques sont amers et légèrement astringens.

Propriétés médicinales. L'analogie qui existe entre cette plante et la lavande, a lieu aussi dans les cas où on doit l'administrer. Cependant il est des circonstances où le stæchas est particulièrement indiqué. C'est ainsi que j'ai plusieurs fois donné l'infusion des fleurs de stæchas avec un succès marqué dans les mouvemens spasmodiques de l'estomac, qui déterminent des vomissemens.

Mode d'administration. L'infusion des fleurs de stæchas est la préparation la plus convenable. Le sirop est un peu plus usité que la plante elle-même. La dose de ce dernier est de deux à seize grammes (*deux gros à une once*).

ANIS. *Semina Anisi vulgaris*.

Je dirai plus bas pourquoi j'ai placé cette plante parmi celles qui agissent d'une manière spéciale sur le systême nerveux.

Histoire naturelle. On rencontre fréquemment cette plante en Egypte, en Syrie, etc. On la cultive dans beaucoup de parties de l'Europe. Linnæus la désigne sous le nom de *pimpinella anisum* (PENTANDRIE DIGYNIE). Elle doit entrer dans la famille naturelle des ombellifères.

Propriétés physiques. Ce sont de petites capsules oblongues, renflées à leur base, striées; d'un vert fauve, contenant deux semences attachées l'une à l'autre par une face plane. Elles ont une saveur aromatique, une odeur forte et agréable.

Propriétés chimiques. Les graines d'anis renferment une huile essentielle. C'est l'écorce de ces graines qui paroît recéler ce principe.

Propriétés médicinales. Si je fais ici mention de cette plante, c'est parce qu'on l'emploie le plus ordinairement contre des maladies qui tiennent à une atonie nerveuse de l'estomac et du conduit intestinal. De ce nombre sont les maladies venteuses, sur lesquelles il y a encore bien de l'obscurité. On sait, du reste, mieux apprécier ce qu'il faut entendre par remèdes *carminatifs*, ou *anti-pneumatiques*, depuis que l'on connoît mieux les causes qui peuvent produire ou perpétuer les flatuosités dans l'intérieur des voies digestives. Combalusier, Bolmann, etc. ont publié des vues très-intéressantes sur ce sujet. Stahl s'en étoit occupé auparavant, et avoit particulièrement distingué quels sont les tempéramens les plus enclins aux incommodités qui résultent de la présence des vents. En général, on observe que les personnes sensibles aux variations de l'atmosphère, les femmes qui perdent leurs règles, ou qui prennent sans circonspection des alimens indigestes et susceptibles de fermenter; que les hommes hypocondriaques, hémorroïdaires, etc. sont le plus fréquemment atteints de cette affection. Stahl distinguoit des flatuosités fixes, qui n'en étoient pas moins opiniâtres aux moyens curatifs, et des flatuosités vagues que la moindre cause réveilloit et rendoit très-douloureuses. Les semences d'anis, et autres médicamens de ce genre, peuvent être de quelque utilité, en fortifiant l'action nerveuse des intestins, en empêchant que les flatuosités ne dominent ces organes, et ne le distendent outre mesure. Mais on a peut-être une confiance beaucoup trop aveugle dans de pareils remèdes.

Mode d'administration. On emploie en médecine

l'eau aromatique d'anis, qui se fait par la simple distillation des semences avec l'eau. On y ajoute quelquefois des semences d'angélique ; on prépare aussi une essence d'anis avec l'alcool. Mais on emploie surtout l'huile jaune distillée d'anis, à la seule quantité de quelques gouttes. L'esprit de sel ammoniac anisé s'opère par la distillation du muriate d'ammoniaque, et des semences d'anis avec l'esprit-de-vin. On l'administre depuis dix jusqu'à trente ou quarante gouttes. Enfin, on connoît le baume de soufre anisé, composé avec l'huile distillée et les fleurs de soufre : dix ou seize gouttes sont la dose ordinaire.

BADIANE. *Semina Illicii anisati.*

On dit que le fruit de la badiane a été apporté en Europe vers la fin du seizième siècle. L'arbre qui le porte est si vénéré en Chine et au Japon, que les prêtres en placent des rameaux aux pieds des idoles ou sur les tombeaux.

Histoire naturelle. L'arbre que nous venons de nommer est l'*illicium anisatum*, LINN. (POLYANDRIE POLYGYNIE), famille des magnoliers de Jussieu. M. Ventenat, dans son troisième Fascicule des plantes du jardin de Cels, a décrit une espèce d'*illicium* qu'il nomme *illicium parviflorum*. C'est, comme il le dit lui-même, un arbrisseau toujours vert, aromatique dans toutes ses parties, lequel a été trouvé par Michaux dans la Floride, sur les bords du lac George. M. Ventenat assure que les fruits de l'*illicium parviflorum* pourroient être employés aux mêmes usages que ceux de l'*illicium anisatum*. Les Chinois, les Orientaux et les Hollandais, à leur exemple, en mettent dans le sorbet et dans le thé, pour rendre ces boissons plus agréables au goût. On a cité dans plusieurs ouvrages une autre plante sous le nom d'*illicium floridanum*. Linnæus n'a point osé en faire une espèce particulière. C'est aux botanistes à décider la question.

Propriétés physiques. Les fruits de la badiane, connus sous le nom d'*anis étoilé de la Chine*, sont composés de huit capsules réunies en forme d'étoiles, comprimées, uniloculaires, oblongues, aiguës, etc. Elles sont d'une couleur ferrugineuse, rugueuses à l'extérieur, glabres intérieurement, déhiscentes à leur bord supérieur. Leur odeur et leur saveur se rapprochent beaucoup de celles de l'anis vulgaire ou du fenouil. En parlant de l'*illicium parviflorum*, M. Ventenat observe que l'odeur du bois de cet arbrisseau, de sa racine, de ses feuilles et de son écorce, ne tarde pas à s'évaporer, aussi-tôt qu'il a été arraché de terre, tandis qu'au contraire celle des fruits se conserve, et n'en devient que plus énergique.

Propriétés chimiques. Les fruits de l'anis étoilé fournissent, ainsi que l'anis vulgaire, une huile essentielle d'un parfum très-suave. Cette huile est sujette à se rancir, lorsqu'on la conserve trop long-temps. L'extrait aqueux que l'on retire de ces fruits est beaucoup plus abondant que l'extrait spiritueux : mais il est moins odorant et moins actif.

Propriétés médicinales. L'anis étoilé peut remplir les mêmes usages médicinaux que l'anis vulgaire. On s'en sert aussi quelquefois pour parfumer les diverses potions médicamenteuses. On l'a conseillé constamment dans les foiblesses nerveuses de l'estomac, du conduit intestinal, du poumon, etc. J'ai voulu tenter quelques expériences sur les propriétés de cette substance à l'hôpital Saint-Louis; mais je n'ai recueilli aucun fait digne de remarque. Il faudroit peut-être continuer les essais.

Mode d'administration. On administre l'anis étoilé en infusion théiforme, et aux mêmes doses que l'anis vulgaire. On connoît la liqueur appelée *badiane des Indes*, fréquemment servie sur nos tables dans toute l'Europe.

FENOUIL. *Folia, semina, radix Fœniculi.*

Le fenouil, *anethum fœniculum,* LINN., est une des cinq racines apéritives majeures que les anciens ont tant préconisées.

Histoire naturelle. Cette plante appartient à la famille des ombellifères (PENTANDRIE DYGINIE de Linnæus). Elle vient dans les parties méridionales de l'Europe.

Propriétés physiques. Comme on emploie les différentes parties du fenouil, il convient d'examiner les propriétés de chacune. Les semences sont planes d'un côté, convexes de l'autre, brunâtres, d'une odeur assez agréable, et d'une saveur très-aromatique. La racine est douée d'une odeur analogue à celle des autres parties de la plante; sa saveur est peu marquée; la tige porte des feuilles découpées, très-menues, et des fleurs jaunes.

Propriétés chimiques. Les semences du fenouil donnent une huile essentielle très-agréable. Neumann en a retiré une huile exprimée, de couleur verte; une très-petite quantité d'extrait résineux soluble dans l'alcool; l'extrait aqueux y est en quantité bien plus considérable. On obtient des racines, en les traitant par l'alcool, une petite quantité de résine légèrement amère. L'eau se charge d'un peu de matière extractive.

Propriétés médicinales. On a depuis long-temps préconisé le fenouil comme un remède très-utile dans les cas où il existe des gaz, qui distendent le canal intestinal. Mais, je le répète, combien n'a-t-on pas exagéré l'action des prétendus carminatifs! Rien n'est plus vague que ce que la plupart des auteurs nous disent sur les causes qui contribuent au développement des vents; les uns les regardent comme une suite de la foiblesse des voies digestives; d'autres assurent qu'ils ne sont produits que par un état d'irritation. Cependant si on veut examiner avec une certaine attention les faits observés, on voit que les vents, qui se forment dans le tube alimentaire, peuvent exister dans un état de foiblesse comme dans un état d'irritation de ces organes. Ne sait-on pas que, dans l'hypocondrie nerveuse et l'hystérie, les intestins sont presque toujours distendus par des gaz? Le même état a souvent lieu à la suite des blessures du bas-ventre. Les fièvres adynamiques sont aussi fréquemment accompagnées de cet état flatulent, quoique la cause soit alors absolument différente. Il en est de même de la tympanite, sur laquelle Horstius, Plater, Fabrice de Hilden, Bonnet, de Haen, Morgagni et Rouppe, nous ont laissé de très-bonnes observations. Les causes les plus opposées peuvent faire naître cette maladie fâcheuse; c'est ainsi qu'on la voit survenir à la suite des vives affections de l'ame, de l'ictère ou d'un épanchement de bile dans l'abdomen, à la suite d'une contusion sur le bas-ventre, de la paralysie, des spasmes, des vers et d'un grand nombre d'autres causes, sur lesquelles Trnka s'est longuement étendu dans la monographie qu'il a donnée de cette affection particulière. On voit, d'après ce que je viens de dire, combien la théorie des carminatifs est peu exacte, puisqu'on est tantôt obligé de les prendre parmi des médicamens qui ont des propriétés toniques, et d'autres fois parmi les délayans et les relâchans, selon la cause qui a accumulé les gaz dans les voies digestives. Les chimistes modernes qui nous ont dévoilé la nature de ces gaz, ne nous ont rien appris sur la manière dont ils s'y développent, et sur les moyens de prévoir leur formation. Revenons au fenouil. On doit l'administrer dans les maladies nerveuses qui attaquent les viscères du bas-ventre. L'hypocondrie et l'hystérie portent souvent une telle débilité sur ces organes, que les digestions s'exécutent avec une difficulté douloureuse. La décoction des semences, de la tige ou de la racine de fenouil est alors très-efficace, et on parvient quelquefois par son usage à relever l'énergie de l'estomac et du canal intestinal. Le fenouil est aussi très-avantageux dans les coliques nerveuses des enfans. Quelques auteurs le préconisent comme un très-bon diurétique. Dans ce cas on doit préférer les semences.

Mode d'administration. La préparation la plus simple du fenouil est l'infusion de la plante à la dose de seize à trente-deux grammes (*une ou deux onces*) dans un kilogramme (*deux livres*) d'eau. La racine doit subir une décoction pour en extraire ses principes ; on la donne dans les mêmes cas. L'eau distillée du fenouil est avantageuse comme excipient de quelques potions; on l'a fait aussi entrer dans quelques collyres stimulans. C'est ordinairement avec les semences qu'on prépare cette eau distillée. L'huile essentielle est jaunâtre, d'une saveur et d'une odeur agréable ; on la donne à la dose de deux à quatre gouttes. On retireroit dans beaucoup de circonstances de meilleurs effets de la teinture alcoolique de fenouil, que des autres préparations.

1°. ETHER SULFURIQUE. *Ether sulfuricum.*

2°. ETHER MURIATIQUE. *Ether muriaticum.*

3°. ETHER NITRIQUE. *Ether nitricum.*

4°. ETHER ACÉTIQUE. *Ether aceticum.*

5°. ETHER PHOSPHORIQUE. *Ether phosphoricum.*

On désigne ordinairement sous le nom d'*éthers*, en chimie et en thérapeutique, des liqueurs qui proviennent de la distillation des acides avec de l'alcool. D'après l'expérience universelle des praticiens, leurs usages sont aussi utiles que variés. On avoit été d'abord fort timide dans leur administration, parce qu'on n'avoit que des idées vagues et incertaines sur leur nature. A mesure qu'on les a mieux connus, on s'est familiarisé davantage avec leur usage et leurs effets. MM. Fourcroy, Vauquelin, et en dernier lieu, M. Thénard, ont singulièrement éclairci la théorie de leur formation.

Histoire naturelle. L'éther sulfurique n'est donc que de l'alcool amené à l'éther par l'action prédisposante de l'acide sulfurique. Pour être pur, il faut qu'il soit exempt d'acide sulfurique, et d'aucun de ses composans. Il acquiert cette propriété par sa rectification répétée plusieurs fois sur des substances terreuses ou alkalines. La magnésie calcinée est celle qu'il faut préférer pour cette opération.

Propriétés physiques. Ces liquides sont blancs, diaphanes, légers, volatils, très-odorans, et promptement inflammables; en se vaporisant avec une extrême promptitude, ils entraînent avec eux une grande proportion de calorique, et produisent un grand froid. Ils ont une saveur piquante, quelquefois agréable. L'éther muriatique est le moins léger de tous.

Propriétés chimiques. L'éther sulfurique contient beaucoup d'hydrogène et peu de carbone. Il brûle en entier sans laisser aucune matière fuligineuse. Il est en partie miscible à l'eau. Ce liquide n'exerce aucune action sur les terres; mais il est coloré et converti en une espèce d'huile par la soude et la potasse; il enlève l'oxigène aux oxides métalliques, etc. Quant à l'éther muriatique, M. Thénard nous a appris qu'il étoit composé de carbone, d'oxigène, d'hydrogène et d'acide muriatique sec, dans des proportions qu'il a rigoureusement déterminées; que le gaz éthéré muriatique n'étoit point acide, mais se convertissoit en acide muriatique aussi-tôt qu'on le brûloit; que les acides sulfurique, nitrique et nitreux concentrés, n'ont, à la température ordinaire, aucune espèce d'action sur cet éther; il est si volatil, qu'il entre en ébullition dès qu'on le verse sur la main. Le même chimiste a prouvé que l'éther nitrique obtenu par la distillation de parties égales d'alcool bien rectifié, et d'acide nitrique à trente-deux degrés, est composé d'azote, de carbone, d'oxigène et d'hydrogène, qu'il est très-inflammable, très-odorant, un peu moins léger que l'alcool, soluble presqu'en toute proportion dans ce réactif, presqu'insoluble dans l'eau. L'éther acétique est le produit de la distillation de l'acide acétique, ou vinaigre radical, et de l'alcool à parties égales. L'éther qu'on obtient a une odeur agréable, n'est point acide, est d'une saveur toute particulière; il brûle avec une flamme d'un blanc jaunâtre, et développe de l'acide acétique dans sa combustion. Il exige plus de sept fois son poids d'eau pour le dissoudre. L'éther phosphorique a la plus grande analogie avec l'éther sulfurique. L'examen le plus attentif n'y fait remarquer aucune différence. C'est M. Boullay qui le premier en a indiqué la préparation.

Propriétés médicinales. Les éthers ont une propriété médicinale très-marquée, mais dont on n'a point encore assez étudié les résultats. Ces liquides agissent d'abord comme des stimulans du cerveau et du système nerveux; mais ils finissent par provoquer un état de stupeur, d'assoupissement et de somnolence. Ils détruisent même à la longue le tissu des organes digestifs, lorsqu'on en use en trop grande quantité. Tout le monde sait que le célèbre chimiste Bucquet mourut victime de l'éther sulfurique, dont il abusoit d'une manière extraordinaire. J'ai eu l'occasion d'observer une jeune demoiselle qui en prenoit tous les jours des doses si énormes, qu'elle tomba dans un état de desséchement et de marasme qui termina sa vie.

On emploie le plus fréquemment les éthers pour la curation des fièvres ataxiques ; mais on les fait concourir avec tant d'autres remèdes, qu'il seroit difficile de citer des cas où l'on pût uniquement leur rapporter le succès. Pour ce qui me regarde, j'ai observé des résultats très-différens de l'administration des éthers. Tantôt ils appaisent, tantôt ils exaspèrent les symptômes nerveux. J'ose l'assurer : il y a plus à découvrir qu'on ne croit sur le mode d'action de ces étonnans liquides. Je crois avoir dit quelque part que M. Pinel et moi en avions obtenu beaucoup d'avantage en l'administrant en fumigation dans le commencement du croup aigu, si redoutable aux enfans. On commence à appliquer très-heureusement les différens éthers à l'extérieur du corps. Charles Ludwig Schmatz, médecin à Pirna, rapporte une observation très-intéressante sur leur utilité dans les hernies étranglées. Dans deux circonstances, après avoir tenté vainement la réduction, il s'avisa de verser sur la hernie une certaine quantité d'éther sulfurique ; bientôt la tumeur se ramollit, diminua de volume, et la réduction s'opéra facilement. M. Valentin a conseillé le même topique avec succès. Il emploie aussi sur des fluxions commençantes et des douleurs subséquentes aux contusions. Mais on a remarqué, sur-tout dans ces derniers temps, les bons effets de l'éther acétique, administré par la voie des frictions, dans certains paroxysmes de rhumatisme et de goutte. M. Sédillot a publié un mémoire sur ce point particulier de Thérapeutique, dans le recueil périodique de la Société de Médecine de Paris. M. Martin de Narbonne, et M. Desparanges de Blois, ont également communiqué des faits intéressans que je rappellerai plus bas, lorsque je traiterai des médicamens spécialement dirigés sur les propriétés vitales du systême dermoïde.

Mode d'administration. On administre communément les éthers à la dose de quinze, vingt, trente ou quarante gouttes. On peut s'accoutumer à en prendre des doses très-considérables ; la préparation si connue sous le nom de *liqueur anodyne d'Hoffmann*, n'est autre chose que de l'éther sulfurique affoibli par de l'alcool, et de l'huile douce de vin, dans des proportions connues de tous les pharmaciens. Cette liqueur est absolument ordonnée dans les mêmes circonstances que l'éther, mais à une dose plus forte d'un tiers environ. On désigne sous le nom d'*huile éthérée*, la liqueur qui paroît dans les récipiens pendant la distillation de l'éther ; elle est d'une couleur citrine ; son odeur est vive et suffocante. MM. Henri et Vallée, professeurs à l'école de pharmacie de Paris, ont procédé à un examen très-attentif de cette huile. Ils ont démontré qu'elle n'étoit que de l'éther chargé d'acide sulfureux et d'une substance bitumineuse, qui a quelque rapport avec les pétroles. La présence de cette huile est démontrée dans l'éther avec quelque soin qu'on la distille.

Outre les différentes manières d'administrer l'éther à l'intérieur, il en est une très-avantageuse, proposée par M. Boullay. Il est parvenu, par un procédé qui lui est particulier, à préparer sous le nom le *sirop d'éther* un médicament très-chargé de cette substance fugace, et dont chaque once en contient environ un gros. Cette espèce de potion anti-spasmodique officinale est d'un goût agréable. Elle a le grand avantage de faire arriver à l'estomac auquel on la destine, toute la quantité d'éther prescrit, en évitant la vaporisation qui a toujours lieu à la seule température de la bouche, lorsque ce médicament est administré sur du sucre, ou de toute autre manière. On prépare assez souvent, d'après les prescriptions des médecins, l'éther connu sous le nom d'*éther phosphoré*; c'est du phosphore que l'on fait dissoudre à froid dans l'éther sulfurique. Il convient de l'administrer dans un sirop, et particulièrement dans celui de fleur d'orange pour éviter la précipitation du phosphore, qui s'effectue par les véhicules aqueux. On a voulu composer un éther martial. Mais M. Cadet a prouvé que c'étoit une mauvaise préparation. Il a fait voir que, lorsque l'éther est bien rectifié, il ne peut dissoudre l'oxide de fer, et que s'il en dissout, c'est qu'il contient de l'acide sulfureux, dont on ne peut guère déterminer la proportion, ce qui rend ce remède très-inexact.

II.

Des Substances que la médecine emprunte du règne minéral, pour agir sur les propriétés vitales du systême nerveux.

Les médecins puisent dans le règne minéral plusieurs substances auxquelles ils attribuent une action particulière sur les propriétés vitales du systême nerveux. Rien, peut-être, n'est plus incertain que cette action. Mais en attendant que des expériences positives la détruisent ou la confirment, les substances dont il s'agit doivent occuper leur place parmi les remèdes anti-spasmodiques. Je ne mentionnerai ici que celles qui sont le plus en usage dans les prescriptions de la Thérapeutique.

ZINC. *Zincum.*

Il faut regarder le zinc comme une acquisition minéralogique peu ancienne, puisque sa découverte ne remonte pas plus loin qu'à Paracelse; mais ensuite on s'en occupa particulièrement, et ses propriétés furent soigneusement étudiées par les chimistes du temps.

Histoire naturelle. On peut compter le zinc parmi les métaux qui abondent davantage dans la nature. La Hongrie, la Bohême, la Saxe, l'Angleterre, et même la France, fournissent des mines de ce métal. Mais on ne le trouve jamais pur. Le savant et très-exact minéralogiste, M. Haüy a mis beaucoup de clarté dans l'histoire de cette substance, en la présentant sous trois formes ou trois espèces différentes: 1°. sous celle de *zinc oxidé*: c'est ce qu'on désignoit vulgairement sous le nom de *calamine* ou *pierre calaminaire*, de *chaux de zinc*. Il faut lire ce qu'en a écrit Pelletier, dans ses Mémoires et Observations de chimie. On assure avoir rencontré du zinc oxidé à Passy, tout près de Paris : on en trouve dans beaucoup d'autres endroits. 2°. La seconde espèce est le *zinc sulfuré*. On appelle cette mine *blende* ou *fausse galène*, comme pour indiquer son aspect trompeur; selon d'autres, c'est une chaux de zinc sulfureuse. 3°. Enfin, la troisième espèce est le *zinc sulfaté*: c'est le sulfate de zinc des chimistes modernes. Les anciens l'appeloient *vitriol de zinc*, *zinc vitriolé*, *couperose blanche*, etc. M. Haüy observe que le zinc sulfaté est rarement un produit immédiat de la nature, à cause de la difficulté extrême qu'ont à se décomposer les mines de zinc sulfuré, qui pourroient fournir ce sel. Mais il se trouve attaché aux parois des galeries, dans les lieux où l'art extrait la mine de zinc sulfureux.

Propriétés physiques. Le zinc a des propriétés physiques différentes selon les trois formes principales que nous venons de désigner. Réduit à l'état de métal, il est blanc, d'un aspect brillant, mais offrant une teinte bleuâtre. Il a un tissu lamelleux, il est dur, élastique, s'use et se brise difficilement, etc. Il est conducteur de l'électricité et du galvanisme. Le zinc oxidé a une couleur blanchâtre ou jaunâtre.

Il se brûle en répandant des flocons blanchâtres ; etc. Le *zinc sulfuré* est d'un jaune citrin quand il est pur, ou d'une couleur grise, ou d'un brun grisâtre ; il devient phosphorescent par le frottement dans l'ombre, etc. Le *zinc sulfaté* est blanc ; quand il s'enflamme, il donne une flamme brillante et des flocons blancs.

Propriétés chimiques. Le zinc s'oxide lentement et foiblement à l'air froid. Il s'allie très-facilement avec le phosphore, s'unit aussi très-bien avec certains métaux, tels que l'antimoine, le mercure, etc. ne peut se combiner avec d'autres, tels que le cobalt, le bismuth, etc. Ce métal tend à décomposer l'eau, en vertu de sa grande affinité pour l'oxigène. Il décompose les acides avec beaucoup de promptitude, etc. C'est principalement dans les ouvrages de chimie qu'il faut étudier l'action du zinc sur les terres, sur les alkalis, sur les sels, etc. la Thérapeutique peut en retirer de grands avantages pour la préparation des médicamens.

Propriétés médicinales. On assure depuis bien long-temps que le zinc est un des plus puissans anti-spasmodiques de notre art ; rien n'est plus généralement reçu que cette assertion, et rien n'est moins prouvé. Par une sorte de paresse de notre esprit, nous aimons souvent mieux croire à des erreurs, que de les détruire par des expériences pénibles. J'ai vu donner, à la Charité, les fleurs de zinc contre l'épilepsie, jusqu'à la dose de cinquante décigrammes (*cent grains*), sans aucun succès. Le sulfate de zinc m'a paru utile en injection dans les leucorrhées chroniques. On fait entrer la pierre calaminaire dans des collyres, etc. Je ne crois pas que l'usage intérieur des fleurs de zinc soit fort avantageux.

Mode d'administration. On donne les *fleurs de zinc*, ou l'oxide de zinc, à la dose d'un demi-décigramme (*un grain*), et on augmente progressivement jusqu'à dix décigrammes (*vingt grains*), et quelquefois au-delà. On peut incorporer ce médicament dans des conserves, dans des pilules, etc. Le zinc pur ou réduit à l'état métallique est inerte. Le sulfate de zinc doit être dissous dans de l'eau distillée, quand on veut en user.

SUCCIN. *Succinum.*

Le succin, appelé aussi *Karabé*, est un des bitumes dont les anciens ont fait le plus de cas; ils attribuoient, pour ainsi dire, à cette substance la valeur des diamans et des pierres précieuses. Ils en décoroient leurs jeux publics et l'intérieur de leurs palais. La mythologie des poètes en fait mention. L'ambre jaune provenoit, suivant eux, des larmes répandues par les sœurs de Méléagre, ou par les sœurs de Phaëton, précipité dans les flots de l'Eridan.

Histoire naturelle. Ce beau bitume se rencontre principalement sur les côtes de la mer Baltique, ou sur quelques bords de la Méditerranée. L'Italie et la Provence en fournissent. Les morceaux de succin puisés dans le sein de la terre, renferment souvent des fourmis, des mouches, etc. M. Patrin dit avoir vu à

Grodno, en 1777, un vieux chapelet à l'espagnole, dont chaque grain contenoit un insecte, ce qui le faisoit ressembler à une sorte de collection entomologique. Les naturalistes ont diversement expliqué ce phénomène; mais ils sont loin d'être d'accord sur la véritable origine du succin. On sait que, d'après Pline, cette substance n'étoit que la résine du pin, qui se durcissoit par les fraîcheurs de l'automne. D'autres l'ont rapportée au sperme condensé de quelque poisson de mer. Girtanner, esprit ingénieux, mais paradoxal, vouloit que ce ne fût qu'une huile végétale rendue concrète par l'acide de la *formica rufa* de Linnæus. Enfin, M. Patrin a nouvellement prétendu que l'ambre jaune n'est autre chose qu'un miel modifié par le temps, et converti en bitume par les acides minéraux.

Propriétés physiques. Le succin est une substance concrète, d'une certaine consistance, d'une couleur tantôt jaune, tantôt rougeâtre, quelquefois tirant sur le brun ou sur le vert, d'autres fois blanche. Il est diaphane, ou opaque. La mer le dépose souvent sur certaines côtes, en morceaux arrondis ou irréguliers par leur forme, d'un volume plus ou moins considérable, dont la surface raboteuse peut acquérir le plus beau poli. Ces morceaux ne sont pas très-durs; on peut les casser avec assez de facilité. Une propriété très-remarquable du succin est de devenir électrique par le frottement, et d'être susceptible d'attirer les pailles et autres corps légers. C'est à cette propriété qu'il faut rapporter la dénomination d'*électrum*, qui lui avoit été donnée par les anciens physiciens. Le succin s'allume, brûle avec une flamme jaune et verdâtre, et dépose par sa combustion un résidu charbonneux. La fumée qu'il répand est d'une odeur agréable.

Propriétés chimiques. On ne peut rien conclure encore des travaux chimiques dont le succin a été l'objet. Il paroît formé, d'après les recherches de M. Fourcroy, d'une grande proportion de matière huileuse, combinée avec un acide appelé *acide succinique*. Il contient aussi, dit-on, quelques atomes de fer, et une substance terreuse dont la nature est encore ignorée. Cette huile que donne le succin a beaucoup d'analogie avec les huiles essentielles; elle en a l'odeur et la volatilité; car elle est inflammable, et paroît susceptible de former des savons avec des substances alkalines.

Propriétés médicinales. Il n'est pas un ouvrage de matière médicale dans lequel le succin ne reçoive les plus grands éloges, sous le rapport de ses propriétés anti-spasmodiques. Toutefois, il est peu de faits qui les constatent d'une manière très-positive, et même ces faits, s'ils existent, sont énoncés d'une manière bien vague. M. le docteur Hufeland loue la grande efficacité du sel volatil de succin, associé au musc, pour combattre les accidens de la gangrène. Il est vrai que cette dernière substance s'y trouvoit en plus grande proportion. L'observation suivante appartient au docteur Lentin : il s'agit d'une femme âgée de soixante-huit ans, qui s'enfonça dans le pouce un petit éclat de bois. Il s'y manifesta soudain un état d'inflammation auquel succéda la gangrène. Le quinquina, le vin, l'opium, etc. avoient été infructueusement administrés. La malade étoit en proie aux plus cruelles insomnies. On étoit près d'opérer l'amputation du bras, quand le docteur Lentin fit prendre des pilules composées de cinq grains de sel volatil de succin, et de huit grains de musc, incorporés dans un extrait. Toutes les trois heures, on administroit une pareille dose. Bientôt la malade alla mieux, et sans le prix excessif de ce médicament, sa guérison eût été plus prompte encore. J'avoue que je ne puis ajouter une grande confiance à une observation de ce genre; mais les praticiens doivent chercher à la constater par des essais nouveaux.

Mode d'administration. On ne donne pas communément le succin en substance. On administre la teinture à la quantité de vingt gouttes; on va quelquefois jusqu'à deux grammes (*un demi-gros*). On donne l'huile essentielle à la quantité de trois, quatre, cinq ou six gouttes, dans une potion anti-spasmodique. On use encore très-fréquemment du sirop de karabé, dans lequel l'acide succinique se trouve uni à l'opium, et enfin de l'eau de luce, qu'on prépare en versant quelques gouttes d'huile de succin dans un flacon rempli d'ammoniaque caustique. On agite le mélange jusqu'à ce qu'il ait pris une couleur blanche et comme laiteuse.

III.

Des Substances que la médecine emprunte du règne animal, pour agir sur les propriétés vitales du système nerveux.

Le règne animal est, en quelque sorte, une mine à exploiter pour les auteurs de matière médicale. Ils peuvent y puiser des notions sur une multitude de remèdes dont le mode d'action sera plus approfondi à mesure que la chimie moderne fera des progrès. Les produits odorans ou fétides qui appartiennent à ce règne, sont ceux qu'on a le plus employés jusqu'à ce jour; ils méritent d'occuper une place distinguée parmi les médicamens qui agissent d'une manière spéciale sur les propriétés vitales du système nerveux.

MUSC. *Moschus.*

L'introduction du musc dans la matière médicale ne date que depuis Aëtius. Hippocrate n'en fait aucune mention. La description la plus complète que nous ayons de cette substance, ainsi que de l'animal qui la fournit, se trouve dans les Mémoires de l'Académie impériale de Saint-Pétersbourg. Elle appartient au savant naturaliste M. Gmelin, qui a voyagé dans la Sibérie avec autant de fruit que de gloire. Werner a soutenu à Gottingue une thèse inaugurale sur ce médicament.

Histoire naturelle. La substance dont il s'agit, appartient à un quadrupède ruminant appelé *chevrotin*. C'est le *moschus moschiferus*, LINN. (Classe Ire, *Mamellés*, Ordre des *Pécores*). Cet animal habite le Thibet, la grande Tartarie, la Chine, la Sibérie et le royaume de Tangut. Le grand commerce du musc se fait à Boutan; c'est dans ce royaume que les Patans, sujets ou tributaires du grand Mogol, vont le chercher, pour le distribuer dans toute l'Inde. Le *moschus moschiferus* est de la taille d'un petit chevreuil. Il est dépourvu de cornes et de bois. Il porte, près de son nombril, une espèce de bourse de deux ou trois pouces de diamètre. C'est dans cet organe que se filtre l'humeur particulière qu'on appelle le *musc*. Il paroît que cette humeur est spécialement l'apanage du mâle, et que celle qui est sécretée par la femelle est bien moins odoriférante. Les voyageurs attestent aussi que cette poche dont nous venons de parler, et dont M. Gmelin a donné une très-exacte description, se remplit avec plus d'abondance dans le temps du rut. *Quo tempore autem animal istud veneris œstro percellitur, humor in utriculo collectus, magis turget, fit acrior, et spirituosior, inde pruritus; quem ut demulceat super saxa se se volutat, aut arborum truncis se se adfricat, quâ frictione ad exitum proprior, et in vivo animali liquidior moschi substantia extruditur atque exprimitur.* (Werner. *Dissert. inaug. medic. de Moscho.*) Le célèbre Lapeyronie a consigné dans les Mémoires de l'ancienne Académie des sciences l'anatomie du *moschus moschiferus*; mais c'est sur-tout à Gmelin qu'on doit la meilleure description anatomique de cet animal.

Propriétés physiques. Le musc est une matière brune ou d'un rouge obscur, qui ne ressemble pas mal, au premier aspect, à du sang coagulé et corrompu. Les paysans qui trafiquent du musc falsifient assez ordinairement cette substance avec le foie et le sang de l'animal hachés ensemble. Ils poussent plus loin la supercherie, d'après ce qu'assure Tavernier : souvent avec la peau de cet animal, ils font de petites bourses qu'ils cousent très-habilement, et qu'ils remplissent de leur mélange frauduleux. Quand le musc est dans cet état de pureté, si on le jette sur un brasier ardent, il s'évapore en totalité ; dans le cas contraire, on aperçoit un résidu sur le charbon ; son odeur est d'une telle force, qu'une très-petite partie suffit pour imprégner un grand espace, et pour plusieurs années. Les physiciens ont recours à cet exemple de la volatilité du musc pour prouver la divisibilité de la matière.

Propriétés chimiques. Comment obtenir une analyse exacte du musc, puisque celui qui nous vient par la voie du commerce est habituellement sophistiqué? Il est généralement inflammable comme les substances résineuses. Il paroît cependant, dit M. Fourcroy, que la matière extractive y surabonde, puisque Neumann en a retiré près d'un tiers par l'eau, et un soixantième seulement par l'alcool. M. Fourcroy ajoute que, traité par la potasse, le musc laisse dégager une odeur ammoniacale très-sensible. D'après ces faits, il pense qu'on peut conclure que c'est un corps résineux contenant une huile très-volatile et très-odorante, et combinée avec une substance extractive ; plus, une certaine quantité de matière saline. Il seroit bien à souhaiter qu'on obtînt une fois l'analyse très-exacte des principes qui constituent le musc. Ce seroit le moyen le plus sûr de décéler les moindres altérations que l'amour du gain feroit subir à une substance si rare, et par conséquent si précieuse.

Propriétés médicinales. Le prix excessif de cette substance n'a point permis encore de tenter un grand nombre d'essais pour estimer ses propriétés médicinales. Cependant, il est des faits épars que Werner a recueillis et pour ainsi dire accumulés, sans trop de discernement, dans la dissertation que j'ai déjà citée (*Dissert. inaug. med. de Moscho*). De grands praticiens ont proposé le musc contre la rage ; dans un cas, je l'ai vu administrer sans aucune sorte de succès. Il faut rappeler toutefois une observation consignée dans les Transactions philosophiques. En 1757, un grand chien enragé mordit un cheval à l'épaule, à la poitrine et aux naseaux ; il s'écoula un peu de sang. On frotta la plaie avec un onguent, on pratiqua une saignée, on tenta enfin plusieurs autres moyens, pour prévenir la suite de cette morsure. Ce fut en vain : vingt-cinq jours après, on s'aperçut que l'animal frissonnoit à l'aspect de l'abreuvoir. Il refusa de boire jusqu'au soir, où il avala un peu d'eau. Le lendemain accroissement dans les symptômes ; soif ardente ; la langue du cheval étoit aride et recouverte d'un enduit noirâtre ; on voyoit qu'il faisoit des efforts pour vaincre sa répugnance hydrophobique, en plongeant ses naseaux dans le liquide.

Dans le commencement de cet horrible accès, on fit avaler à l'animal un bol fait avec deux grammes (*un demi-gros*) de musc, quatre grammes (*un gros*) de cinnabre, et quantité suffisante de conserve de romarin. On pratiqua en même temps une copieuse saignée. L'effet de ce moyen fut si heureux, que deux heures après le cheval buvoit avec facilité; mais le musc ne tarda pas à manquer. On fut obligé de le tuer d'un coup de fusil, à cause des convulsions qui reparurent.

D'autres maladies non moins redoutables ont paru s'adoucir par l'emploi du musc. Haller l'essaya contre l'épilepsie, chez une femme de trente ans, atteinte de cette affection, à la suite d'une grande frayeur, et procura un soulagement très-remarquable. Pringle, dans les *Essais d'Edimbourg*, fait mention d'une femme âgée de quarante-cinq ans, qui avoit été long-temps la proie de quelques accès hystériques, et des attaques d'un asthme dont la cause paroissoit spasmodique. Elle éprouvoit des mouvemens convulsifs, et un tel sentiment de strangulation, que, craignant d'être suffoquée, elle se tenoit debout nuit et jour. On sent que les jambes devoient être enflées dans cette pénible situation, etc. La malade avoit tenté fort peu de remèdes. Pringle lui conseilla un bol où entroit le musc associé au cinnabre et à l'oxide d'antimoine, et déjà le lendemain les convulsions étoient moindres. On répéta par intervalles ce remède; il se déclara une abondante sueur pendant le sommeil; la malade put se coucher. Enfin, on parvint peu à peu à faire totalement disparoître les symptômes. Une observation très-intéressante, c'est celle qui est rapportée dans les *Mémoires de l'institut de Bologne*, par Gusman Galeazzi, grand observateur, beau-père de l'illustre et malheureux Galvani. Il s'agit d'un jeune garçon de treize ans, d'une constitution maigre et d'un tempérament bilieux, qui avoit été attaqué de *spina ventosa* dans son enfance. Il s'étoit parfaitement rétabli. Il éprouvoit périodiquement une vive douleur à la tête et à l'estomac. Cette affection lui étoit survenue par un abus trop prolongé des acides. Le matin sur-tout, on ne pouvoit toucher l'épigastre sans exciter la sensation la plus douloureuse. On avoit essayé sans fruit divers calmans. Depuis le moment de l'invasion, le nombre des succès avoit paru aller toujours en croissant, au point qu'il en survenoit trois ou quatre par jour. On observoit une tumeur très-volumineuse aux régions hypocondriaque et épigastrique. Galeazzi voulut dès-lors essayer le musc. Il le fit prendre à la dose de trois grains dans un bol composé aussi de nitre, d'yeux d'écrevisses et de sirop de pavot. Ce bol fut à peine avalé, que les tumeurs dont nous venons de faire mention s'affaissèrent. On continua le même remède; on poussa le musc jusqu'à quarante grains, ce qui fit entièrement disparoître l'affection spasmodique. Galeazzi cite deux autres faits en faveur de ce remède, qui sont presqu'aussi concluans. Beaucoup d'autres auteurs recommandent expressément l'emploi médicinal du musc : tels sont Brookes, Wall, Cullen, Massa, etc. Les témoignages que cite Werner sont bien surannés. Il faudroit reprendre ce sujet en sous-œuvre, aujourd'hui que l'art d'observer a acquis plus de perfection par l'emploi des méthodes analytiques. Je viens d'administrer le musc avec un avantage marqué, sous forme de lavemens, dans une fièvre dont les phénomènes étoient nerveux.

Mode d'administration. Le musc peut se donner d'une multitude de manières, si l'on en juge par le grand nombre de formules que l'on trouve dans les pharmacopées. La dose est d'un ou deux décigrammes (*deux ou quatre grains*). Cullen pense qu'on peut forcer la dose, c'est-à-dire, depuis cinq jusqu'à cinquante décigrammes (*dix ou trente grains*). L'eau musquée est très-célèbre. On la compose en mettant infuser quatre grammes (*un gros*) de musc, dans un demi-kilogramme (*une livre*) d'eau de roses. On connoît différentes teintures de musc; celle de Paracelse, celle de Quercetan, etc. qui se donnent à la dose de cinq, six, huit ou douze gouttes. Il est des circonstances où il ne faut pas trop forcer les doses, parce que plusieurs faits prouvent que cette substance a été nuisible. On peut l'incorporer dans des confections, telles que la confection alkermès, la confection d'hyacinthe; on peut le donner dans de la thériaque ou dans du diascordium, comme je l'ai quelquefois pratiqué chez certains malades. Je soupçonne que l'union de l'opium au musc a une grande efficacité médicinale.

CASTOREUM. *Castoreum.*

Ce médicament a beaucoup d'analogie avec le précédent; il est même d'un plus fréquent emploi en Thérapeutique ; sans doute parce que l'acquisition en est moins coûteuse dans le commerce. Il étoit connu dans l'antiquité, et a sur-tout été vanté par quelques médecins grecs.

Histoire naturelle. Le castor, *castor fiber*, LINN. (Classe Ire, *Mamellés*, Ordre des *Loirs.*), qui fournit la substance dont il s'agit, est distingué, en histoire naturelle, de tous les autres rongeurs, par une queue aplatie horizontalement, de forme ovale, et couverte d'écailles (Cuvier). Quoique tout ce qui a rapport à la structure et aux mœurs de ce merveilleux animal, soit du plus grand intérêt pour l'observation, nous n'en dirons ici que ce qu'il est le plus nécessaire de rappeler. Cet animal est assez commun dans le Canada, la nouvelle Angleterre, la Pologne, la Russie, la Sibérie, l'Allemagne, etc. on en trouvoit jadis sur le Rhône. Personne n'ignore que cet animal a été constamment cité comme un modèle d'activité et d'industrie. Il est sur-tout admirable par la construction de ses habitations. Il est pourvu de quatre pieds, mais ceux de derrière sont particulièrement propres à la natation : ils sont composés de cinq doigts réunis par une membrane particulière. La queue, sur-tout, est curieuse à considérer, parce qu'elle décèle le caractère propre de l'animal, qui est d'être amphibie. Elle est couverte d'un épiderme composé d'écailles jointes ensemble par une pellicule, et parfaitement décrites par les auteurs. Il y a dans les aines du castor quatre poches membraneuses, deux principales et deux accessoires, qu'il faut distinguer des testicules. Dans ces poches se rencontre une liqueur qui s'épaissit aisément à la chaleur, et qui forme un suc onctueux et concret, qu'on appelle *castoreum*.

Propriétés physiques. On reconnoît le castoreum à sa consistance, qui est à-peu-près celle du miel ou de la cire. Son goût est âcre et amer. Il exhale une odeur fétide qui s'affoiblit à mesure qu'il se dessèche. Sa couleur est brune ou d'un rouge obscur. Lorsqu'il est gras et huileux, il n'est point aussi estimé.

Propriétés chimiques. On peut traiter le castoreum par l'eau ou par l'alcool. L'action de ces deux dissolvans offre des différences à remarquer. L'eau se charge d'un mucilage gélatineux, et l'alcool, d'une forte résine colorée. M. Fourcroy observe que, lorsque le castoreum est traité par l'eau, et qu'on évapore lentement, la dissolution se trouble et se recouvre d'huile par le refroidissement, et qu'on obtient des cristaux salins; traité par l'alcool, il laisse déposer un résidu brun, rouge, extracto-résineux. Le résidu que donne l'éther est encore plus résineux et plus inflammable, etc. En général, il résulte des travaux de Neumann, Cartheuser, Thouvenel et Bouillon-la-Grange, que le castoreum doit être considéré comme un mélange d'une résine, d'une sorte de corps adipocireux, d'une huile volatile, d'une matière extractive colorante, d'un sel. Le suc qui réside dans les petites poches accessoires, est plus gras et plus huileux. On peut en extraire de la gélatine.

Propriétés médicinales. Le castoreum figure parmi les remèdes qui agissent avec le plus d'activité sur les propriétés vitales du système nerveux. Je n'ai à citer aucune observation qui me soit propre; cependant les auteurs en rapportent. Certains praticiens ont cru que cette substance étoit douée d'une action narcotique sur l'organe encéphalique. Cullen n'y ajoute aucune foi. Il croit seulement qu'elle a pu jouir de cette puissance en remédiant aux affections spasmodiques qui empêchoient la fonction du sommeil. D'ailleurs, le castoreum a les vertus ordinaires de toutes les matières fétides; ce qui fait qu'on l'a employé dans quelque cas d'aménorrhée.

Mode d'administration. On administre le castoreum ou en substance ou en teinture. Pour l'administrer en substance, il faut le réduire en poudre très-fine. Cullen le prescrit depuis cinq jusqu'à quinze décigrammes (*depuis dix jusqu'à trente grains*). On en fait des bols ou des pilules, en l'associant au safran, à la myrrhe, à la poudre de sabine ou à celle d'aristoloche. On peut aussi le faire avaler dans une cuillerée de quelque eau aromatisée. Mais, comme le remarque Cullen, l'esprit-de-vin rectifié est le meilleur dissolvant de ses propriétés médicinales. La teinture de castoreum se donne depuis six jusqu'à vingt-cinq gouttes.

Huile animale. *Oleum empyreuma.*

Dippel, qui a le premier fait connoître cette huile, lui a attribué une foule de propriétés, auxquelles on ne peut plus croire de nos jours. Cependant on ne doit point la rejeter de la matière médicale, puisqu'il est certain qu'elle est très-énergique dans quelques cas.

Histoire naturelle. C'est une huile particulière que fournissent toutes les substances animales distillées à feu nu, soit qu'on emploie des muscles, de la peau, des cheveux, des cornes, etc. Elle n'est point contenue dans ces substances; mais elle s'y forme par l'action du feu, qui combine l'hydrogène de ces matières à l'oxigène et au carbone.

Propriétés physiques. Elle est colorée, épaisse, suivant le degré de feu qu'on lui a fait subir, empyreumatique et fétide; elle verdit les couleurs bleues végétales.

Propriétés chimiques. L'huile animale de Dippel est composée de deux substances, l'une fixe et l'autre volatile; elle est toujours un peu alkaline à cause de l'ammoniaque qu'elle tient en dissolution. Le meilleur moyen de la priver de cet alkali est de la saturer avec l'acide muriatique. Cette huile nouvelle est sans couleur; elle noircit lorsqu'on l'expose à la lumière.

Propriétés médicinales. On a long-temps préconisé ce médicament comme une espèce de spécifique pour plusieurs maladies, et des médecins du plus grand nom, Boerhaave, Hoffmann, Juncker, n'ont pas peu contribué à propager cette opinion. Mais depuis ce temps on est tombé dans un excès opposé et on l'a presque abandonnée, quoique l'expérience ait constaté son efficacité dans plusieurs maladies nerveuses, notamment dans quelques cas d'épilepsie; mais il est important de rechercher les causes de cette horrible maladie, avant d'essayer aucun traitement. Ne sait-on pas que l'épilepsie idiopathique est hors de toutes les ressources de notre art, et quelle atteinte profonde elle porte sur les facultés intellectuelles? On ne peut administrer l'huile de Dippel, que lorsque l'épilepsie est purement sympathique, c'est ainsi qu'on la donna avec un succès marqué à un homme qui avoit éprouvé des accès terribles de colique, auxquels succédèrent de véritables convulsions épileptiques, caractérisées par la perte de connoissance, l'agitation des membres, les mouvemens convulsifs et l'écume à la bouche. On lui fit prendre pendant quelques jours un mélange d'huile empyreumatique et d'éther sulfurique, et les attaques furent bientôt moins fréquentes; elles cessèrent entièrement au bout de cinq semaines. Juncker prétend avoir retiré de grands avantages de l'administration de l'huile de Dippel dans plusieurs épilepsies invétérées; mais il donne trop peu de détails sur la partie descriptive de la maladie. Le célèbre chimiste Rouelle assure qu'il avoit vu plusieurs fois donner cette huile avec succès dans cette affection; mais le succès n'étoit complet que lorsqu'on forçoit la dose. Si je voulois détailler tous les cas où on a prétendu que ce remède étoit donné avec avantage, j'étendrois trop loin les bornes de cet article.

J'ai fait quelques essais à l'hôpital Saint-Louis; j'ai cru voir dans une circonstance les accès épileptiques diminuer d'intensité et devenir moins fréquens. Il seroit à desirer que l'on tentât des expériences plus nombreuses et plus suivies dans l'hospice de Bicètre, qui renferme un grand nombre de ces sortes de malades. J'ai essayé aussi l'emploi extérieur de l'huile animale dans le traitement de quelques maladies de la peau. Il est des cas où elle n'a procuré aucun soulagement; mais elle a été utile dans le traitement de la dartre rongeante scrophuleuse (*herpes exedens scrophulosus*). On peut donc affirmer que l'huile animale de Dippel n'est point dénuée de propriétés; mais un des inconvéniens qu'on peut lui reprocher, est son odeur fétide qui rend son administration très-dégoûtante.

Mode d'administration. On donne ordinairement l'huile animale de Dippel pure, et à la dose de trente, quarante et soixante gouttes; on va quelquefois jusqu'à quatre grammes (*un gros*) lorsqu'on veut obtenir de grands effets. Quelques médecins ont proposé de la mélanger avec l'essence de térébenthine pour augmenter son énergie; on donne ce mélange à la dose de quatre grammes (*un gros*). Lorsqu'on veut l'appliquer à l'extérieur, on en fait une espèce d'onguent avec de la cire jaune; on lui fait prendre cette consistance en la lavant avec neuf parties d'eau.

CHAPITRE VI.

Des Médicamens qui agissent d'une manière spéciale sur les propriétés vitales des organes sensitifs.

Les organes sensitifs doivent être considérés comme essentiellement dépendans du systême nerveux. Leur énergie émane du cerveau. Ces foyers divers de nos perceptions, la vue, l'ouïe, l'odorat et le goût, s'éteignent bientôt, lorsqu'ils sont privés de l'influence suprême de ce viscère. C'est par son intermède qu'ils deviennent les instrumens principaux de la vie de relation; qu'ils ouvrent le cercle de nos idées, de nos affections, de nos penchans, de tous nos rapports moraux ou physiques; qu'ils concourent d'une manière constante et directe à la conservation de l'existence animée, ainsi que de ses facultés les plus importantes. Or, ces appareils merveilleux dont la structure est si délicate et si compliquée, sont susceptibles d'une foule de maladies qui troublent, suspendent ou détruisent l'exercice de leurs fonctions. Ces maladies sont si nombreuses, qu'il a fallu que des gens de l'art en fissent l'objet unique de leurs occupations et de leurs recherches. Leur histoire fait en conséquence partie de nos études thérapeutiques.

SECTION PREMIÈRE.

Des Médicamens spécialement dirigés sur les propriétés vitales de l'organe de la vue.

Nous commençons d'abord par traiter des moyens thérapeutiques dirigés sur l'organe de la vue, parce qu'il est en quelque sorte le plus puissant de tous. Ses propriétés vitales sont si énergiques, qu'il n'a besoin que d'un corps intermédiaire pour atteindre et palper les objets à des distances qui sont souvent très-éloignées. Bordeu a très-bien parlé de cette sensibilité exquise de l'œil, pour le genre de perception qui lui est départi, sensibilité en vertu de laquelle la pupille se resserre et se dilate, pour repousser ou n'admettre qu'un nombre convenable de rayons lumineux.

C'est la rétine qui est spécialement destinée à avertir le cerveau de la présence des objets. Je pourrois parler ici des phénomènes divers auxquels la lumière se trouve soumise dans l'intérieur du globe de l'œil, et exposer avec étendue la théorie de ses fonctions. Je pourrois décrire la structure admirable de ces tissus membraneux, qui retiennent des milieux transparens, auxquels la nature a inégalement départi la faculté de refranger les rayons. Mais toutes ces notions sont du ressort de la physique et de la physiologie. Je les suppose acquises par mes lecteurs.

Les auteurs de matière médicale n'ont admis jusqu'à ce jour, relativement aux affections de la vue, qu'une seule classe de remèdes vaguement désignés sous le titre d'*anti-ophthalmiques*, dont le vulgaire a abusé. Ces remèdes ne sont communément applicables qu'à l'état d'irritation inflammatoire qui peut se manifester dans l'intérieur du globe de l'œil ou dans les membranes extérieures qui l'environnent. Mais, outre que les symptômes qui caractérisent les différentes espèces d'ophthalmies, réclament souvent des traitemens opposés, le praticien thérapeutiste ne doit-il pas embrasser dans ses recherches toutes les altérations nerveuses dont se trouve susceptible un organe aussi important que celui de la vision ? Une telle étude est d'autant plus nécessaire, que celui qui aura soigneusement étudié les phénomènes morbifiques de cet organe, fournira peut-être un jour des renseignemens précieux sur la théorie de l'optique ; en sorte que, si les découvertes de Newton ont agrandi le domaine de la médecine, la médecine pourra, à son tour, ajouter aux découvertes de Newton.

Plus un organe est compliqué dans sa structure, plus il réclame de moyens thérapeutiques. On est véritablement étonné de la variété infinie d'affections pathologiques auxquelles l'œil se trouve assujéti. Quels soins et quelle étude exigent journellement au praticien les lésions nombreuses des conduits lacrymaux, les phlegmasies des paupières et l'irritation des glandes qui s'y distribuent, l'ulcération des tarses, la disposition vicieuse des cils, les engorgemens de la conjonctive, les épanchemens sanguins et lymphatiques dans la texture des membranes, la dilatation variqueuse de leurs vaisseaux, l'occlusion de la pupille, la procidence de l'iris, les tumeurs de la cornée et ces excroissances cancéreuses qui présentent des phénomènes si alarmans ! Les gens de l'art méditent pour trouver les moyens curatifs des différentes espèces de cécité. Quelles difficultés offrent encore aux ressources du thérapeutiste l'accroissement morbifique de l'humeur vitrée, de l'humeur aqueuse, etc. ! Combien d'autres altérations peuvent se manifester dans la structure, la conformation de l'œil, et qui sont encore autant de problêmes pour notre intelligence !

On doit regarder comme un résultat heureux des recherches faites dans ces temps modernes, l'emploi de la belladone, et de quelques autres plantes stupéfiantes, pour opérer le relâchement du cercle membraneux de l'iris, et faciliter la sortie de la cataracte. Le professeur Raimarus est le premier qui l'a mis en vogue. M. Démours a récemment employé ce moyen ingénieux, pour remédier à une affection non moins importante de l'organe de la vision. Je veux parler du rétrécissement de la pupille. Souvent, à la suite d'une phlegmasie intérieure, ou de l'engorgement sanguin qui en est l'effet, le bord de cette ouverture se resserre singulièrement, au point de refuser passage aux rayons lumineux ; quand cet accident ne fait que se développer, et que sa cause n'existe plus, M. Démours a expérimenté que l'instillation de l'extrait de belladone obtenoit un plein succès, ou du moins concouroit efficacement à la guérison d'une semblable maladie. Parmi les individus qui perdent la faculté de la vue, beaucoup restent aveugles, par le développement de certaines taches qui occupent le centre de la cornée transparente. Si, par le secours du remède indiqué, on vient à bout de dilater artificiellement leur pupille, ils peuvent se conduire ou même s'occuper à quelque lecture pendant quelques jours, parce que, malgré la tache, l'élargissement de la pupille est assez considérable pour permettre l'entrée des rayons de lumière. M. Démours observe que ce moyen n'est d'ailleurs suivi d'aucun inconvénient; qu'il n'excite qu'un sentiment léger de cuisson qui dure à peine quelques minutes. Il le conseille même dans les cas incurables. Car un aveugle trouve toujours qu'il est consolant de se procurer la faculté de voir pendant un temps plus ou moins court. Il est un autre cas dans lequel ce même moyen paroît avantageux; c'est lorsque la cécité provient d'une opacité centrale du corps cristallin, dont les bords restent transparens, quelquefois pendant un grand nombre d'années. C'est alors une jouissance pour les malades, en attendant que l'opération soit indiquée chez eux, qu'ils puissent à volonté se procurer, du moins pour un instant, le bonheur de contempler ceux qui les entourent, ou remplir quelques devoirs importans de leur vie.

Les pathologistes anciens et modernes distinguent avec raison deux sortes d'ophthalmies : l'une se déclare avec un appareil de phénomènes véritablement aigus; l'autre n'affecte qu'une marche chronique. Cette distinction est très-essentielle pour le plan curatif qu'il faut adopter. Indépendamment de cette première considération, l'ophthalmie aiguë a différentes périodes qui doivent influer sur la conduite du praticien. Ainsi donc, après le stade inflammatoire, la maladie peut présenter des symptômes qui ne sont que le résultat de l'affoiblissement survenu dans les propriétés vitales de la conjonctive ou de la membrane interne des paupières, par la distention excessive qui a eu lieu dans tout le système vasculaire de ces parties. Les mêmes symptômes peuvent aussi tenir à un accroissement morbifique de la sensibilité de l'œil, qui persiste quelquefois même après la cessation entière de l'ophthalmie, et qui prolonge plus ou moins long-temps la turgescence sanguine de cet organe. Les médecins inexpérimentés sont alors facilement trompés, dans la persuasion où ils sont que la phlegmasie existe encore dans son état d'augmentation ou de vigueur. Je n'ai pas besoin de dire combien cette observation de M. Scarpa est importante dans l'exercice de l'art, pour faire succéder, comme il convient, l'emploi des topiques astringens et fortifians, à celui des topiques doux et émolliens. Les praticiens vulgaires qui insistent avec obstination sur ces derniers médicamens, sont souvent surpris de voir qu'ils perpétuent l'engorgement morbifique, au lieu de le guérir.

Après cette considération sur la nature des ophthalmies, la plus intéressante est sans contredit celle des causes qui les produisent. On sentira aisément que le traitement de cette affection doit être modifié selon qu'elle doit son origine aux vicissitudes atmosphériques, à des voyages entrepris dans des pays mal-sains, humides ou sablonneux, à l'exposition imprudente d'un individu aux rayons d'un soleil ardent, à un amas de saburre dans les premières voies, à la suppression des menstrues, ou de quelqu'autre écoulement nécessaire à l'économie animale. On voit aujourd'hui, dans l'une des salles de l'hôpital Saint-Louis, une nourrice auparavant très-saine, et qui a été frappée d'une maladie de ce genre, parce qu'elle allaitoit un enfant infecté du vice vénérien. Ramazzini a le premier observé que les ouvriers qui travaillent à vider les latrines, ont les yeux rouges et comme obscurcis par un nuage; la plupart d'entr'eux deviennent en effet borgnes ou aveugles. Combien de fois n'ai-je pas vu l'ophthalmie à l'hôpital Saint-Louis succéder à la rétrocession d'une dartre, et même d'un érysipèle? Il n'est pas moins digne de notre attention que cette maladie s'établit quelquefois périodiquement, sans cause apparente. M. le docteur Palous, médecin très-éclairé de Rodez, m'a communiqué l'observation intéressante de deux jumeaux qui, tous les ans, étoient pris d'une ophthalmie aiguë, au même mois et à la même heure. Ne faut-il pas un plan de curation adapté à des circonstances si variées?

Le mécanisme de la vue est exposé à d'autres genres d'altérations nerveuses dont la Thérapeutique doit également s'occuper. Il en est qui ne réclament absolument que les moyens mécaniques de la chirurgie oculaire; et c'est ici que le domaine de la physique se trouve étroitement lié avec celui de la médecine. Souvent, par une altération particulière de sa structure, l'œil n'est point dans un rapport convenable de distance avec les objets que nous contemplons. C'est ainsi que, comme tout le monde le sait, les individus *myopes* n'aperçoivent les objets que lorsqu'ils sont très-rapprochés de leur organe; tandis que les *presbytes* ont besoin de la placer dans un certain éloignement. L'invention admirable des lunettes supplée le plus souvent à ces défauts, en aidant diversement la réfraction des rayons lumineux. Ce qu'il y a de très-remarquable, c'est que des changemens survenus accidentellement dans la disposition physique du globe de l'œil par les progrès de l'âge, mettent certains individus à même de se passer ensuite de ces instrumens; et c'est ainsi qu'il faut expliquer le retour de la vue qui a été observé chez certains vieillards.

Les ressources des anciens étoient loin de suffire pour la guérison de l'*amaurosis*, affection particulière dont M. Richter a fort bien parlé. Que trouve-t-on à ce sujet dans leurs ouvrages ? des collyres insignifians et absurdes, de longues recettes pour la confection de pilules auxquelles ils attribuoient des qualités fondantes, résolutives, etc. Aujourd'hui que l'on apprécie mieux l'action des propriétés vitales de l'œil, on distingue du moins les cas qui sont curables, de ceux qui résistent à la puissance de l'art; la Thérapeutique ne propose aucun moyen de guérison sans l'examen préalable de la nature et de l'intensité des causes. Quel rapport de similitude peut-il y avoir, en effet, entre le traitement indiqué pour celles de ces maladies qui sont produites par un long abus de la masturbation, des liqueurs spiritueuses, ou de toute autre cause énervante; et le traitement de celles qui résultent de la présence d'un corps étranger dans l'organe de la vision, comme, par exemple, d'une commotion violente reçue par le cerveau, de la contusion du nerf sus-orbitaire, etc.? Nous venons de recueillir à l'hôpital Saint-Louis trois observations diverses d'*amaurose;* l'une dérivoit de la rétropulsion subite de la teigne, chez une petite fille âgée de quatorze ans. Elle n'a pu être efficacement combattue par aucun moyen. La seconde étoit le produit d'une métastase laiteuse. Elle a très-bien cédé à l'usage des purgatifs. La troisième étoit la suite d'un empoisonnement par le laudanum liquide de Sydenham. Elle a duré huit jours, et a paru céder au simple emploi des boissons acidulées qu'on avoit d'abord administrées le jour de l'accident. On cite des amauroses périodiques qu'on n'a pu guérir que par le quinquina, et d'autres dont l'existence étoit liée à la suppression du flux menstruel ou hémorrhoïdal, et qui ont disparu, par conséquent, quand ces évacuations salutaires se sont rétablies.

Ce que nous avons dit de l'*amaurosis* peut s'appliquer également aux phénomènes singuliers de l'*héméralopie* et de la *nyctalopie*, qui exigent divers traitemens, selon la disposition organique des parties qui concourent à la formation du globe de l'œil. Il arrive souvent, en effet, que la sensibilité du nerf optique s'affoiblit à un tel point, qu'elle a besoin d'être mise en jeu par une très-forte lumière ; de là vient que les heméralopes cessent de voir à l'arrivée du crépuscule. La sympathie membraneuse de l'estomac avec l'organe de la vision, explique aisément pourquoi les émétiques obtiennent alors un si grand succès pour la guérison des malades. M. Scarpa, qui a traité avec succès cette affection, ajoutoit l'emploi d'un vésicatoire à la nuque ; il soumettoit ces organes aux vapeurs de carbonate d'ammoniaque ; vers la fin du traitement, il avoit recours à l'écorce du Pérou. Quand l'*héméralopie* tient à une prédominance du système sanguin, la phlébotomie est avantageuse. Quelquefois cette singulière affection est due à l'arrêt de la transpiration, qu'il faut s'empresser de rétablir. M. le professeur Scarpa cite l'exemple de trois individus, qu'il a parfaitement guéris par une semblable méthode. Il est évident que, dans de telles circonstances, l'indication la plus urgente est de ramener à leur état naturel les propriétés vitales du globe de l'œil. Sous le même point de vue curatif, on peut se promettre un certain succès des lotions toniques et corroborantes, indiquées par les médecins oculistes.

La *nyctalopie* peut tenir à plusieurs causes. Souvent une cataracte la produit ; mais le plus souvent elle tient à une susceptibilité nerveuse trop exaltée de la rétine, qui fait que la lumière du jour l'ébranle trop vivement, en sorte que le très-petit nombre de rayons lumieux qui existent pendant la nuit, suffit pour donner la perception des objets. Il est question, dans le Voyage de Waffer, d'une peuplade entière d'hommes, chez lesquels le même phénomène se manifeste. On les rencontre, dit-on, dans l'isthme qui sépare la mer du Nord de la mer Pacifique. Leurs cheveux ressemblent à la laine la plus blanche. Maupertuis, dans sa *Vénus physique*, a exposé ces détails d'une manière piquante et pittoresque. « Quand, dit-il, l'astre du jour a disparu et laissé la nature dans le deuil, quand tous les autres habitans de la terre, accablés de leurs travaux ou fatigués de leurs plaisirs, se livrent au sommeil, le Darien s'éveille, loue ses Dieux, se réjouit de l'absence d'une lumière insupportable, et vient remplir le vide de la nature. Il écoute les cris de la chouette avec autant de plaisir que le berger de nos contrées entend le chant de l'alouette, lorsqu'à la première aube, hors de la vue de l'épervier, elle semble aller chercher dans la nue le jour qui n'est pas encore sur la terre. Elle marque par le battement de ses ailes la cadence de ses ramages; elle s'élève et se perd dans les airs; on ne la voit plus qu'on l'entend encore. Ses sons, qui n'ont plus rien de distinct, inspirent la tendresse et la rêverie. Ce moment réunit la tranquillité de la nuit avec les plaisirs du jour. Le soleil paroît : il vient rapporter sur la terre le mouvement et la vie, marquer les heures, et destiner les différens travaux des hommes. Les Dariens n'ont pas attendu ce moment; ils sont déjà tous retirés; peut-être en trouve-t-on encore à table quelques-uns, qui, après avoir farci leur estomac de ragoûts, épuisent leur esprit en traits et en

» pointes. Mais le seul homme raisonnable qui veille » est celui qui attend midi pour un rendez-vous ; c'est » à cette heure, c'est à la faveur de la plus vive lumière, » qu'il doit tromper la viligance d'une mère, et s'in- » troduire chez sa timide amante ». Ce phénomène, aussi curieux qu'intéressant, est-il, chez ce peuple, le résultat de la conformation particulière des yeux, ou d'une affection particulière produite par la reverbération des rayons du soleil? Ce fait sera sans doute mieux observé quelque jour par des voyageurs instruits; mais la nyctalopie, telle que nous l'observons ordinairement chez les Européens, se guérit par des moyens intérieurement et extérieurement adaptés à l'état des propriétés vitales de l'œil; il ne s'agit que de ramener la trop vive sensibilité de cet organe à son type naturel.

Pour terminer ce que j'ai à dire sur les altérations nerveuses de la vue, qui réclament les secours de la Thérapeutique, je dois rappeler une autre maladie sur laquelle M. Duvernoy a communiqué un Mémoire à la Société médicale de Paris : je veux parler de la *double-vue*. Si les objets que nous regardons ordinairement avec les deux yeux nous paroissent simples, c'est parce que leur image se peint sur des points correspondans de la rétine de chaque œil. Or, toutes les causes qui peuvent dévier de l'un de ces points, l'image des objets que l'on considère, doivent donner lieu à une double perception de ces mêmes objets. On rapporte l'observation d'un vieillard très-avare, qui voulut éteindre une des deux lumières dont il se croyoit éclairé; celle sur laquelle il dirigea l'éteignoir étoit la bonne. Il fut bien surpris de se trouver dans l'obscurité.

Tantôt, c'est l'action inégale des muscles des yeux, qui imprime des directions diverses à chaque globe, et par conséquent aux axes optiques. Qu'arrive-t-il alors ? les deux images des objets viennent tomber au fond des deux organes de la vision, sur des parties qui ne sont pas analogues. On a publié, dans les Transactions philosophiques, l'histoire suivante, qui fournit un exemple de cette maladie, causée par la lésion de l'action des muscles d'un des deux yeux. Un individu étoit allé à la chasse parfaitement bien portant. Il fut extrêmement surpris, vers le soir, après une journée bien fatigante, de s'apercevoir subitement qu'il voyoit tout double ; son arme, le cheval, le chemin, lui paroissoient tels. Cet accident le déconcerta ; il fut d'abord très-embarrassé de savoir comment il pourroit retrouver la maison. Cependant il y arriva en se laissant conduire par son cheval. Le lendemain matin, la double-vue étoit presqu'entièrement passée, et après deux ou trois jours, il retourna de nouveau à la chasse. Mais cet accident reparut avec plus d'intensité. Il partit alors pour Edimbourg, où il alla se faire traiter. On chercha le siége de la maladie dans l'œil même ; on lui rasa les cheveux. On lui appliqua sur la tête des vésicatoires et des sang-sues. On lui administra du mercure, et l'on prescrivit un régime maigre. La maladie empira, et après bien des essais, il perdit courage, retourna chez lui, et suspendit l'usage de tout médicament. La vue fut pendant tout ce temps-là très-claire; il voyoit simples les objets qui étoient à sa proximité; mais ils lui paroissoient doubles quand ils étoient à la distance de deux toises; et dans un plus grand éloignement, ils se séparoient de plus en plus l'un de l'autre. Lorsqu'il fixoit un objet, celui qui étoit près de lui pouvoit observer que ses yeux n'étoient pas également dirigés sur cet objet. Cette maladie avoit plus d'intensité le matin; elle diminuoit à dîner, après qu'il avoit bu quelques verres de vin. Elle dura plusieurs années et disparut peu à peu.

Tantôt, comme le remarque très-bien M. Duvernoy, il s'opère un changement dans les corps réfringens de l'un des deux yeux, qui fait que leur force réfringente n'étant plus la même, il y en a un qui dévie l'axe optique du point qui répond où celui de l'autre va aboutir. Il arrive aussi que nous voyons double toutes les fois que nous pressons fortement un œil de côté, ou lorsque, regardant négligemment, nous ne dirigeons pas nos yeux de manière que les perpendiculaires qui vont de l'objet aux deux rétines tombent sur des points correspondans. C'est ce qui survient aux personnes qui sont ivres de vin, ou qui sont agitées par un mouvement de colère, etc. Or, l'état maladif peut produire et perpétuer longtemps cette indisposition. Quelle est alors l'indication curative que le médecin thérapeutiste doit remplir? Il doit prêter tous les secours nécessaires pour diriger les axes optiques sur deux points correspondans dans les deux yeux, et empêcher ainsi que les deux images des objets ne produisent des sensations séparées.

Il peut arriver que l'on voie double d'un seul œil. Ce dernier cas est rare, et on en trouve peu d'exemples. Une dissertation soutenue à Strasbourg, en 1746, contient une observation de ce genre. Un homme fut affecté de la double vue après trois jours d'un violent mal de tête. Elle disparut au bout de quelques semaines, à la suite de l'usage des vésicatoires, dont l'un fut appliqué au bras droit, et un autre à la jambe gauche. Voici les propres expressions de l'auteur. « Pendant la durée de cette affection, dit-il, les deux yeux n'offroient aucune lésion apparente; il n'y avoit ni distention, ni strabisme, et il étoit impossible d'y remarquer la moindre altération. Mais ce qu'il y avoit de remarquable, c'est que, lorsque l'un des yeux étoit fermé, l'œil ouvert voyoit pareillement les objets doubles; ce qui parut un phénomène extraordinaire ». M. Duvernoy rapporte une observation intéressante qui doit trouver ici sa place. Un vieillard ayant reçu, dans sa jeunesse, deux coups de lancette dans le sac lacrymal de l'œil gauche, pour en faire sortir une matière purulente qui s'y étoit rassemblée à la suite d'un violent mal de dent; son œil resta un peu offusqué, ce qu'il attribuoit en partie à l'opération, en partie aux larmes qui s'y arrêtoient. Il voyoit double de chaque œil, soit qu'il mît la main sur l'œil gauche ou sur l'œil droit. Mais c'étoit du droit que se faisoit le mieux cette illusion. Si l'objet étoit un peu considérable, s'il avoit, par exemple, la grandeur d'un homme, il falloit au moins qu'il fût à plusieurs centaines de pas pour paroître double à sa vue. Il voyoit alors deux hommes marcher ou s'arrêter sur la même ligne, à côté l'un de l'autre. Les étoiles font à-peu-près sur ses yeux la même impression. Lorsque l'objet étoit petit comme une mouche sur une toile peinte ou sur un papier, il lui paroissoit déjà double à six ou sept pas de distance. Au surplus, ce vieillard étoit presbyte. Sa vue portoit encore fort loin, quoiqu'il ne pût lire qu'avec des lunettes. Ce vice de la vue lui étoit survenu, sans avoir été précédé d'accidens particuliers.

Telles sont les principales altérations nerveuses que peut subir l'organe de la vue, et l'on pourroit en indiquer un plus grand nombre. D'après cette simple exposition, ne seroit-ce pas retrécir les idées du thérapeutiste, que de lui offrir, à l'exemple des auteurs qui m'ont précédé, une série plus ou moins longue des médicamens réputés anti-ophthalmiques? On trouve à ce sujet, dans les livres écrits sur la matière médicale, une foule de substances qu'il seroit aussi risible que superflu de nommer. L'organe dont il s'agit, est à-la-fois d'une structure si admirable et si compliquée, qu'il n'est pas une seule de ses affections qui n'exige un traitement tout particulier. La pathologie des yeux a donc un grand besoin d'être perfectionnée. L'anatomie, la physique et la médecine doivent joindre leurs ressources pour parvenir à ce but. Laissons les recettes bannales à l'ignorant vulgaire, et portons dans cette partie de l'art le flambeau de l'analyse, et d'une sévère observation.

SECTION DEUXIÈME.

Des Médicamens spécialement dirigés sur les propriétés vitales de l'organe de l'ouïe.

Le sens de l'ouïe est un des plus précieux organes de la vie de relation ; du moins concourt-il d'une manière plus directe à son exercice. C'est par ce sens que l'homme communique avec son semblable, et qu'il fait un échange continuel de ses sentimens et de ses pensées. Par ses propriétés vitales, l'ouïe s'exerce, ainsi que la vue, sur des objets plus ou moins éloignés. L'oreille, comme le dit Bordeu, se dresse, se tend, s'ouvre, et s'accommode, en quelque sorte, à l'action et à l'entrée des rayons sonores.

Malgré l'importance des notions physiologiques, pour l'intelligence des différens désordres qui peuvent survenir dans les fonctions de l'oreille, je ne puis me livrer, sur ce point, à des détails fort étendus. Je suppose que mes lecteurs sont suffisamment instruits sur le mécanisme de l'audition. Personne, du reste, n'ignore qu'il a été émis beaucoup de théories erronées à cet égard, et que celles d'un grand nombre de physiciens ont été rectifiées par les travaux plus exacts des médecins expérimentateurs. La dissertation que le célèbre Cotugno de Naples publia en 1760, et qui a pour titre : *De aquæductibus auris humanæ internæ*, est un des plus beaux titres de sa gloire. Ce grand anatomiste prouva l'existence naturelle d'un liquide dans le labyrinthe, et détermina le jeu et le but particulier de ses ondulations pour la perception des sons. Plusieurs années après, M. Meckel fils, qui a suivi les traces de son illustre père, procéda à des recherches nouvelles, et ajouta aux premières découvertes de son prédécesseur. Enfin, MM. Pinel et Richerand se sont livrés à des travaux qui n'ont pas été sans résultat. C'est ainsi qu'ils ont constaté, chez des femmes mortes sourdes, que les cavités de l'oreille interne étoient vides, tandis qu'il y avoit toujours un glaçon chez celles qui avoient conservé la faculté d'entendre pendant leur vie.

Je rappelle uniquement les notions suivantes, qui, pour être communes, n'en sont pas moins d'une nécessité absolue, pour faire une sage et utile application des divers moyens thérapeutiques aux genres d'altération dont l'appareil auditif est susceptible. Tous les anatomistes s'accordent pour diviser cet appareil en trois parties; l'une est extérieure, et paroît uniquement adaptée au rassemblement physique des corps sonores; l'autre est absolument intérieure, et consiste principalement en une expansion nerveuse sur laquelle s'opère la sensation de l'ouïe; mais il en est une moyenne par sa situation, où l'on prétend que le son se répète, se réfléchit, se modifie, se renforce et s'articule. La première que nous avons indiquée, comprend l'auricule, sorte de conque cartilagineuse qui proémine sur l'os temporal, le méat auditif, ainsi que la membrane du tympan. La seconde, ou celle qui est placée dans le milieu, est pour la caisse du tambour, et les osselets qu'elle contient. Enfin, dans la troisième, qui est aussi la plus profonde, on admire l'épanouissement pulpeux du nerf désigné sous le nom de *nerf acoustique*, et l'étonnante structure du labyrinthe, du limaçon, des canaux demi-circulaires et de leurs tuyaux membraneux, que M. Scarpa a su décrire avec une sagacité digne des plus grands éloges. C'est sur-tout cette dernière portion de l'organe de l'ouïe, qui mérite les regards et toute l'attention du thérapeutiste, parce qu'elle est le siége spécial où s'effectue le mécanisme de l'audition; les autres ne sont qu'accessoires, et ne jouent qu'un rôle dont l'importance est très-secondaire.

Je dois ajouter que cet ample et tortueux conduit, qui sert à la perception des sons, est lubrifié de toutes parts par une humeur particulière, dont la consistance se rapproche beaucoup de celle de la cire amollie, et qui, pour cette raison, a reçu le nom de *cerumen*. Cette humeur est filtrée par une multitude de petites glandes de forme tantôt ronde, tantôt ovale, d'une couleur jaune tirant sur le brun, qui abondent dans les échancrures du canal auditif osseux, et sur-tout dans sa portion cartilagineuse. Les grands anatomistes, tels que Stenon, Valsalva, Duvernoy, Haller, etc. ne laissent rien à desirer relativement à la description de ces petites glandes particulières qui percent l'épiderme, et présentent des ouvertures très-apercevables à l'œil nu de l'observateur. D'un autre côté, les chimistes modernes ont recherché la nature de la matière visqueuse, huileuse, et comme unguentacée qui s'en échappe.

Vauquelin a démontré qu'elle étoit spécialement composée de trois substances, d'une huile graisseuse, assez analogue à celle qu'on trouve dans la bile, d'un mucilage animal albumineux, et d'un principe colorant qui paroît aussi avoir beaucoup d'analogie avec celui de la bile, du moins par son extrême amertume.

Ce suc jaune, orangé, quelquefois rougeâtre, paroît acquérir d'autant plus de consistance qu'on l'expose à l'action de la chaleur ou au contact de l'air atmosphérique. Tous les praticiens savent que, par un effet morbifique, il est souvent susceptible de s'épaissir à un tel point dans l'intérieur du conduit de l'oreille, qu'il y obstrue le passage des sons. On l'a vu, dans certaines circonstances, se dessécher entièrement, et offrir un état comme gypseux. Cette maladie, dont les anciens ont très-bien parlé, s'est présentée plusieurs fois à l'hôpital Saint-Louis : des injections émollientes ont obtenu un plein succès. Dans ces sortes de cas, nous avons employé l'huile de lin, celle d'amandes douces, et autres substances dont l'effet est adoucissant. On trouve plusieurs cas semblables dans les auteurs qui ont écrit sur la pratique de l'art.

Rien n'est plus difficile que de déterminer les causes indéfiniment variées de la surdité, et pourtant, rien ne seroit plus nécessaire pour y apporter un sûr remède. La structure de l'appareil auditif est si compliquée, les parties qui concourent à sa formation sont si profondément reculées, que le diagnostic des maladies de l'ouïe est presque toujours incertain. Il peut survenir mille accidens qu'on soupçonne à peine. On n'a certainement pas encore apprécié comme il faut les inconvéniens qui peuvent résulter d'une altération du liquide découvert par Cotugno et Meckel, d'un dérangement mécanique dans les quatre osselets de la caisse du tambour, d'un déchirement de l'expansion nervéo-membraneuse, d'une disposition vicieuse du vestibule, du labyrinthe, du limaçon, des canaux demi-circulaires, de la lésion ou de la destruction du nerf acoustique, etc.

Il existe une sorte de surdité qu'accompagne un phénomène très-remarquable : c'est le cas cité par Willis, d'une femme qui ne pouvoit entendre les sons ordinaires de la voix qu'au bruit des tambours, des instrumens de musique, ou des cloches. Selon l'explication des physiologistes, la véhémence de ce bruit concomitant, redonne à la membrane relâchée du tympan, le degré de tension qui convient pour lui faire percevoir des sons moins forts. Ce relâchement morbifique dans la membrane du tympan est fréquemment produit par un afflux d'humeurs vers l'oreille, par des contusions, des pressions, ou des secousses violentes, par l'épaississement ou la trop grande fluidité du cérumen, etc. accidens qui arrivent dans les lieux humides, marécageux, mal-sains, et dans des maisons nouvellement bâties. C'est dans le cas pathologique que nous indiquons, que des topiques astringens peuvent être introduits avec avantage dans l'intérieur du canal auditif, lorsqu'on a soin de les renouveler fréquemment et à propos.

Il est d'autres obstacles à la liberté des fonctions de l'ouïe, dont les pathologistes font mention ; tels sont les corps polypeux qui se forment dans l'intérieur de l'appareil auditif. Nous avons vu un jeune homme à l'hôpital Saint-Louis, enclin aux vices les plus honteux, et qui devint sourd par des excroissances vénériennes qui bouchèrent le conduit externe. Il fut guéri par l'usage de la liqueur de Van Swiéten. Quelquefois la surdité peut tenir à une obstruction de la trompe d'Eustache. Tel est le fait que rapporte Fontenelle, d'un maître de poste qui crut découvrir en lui cette cause de maladie, et parvint à se rétablir par des injections détersives pratiquées dans l'intérieur de la bouche. On a aussi constaté que le bruit des canons déchiroit la membrane du tympan, comme il est arrivé à des femmes qui ont assisté au siége malheureux des villes de guerre. Mais la surdité qui en résulte se guérit à la longue.

Enfin, il faut encore compter parmi les causes qui empêchent ou interceptent les fonctions de l'ouïe, les céphalalgies ou migraines périodiques, les saburres gastriques, les fluxions sanguines ou lymphatiques dans l'intérieur de l'organe, les accumulations du mucus ou d'une matière purulente, l'ossification des membranes, les phlegmasies rhumatismales, les métastases laiteuses, varioliques, dartreuses, psoriques, arthritiques, etc. J'ai vu deux enfans sourds par la rétropulsion de la teigne, et dont l'un a été parfaitement rétabli par l'application d'un vésicatoire à la partie postérieure du col. Enfin, la surdité suit ou devance quelquefois les crises fébriles, et l'on sait avec quelle sagacité

Hippocrate assigne les cas où ce symptôme est funeste ou favorable.

Parmi les différentes espèces de surdité, il en est peu d'aussi remarquables que celle qui suit une marche intermittente et régulière. Cette affection est fréquente, et les médecins sont souvent consultés pour y remédier. Je citerai l'observation suivante, qui fut communiquée autrefois à la société médicale de Paris, par un chirurgien des armées françaises. Une femme, âgée d'environ trente ans, douée d'un tempérament sanguin, mais d'une extrême susceptibilité nerveuse, avoit éprouvé dans son enfance quelques légers maux d'oreilles. Elle se livra néanmoins avec passion à l'art de la musique ; toute la journée, elle étoit comme attachée à son *forte-piano*. Si elle quittoit par intervalles son instrument, ce n'étoit que lorsque l'excessive fatigue ou des douleurs de tête très-vives la contraignoient à prendre du repos. Un événement la força de renoncer entièrement à une occupation si douce pour elle. Dans l'instant où elle espéroit les jouissances les plus délicieuses, elle fut affectée tout-à-coup, et sans qu'il se manifestât chez elle rien d'extraordinaire, d'une sorte de dureté d'oreille, à laquelle on fit d'abord peu d'attention, la regardant comme une incommodité passagère. En effet, cette dureté se dissipoit lorsque cette femme restoit libre de tout soin, et revenoit à l'instant où l'application étoit portée à l'excès. Un semblable état subsista longtemps, sans aucune diminution ni augmentation des symptômes. Mais bientôt des chagrins cuisans, des affections tristes, vinrent accroître son mal. Alors, elle se plaignit d'un sentiment de pesanteur dans tous ses membres. Elle sentit ses oreilles se fermer comme par un mouvement spasmodique, et il lui sembloit, d'après ses propres expressions, que le sang tomboit goutte à goutte du sommet de son cerveau vers sa base. Ces symptômes, après avoir duré quelque temps, se dissipoient, et ces relâches sembloient constituer l'intermission d'un accès, qui avoit ses périodes d'accroissement et de diminution. Pendant cette intermission, l'ouïe sembloit reprendre son énergie, et percevoir assez facilement les sons. Ayant inutilement tenté tous les moyens, et n'espérant aucun meilleur secours de la médecine, la malade résolut de tout attendre du temps, et d'appliquer seulement quelques topiques locaux qui ne devoient avoir qu'une action médiocre. Durant ce temps, des chagrins, des inquiétudes, vinrent encore l'accabler. Ce fut alors que la dureté de l'oreille s'accrut, et que les accès de surdité se rapprochèrent : quand le sentiment de ses peines étoit fort et violent, elle étoit dans un état de surdité complète, des étourdissemens, des vertiges survenoient, et duroient jusqu'à ce que la sensation douloureuse venant à s'évanouir, le spasme pût cesser : alors, peu à peu elle reprenoit l'usage de l'ouïe, et entendoit avec assez de facilité. Il est digne de remarque, que dans les accès de spasme, cette demoiselle se servoit en vain du cornet acoustique ; mais l'air pur et oxigéné lui faisoit un bien inappréciable. Les promenades faites à la campagne, lui rendoient la perception des sons plus facile, etc. N'est-il pas manifeste que cette surdité étoit le produit d'un spasme qui affectoit particulièrement l'organe auditif, mais qui portoit son impression sur la tête? Ce spasme venoit par intervalles. Cette périodicité n'étoit pas, du reste, soumise à des lois fixes. Souvent, quinze jours se passoient sans qu'il y eût d'accès. D'autres fois, il revenoit tous les deux ou trois jours. Ce spasme duroit quelquefois une demi-journée, d'autres fois un jour entier.

Si nous voulions examiner ici toutes les maladies auxquelles l'oreille se trouve sujette, il faudroit, sans contredit, faire mention du catarrhe de l'oreille. M. Alard, docteur en médecine de l'Ecole de Paris, a publié des recherches intéressantes sur ce genre d'affection, qui peut tenir à une foule de causes. Il a fait voir que la membrane muqueuse qui tapisse la cavité du tympan, étoit exposée aux mêmes accidens que les autres membranes muqueuses de notre économie, qui sont en contact avec l'air atmosphérique. L'autopsie cadavérique a démontré des altérations absolument analogues. Le catarrhe peut se montrer avec une marche aiguë ou chronique; il peut attaquer la partie externe ou la partie interne de l'oreille. Il convient d'adapter les méthodes du traitement à ces différentes circonstances. Presque toujours le médecin ne doit être que le spectateur des actes de la nature, qui parcourt elle-même ses périodes. Un régime sobre, une température douce, quelques boissons délayantes ou diaphorétiques, quelques injections émollientes, suffisent pour faire disparoître ces accidens. Des mèches trempées dans l'huile de fin, m'ont paru très-efficaces à l'hôpital Saint-Louis. Quelquefois la guérison tarde à s'opérer ; il importe alors de seconder la nature d'une manière plus active. On introduit dans le conduit auditif quelques infusions légèrement astringentes ou aromatiques, pour remédier au relâchement de la membrane muqueuse, et mettre fin aux mouvemens d'une fluxion qui peut devenir habituelle. Dans ce dernier cas, personne n'ignore combien il seroit ensuite dangereux de les supprimer. En un mot, on emploie des moyens analogues à ceux dont on faisoit usage dans les autres affections catarrhales.

Cependant, dans un organe aussi sensible, et d'une structure aussi délicate que celui de l'ouïe, il peut arriver que l'inflammation, devenue générale, cause des douleurs intolérables, lesquelles résultent de la distention excessive de la membrane du tympan. On pourroit calmer ces douleurs, à l'aide des injections pratiquées avec une dissolution aqueuse d'opium, comme nous l'avons fait en dernier lieu chez un costumier du grand Opéra de Paris. M. le docteur Alard observe judicieusement que, dans une semblable circonstance, l'indication urgente est de pratiquer une issue à l'humeur accumulée qui peut obstruer le conduit de la trompe d'Eustache. Malgré les objections qu'on a faites contre une semblable opération, il n'en est pas moins vrai qu'elle entre complètement dans les vues de la nature, en facilitant la sortie du pus, dont le séjour trop long pourroit devenir funeste. Aussi l'expérience prouve que la maladie reprend bientôt son caractère de bénignité, et que les malades ne tardent pas à éprouver du soulagement. Il se manifeste, dans ce cas, le même phénomène que dans toute membrane fibreuse qui seroit frappée de phlegmasie. On sait qu'une incision pratiquée dans ces parties, la fait disparoître comme par enchantement.

Toutefois, lorsque le catarrhe auriculaire prend un caractère chronique, tous les praticiens savent que rien n'est plus important que de produire des irritations dans des parties éloignées de l'appareil auditif. On sollicite l'action du canal intestinal par des substances laxatives; on excite la peau par des cautères ou des vésicatoires. On a recours à des frictions réitérées; dans ce cas, je fais frotter la peau avec un linge trempé dans du vin de romarin, dans l'eau spiritueuse de rose, quelquefois dans le liniment volatil. Mais il peut arriver que ces stimulans extérieurs soient trop foibles pour détourner une irritation si vive et si profondément établie. M. Alard pense que, dans ce cas, il seroit utile de mettre à profit l'opération du moxa, et qu'on est généralement trop timide dans l'emploi d'un moyen aussi puissamment et aussi généralement révulsif.

On voit assez qu'il en est des maladies de l'ouïe comme de celles de la vue; c'est-à-dire, que les moyens curatifs varient aussi indéfiniment que les symptômes et les causes qui les enfantent. C'est ainsi que les vésicatoires, les sétons, les bains, les pédiluves, les émétiques, les doux purgatifs, les eaux sulfureuses, les saignées, les calmans, les toniques; en un mot, les moyens les plus divers et les plus opposés, ont merveilleusement réussi, quand on a su les approprier à la vraie nature de l'affection. J'ai déjà eu occasion, en traitant de l'action du galvanisme, de mentionner les bons effets qui résultent de son application dans la paralysie des nerfs acoustiques. M. Grapengiesser cite à ce sujet plusieurs exemples de guérisons complètes. Je ne l'ai employé qu'une seule fois. La demoiselle qui a été l'objet de cette expérience, éprouvoit un soulagement momentané toutes les fois qu'elle étoit opérée, et entendoit fort bien tout ce qui se disoit autour d'elle; mais le succès n'a pas été durable, parce qu'elle n'a pas eu le courage de continuer.

Pour remédier à certains cas de surdité, on a souvent proposé de pratiquer des injections dans la cavité du tympan, en perforant l'apophyse mastoïde. Cette opération se trouve non-seulement recommandée par beaucoup d'auteurs, mais plusieurs d'entre eux l'ont pratiquée avec succès. On cite des cas où la faculté de l'audition a été parfaitement rétablie. La réussite d'un pareil moyen a été sans doute accompagnée des circonstances les plus favorables. Cependant, M. le professeur Callisen a vu un cas de ce genre, dont l'issue a été funeste. D'après cette considération, il a cru devoir rechercher quelles étoient les circonstances dans lesquelles la perforation des cellules mastoïdiennes pouvoit être avantageuse ou nuisible. En effet, on n'ignore point que la surdité peut tirer son origine d'un grand nombre de causes qu'il est souvent difficile de découvrir. Un même moyen curatif ne sauroit donc convenir à tous les cas d'altération de l'ouïe. Ainsi, lorsque cette maladie dépend de quelques lésions internes du cerveau ou des nerfs, des exostoses intérieures, du changement de rapport des osselets, etc. l'opération est absolument inutile. Si l'apophyse mastoïde est rongée par une profonde carie accompagnée de douleurs atroces, si l'on soupçonnoit un amas de matière purulente dans la cavité du tympan, dans ces deux cas, on pourroit tenter la perforation de l'apophyse, et ensuite les injections. L'opération pourroit peut-être convenir encore dans le cas d'obstruction incurable de la trompe d'Eustache.

L'opération dont il s'agit ne présente pas seulement des difficultés sous le rapport de l'obscurité des causes de la surdité ; mais elle peut encore en offrir, alors même que ces causes seroient de nature à être combattues avec avantage par la perforation et les injections. Ces nouveaux obstacles pourroient dépendre des nombreuses variétés qu'on remarque dans la structure particulière de l'apophyse mastoïde ; variétés qui peuvent dépendre de l'âge, du sexe ou de quelques autres circonstances. Dans l'enfance, les cellules manquent absolument ; elles se forment avec lenteur, et ne sont parfaitement marquées, que lorsque le corps est parvenu à son terme d'accroissement. En second lieu, le volume de l'apophyse mastoïde paroît être bien moins considérable chez les femmes que chez les hommes. Quelquefois les cellules et l'apophyse elle-même manquent absolument : souvent cette apophyse devient compacte avec l'âge. Enfin, la grandeur, la forme, la situation et l'ouverture des cellules, présentent les plus nombreuses variétés. Le plus fréquemment, les cellules mastoïdiennes communiquent avec la cavité du tympan ; mais cela n'a pas toujours lieu.

Puisque l'anatomie de l'apophyse et les faits de pratique qui se rapportent à sa perforation, présentent tant de variations, on conçoit, dit M. Callisen, qu'il faudroit des observations nouvelles pour donner des règles positives sur une opération semblable. Ce praticien indique néanmoins les règles suivantes : la perforation doit être faite à la partie postérieure et externe de l'apophyse, à-peu-près au milieu de la ligne qui conduit du méat auditif externe à la base de l'apophyse mastoïde ; la peau étant incisée, et l'os suffisamment à découvert, l'opérateur attend, pour exécuter la perforation, que le sang coule avec moins d'abondance de la plaie. Il procède ensuite à l'aide d'un trépan perforatif dont l'usage est très-commode. Pendant l'opération, on doit ne pas perdre de vue que l'épaisseur des lames osseuses qui forment l'apophyse, est sujette à varier chez les différens sujets. En conséquence, il convient de sonder souvent la profondeur où on est parvenu, au moyen d'un stilet. Alors on dirige le trépan avec plus de sécurité. Si, après la perforation, le malade n'a recouvré l'ouïe que d'une manière imparfaite, on en vient aux injections, et on a soin de se servir, pour les exécuter, d'une seringue dont le tube ait un diamètre égal à celui de l'ouverture que l'on a faite à l'os. Le liquide que l'on injecte doit être doux et émollient. Il faut le faire parvenir lentement dans d'oreille, parce qu'on pourroit occasionner la rupture de la membrane du tympan, s'il étoit poussé avec force.

On a proposé, avec raison, de recourir aux accens salutaires d'une musique tendre et mélodieuse, pour opérer la guérison de certaines maladies nerveuses, spasmodiques et convulsives. Dans tous les temps, les physiologistes et les médecins ont publié des observations intéressantes à ce sujet; mais ce qu'ils n'ont pas dit, et ce qu'il faut dire, c'est que la musique, en ne l'envisageant uniquement que comme un son plus fort que la voix, peut agir favorablement dans les surdités dépendantes d'un relâchement de la membrane du tympan. Nous avons vu une dame sujette à une dureté d'oreille, qui se trouvoit moins sourde quand elle avoit assisté au concert. Qui sait, en effet, ce que peut produire un ébranlement agréable fréquemment communiqué aux ramifications du nerf acoustique? Je voudrois que cette vue curative fût approfondie par l'expérience. On en retireroit un avantage réel, si l'on savoit procéder avec persévérance et discernement.

SECTION TROISIÈME.

Des Médicamens spécialement dirigés sur les propriétés vitales de l'organe de l'odorat.

Les médicamens que la Thérapeutique dirige vers le système nerveux, considéré comme organe de l'odorat, ont pour objet d'exciter par cette voie un écoulement plus ou moins abondant du fluide muqueux qui lubrifie la surface interne du nez et des cavités adjacentes. Ce fluide qui se sépare alors en très-grande quantité, provient manifestement des follicules de la membrane de Schnéïder. L'excitement qui détermine cette secrétion, a lieu dans l'intérieur des narines, et dans les sinus circonvoisins. Mais il est rare que l'on puisse produire l'effet dont il s'agit, sans provoquer l'éternument. Les substances dont l'administration est suivie d'un pareil phénomène, prennent le nom de *sternutatoires*. Celles qui suscitent une secrétion plus abondante de mucosité nasale sans l'intermède de cette convulsion, sont simplement qualifiés par le titre d'*errhins*.

Pour se faire une idée claire du mécanisme de cet acte particulier de l'économie animale, il faut lire la Dissertation de Valentin Godefroi Schneckenburg (*de sternutationis commodis et incommodis*). A l'instant où cet acte commence, on éprouve une sorte de titillation dans la membrane sensible et irritable de l'intérieur des fosses nasales. On fait une inspiration plus ou moins profonde, mais toujours plus considérable que de coutume, les lèvres s'écartent, l'individu porte la tête en arrière, la poitrine et l'abdomen se dilatent à-la-fois, et il y a en même temps clôture parfaite du larynx. Le corps ainsi préparé pour l'éternument, de nouveaux changemens succèdent et accomplissent ce mouvement salutaire. Le larynx fermé s'ouvre de nouveau. L'air inspiré plus profondément et en plus grande abondance, sort du thorax, et est chassé avec bruit et violence par les fosses nasales. Pour aider et exécuter cette expulsion, la tête s'incline en avant, le diaphragme s'élève, et tous les muscles antagonistes de ceux qui s'étoient d'abord relâchés, entrent dans une contraction convulsive, etc. Ces phénomènes dont nous venons de parler s'exécutent avec divers degrés de force et d'intensité, selon la constitution physique des individus affectés. Aussi-tôt après, le corps tombe dans une lassitude générale, mais agréable; une sérosité copieuse se répand dans la cavité des narines, les yeux sont mouillés de larmes, etc. Enfin, le corps revient à son premier état, et tous les symptômes qui compliquoient l'éternument s'évanouissent.

D'après ce que nous venons d'exposer, on voit que trois ordres de changemens accompagnent l'acte salutaire de l'éternument. D'abord, l'irritation ou titillation des nerfs qui se distribuent en grand nombre à la membrane pituitaire; en second lieu, l'inspiration profonde et prolongée de l'air, accompagnée de l'ouverture de la bouche, de la dilatation de la poitrine et de l'abdomen, de la clôture du larynx; en troisième lieu, l'expiration soudaine et véhémente, pour laquelle le larynx s'ouvre, la langue s'élève, la tête se penche en avant, la poitrine et l'abdomen se coarctent, et les muscles exécutent un mouvement convulsif. Ajoutons que les dispositions anatomiques sont très-propres à rendre raison des phénomènes de l'éternument. Personne n'ignore que le sens de l'odorat correspond d'une manière intime avec le systême pulmonaire, par l'intermède du nerf trifacial. Les vibrations reçues par ce nerf, se propagent nécessairement jusqu'à la huitième paire, et au grand sympathique, par conséquent jusqu'au diaphragme. Au surplus, j'insiste peu sur ces détails physiologiques, malgré l'intérêt qu'ils peuvent offrir. M. le professeur Scarpa, infatigable dans ses recherches, a composé un savant Traité *de Olfactu*, que tous nos lecteurs méditeront avec fruit.

L'éternument est d'une utilité incontestable dans l'économie animale. La première utilité de cette convulsion est de maintenir la membrane de Schneïder dans son état de souplesse et d'intégrité, et de balayer tous les corps étrangers qui l'incommodent. Le plus souvent, elle est nécessaire pour chasser de l'intérieur des narines une mucosité trop épaisse, trop fluide ou trop acrimonieuse. Le cours du sang devient en même temps plus actif dans le reste de l'économie animale; toutes les fonctions sont plus libres et plus régulières; on se rend aisément compte de cet état, si l'on réfléchit à la grande influence du systême nerveux sur le systême vasculaire. Toutefois, si l'éternument habilement dirigé a des résultats salutaires pour le corps humain, il peut aussi avoir des inconvéniens graves, auxquels il n'est pas toujours facile de remédier. C'est ainsi que, dans quelques circonstances, on l'a vu augmenter les hémorragies. On cite l'exemple d'un homme qui succomba d'un épistaxis immodéré, pour avoir pris un trop violent sternutatoire. Un autre fut frappé de cécité. Un troisième tomba dans un accès d'épilepsie. Une jeune fille eut un flux de menstrues si abondant, qu'il fut impossible de l'arrêter. M. Deschamps, médecin de l'école de Paris, qui s'est livré à des recherches sur les maladies des fosses nasales, rapporte plusieurs faits de ce genre. Enfin, sans citer les différens exemples consignés dans les auteurs, il ne s'agit que de rappeler l'accident malheureux d'un militaire, qui mourut d'apoplexie, à Paris, pour la même cause. C'étoit un homme âgé d'environ quarante ans, d'un embonpoint excessif. Il se livroit avec immodération aux liqueurs spiritueuses, et ne prenoit presqu'aucun aliment solide. Il étoit sujet à une sternutation si violente, que sa figure se coloroit d'un rouge pourpré, et que sa respiration devenoit laborieuse et difficile. Un jour, après douze ou quinze quintes, il fut suffoqué. Mais ces accidens particuliers n'arrivent que fort rarement.

Depuis long-temps on a regardé les remèdes propres à provoquer l'éternument, comme très-avantageux pour guérir ou pour prévenir les maladies. Quoique l'évacuation produite par ces remèdes, soit trop peu considérable pour affecter d'une manière très-sensible la masse générale des humeurs, cependant elle influe sur d'autres secrétions voisines, comme, par exemple, sur celle des larmes. Qui sait même si elle ne contribue pas à désemplir les vaisseaux intérieurs du cerveau, ceux des oreilles et ceux des yeux, et si ses effets ne s'étendent point dans toutes les distributions de la carotide externe et interne ? Ce qu'il y a de positif, c'est que des céphalalgies opiniâtres entretenues par l'accumulation des mucosités dans les sinus frontaux, cèdent fréquemment à l'administration des vésicatoires. Il en est de même de quelques odontalgies qui ont résisté à tous les médicamens opiacés. On sera peu surpris de ce succès, si l'on songe que les nerfs de l'odorat rampent, pour ainsi dire, à nu dans l'intérieur de cet appareil, et que leurs affections doivent en conséquence se transmettre plus prochainement au cerveau, que celles des autres organes. C'est d'après cette vue physiologique que j'ai proposé, il y a environ six années, l'emploi médicinal des odeurs, d'après des expériences qui m'étoient propres.

Les médecins ordonnent fréquemment les sternutatoires dans les affections désignées vulgairement sous le nom de *congestions*, et qui tiennent à un affoiblissement de la contractilité fibrillaire des vaisseaux lymphatiques. Il survient souvent dans l'économie animale, un état d'atonie et de paresse de tous les viscères, et il peut alors y avoir de l'avantage à imprimer une secousse salutaire à toute la masse des humeurs; c'est alors que les remèdes qui augmentent la secrétion de la membrane pituitaire, peuvent devenir nécessaires. On sait qu'Hippocrate les prescrivoit dans les maladies hypocondriaques et dans les accès hystériques. D'autres praticiens les ont recommandés dans les fièvres soporeuses, les paralysies, les catarrhes chroniques et autres affections analogues. M. le docteur Hildebrand a soutenu une thèse remplie de réflexions judicieuses sur ces sortes de médicamens; elle a pour titre : *de cauto usu sternutatoriorum in apoplexiâ;* il a prouvé que rien n'étoit plus dangereux que d'employer de semblables remèdes dans toutes les espèces d'apoplexies; et qu'il faut n'y recourir qu'avec les plus sages précautions, etc. En général, ils ne conviennent guère que dans les apoplexies séreuses. On les avoit aussi proposés pour déterminer l'expulsion du placenta, dans les cas de l'inertie de l'utérus. Tous les heureux effets qu'on observe en pareille circonstance, s'expliquent par les correspondances sympathiques qui lient ensemble les différens systêmes et organes du corps humain.

I.

Des Substances que la médecine emprunte du règne végétal, pour agir sur les propriétés vitales de l'organe de l'odorat.

Nous ne parlerons point ici de toutes les plantes qui, administrées en vapeur par le moyen de l'ébullition, ou prises sous forme pulvérulente, peuvent augmenter la secrétion du mucus nasal. D'ailleurs on n'en emploie qu'un très-petit nombre, depuis que la poudre de tabac est devenue d'un usage si général chez les peuples civilisés.

TABAC. *Folia Nicotianæ.*

C'est Jean Nicot, ambassadeur du roi de France François II, à la cour de Portugal, qui le premier envoya des graines de cette plante à Catherine de Médicis et lui en indiqua les vertus. On la désigna dès-lors sous le nom de *nicotiana*. Mais, à cette époque, il y avoit déjà près d'un siècle que le tabac avoit été découvert par Roman Pane, hermite espagnol, et qu'il avoit été transporté de l'Amérique en Europe.

Histoire naturelle. La nicotiane, *nicotiana tabacum* (PENTANDRIE MONOGYNIE de Linnæus), de l'ordre des solanées de Jussieu, croît spontanément dans l'Amérique australe où elle est pérenne; on la cultive aussi en Europe où elle est annuelle.

Propriétés physiques. On distingue communément plusieurs espèces de tabac; mais les feuilles de l'espèce dont on use le plus communément, ou de la grande nicotiane, ressemblent à celles de l'aunée. Elles sont d'une saveur âcre et brûlante. Les feuilles de la petite nicotiane sont plus étroites et plus pointues. Il y a aussi une espèce de nicotiane dont les feuilles sont un peu arrondies, et que l'on appelle le *tabac femelle.* Cette plante a généralement une odeur forte et pénétrante.

Propriétés chimiques. L'extrait aqueux que l'on retire des feuilles de tabac, est d'une âcreté extrême. L'extrait spiritueux est amer et brûlant à la mastication. Il y auroit une analyse chimique à entreprendre du tabac; analyse que l'on pourroit rapprocher de celle de quelques autres plantes solanées.

Propriétés médicinales. Le tabac paroît agir sur l'économie animale par une qualité stimulante, et par une qualité narcotique. La première de ces qualités est certainement incontestable. On sait combien l'usage de fumer la pipe est devenu général. D'abord, dit Murray, on se servoit uniquement des feuilles contournées sur elles-mêmes que l'on allumoit. Mais, à l'époque où la Virginie fut découverte par les Anglais, on perfectionna singulièrement les moyens de satisfaire un besoin si impérieux. L'un des effets de cette habitude est de solliciter les glandes salivaires, et les autres émonctoires de l'intérieur de la bouche; de-là la nécessité d'un crachement fréquent, etc. Quant à la propriété narcotique du tabac, elle se manifeste souvent sur les personnes qui n'y sont pas accoutumées. Ces personnes éprouvent des vertiges, des somnolences, et un véritable engourdissement de l'organe encéphalique. Le même inconvénient arrive aux individus qui y sont habitués, toutes les fois qu'ils en font un emploi immodéré.

Je ne dois considérer ici le tabac que comme errhin ou comme sternutatoire. Cependant, il n'est pas inutile d'observer qu'on l'a employé aussi à l'intérieur contre certaines affections. C'est ainsi que M. Fowler, médecin anglais, a prétendu que les feuilles de la nicotiane étoient très-convenables pour favoriser l'écoulement des urines. Il les prescrivoit en poudre, dans du vin ou dans des pilules. Je n'indiquerai aucune préparation pharmaceutique à ce sujet, parce que cette méthode me paroît pernicieuse. Le seul emploi raisonnable que l'on puisse faire du tabac, dans les voies intestinales, est de le donner quelquefois sous forme de clystères, dans les asphyxies, les apoplexies, les fièvres soporeuses; contre les ascarides qui assiégent si souvent l'intestin rectum chez les enfans. Mais, le plus ordinairement, le tabac est pris par les fosses nasales, et il semble être devenu un besoin invincible pour tous les peuples. On assure qu'il est très-propre à éclaircir la vue, à fortifier le cerveau et à le rendre plus libre. Il est vrai de dire aussi, comme l'observe Murray, que son utilité est plus souvent dans l'opinion que dans l'expérience.

Mode d'administration. Le tabac se prend communément en poudre très-fine. Le tabac espagnol est très-renommé à cause de sa force et de son odeur. Pour ce qui est de l'emploi intérieur de cette substance, les pharmaciens préparent un extrait des feuilles à l'eau, que l'on donne à la quantité d'un décigramme (*deux grains*). On connoît aussi un sirop de nicotiane, dont on n'administre qu'une très-petite dose. Les Lapons se servent de l'huile empyreumatique de tabac dans la colique spasmodique. Il faut généralement rejeter ces préparations comme trop violentes.

BÉTOINE. *Folia, flores Betonicæ.*

Grandes contestations de quelques auteurs, pour savoir si la bétoine des anciens est la même que celle de nos jours.

Histoire naturelle. Les forêts et les collines abritées de l'Europe fournissent en abondance la bétoine, *Betonica officinalis* (DIDYNAMIE GYMNOSPERMIE de Linnæus), famille des labiées de Jussieu.

Propriétés physiques. Les feuilles de bétoine sont oblongues, d'un vert foncé; elles sont douées d'une saveur amère. Leur odeur est un peu aromatique.

Propriétés chimiques. Cette plante fournit un extrait aqueux un peu amarescent et austère. L'extrait spiritueux a quelque chose de plus âcre et de plus aromatique.

Propriétés médicinales. Quand on introduit la poudre de bétoine dans les narines, on provoque l'éternument, et on détermine une plus abondante secrétion de mucus. L'épithète de *céphalique*, donnée à cette plante par quelques médecins, n'est pas toujours très-bien fondée.

Mode d'administration. On peut en user en poudre. On fait une eau distillée de bétoine, qui n'a aucune utilité médicinale. Le sirop de bétoine n'est pas plus nécessaire à notre art.

ORIGAN. *Folia et flores Origani.*

Plante qui est à la portée de tout le monde, ce qui fait que nous en parlons. On l'appelle assez ordinairement *marjolaine.*

Histoire naturelle. On la cultive dans tous les jardins potagers. *Origanum majorana* (DIDYNAMIE GYMNOSPERMIE de Linnæus), famille des labiées de Jussieu.

Propriétés physiques. Feuilles oblongues, terminées par une pointe mousse ; sommités fleuries, d'un rouge blanchâtre ; odeur forte ; saveur âcre, aromatique et amarescente.

Propriétés chimiques. On en retire une huile par la distillation. L'eau suffit pour saisir son principe aromatique.

Propriétés médicinales. L'usage médicinal de cette plante a été plus fréquent autrefois qu'il ne l'est aujourd'hui. On peut l'administrer pour exciter la secrétion du mucus nasal, en réduisant les sommités en poudre, ou en usant de l'eau distillée de cette même plante. Des médecins bien crédules ne laissent pas de l'employer à l'intérieur aujourd'hui, pour résoudre ce qu'ils appellent ridiculement la *pituite* de l'estomac et du poumon.

Mode d'administration. Indépendamment de l'eau distillée de marjolaine, on a quelquefois employé extérieurement l'huile de cette plante. Cette huile est plus ou moins colorée, selon le procédé que l'on a suivi pour l'obtenir. On compose un baume en unissant cette huile à celle de noix musquée. La marjolaine pulvérisée entre dans une poudre sternutatoire qui est un vrai *farrago* pharmaceutique.

PTARMIQUE. *Herba Ptarmicæ.*

C'est la plante vulgairement appelée *herbe à éternuer.*

Histoire naturelle. Elle abonde dans les prairies fraîches et humides : *Achillea ptarmica* (SYNGÉNÉSIE

POLYGAMIE FRUSTRANÉE de Linnæus), famille des corymbifères de Jussieu.

Propriétés physiques. Feuilles et fleurs d'une saveur âcre.

Propriétés chimiques. Extrait aqueux fort amer, mais inodore; extrait spiritueux aromatique.

Propriétés médicinales. Sa dénomination indique les usages qu'on lui attribue.

Mode d'administration. On la prend en poudre par les fosses nasales.

POIRÉE. *Beta alba.*

A l'exemple de Cullen, je parle de cette plante sans ajouter une grande confiance à sa propriété sternutatoire.

Histoire naturelle. Elle appartient à la famille des chenopodées: c'est la *beta alba* (PENTANDRIE DIGYNIE de Linnæus). Elle se rencontre dans tous les jardins.

Propriétés physiques. On n'use que des feuilles dont on exprime le suc. Ces feuilles sont d'un vert blanchâtre, quelquefois d'un vert foncé; leur odeur est nulle; leur saveur fraîche et herbacée.

Propriétés chimiques. Rien d'exact.

Propriétés médicinales. Plante peu active, comme sternutatoire, ainsi que je l'ai déjà dit. Mais c'est un errhin d'un usage assez commode.

Mode d'administration. C'est ordinairement le suc de poirée que l'on ordonne, ou la décoction légère de cette plante.

SECTION QUATRIÈME.

Des Médicamens spécialement dirigés sur les propriétés vitales de l'organe du goût.

Les médicamens dont je vais traiter dans cette quatrième section, et qui portent communément le nom de *sialologues* ou *masticatoires*, sont certaines substances qui, étant appliquées à la surface interne de la bouche, ont pour propriété spéciale de stimuler les conduits excréteurs qui s'ouvrent dans cette cavité. Il résulte communément de cette irritation exercée sur les conduits excréteurs une secrétion plus abondante de salive et de mucus, que filtrent les glandes départies à l'organe du goût. Plusieurs des remèdes dont il s'agit, produisent leur effet après avoir été long-temps soumis à l'action mécanique des dents; d'autres agissent par un principe âcre, ou par tout autre principe stimulant qui se développe durant l'acte de la mastication.

Les physiologistes mécaniciens ont expliqué comment se vident les conduits excréteurs des glandes salivaires, par une théorie fautive et insoutenable. Ils ont rapporté ce phénomène à la compression de ces glandes par les parties voisines. Mais Bordeu a bien mieux développé l'action vitale de ces organes; il a dévoilé le vrai et commun principe qui dirige toutes les opérations du corps humain; en sorte que ces opérations se ressemblent dans un mode général, et ne diffèrent absolument que par leurs résultats particuliers. C'est ainsi que, d'après Bordeu, on peut rapprocher par l'observation physiologique les fonctions des diverses glandes, telles que celles des mamelles, des organes de la génération, des glandes salivaires, etc.

Ce qu'il faut particulièrement retenir et méditer, ce sont les expériences nombreuses de ce grand médecin, d'où il résulte, contre l'opinion de ses prédécesseurs, que la parotide n'est point comprimée dans les mouvemens de la mâchoire; et que sa compression, si elle avoit lieu, empêcheroit le travail de la sécrétion et de l'excrétion, bien loin de le favoriser, comme tant d'auteurs l'ont faussement prétendu.

M. Murat, chirurgien adjoint de l'hospice de la Salpétrière, a fourni des développemens ultérieurs relativement à ce point de doctrine, dans une thèse qu'il a soutenue sur la glande parotide considérée sous ses rapports anatomiques, physiologiques et pathologiques. Telle est, par exemple, la remarque intéressante qu'il a eu occasion de faire à Bicêtre, du plus grand développement qu'avoient acquis les glandes salivaires dans les cadavres de quelques hommes dont l'habitude étoit de fumer, développement qui ne s'accorde guère avec la pression qu'on suppose être exercée sur ces mêmes glandes par les mouvemens contractiles des muscles environnans.

On a donc dit, sans aucune sorte de fondement, que les sialologues agissoient presqu'uniquement par leurs propriétés mécaniques; qu'il suffit d'exposer une substance quelconque à l'action des dents, pour faire jaillir la salive de ses réservoirs naturels. Or, il est manifeste que ces moyens ne suffiroient pas dans toutes les circonstances. D'ailleurs, comme on l'a fort bien observé avant moi, ce n'est pas toujours à des stimulans qu'il faut recourir, pour déterminer un flux plus abondant de l'humeur salivaire. Tantôt, il faut un remède émollient qui agisse dans l'intérieur de la bouche comme une douce fomentation ou comme un bain; tantôt il faut employer des substances narcotiques ou stupéfiantes, etc.

Toutefois, il est incontestable que l'énergie vitale des glandes buccales et des salivaires, ne s'accroît pas uniquement par le desir des alimens, mais qu'elle est particulièrement susceptible d'augmenter par la mastication des substances âcres; et il est des cas où l'emploi de ces substances peut devenir fort avantageux à l'économie animale. C'est ainsi que, dans les climats fort élevés en température, dont les habitans sont constamment énervés par des sueurs excessives, et presque jamais interrompues, et où les organes digestifs sont frappés d'un état de langueur et d'épuisement, on est porté, comme par instinct, à faire usage des sialologues, pour concentrer, en quelque sorte, ces sucs dans l'intérieur, et empêcher autant que possible la prédominance continuelle des exhalans cutanés. M. Péron vient de publier des détails infiniment curieux, qu'il a recueillis à l'île de Timor. Il a donc observé que non-seulement les peuples qu'il a eu occasion de visiter emploient journellement, et par un penchant irrésistible, divers masticatoires, tels que le cachou, le cardamome, l'ambre gris et beaucoup d'épices; mais qu'ils adopment presque universellement l'usage du bétel, préparation extraordinairement énergique par son action, dans laquelle, selon la remarque de M. Péron, entrent ordinairement quatre substances : 1°. la feuille brûlante du *piper betel* de Linnæus, qui donne son nom au mélange ; 2°. une assez forte proportion de feuilles de tabac ; 3°. de la chaux vive ; 4°. la noix de l'areckier (*areca catechu*, LINN.). Ce dernier fruit est doué d'une astringence si active, d'après ce que rapporte M. Péron, que, si on le coupe par le travers, avec un couteau, toute la lame de l'instrument se noircit, et finit par se détruire, si on la laisse vingt-quatre ou trente-six heures sans l'essuyer. Qu'on se figure maintenant le degré d'astriction que doivent subir la bouche et la gorge de ceux qui ont coutume de mâcher cette préparation ! Le même étonnement a lieu lorsqu'on songe à la chaux vive, bien plus caustique que la nôtre, ainsi que l'a constaté M. Vauquelin, d'après des échantillons apportés en France par MM. Péron et Lesueur. Cependant, cette substance sert de masticatoire dans tous les pays brûlés par l'ardeur du soleil. MM. de Humboldt et Bonpland l'ont vu mâcher par les habitans des provinces équatoriales de l'Amérique. Ces peuples y ajoutent la feuille d'une plante excessivement âcre et brûlante : c'est l'*erythroxylum peruvianum*, dont on fait un grand commerce dans cette partie du Nouveau-Monde. Il semble qu'on ne puisse s'en passer. M. Labillardière a vu aussi cet usage se reproduire chez les sauvages du grand Océan équinoxial, en sorte qu'il n'est aucune des parties du monde situées entre les tropiques, où cette coutume singulière ne se retrouve.

Cependant, on ne peut s'empêcher d'avouer qu'il n'y ait de grands inconvéniens attachés à l'usage long-temps continué de ces masticatoires brûlans. Le plus terrible est, sans contredit, la destruction totale des dents, qui s'observe chez tous les peuples asservis à ce besoin, comme ont pu s'en convaincre ceux qui ont voyagé aux Moluques, sur les bords de l'Indus, du Gange, etc. Mais il peut en résulter aussi d'autres genres d'affections, dont beaucoup de médecins ont tenu compte. Il fut un temps à la cour de France, où les seigneurs mâchoient sans cesse des pastilles aromatiques, dans lesquelles on faisoit entrer des coquillages, du cardamome, de la cire, et des feuilles de nicotiane; ils étoient pris d'un crachement perpétuel, et la plupart devenoient mélancoliques. Qui ne sait pas que les fumeurs assidus se privent souvent d'un liquide très-nécessaire, et que leurs habitudes deviennent très-pernicieuses, quand ils sont naturellement maigres et hypocondriaques? Nous en avons vu un à l'hôpital Saint-Louis, qui ne pouvoit plus manger, et qu'une soif continuelle tourmentoit.

Mais si une effusion trop abondante de salive, produite par le crachement, peut devenir nuisible, il en résulte les mêmes maux, si la salive, par un vice quelconque, n'étoit que peu ou point secrétée. L'acte de la digestion est alors troublé ou interrompu, et ce vice dans l'assimilation entraîne bientôt le desséchement et le marasme des solides. Quand il survient un semblable dérangement, on a donc besoin de recourir à des médicamens qui provoquent une plus abondante secrétion de salive, et l'art ne fait ici qu'imiter les procédés de la nature, qui effectue les crises de beaucoup de maladies, par une semblable évacuation.

Les sialologues, convenablement employés, produisent souvent des effets aussi salutaires que les autres évacuans. Leurs effets ne se bornent point uniquement à l'intérieur de la bouche. La continuité de la membrane muqueuse qui tapisse cette cavité, avec l'œsophage, l'estomac, le conduit aërien, le poumon, etc. explique du reste l'action dont il s'agit. De-là vient qu'on les administre quelquefois avec un grand succès dans des affections rhumatiques du gosier, des joues, dans des maux de dents considérables, dans des céphalalgies continuelles, dans les léthargies, dans la tendance à l'apoplexie, dans certains cas de paralysie, dans l'odontalgie, dans l'angine, et dans beaucoup d'autres affections de ce genre. M. Murat observe qu'on a regardé la salivation comme pouvant être d'un grand avantage dans le traitement de quelques engorgemens chroniques de la parotide. J'ai profité de cette remarque à l'hôpital Saint-Louis, où les obstructions glanduleuses se présentent fréquemment; mais je n'en ai retiré aucun avantage. Je les emploie journellement pour remédier à l'affection paralytique de la langue, pour établir ou maintenir la force de cohésion du tissu fibreux des gencives scorbutiques, etc. Tous les jours n'a-t-on pas recours aux masticatoires pour neutraliser en quelque sorte les odeurs fétides qui s'exhalent du corps de certains individus? On a cru aussi que les remèdes propres à provoquer l'excrétion du flux salivaire, pouvoient être utiles dans la peste, ou dans quelques maladies épidémiques. Il est des auteurs qui assurent que les fumeurs sont plus aisément préservés de la contagion. Les faits qu'on allègue à cet égard ne sont point à rejeter, et méritent un examen très-réfléchi.

I.

Des Substances que la médecine emprunte du règne végétal, pour agir sur les propriétés vitales de l'organe du goût.

Les substances que nous allons indiquer déploient leur activité de deux manières très-remarquables. Les unes n'agissent que par l'exercice de la mastication, telles que la pyrèthre, le cardamome, etc. les autres augmentent les propriétés vitales des glandes salivaires, par le simple développement de leurs qualités âcres ou aromatiques, tels sont les clous de girofle, la noix muscade, etc.

PYRÈTHRE. *Radix Pyrethri.*

Racine très-usitée en Europe, comme masticatoire, et indiquée pour cet usage dans les ouvrages de matière médicale.

Histoire naturelle. Le pyrèthre croît dans tous les

pays chauds, autant en Europe qu'en Arabie : c'est l'*anthemis pyretrhum* de Linnæus (SYNGÉNÉSIE POLYGAMIE SUPERFLUE), famille des corymbifères de Jussieu.

Propriétés physiques. Racine de l'épaisseur du pouce, fauve au-dehors, blanche en dedans, inodore, d'une saveur chaude.

Propriétés chimiques. Par la distillation, cette racine fournit une huile butyracée, très-acrimonieuse.

Propriétés médicinales. Elle excite une très-abondante secrétion de salive, quand on la mâche, ce qui fait qu'on en use souvent dans l'odontalgie.

Mode d'administration. Ou on la mâche telle qu'elle est, ou on la soumet à la décoction, pour en laver ensuite l'intérieur de la bouche. Quelquefois on l'associe à d'autres plantes qui ont la même vertu. Quelques personnes la font cuire dans du vin.

PASSERAGE. *Radix, folia Lepidii latifolii.*

Cette plante ne devroit pas être oubliée, puisqu'elle est presque aussi efficace que la précédente.

Histoire naturelle. Elle est très-fréquente en Europe : c'est le *lepidium latifolium*, LINN. (TETRADYNAMIE SILICULEUSE), famille des crucifères de Jussieu.

Propriétés physiques. Feuilles longues, d'un vert foncé, larges, longues, pointues, dont les bords sont dentelés; saveur d'une âcreté extrême, et sur-tout énergique dans la racine, qui est rampante, et d'une couleur blanchâtre.

Propriétés chimiques. Cette plante contient manifestement un principe acide, puisque son suc rougit le papier bleu. On lui attribue de contenir un peu d'ammoniaque, ce qui est le propre de beaucoup de plantes crucifères.

Propriétés médicinales. La passerage jouit d'une propriété tellement stimulante, que certains peuples emploient le suc pour faire des sauces piquantes. M. Murat, dans sa *Dissertation sur la parotide*, remarque très bien que ce suc augmente l'action de la membrane muqueuse de la bouche, action qui se transmet par sympathie de continuité aux glandes qui filtrent la salive, et en obtient une très-abondante secrétion.

Mode d'administration. Il suffit de mâcher la racine; il en est qui font infuser les feuilles sèches ou pulvérisées dans du vin, à la dose de seize gramme (*demi-once*).

CARDAMOME. *Fructus Cardamomi minoris.*

Je ne parlerai ici que du petit cardamome, q paroît être l'espèce du genre *amomum*, qui agit plus fortement sur l'organe du goût.

Histoire naturelle. Le cardamome, *amomum ca damomum*, est une plante indigène des Indes orie tales. Sonnerat l'a vu sur la côte de Malabar; il cr aussi à Java. Il dépend de la famille des drymy rhizées de Jussieu (MONANDRIE MONOGYNIE de Linnæus).

Propriétés physiques. Les capsules de cette plante sont anguleuses, d'un jaune pâle, coriaces, couronnées par le calice extérieur. Les semences sont carrées, rugueuses, d'une couleur rougeâtre; elles sont nichées dans une pulpe fongueuse; leur odeur est agréable, mais leur saveur est âcre, aromatique et camphrée.

Propriétés chimiques. On obtient du cardamome une huile essentielle légère, qui est très-odorante et très-volatile. L'alcool peut en extraire une partie résineuse assez abondante. L'extrait paroît aussi doué de propriétés assez marquées.

Propriétés médicinales. Dans l'Inde et en Europe, on regarde le cardamome comme un stimulant très-énergique de l'organe du goût; il est très-avantageux dans les cas d'anorexie qui dépendent d'une cause spasmodique. Son emploi est encore indiqué dans la paralysie des nerfs gustatifs, et dans les engorgemens des glandes parotides et sublinguales; il a aussi été préconisé dans les débilités nerveuses de l'estomac et du canal intestinal.

Mode d'administration. Les semences se donnent ordinairement comme masticatoire; on peut aussi administrer leur infusion aqueuse. La teinture alcoolique est la préparation la plus utile; on la donne mélangée avec une infusion anti-spasmodique à la dose de quinze ou vingt gouttes, en augmentant graduellement. L'huile essentielle est plus généralement employée pour aromatiser d'autres médicamens.

GIROFLE. *Cariophilli aromatici.*

L'histoire du Giroflier offre des détails du plus grand intérêt ; mais tant d'auteurs en ont écrit, que je craindrois de répéter ce qui est connu de tout le monde. M. Tessier, mon collègue à la société de l'école de médecine de Paris, a consigné autrefois dans le *Journal de Physique de l'abbé Rosier*, un Mémoire sur l'importation du giroflier des Moluques aux îles de France, de Bourbon et de Sechelles, et de ces îles à Cayenne. Je renvoie le lecteur à ce travail. Un Mémoire de M. Joseph Martin, relatif à la culture des arbres à épicerie à la Guiane française, n'offre pas moins d'instruction. (*Voyez* le rapport qu'en ont fait MM. Jussieu et Desfontaines à l'Institut national.)

Histoire naturelle. Le giroflier, *cariophillus aromaticus*, LINN. (POLYANDRIE MONOGYNIE), appartenant à la famille des myrtoïdes de Jussieu, tire son origine des Moluques, et sur-tout de Mackian, sous l'équateur. Il abonde aujourd'hui à Amboine. C'est par le commerce des Hollandais que les clous de girofle nous parviennent. On rapporte qu'ils sont tellement jaloux de faire ce commerce exclusivement aux autres nations, qu'ils coupent les plants d'épiceries par-tout où ils ne peuvent les garder. « Etrange » effet de l'avidité d'un peuple commerçant, dit » M. Tessier, qui veut que la nature ne soit bien- » faisante que pour lui ». M. Valentin, médecin dont le mérite est si universellement estimé, a bien voulu me faire parvenir un très-bel échantillon du giroflier.

Propriétés physiques. Les clous de girofle, qui sont à proprement parler l'objet de la culture du giroflier, sont les calices de la fleur sèche, qui n'est point encore épanouie. Ils acquièrent une couleur d'un noir fauve, par l'action de la fumée à laquelle on les expose. Leur odeur est forte, agréable; leur saveur âcre et chaude. Ils prennent avidement l'humidité. Je ne dis rien des clous matrices, formés par les fruits du giroflier, parce qu'ils sont plutôt un objet de curiosité que d'usage.

Propriétés chimiques. L'eau, par la simple infusion, enlève avidement toutes les parties odorantes, mais non les parties sapides qui sont mieux saisies par l'alcool. Les clous de girofle fournissent une huile très-précieuse par la distillation.

Propriétés médicinales. Les clous de girofle sont un masticatoire des plus énergiques. On les fait entrer dans le fameux *Electuarium gingivale*, pour conserver les gencives et les dents. Ils servent à aromatiser des baumes, et autres compositions.

Mode d'administration. Il en est qui ordonnent les clous de girofle en poudre, dans du sucre. En distillant les clous de girofle avec de l'eau, on obtient une liqueur laiteuse, dont on use quelquefois à la dose de quelques gouttes. L'huile distillée est surtout employée; mais seulement à l'extérieur, parce qu'elle a une saveur trop brûlante. On en imbibe du coton, et on l'applique sur des dents cariées. Il y a un baume de girofle dont les médecins ne font pas cas.

NOIX-MUSCADE. *Nux moschata.*

En Europe, la noix-muscade et le macis sont les seules parties du muscadier dont on fasse usage. Mais M. Zéa m'a assuré que, dans l'Amérique méridionale, on fait un fréquent emploi d'une résine particulière qui découle de cet arbre, et qu'en langage vulgaire on nomme *otoba*.

Histoire naturelle. Le muscadier est le *myristica officinalis* de Linnæus (DIOÉCIE HEXANDRIE). Le genre *myristica* a beaucoup d'analogie avec la famille des laurinées. Il est indigène de toutes les Moluques. On le rencontre aux îles d'Amboine; mais le terrain des îles de Banda paroît spécialement lui convenir, selon la remarque de M. Labillardière. Ces îles paroissent ne pas avoir d'autres richesses, car elles sont affreusement stériles: « On n'y trouve le superflu, dit » Raynal, qu'aux dépens du nécessaire ». Le muscadier, m'écrit M. Zéa, se trouve dans les lieux les plus chauds du royaume de la Nouvelle-Grenade, sur-tout à Mariguita, le long du grand fleuve de la Magdeleine. MM. Ruiz et Pavon l'ont rencontré au Pérou, et M. Swarts aux îles de l'Amérique. La description qu'en donne ce dernier dans sa *Flora Indiæ occidentalis*, est la plus complète.

Propriétés physiques. Le fruit du muscadier est une drupe pyriforme, marquée d'un sillon longitudinal, dont la pellicule extérieure est glabre. Ce fruit est d'abord d'un beau vert ; en mûrissant, il devient d'un gris cendré ; il s'ouvre sensiblement avec la chair qui l'environne. Cette chair est blanchâtre, un peu dure, et remplie d'un suc très-abondant. La noix de la muscade est immédiatement ceinte par une membrane pulpeuse de couleur safranée, divisée en laciniures linéaires, rameuses, que l'on nomme *macis*. C'est mal-à-propos que, dans quelques langues de l'Europe, on appelle cette membrane *fleur de muscade*. Dans la coque qui constitue la noix, on trouve un noyau rond, dont le parenchyme charnu fournit de l'huile. L'odeur et la saveur en sont très-aromatiques.

Propriétés chimiques. Les noyaux de la noix-muscade fournissent par la distillation une huile flavescente qui nage sur la superficie de l'eau, avec de petites larmes blanchâtres, figées, qu'on appelle *beurre de muscade*, à cause de leur densité. L'extrait spiritueux de noix-muscade est très-actif ; l'extrait aqueux a bien moins d'énergie.

Propriétés médicinales. Quelques auteurs l'ont recommandée en masticatoire, dans la paralysie des muscles qui servent à la déglutition. Il y a certains peuples qui mâchent beaucoup de macis. D'ailleurs, la noix-muscade et le macis entrent dans beaucoup de compositions pharmaceutiques.

Mode d'administration. On donne l'huile distillée de noix-muscade à peu de gouttes, dans les affections des premières voies. On en frotte l'abdomen et les parties paralysées. On emploie l'huile de macis aux mêmes doses, et dans les mêmes occasions.

Murray dit qu'il y a de quoi s'effrayer de la quantité innombrable de compositions pharmaceutiques qui reçoivent la noix-muscade.

VANILLE. *Vanilla officinalis.*

Cet aromate a été jusqu'à ce jour de fort peu d'usage en médecine, et si j'en fais mention dans cet ouvrage, c'est plutôt pour en recommander l'emploi, que pour citer les faits qui en constatent l'utilité.

Histoire naturelle. La vanille est une production du Pérou et du Mexique : c'est le fruit de l'*epidendrum vanilla*, LINN. (GYNANDRIE DIANDRIE), famille des orchidées de Jussieu. On peut consulter, relativement au genre *epidendrum*, le Prodrome de la Flore Péruvienne, par MM. Ruiz et Pavon. On trouve la vanille dans les lieux chauds du royaume de Santa-Fé, et même près de la capitale, à Fusagasuga, où on l'appelle en langue vulgaire *platanillo*, c'est-à-dire, petite *banane*. Il y a une espèce d'*epidendrum* qui a la plus grande affinité avec la vanille, et qui porte le nom de *vanille sauvage*. Elle ressemble assez à la véritable, et la remplace quelquefois dans le commerce; mais elle n'est pas si aromatique. M. Zéa en a vu des fruits apportés par des muletiers qui font la route d'Antioquia sa patrie à Popayan. Ces fruits, par leur longueur et grosseur, forment une espèce nouvelle répandue dans les vastes forêts qui séparent ces deux provinces. Pour ce qui est de la vanille vraie, comme elle est répandue çà et là dans de vastes forêts, et qu'on n'a pas réussi à la cultiver, son commerce est très-foible, et cette denrée est à un très-haut prix. Mais on l'obtiendra à bien bon marché si le vaste projet que M. Zéa a présenté au gouvernement espagnol est adopté. Il propose de couvrir les rivages fleuris de la Magdelaine par de grandes plantations de vanille, de baumiers, de caoutchouc, d'encens, etc. de faire remplacer les forêts de la nature par celles de l'art. Si jusqu'à ce jour la vanille a peu prospéré, c'est qu'on la semoit en terre au lieu de la semer sur des troncs d'arbres vivans d'où elle tire sa nourriture.

Propriétés physiques. Les fruits de l'*epidendrum vanilla* sont de petites gousses aplaties, coriaces, contenant une pulpe roussâtre, pleine de petits grains noirs, et d'un aspect luisant. La saveur en est âcre, mais son parfum se rapproche de celui des baumes. La fleur est blanche, très-belle et très-odorante. Les fruits n'ont une odeur agréable qu'après qu'ils ont été séchés avant la maturité. On les fend tout au long avec un couteau, et on les expose à l'air atmosphérique, pour les priver de toute l'humidité qu'ils contiennent.

Propriétés chimiques. L'alcool est très-propre à extraire les principes de la vanille. On en retire par l'analyse une huile essentielle qui pourroit être d'un grand avantage. Il faudroit peut-être procéder à un nouvel examen de cette plante si précieuse.

Propriétés médicinales. Quoiqu'on ne mâche pas habituellement la vanille, il n'est pas moins vrai que toutes les substances alimentaires dans lesquelles elle entre comme condiment sont très-propres à exciter la secrétion de la salive. La mélancolie et l'hypocondrie sont souvent caractérisées par une atonie des voies digestives ; et c'est alors que ce précieux aromate paroît spécialement convenir. Mais jusqu'à ce jour on l'a peu employé. Les praticiens anglais en ont pourtant reconnu les avantages médicinaux. On trouve que la vanille fait quelquefois partie de leurs prescriptions pharmaceutiques : j'en ai fait usage d'après leur exemple.

Mode d'administration. On pourroit faire infuser six ou douze décigrammes (*douze ou vingt-quatre grains*) de vanille dans le vin, dans le lait, ou dans tout autre véhicule. On sait que cet aromate entre dans la composition du chocolat, et qu'il en rend la digestion plus facile; en sorte qu'il est souvent préférable à celui qu'on prépare sans vanille, et qu'on appelle si improprement *chocolat de santé*.

CHAPITRE VII.

Des Médicamens qui agissent d'une manière spéciale sur les propriétés vitales du systême dermoïde.

Aucun ouvrage n'offre encore sous leur véritable point de vue les rapports essentiels qui rattachent le systême dermoïde aux principes fondamentaux de la Thérapeutique. Depuis un petit nombre d'années seulement, l'expérience médicinale a procuré des lumières sur cet objet important, et je pense que rien n'est plus utile que de les coordonner à la méthode particulière de mon enseignement.

Ceux-là n'ont qu'une idée très-imparfaite du systême dermoïde, qui l'envisagent comme une simple enveloppe répandue sur toute la périphérie du corps, destinée à défendre l'organisation animale contre les atteintes des agens extérieurs. Ce systême est tellement diversifié dans sa structure, qu'il s'adapte à une multitude de phénomènes et de fonctions. Il est pénétré par une foule de ramifications artérielles et veineuses ; il est traversé par d'innombrables lymphatiques ; il est l'aboutissant universel des extrémités nerveuses, etc. Toutes les parties élémentaires de notre économie physique coopèrent à sa construction par le plus admirable mécanisme.

Le systême dermoïde correspond d'une manière si intime avec les organes extérieurs, qu'il partage, explique et répète, en quelque sorte, leurs altérations. Il est en outre sous l'influence immédiate de la lumière, du calorique, de l'air atmosphérique, de l'eau, et de tous les corps de la nature.

Si l'observation et l'expérience démontrent que le systême dermoïde reçoit les germes et les principes d'une multitude d'affections; qu'il est perméable à tous les levains morbifiques; qu'il est accessible au virus de la rage, de la morsure des serpens, des insectes venimeux, etc. l'observation et l'expérience démontrent aussi qu'il sert de voie de transport à un grand nombre de médicamens qui, souvent, produiroient un effet bien moindre, s'ils étoient administrés par l'intermède des voies digestives. En second lieu, c'est dans ce systême que s'opère la fonction active et perpétuelle des exhalans, l'un des actes vitaux les moins connus et les plus étudiés. Enfin, le systême dermoïde est le systême le plus éminemment sensible. C'est là un de ses attributs les plus marquans, d'être ouvert, par toute sa surface, au plaisir ou à la douleur. D'après ces trois considérations, je vais successivement l'envisager dans ce chapitre comme organe absorbant, comme organe exhalant, et comme organe sensitif.

SECTION PREMIÈRE.

Des Médicamens spécialement dirigés sur les propriétés vitales du systême dermoïde, considéré comme organe absorbant.

Le systême dermoïde paroît être celui qui contient le plus de vaisseaux absorbans ; ces vaisseaux, selon la remarque des anatomistes, forment une sorte de couche continue, interposée entre ce systême et les aponévroses. Ils se répandent en nombre incalculable dans toute l'économie vivante, naissent à toutes les surfaces, traversent toutes les profondeurs, pénètrent et parcourent tous les organes, serpentent en longs trajets dans tous les intervalles des muscles, des membranes, des glandes, des nerfs, des artères, des veines, se joignent et s'entrelacent en mille réseaux qui flattent agréablement la vue de l'anatomiste observateur.

Ces vaisseaux, minces, noueux et diaphanes, doués d'une sensibilité et d'une contractilité exquises, viennent s'ouvrir à l'épiderme, pour pomper les substances étrangères qui s'offrent à leurs orifices. Cette faculté absorbante des lymphatiques a été mise hors de doute par les travaux de Meckel, de Werner, de Hewson, de Hunter, de Cruiskshank, de Mascagni, etc. Je n'en voudrois d'autre preuve que l'action de certains médicamens sur l'économie animale ; la méthode de Clare a eu des succès manifestes. M. Richerand, ayant opéré des frictions avec le mercure, sur le côté droit, chez un individu atteint d'un bubon vénérien, il n'y eut que les glandes du même côté qui furent affectées. J'ai vu deux galeux à l'hôpital Saint-Louis, qui, après avoir subi plusieurs frictions, avoient ou croyoient avoir une salive sulfureuse.

La faculté absorbante des lymphatiques cutanés est constatée par une multitude de phénomènes. Faut-il rappeler des observations vulgaires? qui ne sait point, par exemple, que l'urine contracte avec une célérité prodigieuse l'odeur de la térébenthine ou autres substances aromatiques, que l'on applique à la surface du corps? Une huile fétide dont on frotte la plante des pieds, fait arriver sa saveur jusqu'à la langue et à la bouche, ainsi que le remarque très-bien M. le docteur Chiarugi. Par la même voie, les molécules opiacées vont stupéfier le cerveau et déterminent un état de somnolence. Un élève en médecine avoit manié long-temps et broyé ensuite un morceau d'aloës, dont nous voulions faire une pommade pour procéder à nos expériences sur les purgatifs administrés par la voie des frictions. Il éprouva une légere purgation. L'eau du bain ne pénètre pas seulement la peau sous forme de vapeur, mais sous forme liquide. Aussi cette eau éteint la soif, tuméfie le tissu cellulaire, accroît le poids du corps, etc. La propriété absorbante des lymphatiques est en outre démontrée par l'observation des faits pathologiques. Il est certains individus qui rendent une quantité d'urine bien supérieure à la quantité d'eau qu'ils ont avalée. Ce phénomène a lieu principalement chez les diabétiques ; M. Chiarugi remarque ingénieusement que cette augmentation de la faculté absorbante, tient le plus souvent à un état de foiblesse de tout le système vivant. Aussi les urines qui excèdent la quantité des boissons que l'on prend, sont-elles le partage des individus doués d'une constitution débile, et on les observe principalement chez les femmes et les enfans. Leur production est favorisée par des causes sédatives ; de là vient que les urines abondantes sont le symptôme de certaines maladies nerveuses.

Cette activité de la faculté absorbante se remarque dans une foule d'autres maladies ou altérations particulières de l'économie animale. Elle veille en quelque sorte sur la vie ; elle la garantit de toute atteinte nuisible. C'est elle qui dissipe les extravasations du sang qui ont lieu dans les chûtes, les contusions, les meurtrissures, etc. Elle pompe des collections séreuses et purulentes, qu'elle dissipe ou élimine à son gré du corps vivant. Elle fait évanouir des tumeurs ; n'est-ce point par ce mécanisme d'absorption qu'on voit s'opérer des déplacemens, des transports morbifiques, qu'on voit disparoître des gonflemens, des œdèmes ? Cette faculté préside, pour ainsi dire, à la coction, au travail des maladies, aux efforts de la réaction médicatrice. Elle fournit des points de doctrine qui sont de la plus grande importance pour l'art de guérir.

L'observation physiologique démontre que cette faculté absorbante est si énergique dans quelques circonstances, qu'elle se tourne même contre la substance du corps vivant, et la désorganise entièrement.

C'est à ce sujet que Hunter a dit énergiquement que les vaisseaux absorbans agissent sur les parties contiguës, comme le ver à soie qui ronge les feuilles pour se nourrir. On peut citer à l'appui de cette assertion, le fait suivant contenu dans les Mémoires de la Société médicale d'émulation de Gènes (*Memoria del cittadino Pietro Bonomi*, etc.). Il s'agit d'un homme âgé d'environ soixante ans, attaqué d'une maladie chronique de la poitrine, qui lui faisoit cracher le sang, et à laquelle il succomba. Pendant qu'il vivoit encore, on avoit apperçu sur le cuir chevelu de cet infortuné plusieurs tumeurs, qui paroissoient être des tumeurs cystiques. Elles étoient circonscrites, indolentes, flottantes, non pulsatives, et existoient depuis plus de vingt ans. L'individu n'éprouvoit d'ailleurs aucune autre incommodité que la sensation d'un poids à la tête. Ces tumeurs se gonfloient périodiquement tous les seize ou vingt jours, et ensuite diminuoient de volume. Elles faisoient d'ailleurs tous les jours des progrès, quoique avec lenteur. La mort de ce malade devoit nécessairement inspirer la curiosité de procéder à l'autopsie cadavérique. On disséqua en conséquence le cuir chevelu avec le plus grand soin; on n'y trouva aucun signe d'une inflammation antérieure, ni aucune trace de suppuration. Il n'y avoit absolument dans le tissu lâche de ces tumeurs qu'un peu de sang coagulé. Mais différentes portions des os du crâne étoient détruites et consumées. Dans quelques endroits la lame externe étoit plus altérée que l'interne, et *vice versâ*. La base des tumeurs étoit formée par la dure-mère, qui avoit acquis une épaisseur singulière dans ces endroits, et sembloit garantir le cerveau de toute impression étrangère. Il faut observer que les lésions osseuses dont je viens de faire mention, ne se bornoient point à la tête. On en observoit de pareilles sur une des clavicules, sur le sternum, sur quelques côtes et cartilages. Il est manifeste qu'une pareille désorganisation avoit été opérée par le systême lymphatique absorbant, dont l'activité dévorante se manifeste même quelques heures après la mort, selon la remarque de plusieurs physiologistes. L'auteur de l'observation que je viens de rapporter, explique l'augmentation périodique des tumeurs de la manière suivante : il croit qu'elle dépendoit du sang qui s'échappoit des vaisseaux rompus à mesure que l'os étoit corrodé. Ce sang n'éprouvoit pas d'altération, parce qu'il n'étoit point exposé au contact de l'air atmosphérique. Il finissoit ensuite par être absorbé, ce qui diminuoit nécessairement le volume de chaque tumeur, etc.

Beaucoup de circonstances favorisent cette activité pernicieuse des absorbans dans l'économie animale. C'est ainsi, par exemple, qu'un état de compression ou de distention ne tarde pas à la déterminer. M. Cruiskshank fait mention d'un anévrisme de la crosse de l'aorte, qui étoit d'un volume si considérable qu'il touchoit au sternum. Lorsque la rupture du sac s'opéra, l'os avoit été totalement absorbé : des ligatures très-serrées et long-temps continuées, peuvent produire des effets semblables. M. le docteur Winterbottom dans son travail *de vasis absorbentibus*, a très-bien rassemblé les causes qui peuvent favoriser les absorptions morbifiques. Il remarque qu'une distention excessive des organes a presque toujours ce résultat funeste. Lorsque la vessie a perdu son ressort, et qu'elle ne peut expulser la grande quantité d'urine qu'elle contient, il s'opère une véritable absorption de cette liqueur ; phénomène qui est accompagné d'une sorte de fièvre urineuse, dont M. Richerand a retracé fidèlement les symptômes. Lorsqu'un calcul biliaire obstrue le conduit choledoque, et intercepte le passage de la bile dans les intestins, celle-ci prend la route des lymphatiques, et produit les symptômes de l'ictère. Les métastases laiteuses ne reconnoissent point d'autre cause, dit M. Winterbottom. Lorsque le lait séjourne trop long-temps dans les mamelles distendues, ce liquide est absorbé, et devient stagnant dans le tissu cellulaire ; les glandes axillaires se tuméfient ; d'autres désordres surviennent, etc. Il se manifeste alors une multitude de phénomènes, dont on ne sait pas se rendre compte, parce qu'on ignore le mécanisme d'action des vaisseaux absorbans.

L'histoire particulière des contagions morbifiques ne contribue pas moins à établir cette propriété particulière du systême dermoïde, considéré comme organe absorbant. Je pourrois parler ici de l'étonnante propension de ce systême à s'imbiber, pour ainsi dire, de l'humidité de l'atmosphère. Un jeune homme ayant passé la nuit dans les rues de Paris, par un temps très-pluvieux, fut apporté à l'hôpital Saint-Louis, dans un état d'infiltration générale. Que de faits analogues n'a-t-on pas rapportés ? J'avois conseillé à un individu fort sujet à ce genre d'affection, de frotter son corps avec des substances grasses ou huileuses, et je crois que cette pratique n'est pas nouvelle. L'expérience clinique a prouvé qu'on pouvoit appliquer les remèdes à l'extérieur du corps, avant même que l'observation anatomique l'eût démontré. Il existe une thèse autrefois soutenue en Allemagne, laquelle a pour titre : *De modo agendi purgantium præsertim cuti applicatorum in genere.* Mais l'auteur s'est égaré dans des explications frivoles, hypothétiques, erronées, parce qu'il n'avoit point des notions suffisantes sur la physiologie du système absorbant.

Ceux qui ont long-temps expérimenté sur la faculté absorbante du système dermoïde, ont fait voir que cette faculté est soumise à une certaine disposition des forces vitales, disposition qui n'est point encore suffisamment connue. Bichat a très-bien énoncé qu'il y a un degré requis de sensibilité pour l'accomplissement de l'absorption cutanée. Cette considération explique des phénomènes sans nombre. Dans les traitemens divers que j'ai fait subir à des malades dartreux, j'ai été souvent contraint d'appaiser l'exaltation de la peau, pour la préparer à l'introduction des remèdes. Dans d'autres circonstances, il peut y avoir de l'avantage à produire un effet absolument contraire.

Le système dermoïde paroît naturellement repousser, par la propre énergie de ses forces sensitives, toutes les substances qui pourroient devenir un germe ou un levain de destruction pour l'économie animale. C'est l'altération de cette faculté de résistance qui favorise l'admission des miasmes ou autres fermens délétères dans l'intérieur des voies lymphatiques. C'est un fait bien avéré, que ceux qui boivent beaucoup de liqueurs fortifiantes sont moins exposés à la contagion. Les ouvriers qui bravent journellement les émanations pernicieuses des métaux, ne tardent pas à succomber, quand ils se laissent affoiblir par la faim, par la crainte, par la tristesse, ou par d'autres impressions sédatives.

Il est aisé de voir maintenant de quel danger sont menacées les personnes qui débilitent, exaltent ou dépravent, d'une manière quelconque, les propriétés vitales du système dermoïde. L'abus des cosmétiques, par exemple, entraîne pour la santé des inconvéniens qui ont excité les réclamations de tous les médecins instruits. J'ai vécu dans la société d'une femme célèbre par les qualités éminentes de son esprit, qui, par l'excès d'une coquetterie aussi préjudiciable que superflue, avoit contracté la singulière coutume de se faire peindre tout le corps avec des substances colorantes. Cette femme, habituellement souffrante, est morte depuis quelque temps d'une affection grave des absorbans cutanés.

Les propriétés vitales du système dermoïde sont susceptibles de contracter des altérations particulières, qu'il est important de connoître pour bien apprécier la théorie des maladies soit aiguës, soit chroniques. Ces propriétés s'éteignent par une multitude de causes, par les chagrins, la mauvaise nourriture, l'habitation des lieux humides, le défaut d'exercice, etc. Alors les tégumens des individus sont bouffis, ou présentent quelquefois une sécheresse extrême. Souvent c'est le progrès d'une affection cutanée qui détruit entièrement l'action des vaisseaux inhalans. Dans quelques affections herpétiques, dans la lèpre, dans l'éléphantiasis, etc. la faculté de l'absorption est totalement anéantie, et la peau devient, pour ainsi dire, imperméable à la transmission des substances médicamenteuses. J'ai vu certains dartreux dont le tissu cutané étoit engorgé à un tel point, qu'il étoit dur comme le maroquin.

Il est des moyens connus d'exciter l'action des absorbans qu'il faut que je rappelle, parce que la Thérapeutique les emploie avec beaucoup d'utilité. C'est ainsi que dans toutes les maladies qui proviennent de la foiblesse relative de ces vaisseaux, on a recours aux frictions qui sont constamment avantageuses. Combien de fois n'ont-elles pas fait disparoître l'hydropisie sans aucun autre secours! Qui n'a pas été le témoin des heureux effets des frictions mercurielles dans la syphilis, des frictions huileuses dans la peste, de celles avec l'éther acétique dans la goutte et le rhumatisme! En général, tout ce qui peut imprimer une grande secousse aux différens systêmes organiques, contribue singulièrement à rétablir la fonction des absorbans. C'est par ce mécanisme que les émétiques et les purgatifs drastiques opèrent quelquefois si promptement dans l'anasarque, l'ascite, etc. Nous avons traité à l'hôpital Saint-Louis une femme, dont l'hydropisie avoit résisté aux moyens curatifs ordinaires. Elle réclama les conseils d'un médecin très-hardi qui la guérit avec le suc de coloquinte. C'est bien ici l'occasion de rapporter un fait allégué par le célèbre M. Cruiskshank. Il s'agit d'un individu dont le genou étoit prodigieusement tuméfié par une accumulation de synovie. On lui administra, par inadvertance, au lieu de crême de tartre, une grande quantité de tartrite antimonié de potasse. Il eut un violent vomissement qui dura près de quarante-huit heures. Ces convulsions extraordinaires étant une fois terminées, on trouva que la tumeur du genou étoit totalement dissipée. Jean Hunter donnoit ses soins à un malade, atteint d'un bubon qui étoit parvenu à sa maturité, en sorte qu'il se proposoit d'en faire incessamment l'ouverture. Dans cet intervalle, ce malade eut occasion de monter sur un vaisseau; il éprouva des nausées, des vomissemens; mais le bubon disparut, et l'opération du chirurgien devint alors inutile. Une dame de Paris, jouissant d'une grande fortune, avoit la glande thyroïde considérablement engorgée. Cette difformité l'affligeoit. Durant le régime de la terreur, un violent chagrin vint l'accabler. Cette incommodité s'évanouit avec une étonnante célérité.

Les médecins doivent savoir aussi que le mouvement, les promenades, soit à pied, soit à cheval, en un mot tous les exercices du corps, etc. tendent efficacement à ranimer l'énergie des exhalans cutanés. On guérit souvent des hydropiques, en les faisant traîner dans des voitures, ou mieux encore sur des chariots découverts, et en les agitant jusqu'à ce qu'ils éprouvent une grande fatigue. Un botaniste célèbre par ses travaux et par ses voyages, étoit affecté d'une hydropisie du bas-ventre, qui s'étoit déclarée à la suite d'une fièvre quarte qu'on avoit peut-être combattue avec trop d'énergie et de promptitude. Les apéritifs, les évacuans, les préparations scillitiques, n'avoient eu aucun effet salutaire. Cet individu quitta les remèdes, partit pour la Provence, herborisa dans les bois pendant toute la saison de l'été, et c'est ainsi qu'il parvint entièrement à se rétablir. A son retour à Paris, son aspect vigoureux et sain surprit beaucoup les gens de l'art qui lui avoient inutilement prodigué leurs remèdes.

Au surplus, la Thérapeutique profite sagement, depuis quelques années, des notions acquises jusqu'à ce moment sur la physiologie du système dermoïde; et il est résulté de ces notions des indications très-précieuses pour l'art de guérir. J'ai fait le premier en France des essais sur cette médecine d'absorption, de concert avec MM. Pinel et Duméril. Nous y fûmes principalement déterminés par les succès que les docteurs Chiarenti, Bréra, Vacccà-Berlinghiéri, etc. avoient déjà obtenus en Italie, et par les expériences bien antérieures de l'immortel Spallanzani. Le résultat de nos observations a été consigné dans le Bulletin des sciences, publié par la Société philomatique de Paris, et dans le premier volume des Mémoires de la Société médicale d'émulation. Je crois devoir en donner ici l'abrégé succinct. Depuis cette époque, j'ai eu fréquemment l'occasion de multiplier et de varier l'applicatiou de ces remèdes, et j'ai été ensuite imité par des praticiens très-recommandables; je vais rapporter quelques-uns des faits que j'ai recueillis.

Le sujet de ma première observation fut une jeune femme qui, à la suite d'un accouchement ordinaire, éprouvoit une constipation que je voulois faire disparoître. Je fis le mélange d'un gros de rhubarbe et de douze grains de jalap, avec un peu de salive; ce mélange fut ensuite incorporé dans de l'axonge de porc. J'opérai moi-même plusieurs frictions sur le ventre de la malade; et elle fut copieusement purgée. Quelques jours après, elle éprouva encore des difficultés pour aller à la selle. Je la soumis au même procédé qui, dans cette circonstance, n'eut plus le même effet; mais l'enfant qu'elle alaitoit eut des évacuations alvines très-abondantes. Pour me rendre compte de ce phénomène, je me faisois alors des questions que je soumets de nouveau à mes lecteurs. Je cherchois à déterminer si c'étoit par les anastomoses épigastriques que la substance médicamenteuse s'étoit portée vers l'organe secréteur du lait, ou si c'étoit plutôt par la voie des vaisseaux lymphatiques superficiels de l'abdomen, qui communiquent d'une manière si intime et si directe avec ceux du thorax, pour se rendre dans le foyer commun des glandes axillaires. Je soupçonnois que l'organe cellulеux, si justement comparé par Bordeu à une sorte d'atmosphère dans laquelle les humeurs ont ordinairement un cours libre et aisé, avoit pu favoriser la transmission de la matière purgative. Enfin, je pensois que peut-être la dose du médicament administré n'avoit pas été assez forte pour la mère, quoiqu'elle eût été plus que suffisante pour l'enfant. Toutes ces questions seroient encore dignes d'un examen très-approfondi.

M. Pinel et moi administrâmes ensuite, par la même voie, dans l'hospice de la Salpétrière, la rhubarbe et la scammonée, unies au suc gastrique de chouette, à trois enfans affectés du carreau, et fortement constipés depuis plusieurs mois. Ils furent très-bien purgés. Nous déterminâmes, dans le même temps, un flux copieux d'urine, chez deux enfans attaqués d'hydropisie, au moyen de la scille pulvérisée. Mais le succès le plus remarquable fut celui que nous obtînmes par l'emploi extérieur du quinquina, dans le traitement des fièvres intermittentes. Une jeune fille de quatorze ans étoit tourmentée, depuis trois mois, par les paroxysmes d'une fièvre double-quarte. Deux frictions suffirent pour chasser le petit accès; mais le grand accès continua de se manifester avec une extrême violence. Nous persistâmes, et après cinq frictions le frisson n'eut plus lieu, la chaleur fut moindre, et l'accès avança d'une heure. Les trois qui suivirent, diminuèrent successivement d'intensité, et enfin, la fièvre s'éteignit entièrement. Nous retirâmes un avantage non moins réel de l'application extérieure de l'écorce du Pérou, chez deux autres femmes, dont l'une étoit âgée de quarante-sept ans et l'autre de vingt-huit. La première avoit une fièvre quotidienne; la seconde, une quarte simple. Mais nous eûmes des résultats absolument négatifs chez deux jeunes filles atteintes d'une affection analogue à celle que je viens de nommer. Je puis ajouter à ces observations des faits journellement recueillis dans les salles de l'hôpital Saint-Louis. J'y fais administrer assez fréquemment, contre certaines affections cutanées, une pommade de tartre stibié, qui a, pour l'un de ses effets, d'exciter assez constamment des évacuations alvines, et de remplacer quelquefois les purgatifs les plus efficaces.

Faut-il attribuer au suc gastrique une influence particulière sur la faculté absorbante du système dermoïde ? Plusieurs médecins étrangers, dont le nom est justement célèbre, se sont fortement attachés à cette opinion, que mes propres expériences n'ont point démontrée. En effet, M. Pinel et moi avons procédé à des épreuves comparatives. Nous déterminâmes deux rangs de lits dans l'hospice de la Salpétrière ; les malades de l'un étoient traités avec les substances simplement incorporées dans de l'axonge ; chez les malades de l'autre rang, nous ajoutions pour véhicule la salive et le suc gastrique. Il n'y avoit pas de différence dans les résultats. On ne peut qu'inviter les médecins à entreprendre de nouveaux essais.

Depuis que j'ai publié mes expériences, on a beaucoup étendu les observations pratiques sur l'administration des remèdes à l'extérieur, pour le traitement des maladies internes. Plusieurs auteurs ont écrit *ex professo* sur cette matière, et ont étendu à une multitude de substances des essais que je n'avois moi-même appliqués qu'à un petit nombre de remèdes, tels que le jalap, la rhubarbe, la scammonée, la scille, le quinquina et l'opium. Leur travail servira de guide à ceux qui porteront plus loin ces recherches, et il n'est plus douteux que cette nouvelle source de moyens curatifs ne devienne encore féconde par les progrès ultérieurs de la physiologie de l'absorption, et par les succès nouveaux de l'expérience médicinale.

I.

Des Substances que la médecine emprunte du règne végétal, pour agir sur les propriétés vitales du systéme dermoïde, considéré comme organe absorbant.

Toutes les substances végétales employées par la voie extérieure des frictions, remplissent le plus fréquemment d'autres indications dans la matière médicale. Je renvoie, en conséquence, mes lecteurs aux sections et aux chapitres particuliers de cet ouvrage, où j'ai traité avec détail de leur histoire, et je me borne à désigner briévement ici celles qui ont été administrées jusqu'à ce jour avec un succès incontestable.

QUINQUINA. *Cortex peruvianus.*

J'ai parlé fort au long de cette écorce dans le premier volume de cet ouvrage. J'ai même déjà dit dans ce chapitre l'avoir employée en poudre, et par l'intermède des frictions, à l'hospice de la Salpétrière. Dans deux ou trois occasions, la fièvre intermittente parut céder à ce remède. Rosen, célèbre médecin suédois, en a fait avec succès des applications sur lui-même et à la région épigastrique. M. Alexandre, célèbre expérimentateur, n'a pas été moins heureux dans un essai qu'il a fait sur sa propre personne, selon la coutume qu'il avoit. M. Barthez a fait interposer cette même substance pulvérisée, dans une chemise composée de deux toiles très-fines, d'après la pratique du docteur anglais Pye; et il a mis fin aux paroxysmes d'une double tierce. M. le docteur Chrestien a cité plusieurs observations pratiques sur les bons effets de la résine de quinquina, ainsi appliquée dans les fièvres d'accès de tous les types.

OPIUM. *Opium thebaicum.*

J'ai fait une ample mention de cette substance si importante, quand j'ai traité des médicamens spécialement dirigés sur le système nerveux. C'est M. le docteur Chiarenti de Florence, qui en a principalement fait usage à l'extérieur. Une femme, en proie aux plus vives douleurs, ne voulut point se déterminer à prendre l'opium par la bouche. Ce médecin prit trois grains d'opium pur, et le mêla avec deux scrupules de suc gastrique de corneille; il le laissa en dissolution pendant l'espace de vingt-quatre heures. Il le mêla ensuite avec de la pommade commune, et en frotta certaines parties du corps de la malade, qui, dans l'espace d'une heure, fut soulagée. MM. Botta, Salmon, Bréra, etc. ont eu le même succès par des expériences analogues. J'ai souvent recours à ce moyen, dans les affections graves de l'utérus, qui se traitent à l'hôpital Saint-Louis. Il m'est arrivé trois fois de réussir d'une manière très-sensible.

CAMPHRE. *Camphora.*

Je crois, d'après mes propres expériences, qu'on n'a point encore des notions très-positives sur le mode d'action de ce remède. Il paroît que M. Chrestien a procédé à un grand nombre d'essais sur son emploi extérieur. Il a cité beaucoup de faits; je ne rappellerai que celui qui lui est propre, comme étant celui qui a pu être le plus sûrement observé. Ce praticien étoit pris d'une douleur de sciatique très-violente; il fit frotter le siége ou plutôt le lieu de l'origine de cette douleur, avec quarante grains de mouches cantharides très-finement pulvérisées, et incorporées dans de la salive. Il éprouva, comme c'est l'ordinaire, une irritation assez vive aux voies urinaires. Cette opération n'ayant point remédié aux symptômes qu'il éprouvoit, il employa douze grains de camphre, qu'on fit dissoudre dans le même menstrue, et on pratiqua une friction à la partie interne de la cuisse. M. Chrestien assure que bientôt le calme fut ramené, et que cette opération, réitérée le soir, procura la nuit la plus tranquille. Depuis ce temps, il a eu d'autres résultats, qui n'attestent pas moins les grands avantages de l'administration du camphre par la voie du systême absorbant. Ce médicament peut, d'après son opinion, modérer l'état inflammatoire qui est si souvent décidé par l'abus des cantharides, sur les reins et sur la vessie. Il a vu triompher les frictions de camphre dans des accès de priapisme nocturnes, dans des ischuries très-douloureuses, dans des fièvres de divers caractères, dans les paroxysmes du rhumatisme goutteux, etc. J'avoue que j'ai été moins heureux à l'hôpital Saint-Louis, quoique j'aie fait un très-fréquent usage de ce médicament.

Scille. *Radix Scillæ maritimæ.*

J'ai déjà fait mention de ce médicament, d'après les effets observés de son administration intérieure. M. le docteur Chiarenti écrivit dans le temps, au célèbre professeur Spallanzani, qu'ayant fait une pommade de scille et de suc gastrique, il en avoit frictionné un chien, et qu'il lui avoit fait rendre une prodigieuse quantité d'urines. M. le docteur Bréra, instruit de ce fait, et ayant à traiter un homme atteint d'ascite, essaya de lui administrer cette même substance par la voie des frictions. Il fit dissoudre un scrupule de scille dans un gros de suc gastrique, et le divisa en trois doses pour une journée. Les urines furent sensiblement accrues après la première friction; il associa ensuite la scille à la digitale et à l'acétite de potasse, etc. Il rapporte que l'infirmier chargé d'exécuter les frictions, et qui opéroit avec les mains nues, éprouva, pendant tout un jour, le besoin d'évacuer de l'urine, etc. M. le docteur Ballerini a répété, avec avantage, ces essais. J'ai employé moi-même cette plante, de concert avec M. Pinel, à l'hospice de la Salpétrière; nous obtînmes des effets diurétiques très-marqués. Mais comme des frictions, faites avec la main sèche, sur l'abdomen, peuvent aussi produire de tels effets, faut-il regarder cette expérience comme décisive?

PETITE-JOUBARBE. *Herba Sedi minoris.*

Tout porte à croire que cette espèce de joubarbe est celle que les anciens employoient comme émétique. Son nom semble aussi indiquer qu'ils la regardoient comme calmante.

Histoire naturelle. La petite-joubarbe est le *sedum acre* de Linnæus (DÉCANDRIE PENTAGYNIE); elle est de l'ordre naturel des succulentes; elle vient dans les terreins sablonneux et arides, sur les toits et sur les vieux murs. On la connoît vulgairement sous les noms de *vermiculaire brûlante*, de *pain d'oiseau.*

Propriétés physiques. La plante récente a une saveur âcre et piquante, analogue à celle du poivre. Lorsqu'on la mâche, elle laisse une sensation brûlante dans la gorge. Son odeur est nulle. Ses feuilles sont ovées, sessiles, relevées en bosses.

Propriétés chimiques. M. Vauquelin, qui a eu occasion d'examiner plusieurs joubarbes, a trouvé qu'elles contenoient toutes une certaine quantité de malate de chaux. La présence de ce sel a également été reconnue par M. Desseres. En traitant le suc des différentes plantes du genre *sedum* par l'acétite de plomb, M. Vauquelin a vu qu'il se précipitoit une matière colorante qui offroit différentes nuances dans les diverses espèces. Celle du *sedum acre* est très-jaune.

Propriétés médicinales. Si on juge du *sedum acre*, par quelques-unes de ses qualités sensibles, il doit avoir des vertus très-énergiques. On l'a long-temps employé comme émétique et même comme drastique ; mais son administration intérieure est actuellement fort négligée ; Boerhaave pense qu'elle est dangereuse. Quelques médecins ont prétendu l'avoir employée avec succès dans le scorbut, en la donnant en décoction dans de la bière. Il faudroit recommencer les expériences. Quant à son application extérieure, on s'accorde assez généralement sur les bons effets qu'elle produit. Les cataplasmes de joubarbe, appliqués pendant quelque temps sur des ulcères scorbutiques très-étendus, quoiqu'il se manifestât des chairs baveuses et des hémorragies fréquentes, ont ranimé les propriétés vitales de la partie affectée et amené au bout de quelque temps l'ulcère à une cicatrisation complète. D'autres préfèrent les lotions faites avec une décoction de joubarbe dans de la bière ou dans du lait.

Un médecin annonça, il y a un grand nombre d'années, que plusieurs ulcères cancéreux avoient été guéris par l'application topique de la petite-joubarbe, et il rapporta plusieurs observations qui sembloient constater l'efficacité de cette plante. On répéta les essais ; mais on n'obtint que des succès douteux. M. Lombard, qui a tenté de nouvelles expériences, assure avoir guéri plusieurs ulcères cancéreux de très-mauvaise nature, par l'application de la joubarbe continuée pendant quelque temps. J'ai eu aussi occasion d'essayer les effets de cette plante en pareil cas. Madame D*** avoit un cancer au sein gauche, qui s'étoit formé et développé avec une rapidité inconcevable, à la suite de la cessation des règles. Lorsqu'elle me consulta, le cancer étoit ouvert, et l'ulcère s'étendoit sur tout le sein jusqu'à la région épigastrique, et jusque vers la partie latérale et postérieure du thorax ; il étoit parsemé de gros tubercules, et toute sa surface étoit recouverte d'un enduit blanchâtre. La suppuration avoit une odeur repoussante ; les bords étoient comme déchirés ; les parties environnantes étoient livides, dures, ridées, et les veines environnantes variqueuses. La malade souffroit des douleurs si atroces, qu'elle ne pouvoit rien supporter sur la plaie, pas même les topiques les plus doux. Je résolus, conjointement avec M. Biett, de tenter l'application des cataplasmes de joubarbe ; ils furent supportés très-difficilement durant les premiers jours ; mais madame D*** s'y habitua peu à peu, et on put les renouveler plus souvent. L'enduit blanchâtre se détacha insensiblement, la suppuration devint moins fétide, les hémorragies qui avoient lieu fréquemment cessèrent, et la plaie prit un très-bon aspect. Ce mieux se continua à-peu-près un mois ; mais les forces de la malade avoient été tellement épuisées par les souffrances horribles qu'elle avoit éprouvées, qu'aucun secours ne put retarder sa fin funeste.

J'ai fait encore d'autres expériences de concert avec M. Biett. Un homme âgé de soixante ans, portoit un ulcère carcinomateux sur la partie latérale droite du nez. Les ravages s'étoient étendus rapidement ; l'aile du nez étoit rongée, et l'ulcère se prolongeoit bien avant dans la membrane muqueuse pituitaire. On avoit employé vainement les caustiques et autres remèdes. Nous eûmes recours aux cataplasmes de *sedum acre*. L'ulcère se détergea assez promptement ; les bords, qui étoient très-gonflés, se dégorgèrent, et les chairs devinrent vermeilles. Ces cataplasmes furent continués un mois et demi ; mais le malade s'en dégoûta, et ne voulut plus en permettre l'application, malgré toutes nos instances. Nous éprouvâmes la même contrariété en traitant une femme de quarante-cinq ans, qui avoit un ulcère du même genre sur la partie inférieure de la joue gauche : les cataplasmes de petite-joubarbe produisirient de très-bons effets au bout de peu de jours ; mais la malade éprouvoit des cuissons très-vives, qu'elle attribua à l'effet du topique, et elle ne voulut plus le supporter. On ne peut point sans doute se permettre de tirer des conclusions générales sur les propriétés de la joubarbe, avant d'avoir fait un plus grand nombre d'expériences. Toutefois, le résultat que nous avons obtenu semble prouver qu'elle est douée de vertus détersives très-énergiques.

Mode d'administration. Les médecins qui l'ont donnée intérieurement, ont proposé sa décoction dans de la bière. Cette décoction se donne à la dose de quatre-vingt-seize grammes (*trois onces*). La dose de son suc est de huit grammes (*deux gros*).

Quand on veut l'appliquer en cataplasme, il faut d'abord séparer les feuilles, et les écraser dans un mortier de marbre. On étend ensuite cette pulpe sur un linge, en y ajoutant une petite quantité d'huile d'amandes douces. On chauffe légèrement le cataplasme avant de l'appliquer, et on renouvelle cette application deux ou trois fois par jour.

DIGITALE. *Folia Digitalis purpureæ.*

On avoit déjà apprécié les effets que produit intérieurement l'administration de cette plante. M. le docteur Bréra a essayé de la faire prendre par absorption, et M. Chrestien a répété ses expériences. Un homme âgé de trente ans étoit atteint d'une hydropisie ascite, qui avoit cédé aux remèdes usités en pareil cas. Ayant négligé le régime, il eut une récidive fâcheuse. L'anasarque se joignit à sa première affection, et les symptômes étoient portés au plus haut degré. Distention excessive de l'abdomen; le malade ne pouvoit se mouvoir qu'avec une difficulté extrême, etc. Après quelques remèdes intérieurs, on administra vingt grains de digitale incorporés et macérés pendant douze heures, dans un gros de salive, à la manière de M. Bréra. On opéra deux fois par jour des frictions sur l'abdomen. Dès le second et le troisième jours, il y eut une augmentation très-considérable dans les selles et dans les urines, et une diminution de l'enflure. On voulut diminuer la dose, mais les symptômes reprirent leur intensité ; on revint alors à la première quantité , et bientôt l'infiltration du scrotum et l'énorme intumescence du ventre commencèrent à disparoître. On joignit à ce procédé l'usage d'une légère décoction de chiendent, avec addition de nitrate de potasse. Ce moyen auxiliaire, joint à quelques fortifians, décida entièrement la convalescence du malade , et assura sa bonne santé, dont il put jouir pendant quinze mois, sans aucun trouble. Toutefois, comme cet homme habitoit un pays marécageux, et qu'il menoit une vie très-sédentaire, il mourut d'un hydrothorax, etc. A cette observation que je viens d'exposer, et que j'ai considérablement abrégée dans ses détails, je pourrois en joindre plusieurs autres du même auteur, qui sont toutes en faveur des effets salutaires de la digitale. Je pourrois même alléguer l'autorité puissante de quelques autres praticiens ; mais, dans une matière aussi nouvelle, il convient peut-être de ne transiger qu'après une plus longue série de faits recueillis en divers temps et en divers lieux.

1°. RHUBARBE. *Radix Rhabarbari.*

2°. JALAP. *Radix Jalappæ.*

3°. SCAMMONÉE. *Scammonium.*

Ces diverses substances ont déjà trouvé place dans mon catalogue des médicamens propres à exciter la contractilité musculaire du canal intestinal , lorsqu'elles sont administrées intérieurement ; il paroît démontré aujourd'hui que le même effet résulte de leur action, lorsqu'on les applique extérieurement. J'ai moi-même tenté plusieurs expériences qui me paroissent conclure en faveur de l'absorption de ces purgatifs très-efficaces. Toutefois, j'ai déjà eu occasion d'observer qu'il falloit attribuer quelque chose à la puissance mécanique des frictions.

DENTELAIRE. *Herba, radix Dentariæ.*

Il y a peu d'années que la dentelaire a été introduite dans la matière médicale. Les propriétés énergiques qu'on lui a reconnues, lui assurent un rang distingué parmi les remèdes indigènes.

Histoire naturelle. La famille naturelle des plombaginées de Jussieu, à laquelle elle appartient, tire sa dénomination de la couleur plombée de la dentelaire, *plumbago europæa* (PENTANDRIE MONOGYNIE de Linnæus). Cette plante croît dans le royaume de Naples et en Sicile, sur les bords de la mer. On la trouve aussi dans le midi de la France.

Propriétés physiques. Sa tige est herbacée ; les feuilles sont amplexicaules et lancéolées. Toutes les parties de la plante ont une saveur âcre et brûlante ; mais elle est encore plus forte dans la racine.

Propriétés chimiques. Elles sont encore ignorées.

Propriétés médicinales. Quoiqu'on ait assuré que la dentelaire avoit des propriétés analogues à celles de l'ipécacuanha, on n'a pas osé l'employer intérieurement. Il paroît que son application extérieure est usitée en Provence, depuis un grand nombre d'années, pour le traitement de la gale. Mais, si l'on en croit Garidel, son administration a été quelquefois suivie d'accidens très-graves. On n'avoit tenté aucune recherche pour s'assurer de la vérité de cette assertion, et on avoit, en quelque sorte, abandonné cette plante, lorsque la Société royale de Médecine proposa un prix sur cette question : *Indiquer la meilleure méthode pour guérir promptement et sûrement la gale.* Le prix fut décerné à M. Sumeire, qui envoya pour le concours un Mémoire, dans lequel il proposoit l'emploi de la racine de dentelaire pour le traitement de cette maladie. La Société voulut s'assurer de la vérité des faits avancés dans ce Mémoire ; elle nomma MM. de Jussieu, Hallé, Lalouette et Jeanroy pour faire de nouvelles expériences, en suivant les procédés de M. Sumeire. Ces expériences furent suivies avec le plus grand soin à la Pitié, sur plusieurs individus, et les résultats qu'on obtint furent très-satisfaisans. Tous les malades furent guéris assez promptement, sans qu'aucun retour de la maladie ait été observé dans la suite. L'effet général du remède est d'exciter une légère irritation sur la surface cutanée, d'animer les boutons qui existent déjà, et de produire une nouvelle éruption. Au bout de quelques jours, les anciens et les nouveaux boutons tombent en dessiccation, et l'affection psorique disparoît entièrement. Le traitement de la gale par la racine du plumbago, a cela d'avantageux, qu'on peut l'employer contre les gales communiquées récemment et sans complication, sans aucune préparation intérieure ; il est aussi moins long, et est exempt des dangers de la répercussion. Les inconvéniens qu'on lui reproche, tiennent évidemment aux défauts des procédés employés pour l'administrer. On peut aussi faire usage de la dentelaire contre les gales anciennes et compliquées, en ayant égard à l'âge, aux forces, à la délicatesse des individus, à la violence et à l'ancienneté de la maladie, etc. J'ai souvent fait remarquer dans mes leçons cliniques de l'hôpital Saint-Louis, combien il étoit essentiel de bien distinguer la gale du prurigo, maladie singulière que j'ai fait connoître le premier en France, et sur laquelle les Anglais ont des idées très-inexactes. Ces deux affections sont presque toujours confondues, et cette méprise entraîne quelquefois des inconvéniens très-graves. Si on appliquoit, par exemple, les préparations de la racine de dentelaire sur le *prurigo formicans*, cette éruption, au lieu de guérir, n'en deviendroit que plus rebelle.

Mode d'administration. La racine est préférable aux autres parties de la plante; on en pile deux ou trois poignées; on verse dessus une livre d'huile d'olive bouillante; on agite pendant quelques minutes: quand l'huile est passée, on exprime un peu fortement la racine, dont on ne laisse qu'une partie dans le linge, qu'on lie en forme de nouet. M. Sumeire croit que l'addition d'une petite poignée de muriate de soude, rend le remède plus actif. Pour s'en servir, on fait chauffer l'huile; on y trempe le nouet, avec lequel on remue la lie; on frotte un peu fortement toutes les parties où siégent les boutons galeux, et on réitère tous les jours, matin et soir. S'il survenoit une vive irritation à la peau, on se contenteroit de ne frotter qu'une seule fois par jour. En général, les boutons de la gale se trouvent desséchés au bout de huit à dix frictions.

HUILES. *Olea.*

Je ne ferai mention ici que de l'huile d'olive et de celle d'amande, qui sont celles dont on fait le plus fréquemment usage en médecine.

Histoire naturelle. En général, on définit les huiles des liqueurs animales ou végétales qui sont grasses, onctueuses, immiscibles à l'eau, qui produisent de la flamme par leur combustion, et qui forment des savons avec les alkalis caustiques. Celles d'olive et d'amande sont placées parmi les huiles fixes et grasses. La première s'obtient, par expression, du brou de l'olive, *olea europæa* (DIANDRIE MONOGYNIE de Linnæus), famille des jasminées. Elle est apportée des départemens méridionaux de la France, de l'Italie et de l'Espagne. Celle qui n'est point sophistiquée par le mélange d'huile de pavot ou de lin, est préférable. La deuxième espèce est extraite, par expression, des semences de l'*amygdalus communis* (ICOSANDRIE MONOGYNIE de Linnæus), ordre naturel des rosacées.

Propriétés physiques. L'huile d'olive est d'un jaune-verdâtre, d'une odeur douce et d'une saveur agréable. Sa pesanteur spécifique est de 9153, l'eau étant considérée comme 10000. Elle se rancit difficilement.

huile d'amande est d'un jaune clair ; son odeur et saveur sont agréables ; elle se rancit très-promptement. Celle qu'on retire des amandes amères, n'a oint d'amertume.

Propriétés chimiques. Les principes constituans des iles, sont l'hydrogène, le carbone et l'oxigène, nt les proportions ont été déterminées par Lavoir. Les huiles se combinent avec les alkalis, et rment les savons. Elles éprouvent différens chanmens par l'action des acides sulfurique, nitrique muriatique oxigéné.

Propriétés médicinales. On donnoit souvent à l'inrieur les huiles d'olive et d'amande douce, comme rgatives, vermifuges, etc. ; mais elles sont un u tombées en désuétude depuis quelques années. pendant, elles ne laissent pas que d'être très-utiles ns quelques constipations opiniâtres qui ne sont compagnées d'aucune inflammation des entrailles. ans quelques cas d'empoisonnement, on est parnu à arrêter les ravages, en administrant ces iles à grande dose. C'est sur-tout dans l'empoisonment par les mouches cantharides qu'on doit ister sur leur emploi. Elles sont nuisibles dans les legmasies de la membrane muqueuse des premières ies, parce qu'en se rancissant, elles augmentent ritation. On a également remarqué que, loin de lmer les douleurs atroces de la colique du Poitou, nsi qu'on l'a prétendu, les huiles les exaspéroient. Les médecins de l'antiquité faisoient un grand usage l'huile d'olive, appliquée extérieurement. Celse, lien et Aétius nous ont laissé de très-bons préceptes sur les cas qui réclament l'emploi des frictions huileuses. Elles formoient un des grands moyens hygiéniques usités chez les anciens. On les négligea pendant long-temps ; mais elles furent de nouveau préconisées dans le dernier siècle, comme très-avantageuses dans le traitement de plusieurs maladies. On a prétendu avoir guéri des hydropisies ascites rebelles, par des onctions huileuses long-temps continuées. Plusieurs amas lymphatiques ont été dissipés par les mêmes moyens, à ce qu'on assure. Donald Monro n'a point retiré de succès des onctions contre l'hydropisie ascite ; mais il dit les avoir administrées avantageusement dans quelques anasarques. Il seroit intéressant de recommencer quelques expériences sur ce point de Thérapeutique, en s'attachant avec le plus grand soin à la partie descriptive de la maladie, et en recherchant scrupuleusement les causes et les affections qui ont précédé.

On a regardé l'huile d'olive comme très-propre à neutraliser les effets délétères des morsures venimeuses des vipères et de quelques serpens. Un homme se fit mordre, en présence de plusieurs membres de la Société royale de Londres, par des vipères, sur plusieurs parties du corps ; il éprouva bientôt tous les accidens qui arrivent à la suite d'un semblable accident : mais il arrêta leurs progrès par des onctions et des lotions d'huile d'olive tiède sur les parties affectées. Plusieurs médecins anglais firent de nouvelles expériences sur divers animaux, et ils observèrent, en effet, que les onctions d'huile diminuoient la violence des symptômes. Les essais que l'on tenta dans les diverses contrées de l'Europe, réussirent plus ou moins bien. En Suède et en Saxe, on employa les frictions huileuses avec succès sur différens individus qui avoient eu plusieurs morsures. Néanmoins, quelques-uns des animaux sur lesquels Hunauld et Geoffroi firent des expériences, périrent malgré l'huile qu'on leur administra en frictions. Ces résultats opposés furent expliqués par la différence des serpens qui avoient produit les morsures, et on ne regarda l'huile que comme propre à borner les accidens résultant d'une seule espèce de venin. Cependant, on ne peut révoquer en doute les effets salutaires qui ont suivi l'usage des frictions d'huile dans beaucoup de circonstances où les morsures avoient été opérées par des serpens de diverses espèces. Les onctions sont aussi très-efficaces contre les piqûres des différens insectes. Dans les cas où on veut remédier à une trop grande rigidité de l'organe cutané, à sa sécheresse ou à la tension des parties qu'il recouvre, on peut employer les fomentations huileuses tièdes avec quelque avantage.

On a cherché dans tous les siècles les moyens de se préserver de la contagion d'un des plus terribles fléaux qui désolent l'espèce humaine, la peste; mais toutes les tentatives ont été infructueuses. Dans ces derniers temps George Baldwin, consul anglais à Alexandrie, fut porté à croire, d'après quelques observations, que les frictions faites avec de l'huile d'olive tiède sur le corps des pestiférés, étoient un préservatif de cette maladie. Les expériences qui furent exécutées à l'hôpital de Smyrne par le P. Louis de Pavie, eurent des résultats très-avantageux, et confirmèrent l'opinion de Baldwin. On publia aussi plusieurs faits qui sembloient ajouter aux preuves qu'on avoit déjà sur l'efficacité de ce moyen si simple. Toutefois, M. le professeur Desgenettes, qui s'est rendu si célèbre par son courage et par ses lumières, pense qu'il n'y a rien de déterminé avec précision sur cette faculté préservative des frictions d'huile, parce qu'on ne multiplia point suffisamment les expériences parmi ceux de l'armée qui furent atteints de la peste.

Mode d'administration. La manière la plus convenable d'administrer l'huile à l'extérieur, est de l'appliquer en frictions, au moyen d'une éponge, d'une petite pièce de flanelle imbibée, ou avec les mains, en ayant soin de frotter plus ou moins long-temps, selon l'effet qu'on veut obtenir. Les frictions sont préférables aux onctions simples, parce qu'elles produisent une excitation qui se communique de proche en proche à des parties éloignées par les oscillations nerveuses. C'est ainsi que Cullen est parvenu à augmenter fortement l'action des voies urinaires, en continuant long-temps des frictions huileuses sur les tégumens du bas-ventre. Lorsqu'on en fait usage comme moyen prophylactique contre la peste, on doit frotter avec une éponge imbibée jusqu'à ce que la sueur coule abondamment; mais il ne faut faire durer la friction que trois ou quatre minutes. Il est une préparation dans laquelle on fait entrer l'huile d'olive ou celle d'amandes douces, et qui est souvent employée dans la Thérapeutique, c'est celle que l'on désigne sous le nom de *liniment volatil.* Ce liniment est composé, tantôt d'un quart ou d'un tiers d'ammoniaque et de deux tiers d'huile. Cette espèce de savon est très-utile dans les engorgemens lymphatiques, dans les rhumatismes chroniques, la paralysie, etc. La combinaison de l'huile d'amande douce avec la soude, forme le savon blanc, qu'on administre intérieurement dans les engorgemens chroniques des viscères, dans la goutte, etc. On le donne à la dose de dix décigrammes (*vingt grains*) par jour. On peut aller jusqu'à quatre grammes (*un gros*). Si on fait prendre l'huile intérieurement, la dose doit varier selon les cas où on l'emploie. Veut-on borner les ravages de l'empoisonnement par quelques végétaux âcres ou par les cantharides ? il est urgent de la donner en grande quantité par la bouche, et même en lavemens, comme purgatif ou vermifuge. La dose est de trente-deux à soixante-quatre grammes (*une ou deux onces*).

ETHER ACÉTIQUE. *Ether aceticum.*

Cette substance médicinale a déjà été mentionnée, lorsque j'ai traité des éthers en général, et de leurs effets médicinaux dans l'économie animale. Mais je replace ici l'éther acétique, parce qu'il est très-fréquemment employé à l'extérieur pour agir sur les propriétés vitales du système dermoïde. M. Sédillot est le premier qui ait réveillé l'attention des praticiens de Paris, sur les grands avantages de son application dans le paroxysme goutteux et rhumatismal. Il a communiqué, dans le temps, plusieurs observations importantes à la Société de Médecine ; et les praticiens des provinces ont répété ses essais, avec le même succès. Il paroît que cet acide pénétrant, contribue singulièrement à rendre les pores perméables, et qu'il facilite d'une manière particulière la fonction des exhalans. Je donnois des soins à une dame qui souffroit depuis long-temps d'une douleur rhumastimale dans les lombes. J'avois essayé divers linimens, qui n'avoient pas réussi. Elle fit usage de l'éther acétique, et s'en trouva presqu'aussi-tôt soulagée. Il faut l'employer à grande dose, en administrer au moins seize grammes (*une demi-once*) à chaque friction. On peut aider son action, par l'administration intérieure de quelques substances diaphorétiques. On peut même faire concourir l'emploi interne de l'éther acétique à la dose d'une quarantaine de gouttes dans un verre d'infusion de fleurs de sureau ou de tilleul.

II.

Des Substances que la médecine emprunte du règne minéral, pour agir sur les propriétés vitales du système dermoïde, considéré comme organe absorbant.

On ne connoît que depuis très-peu d'années le mode d'action des substances minérales dont nous allons traiter; de-là vient sans doute que la plupart d'entr'elles, comme, par exemple, le mercure, étoient qualifiées du titre insignifiant de *spécifiques*. Mais les découvertes faites de nos jours, sur l'anatomie et la physiologie du système absorbant, ont totalement éclairé ce point de doctrine.

MERCURE. *Hydrargyrum.*

Le rôle important que le mercure joue, depuis sant d'années, dans la médecine, nécessite que nous ous occupions, avec quelque détail, de son histoire. C'est encore ici un monument de la crédule ndustrie des alchimistes, qui l'envisageoient comme n des principes matériels et immédiats des plus récieux corps de la nature. Des volumes entiers uffiroient à peine pour recueillir les travaux chiméques dont il a été l'objet. Il est néanmoins consoant de dire qu'au sein même de ce délire universel es imaginations et des esprits, toutes les recherches, utes les expériences n'ont point été superflues. On vu mille faits, mille phénomènes se découvrir, qui nt pu servir aux progrès et à l'avancement de la ysique moderne. La Thérapeutique elle-même est rivée à des résultats utiles; elle a pénétré le secret de elques préparations medicinales dont elle ne sauroit priver sans s'appauvrir. Ernest-Godefroy Baldinger compilé, avec assez de méthode et de concision, les couvertes des savans sur cet intéressant métal.

Histoire naturelle. Il est des pays privilégiés où le rcure se rencontre très-communément et en abonnce. L'Espagne, la Hongrie, la Carinthie, les res du Frioul, celles du Palatinat, etc. en connnent de riches mines. La France même n'en est privée; mais elles s'y trouvent en très-petite ntité. Les voyageurs attestent aussi qu'on l'a découvert dans le Nouveau-Monde. Ce métal existe, ns la nature, sous quatre différens états : 1°. sous une forme liquide et brillante ; c'est alors qu'on le désigne par le nom de *mercure coulant*, de *mercure vierge*, ou de *mercure natif*; il s'échappe quelquefois en globules limpides et purs de l'intérieur des roches fragiles ; souvent aussi, les naturalistes le recueillent disséminé dans des couches d'argile, de craie, ou même dans des mines qui contiennent d'autres substances métalliques ; 2°. le mercure peut exister amalgamé, ou plutôt combiné avec l'argent, et dans différentes proportions. C'est l'*amalgame natif* d'argent, ou le *mercure argental* de Haüy. On l'a rencontré ainsi, d'après les auteurs, à Muschel-Landsberg dans la Caroline ; à Roseuau dans la Haute-Hongrie, etc. 3°. la troisième espèce est le sulfure de mercure, nommé assez ordinairement *cinabre* par les anciens chimistes. Cette mine abonde à Almaden, à Schemnitz, à Ydria, et dans le duché de Deux-Ponts ; 4°. enfin, le mercure peut se trouver minéralisé par l'acide muriatique. C'est l'espèce d'amalgame que M. Haüy désigne sous le nom de *mercure muriaté*. La découverte en est due au savant anglais M. Woulfe. Les naturalistes qui ont écrit sur la minéralogie, ont indiqué quelques autres combinaisons de mercure, dont nous croyons superflu de faire mention, parce qu'elles n'ont point l'authenticité désirable.

Propriétés physiques. Le mercure, dans le premier état que nous venons d'indiquer, se fait spécialement reconnoître par sa liquidité, qui, comme le remarque M. Haüy, a constamment lieu au-dessus de la température du trente-deuxième degré du thermomètre de Réaumur, ou du quarantième au thermomètre centigrade. Cet état de liquidité, dans lequel se trouve habituellement ce métal, l'avoit fait ranger, par les anciens, dans la classe des corps fluides. On connoît le phénomène de la congélation opérée par les membres de l'académie de St. Pétersbourg, durant le froid excessif de 1759. Ce métal devenoit ductile sous le marteau. Le professeur Pallas, dont les sciences déplorent la perte, raconte également (dans le tome IV de ses Voyages) qu'à son retour de Krasnojarsk, il fit congeler un quart de livre de mercure, en le situant au nord, sur la galerie de la maison qu'il habitoit. Il rapporte que ce mercure, ainsi gelé, étoit ductile comme le plomb, qu'il s'aplatissoit en lamine, et devenoit cassant comme l'étain. La même opération a été faite en Hollande, par Bicker; en Angleterre, par Cavendisch; à la Baie d'Udson, par Utchius; en France, par Vauquelin et par les professeurs de l'Ecole Polytechnique. Si le mercure se solidifie à une très-basse température, on doit penser qu'il doit éprouver un effet bien contraire à une température élevée. Achard a expérimenté qu'il se vaporisoit au dix-huitième degré du thermomètre de Réaumur. Le mercure coulant est encore remarquable par sa pesanteur spécifique, qui est inférieure à celle du platine et de l'or, mais qui surpasse celle des autres métaux. Dans son deuxième état, c'est-à-dire, dans son amalgame avec l'argent, le mercure se manifeste en grains ou en lames plus ou moins solides. Il est cassant; il blanchit le cuivre lorsqu'on le promène à sa surface. Au surplus, la forme du mercure argental varie suivant la proportion des deux métaux composans ; car cette proportion n'est pas toujours la même. C'est en traitant le mercure argental par l'acide nitrique, et en précipitant l'argent, que l'on obtient ce qu'on appelle l'*arbre de Diane*, en physique amusante. Le mercure sulfuré ou *cinabre* est très-reconnoissable à sa couleur, qui se nuance depuis un rouge très-vif jusqu'à la couleur brunâtre ; à sa pesanteur spécifique, qui est estimée à 6,9022,10,2185; à sa cassure, qui est raboteuse. Sa forme, selon M. Haüy, est un prisme hexaèdre régulier, dont les divisions parallèles aux pans sont très-nettes. Quant au mercure muriaté, ce sel ou cet état particulier du mercure est remarquable par sa consistance, par sa couleur d'un gris de perle, par sa transparence. Il y en a de verdâtre et de jaunâtre.

Propriétés chimiques. Rien n'est plus varié que les modifications chimiques que subit ce métal, lorsqu'il est soumis à l'action des différens corps de la nature. Par la simple influence de l'air atmosphérique, il se brûle d'une manière plus ou moins complète. Une première combinaison d'oxigène le convertit en oxide noir ou en ce qu'on nommoit autrefois *éthiops per se*; mais une saturation entière de ce principe en fait un oxide rouge de mercure, ou *précipité per se* des anciens chimistes. En général, il contracte diverses teintes, toutes relatives à ses divers degrés d'oxidation. Il s'unit promptement au soufre, et donne l'*oxide noir* sulfuré, ou *éthiops minéral*, soit qu'on ait recours au procédé de la trituration à froid, soit qu'on l'expose à l'action modérée du feu. En continuant de chauffer ce composé, on parvient à faire un oxide de mercure sulfuré rouge, ou cinabre artificiel des boutiques. Le mercure s'unit aussi à plusieurs métaux, tels que l'arsenic, l'antimoine, le bismuth, etc. Il peut noircir, même dans l'eau, en se combinant avec l'oxigène qu'elle contient. Mais c'est l'action chimique des acides sur le mercure, que les médecins doivent principalement étudier, et Fourcroy a sur-tout contribué à l'éclaircir. Il décompose l'acide sulfurique, et, d'après des opérations différentes, il donne les sels communément appelés *sulfate acide de mercure*, *sulfate de mercure*, *sulfate jaune de mercure*, ou *sulfate avec excès de ce métal*. Ce dernier est le *turbith minéral* de l'ancienne chimie. Le mercure enlève avec non moins de rapidité l'oxigène à l'acide nitrique. La dissolution de ce métal, opérée à froid dans ce liquide, constitue l'*eau mercurielle* des chirurgiens, parce qu'ils en usent comme d'un escarotique avantageux. On forme aussi, en faisant chauffer le nitrate de mercure dans un creuset, la préparation connue sous le nom de *précipité rouge*, mieux désigné par celui *d'oxide de mercure rouge par l'acide nitrique*. Enfin, l'art chimique apprend différentes opérations pour diriger l'acide muriatique sur quelques-uns des sels mercuriaux dont nous venons de parler, et pour obtenir ce sel si connu d'abord sous la dénomination de *sublimé corrosif*, qui est le *muriate sur-oxigéné de mercure* de la nomenclature moderne. Le même acide forme, par d'autres procédés non moins connus, *aquila alba*, ou mieux, le *muriate de mercure doux*, ainsi qualifié parce qu'il est dépourvu des qualités actives du précédent. On connoît très-peu encore l'action chimique du mercure sur les autres acides, tels que l'acide phosphorique, l'acide boracique, l'acide carbonique, et d'ailleurs, les résultats de cette action sont de très-peu d'intérêt pour le médecin. Enfin, M. Fourcroy fait observer que le mercure, dans l'état métallique, n'est point altérable par les alkalis et les terres ; mais qu'il n'en est pas de même, lorsqu'il est dans ses divers états d'oxidation. Au surplus, il seroit superflu de présenter ici, dans tous leurs détails, les phénomènes chimiques du mercure ; et nous devons nous borner, ce me semble, à faire connoître ceux qui éclairent l'administration médicinale de ce remède tant préconisé.

Propriétés médicinales. Le mercure a des propriétés médicinales, soit qu'on l'administre dans son état métallique, dans son état d'oxidation ou dans son état salin. Cullen pense que le mercure coulant est absolument dénué de toute énergie médicamenteuse, et c'est par une multitude d'épreuves qu'il a constaté la nullité de son action. Cette vérité est si généralement établie de nos jours, que je crois superflu d'alléguer des témoignages pour l'établir. Ce n'est que lorsque ce métal est plus ou moins combiné avec l'oxigène de l'air atmosphérique, qu'il peut devenir d'un usage véritablement médicinal, et qu'il influe manifestement sur les propriétés vitales du systême dermoïde, considéré comme organe absorbant. Tout le monde sait que les divers oxides mercuriaux, ainsi introduits dans l'économie animale par la médecine d'inexhalation, ont l'avantage incontestable de ne point affoiblir les voies digestives, et d'opérer fréquemment avec une efficacité plus marquée que beaucoup d'autres préparations de cette même substance, administrées à l'intérieur. Il paroît probable que ces oxides changent le mode de sensibilité des lymphatiques, et impriment à l'universalité de leurs ramifications une excitation aussi salutaire que permanente. C'est par cet unique mécanisme qu'on voit se dissoudre et se dissiper les tumeurs, les nodosités, les engorgemens, les exostoses, et autres accidens, par lesquels se caractérise quelquefois l'infection vénérienne. Ce remède est souvent pompé avec une telle promptitude par les absorbans de la peau, que toutes les humeurs du corps vivant s'en trouvent soudainement imprégnées, comme l'ont appris des observations chimiques faites sur les cadavres d'individus morts pendant la durée du traitement syphilitique. Les glandes excrétoires paroissent se ressentir particulièrement de l'irritation mercurielle, et le phénomène pathologique de la salivation n'est ignoré de personne. C'est faute d'avoir mal entendu le mécanisme d'action du mercure sur l'économie animale, qu'on a long-temps regardé cette excrétion ainsi violemment suscitée, comme très-utile et même nécessaire pour opérer une guérison complète et radicale. Mais cette erreur est bien dissipée par les progrès des connoissances modernes, et les praticiens sages s'attachent constamment à la modérer.

Depuis le célèbre Bérenger de Carpi, le mercure a obtenu et obtiendra peut-être toujours une prééminence marquée sur tous les autres médicamens employés contre l'affection syphilitique. Mais il n'en est pas moins vrai que pour être un remède sûr et bienfaisant, son administration a besoin d'être conduite par une main habile. On disserte de toutes parts sur la meilleure méthode de l'appliquer. Il n'y a toutefois qu'un aveugle et audacieux charlatanisme qui puisse soutenir que cette méthode est générale, et doit être adaptée à tous les cas. Ne faut-il pas, pour ce remède comme pour tous les autres, avoir égard au tempérament particulier de l'individu que l'on traite, aux progrès qu'ont pu faire les symptômes, à l'organe spécialement affecté dans le moment où le malade réclame des conseils et des soins, etc.? En général, aucune substance médicamenteuse ne réclame plus impérieusement l'étude de ces considérations préalables. Par quelle fatalité les empiriques n'ont-ils que le mercure à opposer à tous les accidens de la syphilis? Ils ne s'informent guère si le sujet qui consulte a éprouvé d'autres affections, et si ces affections coexistent avec le mal vénérien; ils s'inquiètent peu de l'énergie particulière des forces vitales, de l'état de l'ame, du climat, des saisons, du concours de mille autres circonstances qui pourroient éclairer la curation. L'hôpital Saint-Louis reçoit journellement des malades qui sont les tristes victimes des traitemens peu méthodiques qu'on leur a fait subir. On les questionne, et l'on s'aperçoit que ce n'est point le mercure qui leur a manqué, mais les lumières d'un médecin habile pour en diriger l'emploi. Par un double inconvément, le système de l'économie vivante s'est trop accoutumé à l'action de ce remède, pour en ressentir encore l'influenee, et le mal est d'autant plus difficile à extirper, qu'il a poussé de plus profondes racines. C'est alors sur-tout qu'abandonnant toute préparation de ce métal, on tâche de réparer les forces par le secours assidu des toniques, par l'usage des bouillons restaurans, des végétaux frais; en un mot, par un régime entièrement sain, on prépare en quelque sorte le triomphe du mercure, qu'on peut administrer de nouveau, quand les malades ont récupéré l'énergie naturelle et inhérente à leur constitution physique.

Les maladies syphilitiques ne reconnoissent pas de remède qui leur soit plus approprié que le mercure. L'expérience est authentique sur ce point; et c'est, sans contredit, un grand problème pour l'esprit humain que celui d'une substance qui, par ses propriétés, pénètre toutes les parties du corps vivant, qui guérit celles qui sont malades sans nuire à celles qui sont saines, qui s'attache uniquement au levain morbifique qu'il faut combattre, etc. On a voulu expliquer le mode d'action du mercure sur l'économie animale. On a voulu savoir pourquoi ce remède agit principalement sur les glandes salivaires; mais, comme l'observe le judicieux Stahl, il est peu philosophique de chercher à pénétrer ce mystère; nous ne serons jamais plus instruits sur ce point, que nous ne le sommes sur les effets des cantharides qui se dirigent spécialement sur les voies urinaires, sur les effets du tartre stibié qui n'agit que sur l'estomac, de la rhubarbe et du séné qui n'agissent que sur les intestins, etc. N'est-il pas plus sage d'appliquer avec justesse les préparations mercurielles ; d'étudier les meilleures méthodes qui favorisent ses succès ; de procéder avec une connoissance profonde des tempéramens, des idiosyncrasies ? etc.

M. Swédiaur s'est rendu recommandable par une étude approfondie des maladies syphilitiques. On peut réduire en préceptes utiles les résultats particuliers de son expérience. Ce praticien fait remarquer que le mercure portant une impression vive et stimulante sur l'économie animale, particulièrement chez les individus robustes et très-irritables, il est avantageux de prévenir et de tempérer d'avance les effets de cette impression par des boissons mucilagineuses, adoucissantes, légérement purgatives, par des bains qui nétoient le système dermoïde, et le préparent à une exécution régulière de ses fonctions. L'introduction brusque et précipitée des mercuriaux par les absorbans cutanés, ou dans les voies digestives, peut décider les accidens d'une fièvre angioténique, agacer les entrailles et la poitrine, etc.

Au surplus, le grand problême à résoudre pour perfectionner le traitement des affections vénériennes, seroit de déterminer quel est l'état ou le degré de ces affections, qui nécessite l'emploi de telle ou telle préparation mercurielle. Car M. le docteur Swédiaur observe judicieusement qu'il est, par exemple, des circonstances où il est plus convenable de faire usage de l'oxide gris de mercure, tandis que dans d'autres, une préparation saline de ce métal remplit bien mieux l'indication. Les sels mercuriels doivent même être distingués les uns des autres, parce que chacun d'eux a un mode d'action qui lui est propre. Chez certains individus, le mercure réussit bien mieux, lorsqu'il est administré par la voie des frictions ; chez d'autres, il est plus avantageux lorsqu'il est donné par l'estomac. Telle préparation mercurielle incommode singulièrement un malade, tandis qu'une autre le soulage de la manière la plus prompte et la plus efficace. Dans tel cas, il est plus sage de faire prendre le mercure sous forme solide ; dans tel autre cas, sous forme liquide. Rien n'est plus important que de choisir et de déterminer le véhicule, l'excipient, etc. D'ailleurs, dans combien de circonstances, ne faut-il pas se conformer aux volontés, aux caprices, aux répugnances des individus malades ? Pour ménager la susceptibilité nerveuse, combien de fois n'a-t-on pas besoin d'envelopper en quelque sorte cette substance médicinale, dans le sucre, dans la gomme, dans des extraits de plantes, qui mitigent en quelque sorte son activité, etc.

Les règles qui suivent deviennent en outre d'une grande importance. Il ne faut donner le mercure qu'à ceux qui sont exempts d'une autre maladie, et qui sont assez forts pour le supporter. Dans le cas contraire, il faut recourir aux principes salutaires de l'hygiène. Il faut de plus, pendant l'administration de ce remède, avoir un régime sain et modéré, repousser les alimens épicés, indigestes, etc. L'observation paroît avoir indiqué que toute évacuation immodérée est nuisible pendant le traitement mercuriel ; il faut également éviter les sueurs excessives et les diarrhées, accidens qui doivent être détournés, s'ils se déclarent avec trop d'intensité et de persévérance. Il faut éviter une salivation trop abondante. Stahl remarque judicieusement que cette évacuation a cet inconvénient, qu'on ne peut la contenir dans de justes limites.

On a tant écrit sur le sujet qui nous occupe, qu'il faudroit des volumes entiers seulement pour rapporter tous les sentimens des auteurs relativement à l'emploi du mercure dans la maladie vénérienne. Je ne ferai, en conséquence, aucun étalage d'une érudition fatigante, et totalement superflue pour la Thérapeutique. Je me contente de renvoyer mes lecteurs à des ouvrages publiés dans des temps assez modernes, tels que les Traités de Hunter, de Clare, de Nisbet, et particulièrement de Swédiaur. La méthode de l'illustre et infortuné Cirillo, médecin de Naples, a obtenu dans le temps la plus grande vogue. Ce grand praticien a relaté, peut-être avec trop d'exagération, les inconvéniens des frictions ordinairement opérées avec les oxides de mercure. Il a vu quelquefois les symptômes redoubler d'intensité par leur administration. Non-seulement ce métal imparfaitement éteint ne se porte point en proportion suffisante dans le systême lymphatique, ce qui prolonge ou rend le traitement superflu, mais la revivification de quelques globules peut opérer des désordres dans l'économie animale. Le mercure présente donc plus d'avantage sous forme saline. Cirillo fait choix du sublimé corrosif. Mais comme l'usage interne de cette substance si caustique doit faire redouter son activité sur les propriétés vitales de l'estomac et du tube intestinal, il a trouvé convenable de le faire prendre à l'extérieur par la voie de l'absorption. Il a incorporé en conséquence ce sel dans de l'axonge de porc, pour composer une sorte d'onguent avec lequel il a procédé aux essais les plus heureux. Cirillo ne pense pas néanmoins que ce moyen puisse s'accommoder à tous les cas de pratique. Il importe de n'y pas recourir dans cette espèce de vérole confirmée, qui décide une sorte de décomposition scorbutique ; toutes les fois que le malade est frappé d'une émaciation extrême, quand il est épuisé par la fièvre hectique, ou par le dévoiement colliquatif ; chez des sujets longuement affoiblis, Cirillo a vu survenir des effets sinistres. Il cite une observation où l'emploi du mercure provoqua une hémorragie d'un sang noir et fétide. Ces exemples se multiplieroient bien davantage si tous les praticiens n'étoient généralement éclairés sur le danger imminent qu'il y a de faire usage des préparations mercurielles dans le traitement du scorbut. Mais si les malades n'ont éprouvé aucune altération de cette nature, aucun procédé de curation ne lui paroît meilleur. Le printemps et l'automne sont les saisons les plus favorables pour opérer les frictions ; car le froid très-violent et l'excessive chaleur diminuent sensiblement les propriétés vitales du système absorbant. Enfin, Cirillo insiste encore sur le choix de l'heure du jour, et il assigne le temps du soir pour les frictions, comme plus convenable que celui du matin.

Les lymphatiques sont nécessairement alors dans un état d'énergie relative plus considérable, par la plus grande activité du pouls et de la chaleur animale. D'ailleurs, comme l'ajoute Cirillo, durant le sommeil qu'on fait succéder à cette opération, l'action du remède absorbé se concentre bien mieux dans l'intérieur des vaisseaux, et se développe ensuite d'une manière plus entière et plus puissante.

Le mercure étoit employé dans le traitement des maladies cutanées, bien avant son usage dans la syphilis. Je l'ai souvent ramené à cette ancienne destination, durant les cours de mes expériences cliniques, et les effets que j'ai obtenus paroissent ne pas démentir la réputation dont cette substance métallique a long-temps joui chez les anciens. Nous avons successivement administré, sous forme d'onguent, le muriate sur-oxigéné de mercure, l'oxide noir sulfuré de ce métal, l'oxide sulfuré rouge, l'oxide sulfuré jaune. Il résulte de ces essais, qui se continuent encore au moment où j'écris, que la pommade de sublimé corrosif a combattu avec efficacité quelques affections dartreuses ; que dans d'autres circonstances, elle a produit une irritation vive du systême dermoïde, phénomène qui n'a pas permis qu'on en continuât l'administration ; que, dans des cas analogues, la pommade d'éthiops a eu des avantages très-marqués, quoique ces cas aient été plus rares ; que cinq observations constatent la guérison de cinq individus atteints du prurigo pédiculaire par la pommade de cinabre, et qu'enfin la pommade de turbith minéral a été le seul remède employé pour combattre six gales récemment contractées, et deux affections dartreuses invétérées, dont tous les symptômes ont disparu. Au surplus, je me propose d'exposer ces faits avec plus de détail, quand ils seront confirmés par un plus grand nombre d'expériences.

Parmi les préparations mercurielles qui sont le plus communément employées, soit à l'extérieur, soit à l'intérieur, il en est peu qui soient d'un usage plus fréquent et plus efficace que le *muriate de mercure doux*. M. Pinel et moi l'avons administré par la voie des frictions, et j'ai cru remarquer que ce médicament exerce une action très-particulière sur les propriétés vitales du systême lymphatique. M. le docteur Desessartz l'a proposé en dernier lieu pour le traitement de la petite-vérole. Ce praticien estime que cette substance est très-convenable pour adoucir les symptômes des varioles, soit simples, soit compliquées, soit naturelles, soit artificielles, pour faciliter en quelque sorte le travail de la nature dans la marche si souvent orageuse de cette affection, etc. Il rapporte que deux enfans faisant usage de pilules mercurielles pour combattre des dartres rebelles, furent atteints de la petite-vérole. On ne discontinua pas l'usage des pilules : on diminua seulement la dose. La petite-vérole fut très-bénigne ; elle parcourut avec beaucoup de régularité ses périodes. M. Desessartz fait aussi mention de deux adultes qui subissoient un traitement mercuriel pour cause de maladies vénériennes. L'un, dit-il, avoit déjà reçu plusieurs frictions après des bains et une purgation ; l'autre n'avoit pris que les pilules mercurielles du codex. La petite-vérole fit suspendre les frictions chez le premier : on continua l'administration des pilules chez l'autre. La variole fut aussi discrète que dans les deux cas précédens. A ces faits, on peut ajouter ceux qui sont le résultat de l'expérience de beaucoup d'auteurs, tels que Fouquet, Poissonnier, Rosen, Wanvoensel, Hillary, Huxham, etc. Au surplus, peut-être une semblable méthode est-elle susceptible de quelques restrictions. M. Valentin la combat avec avantage dans son Traité de l'inoculation.

L'illustre Cotugno de Naples a attribué de grands avantages à l'oxide de mercure sulfuré noir, pour favoriser la formation des pustules, etc. C'est surtout au milieu des petites-véroles épidémiques, qui sont constamment plus meurtrières, qu'on doit recourir au muriate de mercure doux ; ce médicament est particulièrement convenable pour combattre ou pour prévenir la diathèse vermineuse, l'une des complications qui est la plus à craindre, ainsi que Vandesboch et un grand nombre de praticiens ont eu occasion de l'observer.

Mode d'administration. Les notions acquises sur les directions particulières qu'affectent les vaisseaux absorbans, ont particulièrement éclairé les pathologistes sur l'administration du mercure par la voie de l'absorption extérieure. L'expérience a démontré que ce n'est point en appliquant immédiatement ce remède sur la partie affectée, qu'on obtient l'effet le plus complet, mais en le plaçant d'après la disposition anatomique des vaisseaux lymphatiques. C'est ainsi qu'on frictionne les pieds et le bas des jambes, lorsqu'on cherche à détruire les engorgemens qui existent ux glandes poplitées ; veut-on agir sur les inguiales externes ? on frictionne les hanches, les cuisses, s jambes ou les pieds. Si l'on veut, au contraire, édicamenter les inguinales internes, on porte le ercure à la face interne des cuisses. Toutes les ois que les engorgemens surviennent aux environs u coude, on exécute la friction sur les mains et ur les poignets. La même opération est indiquée, i ce sont les glandes de l'aisselle qui sont affectées, u s'il survient quelque engorgement aux bras, aux vant-bras, à l'épaule, au sternum, etc. Si c'est la ace, les joues, les lèvres, etc. qui sont attaquées, n dirige l'action du remède vers la partie postéeure du col, etc. (Gilibert.) La dose ordinaire e l'oxide de mercure, administré dans un corps ras qui lui sert de véhicule, est de quatre, huit u douze grammes (*un, deux ou trois gros*) par ur. Il paroît que l'emploi de l'onguent napolitain t très-ancien dans la pratique de l'art. Il existoit ême, dans les premiers temps, des formules trèsmpliquées, qu'on simplifia dans la suite. On se ntente aujourd'hui de parties égales de mercure d'axonge de porc. Despatureaux regarde l'addition camphre comme très-avantageuse et comme trèsopre à arrêter la salivation. Le même auteur comnçoit par en administrer huit grammes (*deux gros*) six premiers jours ; ensuite, de deux jours l'un, n faisoit prendre trente-deux grammes (*demi-once*).

Mais Collin veut, au contraire, qu'on soit très-circonspect sur la dose de l'onguent mercuriel camphré. Il peut exciter la fièvre et des convulsions.

Pour ce qui est des préparations salines du mercure, aucune, sans doute, ne réclame une surveillance plus exacte dans son administration, que le muriate sur-oxigéné de mercure, introduit par Van-Swiéten dans la matière médicale, et que sa qualité âcre et corrosive rend infiniment redoutable. On le prescrit communément de la manière suivante : Prenez quatre décigrammes (*huit grains*) de sublimé corrosif, et faites-les dissoudre dans une quantité suffisante d'esprit-de-vin ; incorporez le tout dans un demi-kilogramme (*une livre*) d'eau distillée. On prend tous les matins une cuillerée à thé de ce mélange, dans une tasse de lait, d'eau orgée, ou de toute autre boisson de ce genre. Quelques médecins le mettent dans des pilules : je ne le donne jamais sous cette dernière forme. Le muriate de mercure doux, pour bien remplir les différentes indications médicinales, a besoin d'être régulièrement préparé, et Schéele a donné un excellent procédé pour y parvenir. M. Desessartz, qui l'a sur-tout employé pour disposer les enfans à l'inoculation, a indiqué les doses qui suivent : Lorsque les enfans sont à la mamelle, il prescrit un quart de grain de muriate de mercure doux, un demi-grain de jalap, un demi-grain d'iris de Florence, et un demi-décigramme (*un grain*) de sucre, qu'on leur fait avaler dans une cuillerée de panade. Pour les enfans âgés d'un an, jusqu'à l'éruption des premières dents, il donne un demi-grain de muriate de mercure doux, et le double de jalap, d'iris et de sucre. Pour les enfans qui ont leurs premières dents, jusqu'à la sortie complète de celles de sept ans, trois quarts de grain de muriate de mercure doux, et le double des autres poudres. Enfin, après cette époque jusqu'à celle de quatorze ans, la dose est fixée à un grain du même sel; les autres ingrédiens augmentent en proportion. Clare, chirurgien anglais, faisoit prendre le mercure doux par la voie de l'absorption. Il avoit pour méthode d'en frictionner légèrement, matin et soir, le dedans des joues, des lèvres et des gencives. Il avoit soin auparavant de faire nettoyer la bouche du malade avec de l'eau tiède. Ce procédé a, dit-on, l'inconvénient de provoquer trop vivement l'action des glandes salivaires. Je le fais appliquer fréquemment sur les chancres qui se manifestent au gland de la verge, aux grandes lèvres, au vagin, etc. et ce mode est souvent favorable à son action.

Je ne parlerai point de la *poudre altérante* de Plummer, faite avec parties égales de mercure doux et de soufre doré d'antimoine. Tode la condamne, et Baldinger n'en a éprouvé aucun bon effet. Je passe à une des préparations du mercure les plus usitées dans l'exercice de la médecine-pratique. C'est le sirop mercuriel de Belet. On connoît l'analyse qu'en avoit faite le célèbre Bayen; elle est contenue dans le recueil de ses opuscules. M. Bouillon-Lagrange s'en est récemment occupé; son but a été de démontrer les inconvéniens nombreux de la variété infinie de recettes que l'on suit pour la confection de ce remède. Il insiste sur la nécessité qu'il y a de s'en tenir à un procédé uniforme, et par conséquent plus certain. La manière la plus ordinaire d'exécuter ce sirop, est de prendre deux cent cinquante-six grammes (*huit onces*) d'acide acéteux et vingt-quatre décigrammes (*quarante-huit grains*) d'oxide rouge de mercure. Ce mélange est doucement chauffé jusqu'à la dissolution totale de l'oxide. D'une autre part, on verse sur quatre-vingt-seize grammes (*trois onces*) de mercure, trois cent quatre-vingt-quatre grammes (*douze onces*) d'acide nitrique. On ajoute un kilogramme ½ (*trois livres*) d'alcool, et on introduit le mélange dans une cornue, que l'on place dans un bain de sable. On y adapte un récipient, et on distille jusqu'à siccité. Pour préparer le sirop, on mêle ensemble vingt-quatre grammes (*six gros*) de la dissolution d'oxide rouge de mercure dans l'acide acéteux, et soixante-quatre grammes (*deux onces*) de la liqueur distillée. On ajoute une chopine de sirop simple. On trouve quelques autres formules dans les Pharmacopées; celle que propose M. Bouillon-Lagrange est ainsi conçue : Il faut se procurer du nitrate de potasse extrêmement pur. D'une autre part, on compose un sirop simple, en faisant dissoudre, dans un demi-kilogramme (*une livre*) d'eau distillée, un demi-kilogramme et trois cent quatre-vingt-quatre grammes (*une livre et douze onces*) de sucre. On clarifie, et l'on passe la liqueur. On dissout ensuite, dans une suffisante quantité d'eau distillée très-pure, cinquante-six grammes (*cent douze grains*) de nitrate de mercure cristallisé. Lorsque le sirop est froid, on y mêle la dissolution mercurielle, et on ajoute sur la totalité deux grammes (*demi-gros*) d'éther nitrique très-pur, non acide. Ce sirop ainsi composé, peut rester parfaitement clair pendant quelques jours. En général, la dose que l'on prescrit du sirop de Belet, est de seize ou trente-deux grammes (*demi-once ou une once*).

On administre fréquemment, dans nos hôpitaux, et à la dose de trois ou quatre cuillerées par jour, un autre sirop désigné sous le nom de *sirop de Cuisinier*. On le compose avec la décoction de salsepareille, l'addition du séné, et d'un décigramme (*deux grains*) de muriate sur-oxigéné de mercure, par livre de décoction. On édulcore avec du sucre. Il est d'autres préparations mercurielles plus rarement employées que celles que je viens de désigner, ce qui fait que je les place ici les dernières. Telles sont l'*oxide rouge de mercure* précipité, que Vigo employoit à l'intérieur, contre la maladie vénérienne, mais dont l'usage cause souvent des tranchées. On pourroit en combiner un demi-grain avec un grain d'opium; l'*oxide blanc*, qu'on donne spécialement en lotions, ou incorporé dans des graisses; le *sulfate de mercure jaune, avec excès d'oxide*, l'un des mercuriaux les plus actifs dont j'ai fréquemment vu l'efficacité, que Sydenham et Boerhaave recommandent principalement pour les affections syphilitiques invétérées. On donne cet oxide à la dose d'un décigramme (*deux grains*), mêlé avec autant de camphre, réduit en bol, avec un sirop quelconque. Il existe des pilules de Werlhoff, contre l'hydrophobie. On les fait avec un demi-décigramme (*un grain*) de poudre de cantharides, un quart de décigramme (*demi-grain*) de turbith minéral, cinq décigrammes (*dix grains*) de camphre, et quantité suffisante de gomme adragant. Il convient pareillement de mentionner ici les fameux *trochisques de Keiser*, qui ont pour principal ingrédient l'oxide de mercure uni avec l'acide acéteux. Cette dissolution du mercure dans l'acide du vinaigre, étoit connue de Stahl. Davison a écrit une dissertation entière sur ce sujet. Le *mercure gommeux de Plenk*, ou l'oxide gris-noir de mercure, combiné avec une gomme, est aussi parfois adopté. Herzog et Saunders ont observé néanmoins qu'il provoquoit la salivation. On fait triturer huit grammes (*deux gros*) de mercure avec douze grammes (*trois gros*) de gomme arabique en poudre, et une suffisante quantité de conserve de mûres; quand le métal est bien oxidé, on mêle la masse avec seize grammes (*demi-once*) d'amidon. On fait des pilules d'un décigramme et demi (*trois grains*); on peut en prendre jusqu'à douze par jour. J'omets à dessein beaucoup d'autres préparations, parce que je les crois de peu d'importance. J'ajouterai seulement qu'on peut administrer le mercure en bains, en lavemens et en fumigations; c'est au médecin habile à diriger les applications de ce puissant et précieux remède: *secundùm naturam ægri, et genus morbi.*

MANGANÈSE. *Manganesia.*

C'est aux progrès que la minéralogie et la chimie ont faits dans ce siècle, que la matière médicale est redevable du manganèse: auparavant, les arts seuls étoient en possession de cette substance.

Histoire naturelle. Certains minéralogistes avoient d'abord pensé que le manganèse étoit une mine de fer; d'autres, que c'étoit une mine de zinc. L'erreur des uns et des autres venoit peut-être de la couleur; peut-être, de ce que ce métal est souvent mélangé d'oxide de fer. M. Haüy n'établit qu'une espèce de mine de manganèse, qui est celle de son oxide natif. Il partage les variétés de cette espèce en deux sections; les unes jouissent de l'état métallique, et transmettent l'étincelle électrique; les autres sont privées de ces deux facultés. On dit que M. Picot-Lapeyrouse, habile naturaliste du Languedoc, a trouvé en 1786 le manganèse dans son état natif, au sein de la vallée de Viédésos, du ci-devant comté de Foix.

Propriétés physiques. Le manganèse se fait reconnoître par les qualités suivantes: il est d'un blanc brillant tirant au gris, d'un tissu grenu, d'une cassure raboteuse, d'une fragilité extrême; il est, en outre, remarquable par sa dureté, et par la difficulté qu'il y a de le fondre. Il est inodore, et n'a aucune saveur prononcée.

Propriétés chimiques. Il se combine très-aisément et très-rapidement avec l'oxigène de l'atmosphère: de-là vient qu'il se ternit et se colore très-diversement à mesure qu'on le chauffe avec le contact de l'air. Il s'allie avec la majeure partie des substances métalliques. Il est très-dissoluble par les acides, et spécialement par l'acide muriatique. Les propriétés du manganèse le rendent très-précieux pour la chimie, soit par le dégagement, soit par l'absorption de l'oxigène qu'il peut opérer.

Propriétés médicinales. Depuis que la médecine s'est approprié le manganèse, elle en a fait des applications utiles au traitement de la teigne, des dartres, etc. Mon estimable collègue Jadelot a obtenu des succès marqués contre la première de ces affections. Je n'ai point eu les mêmes résultats, quoique j'aie procédé à des expériences très-suivies avec M. Gallot, habile médecin de Provins, qui suivoit alors mes visites à l'hôpital Saint-Louis.

Mode d'administration. On réduit en poudre le manganèse, et on l'incorpore dans de l'axonge ou dans un autre onguent, pour en faire une pommade dont on frotte les parties affectées.

SOUFRE. *Sulphur.*

Cette substance si précieuse méritoit de trouver place dans cette section ; car aucune autre n'agit avec autant d'efficacité sur les propriétés vitales du système dermoïde, considéré comme organe absorbant. Personne, peut-être, n'a été plus que moi à même de multiplier les expériences sur ses propriétés médicinales.

Histoire naturelle. Il semble que les médicamens les plus utiles, soient aussi ceux que la nature a le plus universellement répandus. C'est là un des grands caractères du soufre, d'être par-tout disséminé avec une sorte de profusion. Le sein de la terre, les eaux, certaines classes de plantes, certaines classes d'animaux, etc. en sont, pour ainsi dire, imprégnés ; et les chimistes modernes ont appris à l'extraire de tous les corps ; on trouve une énorme quantité de soufre aux environs de plusieurs volcans de l'Italie. Spallanzani observe, en parlant des cratères de Vulcano et de Vulcanello, que ce minéral, qui s'offre en très-belles gerbes dans le sein de la terre, se régénère et reparoît dans les lieux où il a été recueilli quelque temps auparavant.

Propriétés physiques. Le soufre est une substance communément solide, demi-transparente, si elle est formée par la nature, opaque quand c'est la main de l'art qui la prépare ou qui la dégage des composés divers qui la recèlent. Le soufre offre un aspect grenu ou lamelleux dans sa cassure; il est très-fragile et très-pulvérisable; il seroit difficile de déterminer quelle est sa saveur; mais il a une odeur *sui generis* que personne ne méconnoît, et qui est bien propre à le faire distinguer des autres corps de la nature.

Propriétés chimiques. Le soufre est l'un des corps les plus éminemment combustibles que l'on connoisse. C'est sous ce point de vue qu'il a, dit-on, servi de base à l'une des hypothèses qui ont le plus brillé avant la naissance de la chimie pneumatique; je veux parler de l'hypothèse du phlogistique de Stahl. Quand on le volatilise par le calorique, ce corps exhale un acide sulfureux très-volatil, dont l'action est très-vive et très-stimulante. Le soufre ne se dissout point dans l'eau, excepté que ce ne soit par l'effet de quelque combinaison particulière; il s'allie très-facilement aux graisses, aux huiles, etc. On n'ignore pas la tendance qu'il a à se combiner avec les oxides métalliques, etc.

Propriétés médicinales. Cullen regarde comme très-incertaines les propriétés communément attribuées au soufre. Il se borne à lui reconnoître une qualité légèrement laxative. J'emploie trop fréquemment cette substance, et j'en retire des avantages trop manifestes pour que je puisse admettre l'opinion de cet auteur. Je n'accumulerai point les observations ; mais il conste que ce remède exerce une action spéciale sur le système lymphatique, sans doute, par son extrême diffusibilité dans l'économie animale. Ce qu'il y a de positif, c'est que, par l'emploi assidu de cette substance, je suis parvenu à faire disparoître des maladies cutanées, qui avoient résisté aux autres moyens connus. C'est un fait bien remarquable à consigner dans l'histoire de ce médicament, que les vidangeurs, les plâtriers, et autres individus qui vivent habituellement dans un air chargé d'exhalaisons sulfureuses, ne contractent jamais des maladies de peau ; c'est ce que beaucoup de médecins ont observé, et c'est ce que j'ai eu occasion de vérifier, en prenant la liste des métiers exercés par ceux qui viennent se faire traiter à l'hôpital Saint-Louis. Ce remède ne paroît agir qu'en communiquant plus d'activité aux fonctions du système exhalant. J'aurai occasion de démontrer jusqu'à quel point l'interruption des fonctions de ce système peut influer sur la génération des dartres, etc. Cette théorie est sans doute plus recevable que les idées chimériques de ceux qui rapportent ces maladies à l'*acrimonie* supposée des humeurs, à la présence d'une lymphe prétendue caustique, corrosive, etc.

Tous les gens de l'art sont journellement les témoins des heureux effets qu'obtiennent les eaux sulfureuses hépatiques pour la curation des dartres. Ces maladies, sur lesquelles j'ai recueilli les notes les plus intéressantes à l'hôpital Saint-Louis, sont principalement caractérisées, comme l'on sait, par une disposition furfuracée, écailleuse ou crustacée de l'épiderme; elles forment quelquefois des plaques séparées de diverse étendue, d'une figure irrégulière, et elles sont le plus souvent accompagnées de fentes et de rhagades de la peau. Elles cessent et reviennent à certaines époques de l'année. Elles attaquent principalement les individus qui mènent une vie sédentaire, et tient manifestement à une lésion quelconque des exhalans du systême dermoïde. Je les vois constamment céder à l'administration du soufre, ou à l'usage des eaux imprégnées de ce minéral. Un homme de loi, tourmenté par une affection cutanée de cette espèce, avoit eu recours à tous les moyens recommandés en pareil cas. Il n'y eut que les eaux hépatiques qui lui procurèrent un soulagement marqué. Ce que je dis des dartres, peut s'appliquer à beaucoup d'autres affections de ce genre. M. Terral, médecin éclairé, m'a communiqué l'observation d'un ulcère dartreux scorbutique, qui avoit résisté à tous les remèdes. Cet ulcère étoit profond, sanieux, bordé de boutons bourgeonnés, etc. L'application du cérat soufré, l'usage intérieur des pilules de fleurs de soufre, du sirop anti-scorbutique, guérirent cette affection en très-peu de temps, etc. M. Lafisse, dans l'un de ses rapports sur les eaux minérales factices de MM. Paul et Triayre, rapporte l'observation d'une dame atteinte d'une dartre laiteuse aux parties génitales, qui fut rétablie par soixante bains de Barèges, et par les eaux sulfureuses de Naples, sur lesquelles M. Attumonelli a écrit un mémoire rempli d'intérêt et d'instruction. Le nommé Démont, berger de profession, ayant couché dans des granges humides, et s'étant nourri d'alimens très-peu sains, contracta une teigne faveuse qui se répandit sur tout son corps. Il étoit dans un état hideux, lorsqu'il arriva à l'hôpital Saint-Louis; il pouvoit à peine se soutenir d'épuisement et de foiblesse. Je le fis couvrir de papier brouillard enduit de cérat soufré. Il ne tarda pas à guérir par cet unique traitement.

Je remarque, au surplus, que le soufre convient dans beaucoup d'autres affections, sur-tout dans celles qui affectent plus ou moins le systême absorbant, et le plus grand nombre est de ce genre, comme l'a fait voir M. Soemmering (*de morbis vasorum absorbentium*, etc.). M. Barthez le regarde comme un excellent diaphorétique, et il en vante singulièrement l'utilité dans la goutte, etc. Enfin, l'excellence de ce remède est attestée même par l'antiquité; et l'ange de l'écriture, qui agite les eaux de la piscine, aussi-tôt que le lépreux y est entré, ne rappelle-t-il pas au chimiste éclairé le mécanisme auquel on a souvent recours pour favoriser l'ascension du gaz hydrogène sulfuré?

Mode d'administration. Le soufre est administré d'une manière très-simple et très-commode, quand il est bien purifié. On l'incorpore dans des extraits, à la dose de six, neuf ou dix décigrammes (*douze, dix-huit ou vingt grains*) par jour. On en compose des tablettes avec le sucre et la gomme adragant. Il y a un dixième de soufre. La dose est de douze décigrammes (*vingt-quatre grains*) ; quelquefois de quatre grammes (*un gros*). A l'extérieur, le soufre est mis dans de la graisse de porc ou dans du cérat, et forme un onguent pour la gale, qui est très-employé quand cette affection est récente. On y fait des additions, telles que la pulpe de racine de patience, le jaune d'œuf cuit à l'eau, etc. On emploie quelquefois le liniment anti-psorique qui suit, dont M. Valentin a retiré de grands avantages. C'est une égale proportion de soufre gris ou natif et de chaux vive, qu'on triture, qu'on réduit en poudre très-fine, et qu'on incorpore ensuite dans une suffisante quantité d'huile d'olive ou d'amande douce. On forme un liniment d'une consistance médiocre, propre à être employé en frictions le soir, sur les articulations. Il faut que les poudres soient tamisées et parfaitement mêlées. Elles forment un hépar terreux. Certains praticiens ajoutent du sel ammoniac. Mais cette addition est parfaitement inutile. Quatre, cinq, ou huit frictions avec ce liniment, suffisent pour guérir la gale. Il faut frotter très-légèrement la peau, pour qu'il ne survienne point une efflorescence érysipélateuse. Il faut aussi que le malade porte du linge très-doux. Le soufre, combiné avec l'ammoniaque, la potasse, la soude ou la chaux, forme ce que l'on nomme des *foies de soufre*. Ces composés s'emploient en boisson, à la quantité de six décigrammes (*douze grains*) par litre (*une pinte*), ou sous forme sèche, à la quantité de deux ou trois décigrammes (*quatre ou six grains*) dans des extraits de plantes. MM. Hahnemmann et Paping ont préconisé le sulfure de chaux pour arrêter les progrès de la salivation dans le traitement de la vérole par le mercure. Mais M. Cullerier a déjà présenté les inconvéniens qui suivent l'administration de cette substance. Il y a une autre préparation du remède dont il s'agit, usitée depuis plusieurs siècles ; c'est ce qu'on appelle, en matière médicale, *baumes de soufre*, qui ne sont autre chose que la dissolution de cette substance dans une huile essentielle. On connoît, dans les pharmacies, le *baume de soufre anisé*, le *baume de soufre térébenthiné*, le *baume de soufre succiné*, le *baume de soufre junipériné*, etc. Les doses de ces préparations sont de vingt ou de vingt-quatre gouttes. Je consigne ici la formule des pilules balsamiques dont Morton faisoit un si fréquent usage dans le traitement de la phthisie pituiteuse. On prend douze grammes (*trois gros*) de poudre de cloportes, six grammes (*un gros et demi*) de gomme ammoniac purifiée, vingt-quatre décigrammes (*quarante-huit grains*) de fleurs de benjoin, cinq décigrammes (*dix grains*) de baume du Pérou. On ajoute une quantité suffisante de baume de soufre térébenthiné. On mêle et on procède à la confection des pilules d'environ huit décigrammes (*seize grains*). Ces pilules ont eu une telle vogue, qu'on n'a osé soustraire encore aucun des ingrédiens qui les composent. Mais il en est de cette préparation comme de tant d'autres. On sait à quoi s'en tenir sur les éloges qu'on leur prodigue, et souvent l'observation et l'expérience les démentent.

III.

Des Substances que la médecine emprunte du règne animal, pour agir sur les propriétés vitales du systême dermoïde, considéré comme organe absorbant.

Les bons effets que l'on retire journellement de l'application de certaines graisses sur la peau, prouve que le règne animal peut fournir des médicamens très-utiles à la thérapeutique du systême dermoïde. Nous ne citerons ici que les substances que l'on met le plus communément en usage.

HUILE ANIMALE. *Oleum empyreuma.*

Nous avons déjà fait mention de l'emploi intérieur de cette substance. Tout le monde sait qu'elle est le résultat de la distillation des matières animales, telles que les os, la sanie, la soie, etc. Lorsqu'on procède à l'opération, on obtient une huile noire très-fétide et de l'alkali volatil caustique. Pour séparer ces deux substances qui sont mêlées ensemble, on agite le mélange dans l'eau. Celle-ci dissout le gaz ammoniac, et l'huile insoluble surnage. Personne n'ignore que si on soumet cette huile à une nouvelle distillation, on obtient en commençant une huile légère blanche, transparente, qui est l'huile rectifiée, connue sous le nom d'*huile animale de Dippel* ou d'*huile pyro-zoonique*. Cette huile a aussi une odeur désagréable. Pour la rendre plus supportable, on la mêle avec d'autres substances, telles que l'éther, l'esprit-de-vin ; on la distille avec de la tébérenthine, etc. Lorsqu'on rectifie l'huile animale, et qu'on en retire un dixième par la distillation, le résidu de cette distillation est ce qu'on appelle *huile grasse*. Elle contient une grande quantité de charbon. C'est avec ces divers produits que M. le docteur Payen a entrepris sous mes yeux une série d'expériences à l'hôpital Saint-Louis. Quatre jeunes filles, atteintes d'une dartre rongeante scrophuleuse au nez et à la lèvre supérieure, ont employé l'huile animale comme topique. Ces malades ont d'abord ressenti une cuisson très-vive au siége du mal ; mais ensuite cette cuisson s'est modérée, et la dartre a borné ses ravages. Au moment où j'écris cet article, elles paroissent être en voie certaine de guérison ; et pourtant les malades ne sont qu'au dixième jour de leur traitement. Nous avons répété ces essais sur la teigne faveuse, et ces essais n'ont point réussi. Tout néanmoins me porte à croire que l'application de cette huile pourra être de quelque utilité. Elle agit comme tous les caustiques, en changeant le mode d'action morbifique, en excitant une sorte de fièvre locale, et en imprimant une grande énergie aux forces vitales. Administrée intérieurement, l'huile animale nous a paru agir sur les secrétions. Le teint des malades étoit plus vif, plus coloré, etc. Je répète néanmoins que l'administration de ce remède est sujète à une multitude d'inconvéniens.

SECTION DEUXIÈME.

Des Médicamens spécialement dirigés sur les propriétés vitales du systême dermoïde, considéré comme organe exhalant.

Dans tous les temps, les médecins se sont livrés à une étude approfondie des fonctions du systême dermoïde, considéré comme organe exhalant; dans tous les temps, ils ont senti que l'exercice de ses fonctions étoit immédiatement lié à la conservation de l'homme vivant. Ils ont dû, en conséquence, s'occuper des moyens divers de les rétablir, quand elles sont altérées ou interrompues. On désigne assez ordinairement sous le titre de *diaphorétiques*, les remèdes que l'on croit propres à rappeler la transpiration cutanée, soit que la matière de cette évacuation s'échappe en vapeur imperceptible de la surface du corps, soit qu'elle se condense à sa sortie, sous une forme aqueuse qui constitue le phénomène de la sueur.

On s'est d'autant plus attaché à la recherche des médicamens de ce genre, qu'on n'ignore pas que les troubles ou les irrégularités de l'exhalation cutanée sont suivies de maladies graves et opiniâtres. C'est une observation très-commune, que lorsque des sueurs habituelles se suppriment chez certaines personnes, principalement parmi les hommes, il en résulte différentes affections, soit aiguës, soit chroniques. Ne voit-on pas journellement le reflux de la transpiration à l'intérieur susciter des diarrhées, des dyssenteries, des hydropisies, des phlegmasies des membranes et des viscères, des toux laborieuses, des catarrhes suffocans, des paroxysmes de goutte; enfin, allumer quelquefois les fièvres les plus violentes? Qu'on ne s'étonne donc pas des soins que prennent, comme par instinct, certains individus foibles, d'écarter loin d'eux toutes les causes qui peuvent intercepter le cours nécessaire de la transpiration.

Il n'y a encore que des travaux commencés sur l'anatomie exacte de cette innombrable multitude de vaisseaux exhalans qui viennent s'ouvrir de toutes parts sur le système dermoïde. On ne sait rien ni du mécanisme de leur forme, ni de leur étendue, ni de leur trajet, ni de leur disposition réciproque; leur existence est seulement indiquée par leurs orifices très-apercevables à nos sens, par l'expérience des injections artificielles qui viennent pleuvoir à la périphérie de la peau, et par les matériaux journaliers des exhalations naturelles ou morbifiques.

Mais, s'il est des connoissances précieuses à acquérir sur l'histoire physiologique des exhalans cutanés, il est des connoissances vaines qu'il est important de rejeter. Car, en médecine comme dans les autres sciences, toute vérité oiseuse prend la place d'une vérité utile. Qu'apprennent, par exemple, d'avantageux, les calculs futiles et chimériques de Sanctorius, de Dodard, de Keil, et de plusieurs autres physiciens qui ont comparé les pores de la peau à des jets d'eau ou à des tubes ingénieusement construits et multipliés d'après des théories mécaniques et hydrauliques? Bichat observoit avec raison qu'un homme qui voudroit apprécier rigoureusement les résultats de la transpiration, seroit aussi insensé que celui qui, durant les jours de l'équinoxe où l'atmosphère est très-variable, voudroit néanmoins établir des proportions entre les quantités de pluie qui tombent dans chaque minute et dans chaque quart-d'heure. Les prétentions de cet homme, ajoutoit le même physiologiste, seroient aussi folles que celles de celui qui chercheroit à établir des rapports entre les quantités de fluides qui se vaporisent dans des temps déterminés, à la surface d'un vase sous lequel on feroit varier à tout instant, l'intensité du feu qui chauffe l'eau.

Ce qui renverse les spéculations des physiciens sur le phénomène de la transpiration, c'est qu'elle s'exécute par des mouvemens contraires aux lois de la physique; et que tous les organes étant sous le pouvoir des forces vitales, celles-ci les modifient, pour ainsi dire, à leur gré, suivant une multitude de circonstances, ce qui est bien éloigné du principe mécanique auquel on veut tout assujétir. Les forces vitales favorisent la transpiration de deux manières: en portant la matière à la superficie du corps, et en disposant les émonctoires à leur donner un libre passage. Or, cette disposition imprimée et entretenue par les forces vitales est soumise à des causes qui varient à l'infini. Elle est subordonnée au tempérament, à l'exercice, à la veille, au repos, etc. Elle est sur-tout facile à altérer chez les individus doués d'une sensibilité nerveuse très-active. Le moindre vent peut faire condenser une peau déjà relâchée, et qui tend à la sueur. De là vient que l'acte de la transpiration peut subir des altérations intermédiaires et graduelles, que la constitution organique de l'économie vivante doit rendre très-nombreuses.

Les effets de la suppression de la transpiration, dit le profond Stahl, seroient peu de chose dans un système mécanique ; car, en communiquant plus de force au mouvement, on compenseroit bientôt le retardement que la matière auroit souffert. Il n'en est pas de même dans le corps vivant : une matière arrêtée et transportée dans des organes qui ne lui sont pas destinés, y cause plus de dommage qu'on n'en peut réparer en rétablissant son premier cours.

En adoptant que les forces vitales président à l'excrétion de la transpiration insensible aussi bien qu'à celle de la sueur, examinons si elles influent sur ces deux genres d'évacuation, par un mode d'action toujours analogue. Il en est des exhalations cutanées comme des hémorragies ; il y en a d'actives et de passives. Nous avons vu à l'hôpital Saint-Louis un jeune homme frappé d'une paralysie générale, qui a langui pendant plus d'un an dans un état continuel de diaphorèse. Ce fait rappelle celui dont Bichat a été témoin à l'Hôtel-Dieu, d'un hémiplégique qui ne suoit que du côté malade. J'ai observé un individu chez lequel d'ailleurs toutes les fonctions s'accomplissoient régulièrement, mais qui, par un vice particulier de la peau, étoit presque toujours baigné de sueur. Les répercussifs dont il fit usage, pour se guérir de cette indisposition, lui causèrent une fièvre adynamique, dont les symptômes furent très-alarmans.

Les anciens paroissent avoir singulièrement médité sur les frictions du système dermoïde considéré comme organe exhalant, si l'on en juge par le soin avec lequel ils se sont attachés à distinguer la différence des sueurs, comme l'une des bases essentielles du diagnostic et du pronostic des maladies. C'est ainsi qu'ils ont observé que les sueurs varioient par leur mode, par leur degré, par leur saveur, par leur odeur, par leur couleur, etc. C'est ainsi qu'ils ont signalé, dans leurs écrits, des sueurs épaisses, ténues ou visqueuses, des sueurs miliaires ou qui s'échappent sous forme de gouttes; des sueurs salées, fades ou amères; des sueurs fétides ou inodores; des sueurs verdâtres ou jaunâtres, etc. des sueurs froides, chaudes ou mordicantes, etc. Telle étoit cette femme de l'hôpital Saint-Louis, qui suoit une humeur sanguinolente; on observe aussi des sueurs qui varient également par rapport au temps de leur apparition: il en est qui se manifestent tantôt au commencement, tantôt à la fin d'une maladie, et qui sont tantôt intermittentes et tantôt continues, etc.

Les sueurs tendent à un but très-avantageux dans l'économie de l'homme malade. Il est beaucoup d'affections morbifiques qui restent imparfaitement guéries, parce qu'il n'y a point eu de sueurs, ou parce que les sueurs ont été incomplètes. Telle est, par exemple, cette maladie connue sous le nom vulgaire de *suette anglaise*, ainsi désignée parce que la sueur en est à-la-fois la crise et le phénomène capital. Aussi dans une affection de ce genre, le médecin n'a autre chose à faire que d'entretenir cette excrétion salutaire, et de seconder ainsi les vues de la nature. On pratique des frictions sur le systême dermoïde; on administre à l'intérieur des boissons diaphorétiques. On assure même qu'en pareil cas, il n'y avoit pas de meilleur remède qu'une étuve. On rapporte qu'un villageois, après avoir transgressé tous les ordres des médecins, prit le parti d'entrer dans un four dont on venoit de retirer du pain, et qu'il fut bientôt rétabli. De là vient que les médecins expérimentés ont interdit les narcotiques, dans certaines circonstances, parce qu'ils provoquent le sommeil, parce qu'ils troublent ainsi la diaphorèse, et le mouvement critique qui est le plus favorable à la guérison. Les sueurs sont salutaires, si elles arrivent un jour décrétoire; elles sont au contraire très-pernicieuses, si elles surviennent pendant que la maladie est encore dans son état de crudité, et quand il n'y a encore aucun signe de coction. Les sueurs qui sont à-la-fois continuelles et abondantes sont nuisibles, parce qu'elles conduisent à l'épuisement; les sueurs les plus fatales viennent autour de la tête, autour du col et de la poitrine, etc. Comme les sueurs sont le résultat d'un effort de la nature, il doit arriver que, toutes les fois qu'elles sont partielles ou inégales, elles annoncent que les forces vitales sont en défaut; les sueurs générales valent mieux, *quoniam robustam naturam demonstrant*.

Mais ce n'est pas uniquement par le phénomène des sueurs que les fonctions des exhalans cutanés deviennent d'un grand intérêt pour le médecin ; l'absence totale de cette évacuation est un sujet d'étude non moins important dans quelques circonstances. J'ai vu plusieurs fois se former, durant le cours de certaines affections chroniques du systême lymphatique, une couche sale de matière sur toute la périphérie de la peau, ce qui lui donnoit un aspect jaunâtre. Dans le cas que je cite, les fonctions des exhalans étoient presque anéanties, ou du moins profondément altérées. Une femme, depuis longtemps en proie à tous les accidens de la fièvre hectique, étoit entièrement recouverte d'une substance comme crétacée. Je fis analyser ses urines, qui offrirent une moindre proportion de phosphate de chaux qu'à l'ordinaire. On n'avoit pas besoin de ce fait pour démontrer que le systême dermoïde et le systême rénal ont un rapport alternatif d'activité et de fonction. C'est ce qui faisoit dire à Galien que la matière des urines étoit la même que celle des sueurs.

Comme on ne possède encore que des notions très-incertaines touchant la véritable nature des exhalations, il seroit sans contredit difficile de marquer les caractères précis qui distinguent la sueur de la transpiration insensible. Celle-ci est plus subtile, plus fugace, et a néanmoins quelque chose d'onctueux et de gras qui la rapproche infiniment de l'humeur des glandes sébacées ; l'autre a des qualités plus salines, qui la rendent plus analogue à la matière des urines ; elle a en même temps plus de consistance, plus de ténacité, plus d'odeur, plus de saveur, plus de couleur, ce qui fait que dans les maladies elle exprime avec plus d'intensité les dangers ou les ressources de la nature. Toutefois, comme l'une et l'autre de ces exhalations tirent leur source des mêmes vaisseaux, la séparation qu'on a voulu faire entre les remèdes qui provoquent la sueur, et ceux qui provoquent la transpiration insensible, est entièrement futile. N'arrive-t-il pas très-souvent que des substances que l'on avoit administrées pour rappeler la transpiration insensible, déterminent la sueur, et *vice versâ ?* L'effet que l'on observe n'est-il pas constamment subordonné à l'état des forces vitales ? Il faut désigner, par une dénomination identique, les médicamens dont le but et l'objet sont de rétablir ces deux genres d'excrétion cutanée.

Puisque les phénomènes qui effectuent la transpiration insensible, et ceux qui favorisent la production de la sueur, sont absolument les mêmes, on doit réunir, dans tout système de matière médicale, la doctrine des *sudorifiques* avec celle des *diaphorétiques*. L'administration des uns et des autres doit être dirigée d'après la considération du tempérament, de l'âge, du sexe des malades, d'après leurs habitudes, d'après le caractère particulier de l'affection, la constitution épidémique régnante, d'après les mouvemens de la nature qu'il faut habilement découvrir, d'après les crises qui ont déjà paru salutaires, etc. Il y a autant de témérité que d'ignorance à les donner dans le moment de l'irritation, dans l'excès des forces et de la vigueur d'une phlegmasie, quand il y a tendance manifeste vers l'hémorragie, vers les selles, ou vers toute autre évacuation.

Les médicamens qui provoquent le système dermoïde à la diaphorèse, influent assez communément sur la contractilité du cœur et des artères. On observe néanmoins que, pour arriver au but que l'on peut atteindre, qui est de rétablir la transpiration, ces médicamens ne doivent produire qu'une excitation très-modérée sur l'appareil vasculaire. En effet, il suffit souvent d'avoir levé les obstacles qui s'opposoient à la fonction dont il s'agit, pour donner lieu à son rétablissement. La plus légère action sympathique ne manque pas de l'opérer. Une excitation trop véhémente, au contraire, est plus propre à empêcher la transpiration qu'à déterminer son exercice. De là vient, sans doute, que les médecins, imbus des préceptes de Vanhelmont et de Sylvius, partisans outrés des sudorifiques, ont fait tant de mal dans le siècle dernier, ainsi que M. Voltelen le remarque dans sa savante Pharmacologie. Qui ne sait pas que la nature qui est presque toujours toute puissante pour susciter un semblable mouvement, arrive souvent à ce résultat, malgré les impressions contraires que cherchent à lui imprimer des hommes inhabiles ou inexpérimentés dans la pratique de l'art?

Les diaphorétiques sont indiqués pour toutes les altérations qui surviennent dans les facultés exhalantes du système dermoïde ; aussi juge-t-on leurs effets très-convenables dans les affections catarrhales, rhumatiques, etc. qui proviennent d'une transpiration empêchée ou retenue ; dans certaines obstructions des glandes et du parenchyme des viscères, dans l'hydropisie, dans la paralysie, etc. Mais il y a dans le traitement de ces diverses affections une multitude d'exceptions particulières qu'une longue expérience clinique peut seule indiquer. D'ailleurs, quoique les sueurs nous paroissent parfois très-efficaces pour amener la solution des maladies, s'ensuit-il que les moyens que nous prenons pour faire manifester ces mêmes sueurs soient très-profitables ? La nature a le plus souvent des voies qui ne sont pas les nôtres.

L'action des diaphorétiques doit être secondée par tous les agens extérieurs qui favorisent la transpiration insensible. Ainsi tout le monde sait que l'action du calorique, relâche les solides, ouvre les pores, et donne une issue plus facile à la matière perspirable. Le même effet résulte des frictions diverses qui augmentent localement la chaleur du corps, et augmentent en quelque sorte la fonction des vaisseaux cutanés ; les bains froids en suscitant une réaction intérieure, sont suivis du même résultat. L'exercice, soit à pied, soit à cheval, soit en voiture, est un puissant auxiliaire, ainsi que la joie, la danse, les distractions agréables, en un mot, tout ce qui met le système nerveux en action. Qui n'a point apprécié l'influence de l'air atmosphérique sur l'exhalation ! qui peut ignorer qu'un air sec favorise d'une manière puissante l'action sudorifique des remèdes ! Il importe que les médecins fassent concourir toutes ces circonstances pour le succès des médicamens.

On parle tous les jours du succès qu'obtiennent les sudorifiques dans les maladies de la peau; aujourd'hui que la théorie de ces maladies commence à se débrouiller par nos travaux à l'hôpital Saint-Louis, on prononcera, je l'espère, avec plus d'assurance sur leur action. J'ai démontré, par exemple, aux élèves qui suivent mon enseignement, qu'il est une époque de ces maladies où les diaphorétiques sont très-dangereux; je parle spécialement d'une époque qu'on peut appeler l'époque de l'irritation, époque qui est aussi apparente dans les exanthèmes chroniques que dans les exanthèmes aigus, quand on sait les observer avec autant de constance que d'attention. Quoique le propre des maladies aiguës soit de se juger par les sueurs, les diaphorétiques ne conviennent point, parce que la nature se suffit à elle-même, et que ce seroit manifestement lui nuire que de précipiter sa marche par un stimulus étranger.

I.

Des Substances que la médecine emprunte du règne végétal, pour agir sur les propriétés vitales du système dermoïde, considéré comme organe exhalant.

La liste des substances végétales diaphorétiques s'est considérablement accrue dans les ouvrages de Thérapeutique. Toutefois, on sait depuis long-temps à quoi s'en tenir relativement à leur mode d'action sur l'économie animale. Outre qu'il est bien peu de ces médicamens internes qui agissent directement et efficacement sur les vaisseaux exhalans cutanés, la crise de la sueur s'opère par une voie si familière à la nature, qu'elle profite rarement des secours de l'art pour la provoquer. *Hâc utique per cutim et pulmones viâ natura spontè plerumque utitur, anteà modò satis levata, ubi hoc opus fuerit, ad eliminandam vel omnem probè maturatam febrilem materiem vel insigniorem saltem ejus partem, neque tunc vero et efficaci stimulo facilè indiget.*

GAÏAC. *Lignum Guaiaci.*

Je place le gaïac en première ligne dans le catalogue des substances qu'on croit propres à exciter la faculté exhalante du systême dermoïde, parce que c'est un des végétaux qu'on a le plus généralement préconisés sous ce point de vue. On n'ignore pas néanmoins qu'il est déchu de sa réputation depuis la découverte du mercure.

Histoire naturelle. L'arbre qui fournit le bois sudorifique, devenu si recommandable dans les fastes de la matière médicale, est le *guaiacum officinale*, de Linnæus (DÉCANDRIE MONOGYNIE) famille des rutacées de Jussieu. Il est indigène de la Jamaïque, de l'île des Barbades, du Brésil, etc. Il est désigné, par beaucoup d'anciens auteurs, sous le nom de *bois saint*, de *bois de l'Inde*, etc.

Propriétés physiques. Ce bois se vend dans le commerce, par petits morceaux, dont la section très-variée, est tantôt longitudinale, tantôt transversale.

Ces fragmens sont d'une couleur assez uniforme, qui est celle d'un vert brun ; ils sont néanmoins marqués par des lignes ou des points d'une couleur plus foncée. En général, le gaïac est pesant et compacte. Il est entouré d'une écorce épaisse, composée de plusieurs couches qu'on déchire très-facilement, marqué extérieurement par beaucoup d'aspérités, offrant des fentes qui ont des directions diverses. Lorsqu'on mâche légèrement le gaïac, il est un peu âcre et amarescent, à moins qu'il ne soit rapé et échauffé ; alors, il est aromatique.

Propriétés chimiques. Le gaïac contient un principe résineux si intimement lié à un principe gommeux, qu'on en dissout une grande partie, soit qu'on emploie un menstrue aqueux, soit qu'on emploie un menstrue spiritueux. Mais la résine y domine principalement. Cette substance, qu'on peut extraire par les procédés de l'art, ou qui découle spontanément de l'arbre, peut se recueillir dans une telle quantité, qu'elle devient précieuse pour l'usage. M. Hatchett observe que lorsque le gaïac est traité avec l'acide nitrique, il offre des résultats différens de ceux des résines. Cet acide agit sur cette substance avec une telle énergie qu'il la dissout avec rapidité. Le résidu obtenu par l'évaporation, est très-soluble à l'eau. Sa dissolution dans l'eau, donne, quand on la fait évaporer, de l'acide oxalique en cristaux, en sorte que le gaïac se rapproche bien davantage des gommes que des résines.

Propriétés médicinales. Le gaïac mérite-t-il la grande réputation qu'on lui a faite dans le traitement de la maladie vénérienne ? Est-il important de conserver l'opinion favorable qu'on en a conçue ? Pour répondre convenablement à ces questions, il faudroit revenir à des expériences que les succès journaliers du mercure empêcheront de recommencer. L'histoire médicale a néanmoins consigné dans ses annales la guérison merveilleuse du célèbre chevalier Hutten, qui avoit été la proie des plus effroyables symptômes de la syphilis. Il faudroit des volumes entiers pour rédiger les divers traités qu'on a composés sur le gaïac; et qui, par leur concours, forment l'autorité la plus imposante en faveur des propriétés antivénériennes de ce remède. Il a obtenu le suffrage d'Astruc, de Boerhaave, de Hunter, et les praticiens les plus éclairés de nos jours lui conservent encore une sorte de vénération. Je voudrois qu'on déterminât jusqu'à quel point le gaïac peut convenir dans le traitement du rhumatisme, soit que cette maladie ait pour siége le système musculaire, soit qu'elle attaque spécialement les membranes fibreuses des articulations. J'ai observé cette affection sous tant de formes, à l'hôpital Saint-Louis, qu'il m'a paru qu'on étoit encore bien éloigné des vraies connoissances qu'on peut acquérir sur sa nature. Les vaisseaux exhalans jouent ici un rôle dont on soupçonne à peine toute l'étendue ; et l'on sait qu'il suffit quelquefois de rétablir leurs fonctions, pour faire disparoître les symptômes les plus graves. Cette idée, je le pense, pourra s'agrandir considérablement, par de nouvelles méditations, aussi bien que par de nouvelles recherches. Le gaïac paroît très-bien approprié, par ses qualités médicamenteuses, à plusieurs cas de goutte. Il y a très-positivement, dans ce végétal, un principe actif qui paroît efficacement remédier à cette multitude de phénomènes nerveux qui servent de cortége aux affections arthritiques, tels que les spasmes, les engourdissemens, les crampes des extrémités, la flatulence de l'estomac et du conduit intestinal, et autres symptômes de ce genre, admirablement retracés par l'immortel Sydenham. Tous les arcanes débités avec tant d'ostentation contre les accidens de la goutte, ne sont absolument que le gaïac allié à d'autres bois résineux, comme l'examen des savans l'a fréquemment démontré. Il est des cas, néanmoins, dans cette inconcevable maladie, où il faut se méfier des diaphorétiques trop actifs, selon la remarque de Barthez, qui a vu le gaïac causer des céphalalgies vives et des flux hémorragiques opiniâtres.

Mode d'administration. On a infiniment multiplié les divers modes d'administration du gaïac, comme cela arrive pour toutes les substances précieuses à l'art. On prend souvent ce bois par la voie simple de la décoction : mais il paroît que la gomme-résine est plus efficace dans son emploi. On en fait quelquefois dissoudre deux grammes (*un demi-gros*) dans un jaune d'œuf, et on les délaie ensuite dans soixante-quatre grammes (*deux onces*) d'eau, en y ajoutant un peu de sucre. On fait prendre cette dose le soir. La préparation la plus recommandée de gaïac est l'élixir de ce bois, composé avec la gomme de gaïac, le baume du Pérou, l'esprit volatil huileux, et l'huile de sassafras. On en donne une trentaine de gouttes dans un demi-verre de véhicule aqueux. On fait un baume de gaïac en mettant en digestion, dans l'alkool, la gomme de gaïac et le baume du Pérou. Il est une autre préparation qui a eu pareillement quelque vogue : c'est celle que l'on nomme *essence des bois*. C'est le gaïac en dissolution dans l'alcool, avec cinq différentes espèces de bois; on l'administre par six, sept ou huit gouttes le soir. La formule contre la goutte, publiée par Emérigon, a été trop célèbre pour qu'elle ne trouve point ici sa place. Elle consiste à mettre trente-deux grammes (*deux onces*) de gomme ou de résine de gaïac dans trois pintes d'esprit de sucre ou *rhum ;* on en fait prendre une cuillerée tous les matins, après avoir laissé digérer pendant huit jours. Je pourrois proposer ici beaucoup d'autres procédés de préparation, s'il ne me répugnoit de favoriser l'esprit de routine, en entassant les recettes dans cet ouvrage.

SASSAFRAS. *Lignum Sassafras.*

Ce sont les Espagnols qui, les premiers, ont fait connoître, en Europe, la racine et le bois du sassafras.

Histoire naturelle. La Virginie, la Caroline, la Floride, le Canada et beaucoup d'autres climats, voient naître et prospérer l'arbre dont il s'agit. M. Zéa m'a assuré qu'il étoit très-abondant dans les forêts de Santa-Fé de Bogota. C'est le *laurus sassafras* de Linnæus (ENNÉANDRIE MONOGYNIE) famille des lauriers de Jussieu. On pourroit le propager en Europe avec des semences apportées de l'Amérique. Ce végétal réclame des soins particuliers, en ce qu'il supporte difficilement le froid.

Propriétés physiques. On vend, sous le nom de bois de *sassafras*, des morceaux longs, durs, légers, d'un blanc ferrugineux, d'une odeur forte et qui approche de celle du fenouil, d'une saveur douce, âcre et aromatique ; son écorce est d'un fauve cendré, et très-rugueuse au toucher. On peut aisément la diviser en couches très-minces.

Propriétés chimiques. Le bois du sassafras fournit, par la distillation, une huile très-odorante, pungitive, qui, d'abord, n'est point colorée, mais qui jaunit par le temps, et finit par rougir. Elle gagne le fond de l'eau avec rapidité, et devient plus pesante que l'huile de girofle. Les chimistes assurent que le sassafras donne du camphre : on le croit sans peine, quand on songe que toutes les plantes de la famille des lauriers fournissent abondamment cette substance.

Propriétés médicinales. Je puis parler du sassafras d'après ma propre expérience ; je l'ai fréquemment administré à l'hôpital Saint-Louis, et il m'a paru avoir une action très-digne de remarque sur la faculté exhalante du système dermoïde. Cette assertion doit peu surprendre, quand on songe que ce bois a des qualités bien plus sensibles que les autres végétaux renommés comme sudorifiques. Un homme âgé de vingt ans s'étant exposé à des fatigues excessives dans un temps humide, fut frappé d'une affection rhumatismale, qui passa bientôt d'un état très-aigu à un état chronique. C'est à cette époque qu'il fut porté à l'hôpital Saint-Louis, ne remuant ses membres qu'avec une extrême difficulté. De tous les remèdes, infiniment variés, que je lui administrai, pendant le cours d'un long traitement, je n'en trouvai aucun de meilleur, pour son usage habituel, qu'une légère infusion théiforme de sassafras, dont il usoit plusieurs fois dans la journée. Je pourrois noter encore deux faits où le sassafras a obtenu un succès complet contre la goutte, en présence des élèves qui suivoient alors mes visites à l'hôpital Saint-Louis.

Mode d'administration. Cullen, qui a une assez bonne opinion des propriétés du sassafras, dit, avec raison, qu'il ne faut administrer que l'infusion du bois. C'est ainsi que l'on se conduit pour toutes les substances éminemment aromatiques. Il suffit d'en mettre deux pincées dans un litre (*une pinte*) d'eau commune. On fait un extrait de sassafras qui est gommo-résineux, et que l'on donne pour rétablir le ton des viscères. Il y a aussi une huile essentielle du bois de sassafras, dont il faut user avec une extrême réserve. Enfin, ce bois, mis seul ou avec d'autres aromates dans un spiritueux, forme l'essence simple ou composée de sassafras, qu'on administre pour les paroxysmes de la goutte.

SALSEPAREILLE. *Radix sarsaparillæ.*

On trouve, dans les auteurs, beaucoup de discussions sur plusieurs plantes introduites en Europe sous le nom de *salsepareille*. Il seroit fastidieux de les rapporter.

Histoire naturelle. Cette plante sarmenteuse croît dans le royaume du Pérou, au Mexique et au Brésil. Elle est de la famille des smilacées, et porte, dans Linnæus, le nom de *smilax sarsaparilla* (DIOÉCIE HEXANDRIE). On dit qu'elle aime les terrains bas et humides, qu'elle se plaît sur le bord des fleuves, etc. Le genre *smilax* renferme plusieurs espèces.

Propriétés physiques. La racine de salsepareille est composée d'une multitude de radicules sarmenteuses, longues de quelques pieds, qui ont quelquefois l'épaisseur d'une plume d'oie, provenant d'un petit tronc qui a l'épaisseur d'un pouce. Elle est fauve à l'extérieur, blanche à l'intérieur. Elle est à peine odorante. Sa saveur est très-foiblement amère. Lorsqu'elle est sèche et qu'on la mâche, on dissout la partie farineuse, et la partie ligneuse reste.

Propriétés chimiques. On ne connoît rien de très-remarquable sur l'analyse chimique de la salsepareille : on sait seulement que ses infusions et ses décoctions déposent une matière amylacée.

Propriétés médicinales. Fordice, Guillaume Hunter, Stork, etc. sont les auteurs qui ont le plus loué les vertus efficaces de la salsepareille. Dans un cas où le mercure, le gaïac et autres médicamens avoient été superflus, cette plante a, dit-on, déterminé la guérison sans provoquer la sueur ou aucune autre évacuation sensible. Il faut lire ce qu'en dit Quarin, qui prétend qu'il n'existe point de meilleur remède contre la goutte que la salsepareille en décoction, lorsqu'on l'unit aux antimoniaux. Pour ce qui me concerne, je dirai que mon expérience est loin de s'accorder avec celle d'un praticien qui, d'ailleurs, honore l'Allemagne par ses travaux. J'ai répété ses essais avec des soins aussi exacts que les progrès de l'art le réclament. Qu'on me pardonne donc de troubler sans cesse, par mes doutes, la croyance de tant d'hommes qui se plaisent à douer les végétaux de mille vertus qui n'ont jamais été constatées. Cullen vouloit qu'on bannît la salsepareille de la matière médicale. Il me semble néanmoins qu'il fait trop rigoureusement le procès à cette plante. Mais il faudroit asseoir la réputation dont elle jouit, sur des faits bien plus authentiques que ceux qu'on a racontés jusqu'à ce jour. Que prouvent ses succès, quand elle a été constamment unie à d'autres substances d'une propriété active très-reconnue? J'ai remarqué fort souvent (car j'ai beaucoup insisté sur l'emploi de ce remède), que ses décoctions fatiguoient l'estomac à pure perte, et quoique je la voie journellement donner sous mes yeux, je serois fort embarrassé de dire qu'elle a concouru pour quelque chose aux guérisons que j'ai vu s'opérer. Il faut dire aussi que la salsepareille dégénère beaucoup en se desséchant dans nos boutiques.

Mode d'administration. On fait bouillir, pendant plusieurs heures, seize grammes (*demi-once*) de réglisse, et soixante-quatre grammes (*deux onces*) de salsepareille dans un kilogramme (*deux livres*) d'eau ordinaire. On en prend trois ou quatre verres dans le jour. Dans la formule des médecins de Lisbonne, on ajoute beaucoup d'autres ingrédiens, tels que le bois de santal, le bois de Rhodes, le bois de gaïac, l'antimoine cru, etc. On a prescrit la poudre de la racine de salsepareille à la dose de deux grammes (*un demi-gros*), dans les douleurs du système osseux, qui reconnoissent pour cause une irritation goutteuse.

SQUINE. *Radix Chinæ*.

Elle a été introduite dans la matière médicale vers l'an 1535 : c'est à cette époque que l'on commença à l'apporter en Europe.

Histoire naturelle. On rencontre ce précieux arbuste en Chine, au Japon, dans la Perse septentrionale, à la Jamaïque, etc. On la trouve aussi dans la Virginie et les Carolines. Les bois en sont remplis. Elle y grimpe jusqu'au sommet des arbres. Linnæus la désigne sous le nom de *smilax china* (DIOÉCIE HEXANDRIE). Elle est de la famille des smilacées de Jussieu.

Propriétés physiques. C'est une racine ligneuse, noueuse, pesante ; son épiderme est d'un fauve rougeâtre. Elle est conservée dans les officines en morceaux planes, ovales ou oblongs ; elle est inodore et a très-peu de saveur.

Propriétés chimiques. On s'est si peu occupé de la squine, sous le rapport chimique, qu'il est bien difficile de donner ici aucun résultat dont la Thérapeutique puisse profiter. Il paroît qu'elle contient une matière amylacée qui n'a point encore été soumise à un examen convenable. Son infusion et sa décoction ne sont point altérées par le sulfate de fer.

Propriétés médicinales. Nous n'avons rien d'utile à proposer touchant les propriétés médicinales de la squine. Tout ce qu'on a écrit à ce sujet tient de l'exagération ou de l'enthousiasme des premiers hommes qui avoient intérêt à la préconiser. Elle peut avoir quelque efficacité dans les pays où on la cueille. Mais elle est peu active quand elle a vieilli dans le commerce. Ses propriétés, du reste, ont beaucoup d'analogie avec celles de la salsepareille.

Mode d'administration. On prescrit communément la squine sous forme de tisane. On peut faire bouillir seize grammes (*demi-once*) de la racine dans un kilogramme (*deux livres*) d'eau.

Calaguala, *Radix Calagualæ.*

Cette plante dont l'usage est très-répandu en Espagne, en Portugal et dans quelques contrées de l'Amérique méridionale, n'est encore que très-peu connue en France. M. Hippolyte Ruiz a publié récemment une dissertation, dans laquelle il entre dans tous les détails propres à faire connoître la calaguala (*Memoria sobra la legitima calaguala y otras dos rai-*

ces, etc.), et à la distinguer de deux autres racines, avec lesquelles on la mêle dans le commerce.

Histoire naturelle. C'est sur les hautes montagnes des Andes qu'on trouve la vraie calaguala ; elle aime les terrains rocailleux et froids. On la rencontre encore dans plusieurs provinces du Pérou, à Buenos-Ayres, et à Santa-Fé. Elle est du genre polypode, *polypodium calaguala*, de la famille des fougères, et de la CRYPTOGAMIE de Linnæus.

Propriétés physiques. Les racines de la calaguala sont un peu comprimées, arrondies, minces, horizontales, de couleur jaune brunâtre, entourées de mousse, extérieurement ligneuses, composées intérieurement de fibres blanches et longues. Au milieu de ces racines est une moëlle spongieuse, semblable à celle de la canne à sucre, et de couleur de miel. Au goût, elles sont d'abord douces, mais peu après elles donnent une amertume très-forte ; elles se laissent mâcher sans difficulté. Elles dégagent une odeur rance et huileuse. Les deux autres racines qu'on fait passer dans le commerce sous le nom de calaguala, sont celles du *polypodium crassifolium*, qu'on désigne au Pérou sous le nom de *pontu-pontu* et de l'*acorstichum huacsaro*. La première de ces deux racines diffère de la calaguala par sa couleur qui est d'un brun rouge, et par sa saveur qui est douce et visqueuse. Elle est aussi moins volumineuse. La seconde espèce est d'une couleur obscure ; elle a une astringence très-marquée qu'on ne trouve point dans la vraie calaguala.

Propriétés chimiques. On doit à M. Vauquelin une

analyse très-exacte de la racine de la calaguala. Voici les résultats que ce célèbre chimiste a obtenus : 1°. en la traitant par l'alcool, il en a retiré un peu de sucre, et une huile rouge très-âcre et peu volatile. 2°. En la traitant par l'eau, il en a obtenu une assez grande quantité de mucilage légèrement coloré en jaune, et qui n'avoit qu'une saveur douce et muqueuse. 3°. En la soumettant à l'action de l'acide nitrique affoibli et à froid, il y a trouvé une petite quantité d'amidon. 4°. Le marc ne lui a paru qu'une matière ligneuse. 5°. Par l'incinération, elle a fourni une assez grande quantité de muriate de potasse et de carbonate de chaux. 6°. Il y a trouvé une petite quantité d'acide et de matière colorante rouge, mais pas en assez grande quantité pour en déterminer la nature. La matière qui paroît avoir le plus d'action sur l'économie animale, est l'huile âcre qui se dissout dans l'eau à l'aide du sucre et du mucilage.

Propriétés médicinales. Parmi les auteurs qui ont écrit sur la calaguala, les uns accordent à cette plante les propriétés les plus énergiques; les autres s'attachent à prouver qu'elle en est absolument dénuée. On ne peut expliquer cette diversité d'opinions entre des médecins, d'ailleurs recommandables, que par la difficulté où l'on est de se procurer la véritable calaguala. Il est à croire que ceux qui n'ont point obtenu de succès dans les expériences qu'ils ont tentées, n'ont eu à leur disposition que les racines des deux plantes, dont j'ai fait mention plus haut, et qui sont loin de posséder les vertus de la calaguala. Il paroît que les Péruviens en font usage depuis un temps immémorial. Aujourd'hui, les médecins du nouveau Continent l'employent comme un excellent sudorifique, et ils la préconisent contre le rhumatisme chronique et contre la syphilis. Les Espagnols donnent la calaguala après des chûtes, après des contusions, etc. elle est singulièrement louée sous ce point de vue dans la *Pharmacopœa matritensis*. Mais on sait maintenant à quoi s'en tenir sur les effets de ces prétendus vulnéraires. On a aussi commencé quelques essais en Italie. Au surplus, il faut attendre de nouvelles expériences, faites avec des racines bien conservées, et dirigées par des hommes instruits et impartiaux. La petite quantité de calaguala que j'ai en ma possession ne m'a point permis de tenter aucun essai.

Mode d'administration. La décoction est la forme la plus commode pour administrer la calaguala. On peut mettre depuis huit grammes (*deux gros*) jusqu'à trente-deux grammes (*une once*) de cette racine dans un kilogramme (*deux livres*) d'eau qu'on laisse bouillir jusqu'à ce qu'elle soit réduite aux deux tiers. Ordinairement cette décoction se boit froide. Ce n'est que dans les cas d'affection vénérienne qu'on a coutume, au Pérou, d'en prendre un verre chaud, à jeun et édulcoré avec un peu de sucre ou de sirop. On l'administre quelquefois en poudre à la dose de deux grammes (*demi-gros*) jusqu'à quatre grammes (*un gros*).

BARDANE. *Radix Bardanæ.*

Une longue expérience a prononcé sur cette plante, qui nous est peut-être aussi utile que quelques médicamens exotiques que nous faisons venir à grands frais.

Histoire naturelle. On a placé la bardane, *arctium lappa*, dans la famille des cynarocéphales, et dans la SYNGÉNÉSIE POLYGAMIE ÉGALE de Linnæus. On la trouve presque dans toute l'Europe et dans quelques contrées de l'Amérique septentrionale.

Propriétés physiques. La bardane a des feuilles très-grandes, inermes. Les fleurs sont disposées en corymbe, et le réceptacle est garni de soies roides, presque paléacées. La racine est perpendiculaire assez épaisse, recouverte d'une écorce noirâtre, blanche et spongieuse à l'intérieur. Elle a une saveur douce, austère et nauséeuse.

Propriétés chimiques. Nous n'avons aucun travail chimique sur cette plante intéressante. On sait seulement qu'elle cède ses principes extractifs à l'eau et à l'alcool.

Propriétés médicinales. Quoique j'aie mis cette plante parmi celles qui portent leur action sur le systême exhalant, elle paroît aussi agir sur l'appareil urinaire. Cullen lui conteste néanmoins cette dernière propriété; mais d'autres praticiens recommandables soutiennent qu'elle pousse fortement aux urines. Toutefois sa vertu sudorifique est beaucoup mieux prouvée. On préconise ordinairement la bardane, et sans trop de discernement, dans le traitement d'un grand nombre de dartres. J'ai démontré, dans mon ouvrage sur les Maladies de la peau, la multitude d'indications particulières à remplir, non-seulement par rapport à chaque espèce de dartre, mais encore relativement au tempérament, à l'âge, etc. des individus qui en sont atteints; et comment voudroit-on généraliser sur le traitement de ces affections qui se développent sous tant de formes différentes? Ce que j'ai observé sur l'administration de la bardane, c'est qu'elle convient principalement dans quelques dartres furfuracées ou squammeuses, qui sont compliquées d'une certaine aridité de la peau. On doit tout faire dans ce cas pour réveiller l'énergie du système exhalant cutané, par les bains, les frictions sèches, les sudorifiques, entre lesquels on peut choisir quelquefois la bardane. On donne encore cette plante dans la goutte atonique et dans les rhumatismes chroniques. Plusieurs auteurs la vantent dans le traitement de la vérole. On prétend que les Polonais se guérissent de cette maladie par le seul usage de cette plante; mais tout ce qu'on dit à cet égard est douteux.

Mode d'administration. La racine de bardane se donne en décoction. L'extrait de cette plante est quelquefois très-utile; on le prépare avec le suc dépuré des feuilles, qu'on laisse évaporer jusqu'à une certaine consistance. Le professeur Percy regarde les feuilles comme très-efficaces pour le traitement des plaies et des ulcères invétérés; il donne de grands éloges à une espèce de *nutritum*, qu'il compose avec un demi-verre de suc non clarifié de bardane, mêlé et battu avec une égale quantité d'huile d'olive ou d'amande douce. Ce *nutritum* est employé avantageusement dans le traitement de quelques anciens ulcères; son application sur les hémorrhoïdes internes, calme les douleurs vives qui les accompagnent.

PATIENCE. *Radix Patientiæ.*

Les auteurs qui ont écrit sur la matière médicale, parlent de plusieurs plantes de ce nom; mais je ne ferai mention, ici, que de la patience sauvage, qui est celle dont on fait le plus d'usage en France, et particulièrement à l'hôpital Saint-Louis.

Histoire naturelle. Le genre auquel appartient la patience, *rumex patientia*, est rangé dans la famille naturelle des polygonées, et dans l'HEXANDRIE TRIGYNIE de Linnæus. Cette plante croît dans toute l'Europe.

Propriétés physiques. La racine, qui est la partie de la plante la plus usitée, est fusiforme, peu épaisse, jaunâtre; lorsqu'elle est récente, son odeur est foible, et sa saveur est légèrement amère; si on la mâche, elle donne une partie mucilagineuse et communique une couleur jaune à la salive. Les feuilles sont ovales-lancéolées; leur odeur est nulle, et leur saveur est acidule.

Propriétés chimiques. On n'a point encore fait d'expérience sur cette plante. On prétend qu'elle contient du soufre.

Propriétés médicinales. L'emploi de la patience remonte à la plus haute antiquité. Aretée la recommande contre l'éléphantiasis, et maintenant on en fait sur-tout usage contre la gale et quelques autres maladies cutanées. J'ai très-souvent administré cette plante dans ces dernières affections. Mais je n'ai jamais observé qu'elle produisît des effets très-marqués. Cependant je ne partage pas l'opinion de Cullen, qui la déprécie ; quoiqu'elle ne suffise pas pour opérer le traitement de la gale, elle est néanmoins très-utile pour déterminer l'éruption à la peau. On a aussi vanté la patience contre les engorgemens chroniques des viscères abdominaux ; mais les faits qu'on rapporte à ce sujet, ne sont rien moins qu'avérés. On donne quelquefois les feuilles comme anti-scorbutiques.

Mode d'administration. La racine de patience est toujours administrée en décoction. On peut faire entrer les feuilles récentes dans les sucs des plantes qu'on fait prendre dans la belle saison.

SUREAU. *Cortex, folia, flores Sambuci.*

Cette plante est depuis long-temps dans la matière médicale ; ce sont sur-tout les Arabes qui paroissent en avoir fait le plus grand usage.

Histoire naturelle. Le sureau est le *sambucus niger* de Linnæus. Il est une des espèces de l'ordre naturel des caprifoliacées, et de la PENTANDRIE TRIGYNIE. On le trouve dans toute l'Europe.

Propriétés physiques. On fait usage de presque toutes les parties de la plante, mais celles qu'on emploie le plus fréquemment sont les fleurs ; elles ont, ainsi que les feuilles, une odeur nauséeuse un peu fétide, et une saveur amarescente, elles ne perdent point ces qualités par la distillation. Les baies sont ovales, noires et de la grosseur d'un pois, d'une odeur foible et d'une saveur acidule : on administre quelquefois l'écorce intermédiaire ; elle est verdâtre ; sa saveur qui est d'abord douce devient ensuite amère et âcre.

Propriétés chimiques. On ne s'est point encore occupé de l'analyse du sureau ; cependant il seroit intéressant de déterminer la nature de l'acide qui est contenu dans les baies. L'eau se charge de quelques-uns de ses principes. Les parties odorantes sont dissolubles dans l'alcool. Les semences contiennent une huile qu'on peut extraire par expression.

Propriétés médicinales. On s'accorde assez généralement sur les propriétés diaphorétiques des fleurs et des baies de sureau, et on ne les administre guère que lorsqu'on veut exciter une légère transpiration à la peau. C'est sur-tout lors de l'invasion du catarrhe pulmonaire qu'il convient d'obtenir cet effet, et la détente qu'on opère suffit quelquefois pour diminuer la violence de la maladie. L'infusion de fleurs de sureau est aussi très-avantageuse dans le commencement des inflammations de la gorge et de la membrane pituitaire, connues sous le nom de *rhumes*. Ces affections légères en apparence, qu'on néglige le plus ordinairement, conduisent souvent à des maladies très-graves, ainsi que l'observe le professeur Cabanis dans la Monographie qu'il a publiée sur cet objet. Le sureau est très-utile dans les rétrocessions des exanthèmes aigus, tels que la petite-vérole, la scarlatine, la rougeole. Mais je pense qu'on doit avoir recours à des moyens plus énergiques lorsque les accidens sont formidables; il en est de même, lorsqu'on veut faire revenir à la peau les éruptions chroniques, qui se sont répercutées sur quelques viscères. Cullen assure avoir administré un grand nombre de fois les fleurs et les baies, sans jamais en avoir obtenu le moindre effet.

Le grand Sydenham avoit une très-grande confiance dans l'écorce moyenne du sureau. Il l'a donnée avec un succès marqué dans quelques hydropisies; mais les doses qu'il indique sont très-incertaines, et comme cette partie de la plante paroît douée de propriétés très-énergiques, on doit mettre beaucoup de prudence dans son administration.

Mode d'administration. Les fleurs et les feuilles du sureau se donnent en infusion qui doit être prise chaude. On doit faire subir une décoction un peu forte à l'écorce moyenne, qu'on mettra à la dose de de trente-deux grammes (*une once*) dans un kilogramme (*deux livres*) d'eau; on peut augmenter cette dose au bout de quelque temps. Le rob se fait avec les baies. Les procédés qu'on suivoit anciennement pour la préparation avoient de grands inconvéniens, et rendoient ce médicament dégoûtant, sans que ses propriétés en eussent plus d'énergie. M. Steinacher a publié des observations sur ce rob. La manière de le préparer, d'après ce pharmacien, consiste d'abord à bien choisir les baies : on les place dans une terrine de grès, on les écrase avec les mains, et on les laisse à la température de quinze à seize degrés, pendant un jour et une nuit. La matière est ensuite vidée dans un sac qu'on soumet à l'action de la presse; on laisse déposer le suc pendant deux heures; on le décante sur un linge fin, et on lui fait subir une évaporation dans une terrine vernissée, sur un feu doux, jusqu'à ce qu'il soit réduit à la consistance d'un extrait mou. La pharmacopée de Londres ne prescrit point d'ajouter du sucre à ce rob; mais en Allemagne on en met un sixième dans le suc, et cette addition est très-avantageuse au rapport de M. Steinacher. On donne le rob de sureau à la dose de huit, seize ou vingt-quatre grammes (*deux, quatre ou six gros*), on va même jusqu'à trente-deux ou soixante-quatre grammes (*une ou deux onces*), lorsqu'on veut porter fortement à la peau, sur-tout dans les cas de douleurs rhumatismales anciennes. Le sureau est un des ingrédiens du *petit-lait* de Weisse, préparation empirique qu'on a beaucoup trop préconisée, comme un excellent moyen à employer pour diminuer la secrétion du lait. Voici sa composition: gousses de séné (*cassia senna*, L.) et sulfate de magnésie demi-once de chaque, une pincée de fleurs de sureau (*sambucus niger*, L.), autant de sommités fleuries de mille-pertuis (*hypericum perforatum*, L.) et de fleurs de *caille-lait* (*galium verum*, L.). On fait infuser pendant douze heures dans quatre kilogrammes (*huit livres*) de petit-lait clarifié. La dose est d'un demi-litre (*une chopine*), qu'on prend en deux fois.

HIÈBLE. *Radix, folia, flores, semina Ebuli.*

L'hièble est beaucoup moins employée que le sureau, sans qu'on ait déterminé les motifs de cette préférence.

Histoire naturelle. On a rangé l'hièble, *sambucus ebulus*, LINN. dans la même classe et la même famille que le sureau, et cette plante croît dans les mêmes lieux.

Propriétés physiques. La racine est blanche, charnue, et de l'épaisseur d'un doigt; les feuilles opposées et pinnées; les baies peuvent être facilement confondues avec celles du sureau; cependant le suc qu'elles contiennent est toujours d'un rouge plus foncé. En général, toute la plante est amère, âcre et fétide.

Propriétés chimiques. L'hièble donne par l'alcool un extrait résineux assez abondant. Les fleurs contiennent un peu d'huile essentielle, et les semences fournissent une huile par expression. Le suc des baies contient un acide.

Propriétés médicinales. Toutes les parties de l'hièble ne jouissent point de propriétés également énergiques; la décoction de la racine est purgative. On l'a beaucoup célébrée autrefois contre l'hydropisie; mais l'écorce moyenne est bien plus active; elle excite quelquefois des vomissemens et des selles très-copieuses; c'est ce qui fait qu'on en a parfois retiré quelques succès en l'administrant dans les hydropisies ascites non compliquées de lésions organiques des viscères abdominaux. Les fleurs et les baies poussent fortement à la peau. On peut les donner dans plusieurs affections cutanées, aiguës ou chroniques, pour faciliter leur éruption. En général, l'hièble convient dans tous les cas où on administre le sureau, parce qu'il existe une analogie très-marquée entre les propriétés de ces deux plantes.

Mode d'administration. La racine et l'écorce ne cèdent leur principe qu'à une forte décoction ; on donne celle-ci à la dose de soixante-quatre ou cent vingt-huit grammes (*deux ou quatre onces*). L'infusion convient mieux aux fleurs ; on prépare avec les baies, un rob qui est très-peu usité. Les semences peuvent être administrées à la dose de quatre grammes (*un gros*) en infusion dans du vin ou dans un autre véhicule approprié.

SCABIEUSE. *Herba, flores Scabiosæ.*

Je parle de cette plante, quoique la confiance qu'on lui accorde soit appuyée sur des preuves très-douteuses.

Histoire naturelle. La scabieuse est abondante dans les prairies, dans les champs, le long des chemins, etc. *Scabiosa arvensis* de Linnæus (TETRANDRIE MONOGYNIE), famille des dipsacées de Jussieu.

Propriétés physiques. On reconnoît la scabieuse à ses petites corolles quadrifides et radiées ; à ses feuilles pinnatifides et découpées ; à sa tige velue, etc. La saveur de la plante est amère et astringente.

Propriétés chimiques. Les chimistes n'ont jamais eu occasion d'entreprendre l'analyse de la scabieuse.

Propriétés médicinales. On attribue assez généralement à la scabieuse, une propriété prétendue *dépurative*, qui n'existe que dans l'imagination de quelques médecins peu amis d'un langage exact et rigoureux. On a cru sans doute qu'elle exerçoit une action particulière sur les exhalans, puisqu'on l'a tant recommandée contre les maladies de la peau; mais témoin, comme je le suis, de son administration journalière à l'hôpital Saint-Louis, j'ai appris à douter des effets qu'on lui attribue.

Mode d'administration. On en donne deux ou trois pincées en décoction avec du miel, ou dans un sirop quelconque. On se sert de l'eau distillée pour les potions.

GRATIOLE. *Radix, folia Gratiolæ.*

Je place ici cette plante, parce qu'elle a été indiquée, dans ces derniers temps, comme très-propre à combattre les maladies cutanées.

Histoire naturelle. La gratiole, *gratiola officinalis*, LINN. (DIANDRIE MONOGYNIE), appartient à la famille des scrophulaires de Jussieu. Il n'est aucun lieu de la France où on ne la rencontre; elle croît aussi en Espagne, en Portugal, en Italie, en Hongrie, etc. Elle aime les lieux humides, croît le long des fleuves, des étangs, etc.

Propriétés physiques. La gratiole se reconnoît aisément à sa racine cylindrique, sub-articulée, blanche; à ses radicules filiformes, perpendiculaires; à ses tiges nombreuses, glabres, simples ou rameuses, articulées, etc. Les inférieures sont purpurescentes; les supérieures vertes. Les feuilles sont opposées, amplexi-caules, lancéolées, un peu dentées en scie à leur sommet, etc. Les fleurs sont axillaires, opposées et alternes, etc.

Propriétés chimiques. Il paroît, d'après les analyses, que la gratiole contient beaucoup de parties gommeuses, un petit nombre de résineuses, quelques-unes salines, un principe amer et nauséabond, mêlé d'un autre principe particulier, etc. Il est parfaitement inutile de détailler ici les travaux de Boulduc, de Marggraf, et de tant d'autres chimistes surannés.

Propriétés médicinales. Je n'ai fait aucune expérience particulière sur cette plante, prodigieusement louée pour le traitement des maladies chroniques; mais je vais consigner ici quelques faits que je trouve exposés dans une dissertation sur les bons effets de la gratiole dans les maladies de la peau (*Lavigne, Commentatio de gratiolâ officinali, ejusque usu in morbis cutaneis*). Un jeune homme âgé de vingt-deux ans, d'une constitution délicate, qui avoit été rarement malade, après un voyage fait à pied, fut infecté de la gale. Il y avoit déjà huit mois qu'il avoit contracté cette maladie sans qu'il s'en doutât, attribuant à toute autre cause les symptômes qu'il éprouvoit. Il avoit déjà tenté plusieurs remèdes; il avoit pris plusieurs bains, et avoit fait usage, pendant un mois, d'une décoction de racines d'oseille et de bardane : les symptômes s'étoient tellement apaisés, que l'exanthême étoit devenu moins sensible, et que le malade n'éprouvoit plus qu'un léger prurit. Tel étoit son état, lorsque ses affaires le contraignirent d'entreprendre un second voyage dans un pays où il mangea beaucoup de vieux fromage et usa de la bière pour boisson, ce qui augmenta l'exanthême et le prurit. A son retour, il réclama des conseils; alors, son corps, ses bras, ses doigts étoient couverts de pustules sèches, qui excitoient une grande démangeaison, sur-tout au lit. Il y avoit de semblables pustules aux cuisses, aux jambes, aux pieds : elles étoient plus nombreuses aux articulations. Alors il étoit difficile de reconnoître la gale; sa forme sèche lui donnoit l'apparence d'une dartre, etc. On prescrivit de laver les mains et le corps, de s'abstenir d'alimens gras, salés et indigestes, ainsi que de la bière forte et de liqueurs spiritueuses. On ordonna, en même temps, l'emploi de la gratiole, d'après la formule qui suit : prenez demi-once de gratiole, deux gros de capsules de badiane et de semences de psyllium. On faisoit une décoction avec trois onces d'eau qu'on filtroit, et que le malade prenoit le matin. Les deux premiers jours, cette potion purgea cinq fois, et excita des nausées jusque vers midi; le troisième jour, on diminua la dose d'un tiers; les nausées furent peu considérables, et le malade ne fut purgé que deux fois. Le quatrième, le cinquième et le sixième jours, les évacuations ne furent presque pas plus abondantes que dans l'état naturel. Il y avoit une légère sueur, qui augmentoit par la chaleur du lit. Le septième jour, on revint à la première dose, et on la continua jusqu'au quatorzième jour. Déjà, le huitième jour, l'état de la peau s'étoit prodigieusement amélioré ; la démangeaison étoit moindre, sur-tout le dixième jour. Pour complèter la guérison, on employa, pendant huit jours, les frictions avec l'onguent citrin, au corps et aux articulations des mains, ainsi qu'aux pieds. Le quinzième jour, il n'y avoit plus de vestige de gale ; au bout du mois, la guérison fut entière. *Deuxième observation.* Une veuve âgée de plus de trente ans, douée d'ailleurs d'une bonne constitution, éprouva une fièvre tierce, et elle fut guérie par les remèdes convenables. Cependant, elle éprouvoit, dans la région abdominale, la sensation d'un poids qui changeoit de place, et qui étoit accompagné de douleurs aiguës. Lorsqu'on rechercha la cause de la maladie, on aperçut un exanthême semblable à une gale sèche et invétérée. L'inspection des mains confirmoit l'existence de cette affection. La malade étoit mère de trois enfans, dont l'un étoit âgé de cinq ans, l'autre de trois, le troisième de deux. On les soupçonnoit, avec fondement, atteints de la même maladie, puisque les mains et les pieds explorés offroient des ulcérations recouvertes de croûtes, ou excoriées par les ongles des enfans, qui ne cessoient de se gratter. Après la prescription d'une diète convenable, on fit bouillir, dans une livre d'eau, une demi-once de gratiole et de raisins cuits, et un gros de semence d'anis et de coing. La mère prenoit une tasse à thé de cette boisson, à six et à dix heures du matin, ainsi que le soir, avant de se coucher; aux mêmes heures, l'aîné des enfans prenoit deux cuillerées, et les deux plus jeunes enfans une cuillerée de la même boisson. Le dix-neuvième jour, on n'appercevoit presque plus de traces de gale. Pour terminer la guérison, on fit des lotions aux mains avec une dissolution de dix grains de muriate sur-oxigéné de mercure, dans deux onces d'eau. Vers la fin de la troisième semaine, tous les enfans étoient sains, ce qui fit abandonner les remèdes.

ORME. *Cortex Ulmi.*

Il en est de l'écorce d'orme (*ulmus campestris*, Linn.) comme de plusieurs autres médicamens auxquels on s'est pressé d'accorder des vertus extraordinaires, et qu'on a abandonnés avec une égale précipitation sans attendre que des expériences exactes aient décidé.

Histoire naturelle. Cet arbre croît naturellement en Europe, et a des usages économiques qui le rendent précieux. Il dépend de l'ordre naturel des amentacées et de la PENTANDRIE DIGYNIE de Linnæus.

Propriétés physiques. Je ne décrirai ici que les caractères extérieurs de l'écorce moyenne de l'orme, qui est la seule partie usitée en Médecine. L'arbre lui-même est d'ailleurs assez connu. Cette écorce est mince, glabre, styptique, austère, fournissant une grande quantité de mucilage, lorsqu'on la soumet à la mastication, sans odeur.

Propriétés chimiques. Il n'existe aucun travail chimique sur l'écorce d'orme; elle paroît contenir une assez grande quantité d'acide gallique.

Propriétés médicinales. L'écorce d'orme qui a eu

tant de vogue il y a quelques années, avoit déjà été préconisée pour le traitement de la lèpre. Si on parcourt les faits recueillis même par des médecins d'un certain nom, on est tenté d'accorder à cette écorce des propriétés extrêmement énergiques; mais, en répétant les expériences avec impartialité, on est loin d'obtenir les mêmes résultats. Lettsom, Lysons et Sauvages ont donné beaucoup d'éloges à ce médicament : le premier prétend avoir guéri un ictiosis qui avoit résisté aux bains de mer, aux antimoniaux, aux sudorifiques et aux mercuriaux, par l'administration de l'écorce d'orme. Les essais que j'ai tentés à l'hôpital Saint-Louis, et dans ma pratique particulière, pour décider la question, n'ont eu jusqu'à présent aucun succès marqué.

Mode d'administration. On peut donner l'écorce d'orme sous plusieurs formes; en poudre, en teinture alcoolique, en extrait aqueux. On la fait entrer quelquefois dans des pilules ou dans des électuaires. Mais la préparation la plus convenable est la décoction que Lysons recommande de faire de la manière suivante : prenez cent vingt-huit grammes (*quatre onces*) d'écorce moyenne des pousses d'un ou deux ans; faites-les bouillir dans un kilogramme (*deux livres*) d'eau, réduites à une livre. Le malade prend huit onces de ce résidu le matin et huit onces le soir. Il seroit intéressant de faire quelques essais avec l'écorce d'une espèce d'orme indigène de l'Amérique méridionale, qui est connue aux États-Unis sous le nom de *cortex unguentarius*. Il paroît que cette écorce produit de très-bons effets, appliquée extérieurement pour le traitement des ulcères anciens et de mauvaise nature.

Mode d'administration. On a vu, dans les observations précédentes, comment on pouvoit administrer la gratiole; on peut la donner encore dans une infusion vineuse, à la dose de deux grammes (*un demi-gros*); il faut commencer par une moindre quantité, comme, par exemple, par un scrupule. La dose ordinaire est de douze ou quinze décigrammes (*vingt-cinq ou trente grains*). On a quelquefois associé la poudre de gratiole à la poudre de gentiane, pour combattre les fièvres quartes de l'automne. On peut faire infuser la plante fraîche dans un véhicule convenable, comme, par exemple, dans le petit-lait, etc. On y ajoute d'autres plantes. On compose pareillement un extrait de gratiole, qu'on fait dissoudre dans l'eau commune, et qu'on prend à la dose de deux ou quatre grammes (*demi-gros ou un gros*). Pourroit-on la substituer à l'ipécacuanha, à la dose d'un scrupule, et pourroit-on en attendre les mêmes résultats? C'est ce que prétend Bergius. Je n'ai fait aucune expérience à ce sujet.

ASTRAGALE. *Folia Astragali.*

C'est Girtanner, célèbre médecin de Gottingue, qui a fait la réputation de cette plante, dans une compilation volumineuse qu'il a publiée sur les maladies vénériennes.

Histoire naturelle. Cette plante croît sur les montagnes de la Suisse, de l'Autriche, etc. C'est l'*astragalus excapus* de Linnæus (DIADELPHIE DÉCANDRIE), famille des légumineuses de Jussieu.

Propriétés physiques. On ne peut méconnoître l'*astragalus excapus* à la grosseur de sa racine, qui se divise à son sommet, et qui pousse un grand nombre de feuilles ailées, avec impaires, velues, pétiolées, et munies à leur base de stipules ovales et en lance. Ses fleurs, dont le point d'attache est le même que celui des feuilles, sont rapprochées au nombre de douze, pédonculées, longues d'un pouce, d'un jaune sale, et entourées d'un duvet laineux. Il leur succède des gousses oblongues, très-velues, et divisées ultérieurement en deux loges, caractère qui distingue le genre astragale de tous ceux qui composent la famille très-étendue des légumineuses.

Propriétés chimiques. Cette plante doit avoir des principes analogues à ceux des légumineuses. Puisqu'on lui attribue tant de vertus, elle mériteroit un sérieux examen.

Propriétés médicinales. On a allégué un grand nombre de faits pour démontrer les propriétés médicinales de l'*astragalus excapus.* Je ne rapporterai que les deux suivans, consignés dans une lettre écrite à M. Girtanner, par M. Chrichton; ils ont été puisés dans les registres de l'hôpital de Vienne. *Premier fait.* En 1785, une femme, qui avoit atteint sa quarantième année, entra dans cet hôpital. Elle avoit, dit-on, deux ulcères vénériens à la tête, et une exostose au tibia. On lui administra une potion saline purgative, et on la mit ensuite, soir et matin, à l'usage de l'*astragalus excapus*, depuis la fin de juin jusqu'au premier septembre, époque où elle se retira totalement guérie. Les sueurs furent très-abondantes pendant tout le temps qu'elle fit usage de ce remède. *Deuxième fait.* Une autre femme, âgée de dix-huit ans, fut reçue à l'hôpital de Vienne le 25 janvier 1787; elle étoit à-la-fois affectée d'un flux gonorrhéique, de condylômes aux grandes lèvres, et d'un gonflement des glandes de l'aine; elle avoit en outre la gale. On eut promptement recours à l'*astragalus excapus*, que l'on continua jusqu'au premier mars suivant, jour de son départ de l'hôpital, après une guérison bien constatée. Elle avoit sué aussi avec profusion, durant le traitement, sans avoir fait usage d'autres remèdes que de cette plante.

Mode d'administration. Voici la formule simple indiquée par Girtanner pour l'administration de ce remède. Prenez seize grammes (*demi-once*) de la racine de l'*astragalus excapus;* on fait bouillir dans un demi-kilogramme (*une livre*) d'eau de fontaine, jusqu'à la réduction de soixante-quatre grammes (*deux onces*).

CANNE. *Arundo donax.*

L'usage de la canne est très-ancien, puisque Pline en fait mention comme étant employée dans les arts. On ne sait pas au juste l'époque à laquelle elle a été introduite dans la matière médicale.

Histoire naturelle. Ce roseau est originaire de l'Afrique boréale, et de l'Europe australe; il se plaît dans les lieux secs et montueux, près de la mer. C'est l'*arundo donax* (TRIANDRIE DIGYNIE de Linnæus); il est de la famille naturelle des graminées. Les habitans des côtes et des ports de l'Europe où croît cette plante, choisissent les tiges les plus élevées, les laissent sécher sur pied, ensuite les dégarnissent, et obtiennent ainsi ce que l'on connoît dans les contrées méridionales, sous le nom de *canne*.

Propriétés physiques. On distingue facilement ce roseau à la hauteur de son chaume, qui s'élève de sept jusqu'à vingt pieds. Il est revêtu d'une grande quantité de feuilles lisses, larges de trois à quatre pouces, longues d'un à deux pieds, et terminées en pointe; ses racines sont longues, grosses, charnues, se répandant en long et en large dans la terre: elles sont d'une couleur jaune de paille, poreuses, d'un goût doux et fade.

Propriétés chimiques. Nous n'avons point encore de travail exact sur cette plante.

Propriétés médicinales. Si on veut examiner avec un peu de rigueur les faits recueillis sur les propriétés de l'*arundo donax*, on voit qu'ils manquent d'exactitude. Peut-on croire en effet tout ce que le vulgaire débite sur les prétendues vertus anti-laiteuses de cette plante? Les connoissances que nous avons acquises sur le mode de la secrétion du lait, et sur les moyens de l'augmenter ou de la diminuer, sont extrêmement incertaines. Lorsque des circonstances majeures déterminent la mère à ne point nourrir son enfant, toutes les indications que le médecin doit remplir se bornent à diminuer l'excitation des mamelles. Le premier des moyens à employer, est un régime débilitant, et on favorise ensuite la secrétion vers laquelle la nature dirige ses forces. Si la peau devient moite, par exemple, on doit insister sur l'administration des boissons diaphorétiques chaudes, parmi lesquelles on peut choisir la décoction de canne, qui ne convient réellement que dans ce cas.

Mode d'administration. La décoction de la racine de l'*arundo donax* est la préparation la plus convenable et la plus usitée. On fait bouillir trois ou quatre racines dans un kilogramme (*deux livres*) d'eau.

ROSEAU A BALAIS. *Arundo phragmites.*

Plante récemment introduite dans la matière médicale.

Histoire naturelle. Elle est vivace; elle croît sur les bords des lacs et des fleuves : c'est l'*arundo phragmites* de Linnæus (TRIANDRIE DIGYNIE). Elle fait partie de la famille des graminées dans l'ordre naturel de Jussieu.

Propriétés physiques. Son chaume droit et très-élevé porte des feuilles planes, glabres, et finement dentées sur leurs bords. Les gaînes de ces feuilles sont glabres et munies intérieurement d'un appendice velu, que les botanistes désignent sous le nom de *languette*. Les fleurs sont disposées en une penicule haute d'un pied. Le calice, qui renferme ordinairement cinq fleurs, est formé de deux balles inégales. La corolle est aussi formée de deux balles, dont l'extérieure est beaucoup plus longue que le calice.

Propriétés chimiques. Nous ne possédons absolument rien sur l'analyse chimique de l'*arundo phragmites*.

Propriétés médicinales. On regardoit jadis la décoction de l'*arundo phragmites* comme un anti-scorbutique très-puissant. On dit que ce végétal est aujourd'hui un des principaux ingrédiens du rob anti-syphilitique de Laffecteur. M. Swédiaur, dont le nom fait autorité dans la Thérapeutique des maladies vénériennes, ne le croit pas plus préférable au mercure que beaucoup d'autres remèdes végétaux qu'on a préconisés avec une exagération nuisible.

Mode d'administration. Un pharmacien m'avoit remis une certaine quantité d'*arundo phragmites*, que je donnois en décoction, à la dose de seize grammes (*demi-once*) par kilogramme (*deux livres*) d'eau.

LOBÉLIE. *Radix Lobeliæ.*

Cette plante doit être d'une bien foible ressource pour la matière médicale, puisque ceux même qui ont la confiance la plus aveugle pour les vertus des végétaux s'accordent aujourd'hui pour la rejeter. Les sauvages du Canada, où croît cette plante, en faisoient un secret dans l'origine.

Histoire naturelle. La lobélie est indigène de la Virginie; elle croît sur le bord des fleuves, le long des fossés, etc. Linnæus l'indique sous le nom de *lobelia syphilitica* (SYNGÉNÉSIE MONOGAMIE), famille des campanulacées de Jussieu.

Propriétés physiques. Murray la peint comme une racine fibreuse, composée de fibres blanches de l'épaisseur d'une ligne, longues de deux doigts. Lorsque cette plante est dans l'état frais, elle est lactescente : elle répand une odeur vireuse.

Propriétés chimiques. Comme on fait très-peu d'usage de cette plante en Europe, les chimistes n'ont eu aucun intérêt à s'enquérir des principes que pouvoit fournir son analyse.

Propriétés médicinales. Ce sont les habitans de l'Amérique septentrionale, qui employoient et emploient encore avec succès cette plante, dans le traitement de la maladie vénérienne. Les médecins européens ont été moins heureux dans les expériences qu'ils ont tentées. Desbois de Rochefort prétend l'avoir vu administrer sans aucun avantage. Quelques gens de l'art la regardent comme sudorifique, quand elle agit à petites doses. C'est là le propre de beaucoup de substances médicamenteuses.

Mode d'administration. Seize grammes (*demi-once*) de cette racine sont mis à bouillir dans deux litres (*deux pintes*) d'eau commune. Quand on a recours à l'extrait de cette plante, on en donne environ huit décigrammes (*seize grains*) par jour.

SAPONAIRE. *Radix, herba Saponariæ.*

On a lieu d'être surpris de ce que la saponaire ne soit pas plus fréquemment employée. Ses propriétés énergiques devroient cependant lui assurer un rang distingué dans la matière médicale.

Histoire naturelle. La saponaire, *saponaria officinalis*, appartient à la DÉCANDRIE DYGINIE de Linnæus, et à l'ordre des caryophyllées de Jussieu. Elle croît en France, en Allemagne, en Angleterre, et se trouve presque toujours dans les lieux rocailleux et sur les bords des chemins.

Propriétés physiques. Cette plante a un calice tubuleux, des fleurs d'un rouge pâle, et les feuilles ovales, lancéolées ; la racine est cylindrique, de la grosseur d'un doigt ; elle est rameuse, géniculée, rouge à l'extérieur et blanche à l'intérieur ; son odeur est foible, mais sa saveur est amarescente et légèrement âcre.

Propriétés chimiques. L'infusion aqueuse des feuilles noircit par l'addition de la dissolution de sulfate de fer, tandis que la décoction de la racine n'éprouve aucun changement par cette dissolution ; elle est d'abord douceâtre, et puis légèrement amère. On trouve dans la décoction des feuilles récentes une espèce de savon, qui en a toutes les propriétés, mais qui n'est point altéré par l'action des acides. Cet extrait savonneux est moins abondant dans la plante desséchée. L'alcool sépare de la saponaire une partie extractive, âcre et pénétrante.

Propriétés médicinales. Plusieurs auteurs donnent de grands éloges à la saponaire, et je pense qu'elle en est digne. On la recommande dans les douleurs des articulations ; mais on sait que ces douleurs dépendent tantôt de rhumatisme, et tantôt de la goutte ou de la syphilis ; la saponaire ne peut convenir que lorsqu'elles sont la suite des deux dernières causes. Quelquefois on l'associe dans ce cas avec le chamæpitis ou avec la salsepareille. Il arrive souvent que les maladies vénériennes résistent à l'administration du mercure ; les symptômes loin de diminuer semblent acquérir une nouvelle intensité. La saponaire, donnée dans ces circonstances, produit d'excellens effets. J'ai souvent occasion de l'administrer dans le traitement des dartres furfuracées et squammeuses, et j'ai eu lieu de me convaincre par un grand nombre d'observations, que cette plante précieuse n'étoit pas assez employée par les praticiens.

Mode d'administration. Je préfère la décoction de la racine à toutes les autres préparations de la saponaire. La dose est de seize grammes (*demi-once*) par litre (*pinte*) d'eau, qu'on laisse bouillir pendant quelques instans. On peut aussi faire usage du suc de la plante fraîche.

BENJOIN. *Styrax benzoin.*

Cette résine étoit beaucoup plus employée qu'elle ne l'est de nos jours.

Histoire naturelle. L'arbre qui fournit le benjoin est une espèce de styrax, publiée par Dryander sous le nom de *styrax benzoin*, et admise par Wildenou dans son *Species plantarum.* Il appartient à la DÉCANDRIE MONOGYNIE de Linnæus, et à la famille naturelle des ébénacées. M. Dryander l'a trouvé dans l'île de Sumatra, et M. Mutis à Santa-Fé de Bogota, où il est très-abondant. Il est à remarquer que ces deux savans se sont rencontrés à l'insu l'un de l'autre dans cette découverte. A Santa-Fé l'arbre du benjoin s'appelle *estoraque*, et le benjoin *bonsui*. C'est une observation intéressante pour la géographie-botanique, que Sumatra et Popayan, dans le royaume de Santa-Fé, étant antipodes, on y trouve néanmoins le benjoin et beaucoup d'autres plantes intéressantes. Il faudroit, du reste, rechercher si le benjoin, comme le camphre, ne pourroit pas être produit par des plantes différentes.

Propriétés physiques. Le benjoin est ordinairement apporté dans le commerce, en masses irrégulières d'une couleur rouge-brunâtre, dont l'odeur est très-suave. Il y a une autre espèce de benjoin, qu'on nomme *benjoin amygdaloïde*. On diroit effectivement que ce sont des amandes agglomérées, à cause des taches blanches qu'il présente. L'odeur du benjoin est agréable, et devient plus forte lorsqu'on le fait brûler. Sa saveur est balsamique.

Propriétés chimiques. M. Charles Hatchett a eu occasion de faire quelques expériences sur le benjoin, qui fournit à la distillation une assez grande quantité d'acide benzoïque. Le résidu, soluble à l'eau, est d'une couleur jaunâtre, et manifeste une certaine amertume à la dégustation. L'alcool dissout très-bien le benjoin, et constitue ce qu'on appelle le *lait virginal*.

Propriétés médicinales. On n'emploie que très-rarement le benjoin, parce que ses propriétés n'ont pas encore été déterminées par des expériences très-rigoureuses. Il paroît qu'il a été quelquefois utile dans plusieurs affections de la poitrine, principalement dans l'asthme chronique. On a cru remarquer que ce médicament diminuoit la fréquence de la toux et l'irritation qui en est la suite, et qu'il excitoit légèrement l'organe cutané. On recommande aussi le benjoin, réduit en vapeurs, pour stimuler l'appareil de la respiration. Dans quelques cas, on dirige ces mêmes fumigations sur différens points de la surface cutanée. On fait principalement usage de ce dernier moyen dans les affections scrophuleuses, pour réveiller l'action du système lymphatique; l'effet de ces fumigations est bien plus énergique, lorsqu'on leur associe les frictions sèches et les autres moyens appropriés.

Mode d'administration. Le benjoin proprement dit est rarement mis en usage; on préfère quelques-unes de ses préparations, telles que les fleurs qui sont formées par l'acide benzoïque et une matière huileuse, et se donnent à la dose d'un demi-décigramme à cinq décigrammes (*un à dix grains*). On les fait entrer dans plusieurs préparations usitées. L'acide benzoïque est quelquefois donné à la dose de deux à cinq décigrammes (*cinq à dix grains*) dans l'alcool.

BAUME DU PÉROU. *Balsamum Peruvianum.*

On a ignoré long-temps l'origine et la nature du baume du Pérou. Ce n'est que dans ces derniers temps que M. Mutis a porté son attention sur la plante de laquelle il s'exhale. Il en a consigné la description dans une lettre adressée à Linnæus fils. Il lui envoya en même temps un rameau de l'arbre, chargé de fleurs et de feuilles.

Histoire naturelle. L'arbre qui fournit le baume du Pérou, est le *myroxilum perviferum* de Linnæus (DÉCANDRIE MONOGYNIE). Il appartient à la famille des légumineuses. On le trouve dans le Pérou, au Brésil, au Mexique. Les naturels du pays lui donnent le nom de *china-china ;* mais il n'a aucun rapport avec le quinquina, dont nous avons donné l'histoire dans le premier volume de cet ouvrage. Il est très-abondant à Santa-Fé de Bogota. Mon ami M. Zéa en a observé des forêts entières auprès de la rivière de Sumapaz. M. Ruiz a écrit sur cet arbre à la fin de sa *Quinologia, o tratado de l'arbol de la quina*, etc.

Propriétés physiques. L'arbre que nous venons d'indiquer, produit deux sortes de baumes; l'un est blanc, l'autre est d'un rouge-brun. Le blanc est fort rarement dans nos pharmacies. Il est recueilli par incision, et en très-petite quantité. Peu à peu, il se solidifie, et on le transporte ensuite dans l'intérieur de quelques cucurbitacées. Il est d'une odeur plus agréable que le baume noir. Quant à ce dernier, qui est d'un noir tirant sur le rouge, lorsqu'on le place sur un verre transparent, il acquiert la densité d'un sirop brun ordinaire. Il a une odeur agréable, analogue à celle du styrax. Il est d'une saveur âcre, chaude, et un peu amère.

Propriétés chimiques. Le baume du Pérou brûle lorsqu'on l'approche de la flamme. Si on le fait séjourner long-temps dans un vaisseau, il s'y forme des cristaux assez analogues aux fleurs de benjoin. Il s'allie très-aisément aux huiles distillées; mais il ne s'unit point aux huiles grasses. Il gagne le fond de l'eau, et ne se mêle avec elle que par l'intermède d'un mucilage ou du blanc d'œuf. Cependant, l'eau imprégnée du baume en retient l'odeur. En le traitant avec l'acide nitrique, M. Hatchett a observé qu'il fournissoit de l'acide benzoïque, et que sa dissolution dans l'eau précipitoit la gélatine.

Propriétés médicinales. Le baume du Pérou agit manifestement sur le systême nerveux ; mais, dans beaucoup de cas, il jouit d'une propriété sudorifique. Les médecins qui suivent l'exemple de Sydenham, l'administrent dans la paralysie, la colique saturnine, dans l'asthme humide, etc. Il est vrai que le plus souvent, le baume du Pérou a une destination entièrement chirurgicale. On l'emploie alors dans les plaies comme un excellent vulnéraire.

Mode d'administration. On le donne à la dose de trente ou quarante gouttes. On fait une essence et un sirop de baume du Pérou.

Baume de Tolu. *Tolu Balsamum.*

Je me suis déterminé à placer ce baume parmi les médicamens qui augmentent l'action du systême exhalant cutané, parce que j'ai plusieurs fois observé qu'il produisoit cet effet d'une manière assez énergique.

Histoire naturelle. Il est à-peu-près décidé maintenant que l'arbrisseau duquel s'écoule ce baume, est le *toluifera balsamum* de Linnæus, qui croît en Amérique, dans la province de Tolu, aux environs de Carthagène. Il est rangé dans l'ordre des térébenthacées et dans la Décandrie monogynie de Linnæus. M. Ventenat pense que le *toluifera balsamum* et le *myroxilum perviferum,* ne sont qu'une seule et même espèce. Cet arbrisseau est célèbre chez les Indiens, à cause du suc qu'il produit. En général, on préfère l'arbre qui est cultivé et rendu domestique. Pour recueillir le baume, on incise l'écorce, et on approche de l'arbre une cuiller faite avec une cire noire du pays, destinée à recevoir le suc, qu'on transporte ensuite dans un autre vase. La liqueur qui s'échappe spontanément, tombe par terre, et ne sert à aucun usage.

Propriétés physiques. En s'écoulant de l'arbre, le baume de Tolu est d'un liquide visqueux et épais. Il ne tarde pas à se durcir ; ce qui le distingue des autres baumes conservés dans les pharmacies. Il a une couleur d'un rouge-doré ; il est transparent, fragile lorsqu'il est ancien ; en sorte qu'on peut le réduire en poudre avec les doigts. Il répand une odeur agréable qui se rapproche de celle du citron. Sa saveur est balsamique et légèrement amère. Il se ramollit par la mastication, et adhère aux dents. L'action du feu le liquéfie, et sa flamme répand une agréable fumée.

Propriétés chimiques. L'eau n'est point susceptible de dissoudre ce suc résineux ; mais si on l'y fait bouillir pendant quelque temps, elle contracte une odeur très-suave et agréable. Il est dissous parfaitement par l'alcool, se mêle aisément avec les huiles distillées, difficilement avec les huiles grasses. Quand on le distille sans eau, il se forme une huile empyreumatique, contenant une matière saline, analogue aux fleurs de benjoin. Il fournit de l'acide benzoïque, et une substance tannante artificielle, lorsqu'on le traite par l'acide nitrique.

Propriétés médicinales. Il est doué de vertus moins actives que le baume du Pérou et celui de Copahu, et c'est peut-être là la cause de la préférence que plusieurs médecins lui donnent. On l'a préconisé dans quelques maladies de poitrine, notamment dans les phthisies catarrhales. J'ai quelquefois administré le baume de Tolu dans ces affections, sans en retirer un succès bien marqué ; mais j'ai vu qu'il excitoit le système exhalant de la peau, et que, dans plusieurs cas, il déterminoit une transpiration assez abondante.

Mode d'administration. Les médecins anglais estiment beaucoup les diverses préparations de baume de Tolu. La teinture alcoolique, qui est assez usitée, se prépare en faisant dissoudre dans une quantité déterminée d'alcool, la moitié de son poids de ce baume. On peut administrer cette dissolution dans de l'eau sucrée ; elle n'y est point décomposée, quoiqu'elle devienne laiteuse. Le sirop peut se préparer de plusieurs manières ; mais la méthode la plus convenable, est celle de la pharmacopée d'Edimbourg, qui consiste à faire dissoudre quatre parties de baume de Tolu dans dix parties d'alcool rectifié, et à l'étendre ensuite dans mille parties de sirop chaud. C'est là ce qu'on nomme *sirop balsamique*. On donne quelquefois ce baume à l'état pulvérulent, ou on le réduit en pilules ou en électuaire, en y ajoutant une certaine quantité de miel ou de sirop. La dose ordinaire est de trois décigrammes (*six grains*) jusqu'à un gramme (*dix-huit grains*).

Baume de Copahu. *Copaïvæ Balsamum.*

Quoiqu'il soit à-peu-près démontré que cette substance n'est qu'une espèce de térébenthine, je lui ai cependant conservé le nom de baume, consacré par l'usage. C'est dans le dix-septième siècle qu'on l'a introduit dans la matière médicale.

Histoire naturelle. On a rangé le *copaifera officinalis*, qui est l'arbre duquel s'écoule ce suc résineux, dans la Décandrie digynie de Linnæus et dans la famille des légumineuses; mais Jussieu pense que le genre *copaifera* a peut-être plus d'affinité avec les térébenthacées qu'avec les légumineuses. Cet arbre croît naturellement à la Guiane, au Brésil et dans les environs de Tolu. Pour obtenir ce baume, on pratique une incision de six à sept pouces de long, vers la base du tronc; elle doit pénétrer seulement l'écorce et le liber, sans parvenir jusqu'au bois. On place sous l'arbre un vase destiné à recevoir la liqueur qui s'en écoule. Si ces incisions sont faites dans un temps convenable et à propos, l'arbre peut fournir jusqu'à six kilogrammes (*douze livres*) de suc dans trois heures.

Propriétés physiques. Lorsque le suc s'écoule de l'arbre, il est très-liquide et sans couleur déterminée. Au bout de quelque temps, il prend la consistance huileuse, et devient d'un blanc flavescent. Quoiqu'il soit susceptible de s'épaissir considérablement, il ne se solidifie jamais. Son goût est âcre, amer et aromatique; son odeur est pénétrante.

Propriétés chimiques. Si on distille ce suc résineux avec l'eau, on obtient presqu'un cinquième d'huile essentielle, qui est extrêmement odorante et d'une couleur blanchâtre. Le résidu de cette distillation est une espèce de résine tenace, d'un jaune verdâtre, qui devient sèche et cassante. L'action de l'alcool sur ce baume, lui fait perdre sa transparence, et développe une odeur très-agréable.

Propriétés médicinales. Tous les baumes sont des stimulans. Mais il en est qui agissent plus particulièrement sur certains organes. Le baume de Copahu porte son activité, tantôt vers l'appareil urinaire, tantôt vers le systême dermoïde, tantôt vers le systême nerveux, etc.

Mode d'administration. On administre intérieurement la teinture du baume de Copahu, à la dose de trente gouttes dans un véhicule approprié. Hoffmann fait un grand éloge de cette préparation. L'emploi qu'on a fait de ce remède extérieurement, est défectueux et nuisible. En général, il ne faut pas trop forcer les doses de ce médicament, qui peut irriter le systême nerveux.

CARBONATE DE POTASSE. *Carbonas Potassæ.*

L'action médicamenteuse de ce sel et du carbonate de soude, dont je vais parler, est à-peu-près la même que celle des deux alkalis qui leur servent de base; mais leur administration n'entraîne point les mêmes dangers que ces dernières substances administrées isolément.

Histoire naturelle. On trouve ce sel tout formé dans les cendres végétales; mais il y est avec excès de base. On le rend neutre en le saturant d'acide carbonique, au moyen de plusieurs procédés.

Propriétés physiques. Le carbonate de potasse neutre n'est plus caustique; cependant, il verdit le sirop de violettes. Il cristallise en prismes carrés ou en lames avec des sommets dièdres triangulaires; sa saveur est âcre et résineuse; il est très-fusible, peu déliquescent. Sa pesanteur spécifique est 2,012.

Propriétés chimiques. Quatre parties d'eau froide suffisent pour dissoudre ce sel. Il est décomposé par la baryte, la strontiane et la chaux. Son acide carbonique se dégage avec effervescence par l'action des acides. Il décompose tous les sels neutres, excepté le fluate de chaux. Il est composé de 0,43 d'acide, 0,30 de potasse, 0,17 d'eau.

Propriétés médicinales. Le carbonate de potasse jouit des propriétés générales des sels neutres. A grande dose, il est purgatif. Il devient diurétique, si on l'étend à petite dose dans une grande quantité. Il paroît qu'il détermine une excitation plus marquée vers le systême exhalant cutané. Aussi le conseille-t-on spécialement dans les maladies atoniques des vaisseaux lymphatiques.

Mode d'administration. On doit préférer ce sel lorsqu'il se trouve à l'état cristallin. La forme la plus convenable pour l'administrer, est sa dissolution dans l'eau distillée; mais on doit le faire prendre dans une quantité d'eau plus grande que celle qui est nécessaire pour le dissoudre. La dose à laquelle on le donne, est de trois décigrammes, demi-gramme à un gramme (*six grains, neuf grains à dix-huit grains*).

CARBONATE DE SOUDE. *Carbonas Sodæ.*

Depuis quelque temps, on emploie beaucoup cette substance.

Histoire naturelle. On extrait le carbonate de soude des plantes marines, telles que le varec, le kali, le soda, etc. en les faisant brûler. On trouve aussi ce sel en efflorescence sur des murs, dans des pays où les pierres calcaires contiennent du muriate de soude. Il est très-employé dans les arts.

Propriétés physiques. Il cristallise en octaèdres rhomboïdaux; il est efflorescent, et produit du froid en se dissolvant dans l'eau. Sa saveur est âcre; il est très-fusible, et verdit le sirop de violettes. Sa pesanteur spécifique est de 1,3591.

Propriétés chimiques. Ce sel est décomposé par les acides, par la baryte, la strontiane, la chaux et la potasse. Il précipite les sels magnésiens à froid. Deux parties d'eau suffisent pour le fondre. Il est composé, selon Bergmann, de 0,20 de soude, de 0,16 d'acide, de 0,04 d'eau.

Propriétés médicinales. Il convient dans les mêmes cas que le carbonate de potasse. Lorsqu'on administre les sudorifiques dans les affections vénériennes, on ajoute quelquefois le carbonate de soude dans une décoction de racine de salsepareille, si on veut produire un effet plus énergique.

Mode d'administration. On le donne aux mêmes

doses et dans la même forme que le sel précédent. On peut aussi l'incorporer dans un électuaire ou l'administrer sous forme de pilules.

II.

Des Substances que la médecine emprunte du règne minéral, pour agir sur les propriétés vitales du système dermoïde, considéré comme organe exhalant.

Il n'est pas douteux que presque toutes les substances minérales qui ont pour propriété de mettre en jeu la contractilité fibrillaire de l'estomac, ne puissent secondairement, et par une sorte de réaction sympathique, diriger leurs effets sur la faculté exhalante de la peau; sous ce rapport, le fer, quelques oxides de mercure, le sulfate d'alumine, le muriate d'ammoniaque, seroient de puissans sudorifiques. Mais il conste qu'on s'accorde plus généralement à attribuer aux préparations antimoniales le privilége de provoquer la transpiration et les sueurs. Je vais, en conséquence, traiter de ce métal, en faisant néanmoins abstraction du tartre stibié, et du kermès minéral, dont l'histoire appartenoit plus particulièrement aux chapitres précédens de cet ouvrage.

ANTIMOINE. *Stibium.*

L'antimoine est célèbre par le bruit qu'il a fait dans les époques les plus renommées de l'alchimie;

il ne l'est pas moins par les vrais services qu'il a rendus à la médecine. Je n'entreprendrai point de rendre compte des travaux sans nombre dont il a été fort anciennement l'objet ; ce seroit rappeler des contestations futiles, des controverses fastidieuses, et quelquefois même des débats scandaleux. Qui ne sait pas que tour à tour, bien ou mal apprécié, il a été dans la science un motif de guerre ou d'alliance, un sujet de haine ou d'idolâtrie ? Successivement proscrit et réhabilité par un tribunal souverain, sa réputation s'est élevée, pour ainsi dire, à-la-fois par l'enthousiasme de ses partisans et par les satyres de ses détracteurs ; il n'en a du reste excité que davantage l'attention universelle, et il a donné lieu à d'importantes découvertes. Mais aussi, pour quelques vérités auxquelles on se trouve conduit, même par des méthodes défectueuses, que d'erreurs acquises et accréditées, que d'efforts mal dirigés, que de veilles perdues ! L'esprit humain déplore son propre sort, lorsqu'il songe au temps inutilement rempli et consumé par les labeurs d'une foule d'hommes sans cesse trompés et sans cesse crédules. Au surplus, les premiers vestiges des notions publiées sur l'antimoine peuvent se recueillir dans l'ouvrage fameux de Basile Valentin, qui porte le titre emphatique de *Currus triumphalis antimonii*, et que la curiosité fait consulter encore dans ces temps modernes.

Histoire naturelle. Ainsi que le mercure dont nous avons parlé dans la section précédente, l'antimoine s'offre aux regards du naturaliste, sous quatre formes principales, dont M. Haüy a fait autant d'espèces dans son savant traité de Minéralogie. 1°. On peut rencontrer l'antimoine dans son état natif. M. Antoine Swab l'a découvert le premier (*Mémoires de l'académie de Stockholm*); M. Schreiber l'a pareillement observé dans plusieurs mines d'Allemagne, et en France, dans le département de l'Isère, près d'Allemont. 2°. Le deuxième état sous lequel la nature nous présente encore l'antimoine, est celui communément désigné sous le nom d'*antimoine sulfuré*, ou *sulfure d'antimoine*. L'Angleterre, la Hongrie, l'Espagne, la Saxe, en contiennent plusieurs mines. On en a trouvé dans certains départemens de la France, et principalement dans ceux du Cantal et du Puy-de-Dôme. 3°. On doit regarder comme un troisième état naturel de l'antimoine l'espèce désignée par M. Haüy, sous le nom d'*antimoine hydro-sulfuré*. Cette mine se rencontre dans la Saxe, la Transylvanie, etc. 4°. Enfin, on trouve quelquefois à la surface des autres mines l'*antimoine oxidé*, ou *muriate d'antimoine*. Cette quatrième mine est celle que l'on trouve le moins abondamment dans la nature.

Propriétés physiques. 1°. L'antimoine, dans son premier état, est d'une couleur blanche. Son aspect est à-peu-près celui de l'étain; il est remarquable par son extrême fragilité. Sa pesanteur spécifique est de 6,7021. Son tissu est lamelleux. Il se fond à une température de 345 degrés du thermomètre de Réaumur. Il a une odeur particulière très-marquée. Selon M. Haüy, il est divisible à-la fois et parallèlement aux faces d'un hectaèdre régulier, et à celles d'un dodécaèdre rhomboïdal. 2°. L'antimoine *sul-*

furé, ou *sulfure d'antimoine*, est d'une couleur grise. Sa pesanteur spécifique est de 4,1327. Il dépose en noir sur les mains, à la manière du crayon noir, et se brise très-facilement. Il laisse dégager une odeur sulfureuse. Les cristaux de ce sulfure se divisent très-nettement dans le sens longitudinal, ainsi que l'a remarqué M. Haüy. Sa forme et la disposition particulière des prismes ou des aiguilles, etc. ont dû faire donner différens noms à cette mine. De-là sont venues les qualifications d'antimoine strié, étoilé, aiguillé, spéculaire, chatoyant, etc. 3°. L'antimoine *hydro-sulfuré* se présente en filamens déliés et disposés comme des rayons d'une couleur rouge sombre. Dans l'antimoine *hydro-sulfuré*, qu'on nomme aciculaire, ces filamens divergent en partant d'un centre commun ; dans l'antimoine *hydro-sulfuré amorphe*, ou *kermès minéral natif*, ce sont des masses granuleuses d'un rouge mat ; la couleur rouge de l'antimoine *hydro-sulfuré*, tire sur le merde-d'oie. 4°. Le muriate d'antimoine, désigné par M. Haüy, sous le nom d'*antimoine oxidé*, est remarquable par sa couleur d'un blanc noir. Il se fond lorsqu'on l'expose à la flamme d'une bougie, et se condense en vapeur blanche. Sa structure est lamelleuse, etc. Il est, ou en lames rectangulaires divisibles dans un sens parallèle à leurs grandes lames, ou en petites aiguilles divergentes.

Propriétés chimiques. Les propriétés chimiques les plus remarquables de l'antimoine sont les suivantes : il se combine facilement et rapidement avec l'oxigène de l'atmosphère. Il n'est personne qui ne sache que ce métal se sublime en oxide blanc, quand on le fond au contact de l'air, pour fournir ce que les chimistes d'autrefois nommoient *fleurs argentines du régule d'antimoine*. Il est susceptible de s'unir avec assez de promptitude à certains corps combustibles, tels que le phosphore, le soufre ; à certaines substances métalliques, telles que l'arsenic, le bismuth, etc. Lorsqu'il est fondu à une grande chaleur, il peut décomposer l'eau avec une détonnation très-dangereuse pour les assistans ; il désoxide l'or, l'argent, le mercure, le fer, etc. Il est peu ou point attaqué à froid par les acides sulfureux et sulfurique, décompose rapidement l'acide nitrique, est très-difficilement attaqué par l'acide muriatique, mais se dissout très-bien dans l'acide nitro-muriatique, etc. L'antimoine métallique n'a pas d'action sensible sur les bases salifiables terreuses ou alkalines ; mais son oxide s'unit aux terres pendant leur vitrification, en les colorant en jaune plus ou moins orangé ou tirant sur l'hyacinthe. L'oxide s'unit aussi directement aux alkalis purs, et ceux-ci, comme l'observe M. Fourcroy, ont la propriété de le rendre plus soluble, et de former, conjointement avec lui, des espèces de sels cristallisables. C'est sur la propriété qu'ont les alkalis de le rendre soluble, qu'est fondée, comme l'on sait, la préparation de deux célèbres médicamens, qui ont grandement occupé les chimistes, et qu'on a connus, l'un sous le nom de *kermès minéral*, et l'autre sous celui de *soufre doré*. Il y a en pharmacie deux manières différentes de procéder à leur confection, la voie sèche et la voie humide. La voie humide est celle qui est le plus en usage, et qui est en même temps la plus avantageuse. Le procédé consiste à faire bouillir dans vingt parties d'eau, six parties de potasse pure, et à jeter dans la liqueur bouillante environ le vingtième du poids de l'alkali de sulfure d'antimoine pulvérisé; on agite le mélange, et lorsqu'il a été en ébullition pendant environ sept à huit minutes, on le filtre. La liqueur dépose, en se refroidissant, une grande quantité de poudre rouge ou de *kermès minéral* (1). J'ai déjà fait mention du procédé de M. Goëttling, pour

(1) M. Pulli, chimiste de Naples, procède, ainsi qu'il suit, pour obtenir le kermès minéral abondant et de très-bonne qualité. Il forme auparavant le sulfure de potasse avec deux parties de potasse et une de soufre. Il le mêle ensuite avec l'antimoine pur réduit en poudre, et dans une égale proportion que la potasse. On les fait bouillir jusqu'à ce que la dissolution soit achevée. On verse ensuite de l'eau chaude, et l'on obtient du kermès minéral par la filtration. M. Pulli a aussi publié un Mémoire pour former, dans le même instant, le kermès minéral et le tartrite acidule de potasse antimonié. Pour cet effet, il forme le sulfure de potasse, et fait dissoudre l'antimoine dans ce même sulfure; il le met en dissolution dans une chaudière en fer, pleine d'eau bouillante, en ajoutant du tartrite acidule de potasse jusqu'à parfaite saturation, broyant bien la matière qui est en effervescence. On filtre alors, et on obtient sur le filtre le kermès minéral; l'eau qui passe, évaporée au degré qui convient pour la cristallisation, donne de l'excellent tartrite acidule de potasse antimonié. C'est ainsi que, par une même operation, on se procure deux composés très-nécessaires à la médecine-pratique.

arriver au même résultat. M. Thenard, professeur au collége de France, a récemment répandu le plus grand jour sur lès phénomènes de cette opération, en démontrant que ce composé est le résultat de l'union de l'oxide brun d'antimoine à de l'hydrogène sulfuré et à une petite proportion de soufre. Il a également fait voir que le composé ordinairement connu sous le nom de *soufre doré* d'antimoine ne diffère du précédent que par la couleur de son oxide, qui est orangée, au lieu d'être brune comme dans le kermès. Les proportions qu'il a établies doivent trouver ici leur place. D'après l'examen très-attentif des différens antimoniaux sulfurés par cet habile chimiste, il conste : 1°. que le *kermès minéral* renferme 72,760 d'oxide d'antimoine brun, 20,298 d'hydrogène sulfuré, 4,156 de soufre, etc. 2°. que le *soufre doré* d'antimoine renferme 60,300 d'oxide d'antimoine orangé, 17,877 d'hydrogène sulfuré, 11 à 12,000 de soufre.

Je reviens au kermès, si nécessaire aux besoins journaliers de la Thérapeutique. Il n'est personne qui ne sache combien cette substance médicinale est susceptible de varier relativement à ses qualités physiques, et à la proportion des principes qui la constituent ; et combien, par conséquent, il y a de l'incertitude dans ses effets médicinaux. Le kermès des pharmacies, est tantôt de la couleur d'un brun foncé, tantôt de la couleur d'un marron clair ; il en est qui ressemble à de la poudre de brique bien pulvérisée, ou à du café moulu. Quelquefois le kermès est d'une légéreté remarquable ; d'autres fois il a beaucoup de pesanteur. Rien n'étoit plus important aux progrès de la pharmacie, que de trouver un moyen à l'aide duquel on pût composer et obtenir d'une manière constante et fixe un kermès minéral, tel que le réclament les besoins de l'art; c'est-à-dire, un kermès léger, d'une belle couleur brun pourpre, et d'un aspect brillant et velouté; pour atteindre ce but, rien n'étoit aussi plus important que d'assigner toutes les causes qui peuvent influer sur les différentes nuances qu'offre successivement le kermès minéral, lorsqu'on le prépare plusieurs fois de suite par un procédé analogue. M. Cluzel le jeune s'est livré avec succès à cette recherche intéressante; ce chimiste, pour composer le beau kermès, prescrit d'employer une partie de sulfure d'antimoine pulvérisé, vingt-deux parties et demie de carbonate de soude, et deux cent cinquante parties d'eau. Le carbonate de soude cristallisé étant toujours de même qualité dans le commerce, il est évident qu'il faut préférer cette substance à la potasse, qui est rarement la même dans toutes les pharmacies; M. Cluzel donne une autre raison de cette préférence. Il observe que l'hydrogène sulfuré a moins d'attraction pour la soude que la potasse; la soude, par conséquent, cède plus facilement de l'hydrogène sulfuré à l'oxide sulfuré d'antimoine. Il en résulte un kermès dont la couleur est constamment plus intense, par la raison qu'il est plus hydro-sulfuré. En effet, ce sont absolument les diverses proportions de l'hydrogène sulfuré qui constituent les nuances diverses que peut offrir le kermès, et ces nuances ont des rapports directs avec ses propriétés médicinales.

Les substances salines, en cédant leur oxigène à l'antimoine, donnent lieu à des composés très-remarquables, dont la médecine-pratique fait usage. C'est ainsi que le mélange exact de trois parties de nitrate de potasse, avec une partie d'antimoine pur, violemment chauffé au rouge, fournit, par l'oxidation de ce dernier, ce que l'on nommoit autrefois *antimoine diaphorétique par le régule*. Mais cette combinaison n'est point un oxide pur, comme les chimistes d'autrefois l'avoient pensé; elle contient un cinquième de potasse sur quatre cinquièmes de l'oxide métallique, selon la remarque de M. Thénard. Si l'on remplace l'antimoine pur par le sulfure d'antimoine, et si l'on procède à la même opération, on obtient pour produit le fameux *fondant de Rotrou*, ou *antimoine diaphorétique non lavé*. Le nitrate de potasse subit ici un premier degré de composition, puisqu'une portion de son oxigène se porte sur l'antimoine, et en forme de l'oxide d'antimoine, lequel s'unit à son tour à un cinquième de potasse. Si l'on délaie tout ce mélange dans l'eau chaude, on voit se dissoudre les sels, et une partie de l'oxide uni à la potasse. Mais la plus grande portion de ce dernier reste au fond de l'eau, en une poudre blanche, indissoluble et presque insipide. Cette portion, lavée et séchée avec soin, constitue l'*antimoine diaphorétique lavé*. C'est dans l'eau qui tient en dissolution les sels, et une partie de l'oxide dont il s'agit, qu'on jette parfois un acide pour séparer un oxide blanc, qui a porté long-temps le nom de *matière perlée de Kerkringus*, chimiste célèbre, commentateur du *currus triumphalis antimonii* de Basile Valentin. Je passe sous silence un produit chimique dont j'ai déjà eu occasion de faire mention en parlant du tartrite de potasse antimonié. Ce sont les oxides anciennement désignés sous les noms de *verre d'antimoine* et de *foie d'antimoine*, qui sont des oxides d'antimoine sulfurés vitreux, dans le langage de la chimie pneumatique; parce qu'ils contiennent de la silice, d'après les recherches de M. Vauquelin et celles de M. Virenque de Montpellier. Enfin, les médecins mettent encore en usage les sels qui proviennent de la combinaison de l'antimoine avec l'acide muriatique, tels sont le muriate d'antimoine, jadis improprement appelé *beurre d'antimoine*, et l'oxide blanc du même métal, ou *poudre d'algaroth*, contenant une petite proportion d'acide muriatique, comme l'a fort bien reconnu M. Thénard. Au surplus, ceux qui veulent acquérir des notions précises sur la nature des différentes préparations de l'antimoine, doivent méditer les savantes recherehes de ce chimiste qui a singulièrement éclairci l'histoire de ce métal.

Propriétés médicinales. Les préparations antimoniales n'étoient employées autrefois que dans la pratique de l'art vétérinaire; c'est Basile Valentin qui, le premier, dit-on, transporta leur usage dans la médecine humaine. Tous ceux qui se sont livrés à l'étude du système dermoïde, savent combien ces préparations peuvent être avantageuses dans presque toutes les affections qui attaquent ce même système.

Est-ce par le soufre qu'elles contiennent que leur administration devient si salutaire, ou est-ce le mélange d'un principe tonique avec un principe très-diffusible qui en constitue l'efficacité? Cette dernière assertion est infiniment probable; et c'est d'après cette remarque que plusieurs praticiens ont proposé d'allier le quinquina aux antimoniaux. Toutefois, notre expérience nous a appris que l'indication la plus urgente dans le traitement de ces maladies, est de fixer autant que possible la matière de l'irritation à la peau, et d'empêcher son absorption. J'ai vu souvent les effets funestes de la rétropulsion des vices herpétique et psorique à l'intérieur: une jeune fille, âgée de vingt-cinq ans, a été trois fois agonisante dans l'une des salles de l'hôpital Saint-Louis, par la rétrocession subite d'une éruption papuleuse qui étoit répandue sur tout son corps, et nous ne sommes parvenus à la sauver du péril qui la menaçoit, qu'en la couvrant de vésicatoires, et en lui administrant les diaphorétiques les plus actifs. Dans ce moment même, un soldat de la garde municipale de Paris, âgé de trente-huit ans, est atteint d'une dartre squammeuse qui s'est répercutée sur la poitrine, à la suite d'un violent catarrhe pulmonaire. Le même phénomène se manifeste fréquemment chez les sujets affectés de gales plus ou moins rebelles, et j'en ai recueilli de nombreux exemples. Dans toutes ces circonstances, les oxides antimoniaux sulfurés ont été indiqués comme des remèdes très-convenables par Jonston, Lorry, Chiarugi, et autres praticiens très-recommandables. Leur action médicamenteuse paroît manifestement se diriger sur les propriétés vitales des vaisseaux exhalans. Le système dermoïde est pareillement susceptible de contracter diverses altérations chez les femmes, immédiatement après leurs couches; telles sont, par exemple, ces croûtes dites *laiteuses*, de couleur jaune, véritablement cristallisées, et caractérisées par des dépressions quadrangulaires, qui se forment d'une manière constante. On n'a pas assez vu, ce me semble, que, dans de telles affections, le grand point est de provoquer la transpiration et les sueurs; ce qui explique les succès qu'on a obtenus par l'antimoine diaphorétique. Cette même substance a été salutairement employée contre le feu volage des enfans. Ce léger exanthême, dont Hippocrate et Galien ont parlé, accompagne ordinairement le travail de la dentition, pendant le premier septenaire d'années; il est sujet à des retours fréquens; il naît, s'éclipse, revient, disparoît et reparoît encore. Quelques grains de soufre doré d'antimoine, pris tous les jours dans un excipient agréable, peuvent singulièrement augmenter la faculté de l'exhalation, et, sous ce rapport, être d'un usage fort utile.

Il seroit d'une grande importance de bien déterminer quels sont les cas où les préparations antimoniales peuvent obtenir quelque avantage pour le traitement de la goutte et du rhumatisme. M. J. W. Guldbrand a publié, dans les Mémoires de la Société de Copenhague, des réflexions sur la propriété anti-arthritique de l'antimoine crud. Il a également eu recours à ce remède pour combattre les douleurs rhumatismales. Il faisoit prendre tous les soirs à ses malades la poudre de cette substance métallique, à la dose de deux grammes (*un demi-gros*), dans un véhicule convenable. On aidoit l'action de l'antimoine par une infusion de fleurs de sureau qu'il administroit en tisane, et toutes les semaines, il cherchoit à rendre le ventre libre par un léger laxatif. M. Guldbrand a principalement employé ce remède avec succès chez les pauvres habitans des villes, qui s'exposent journellement aux intempéries de l'atmosphère, qui couchent dans les lieux bas et humides, qui se nourrissent d'alimens mal-sains. Il pense que, dans ce cas, l'antimoine est un excellent remède, par la simplicité et la facilité de son emploi. Toutefois, M. Guldbrand, en démontrant l'efficacité des préparations antimoniales, cite un fait qui prouve avec quelle circonspection le médecin doit déterminer la dose de ce médicament, choisir la forme la plus convenable, et surveiller ses préparations. Une dame de condition, tourmentée de douleurs arthritiques, consulta un médecin, qui lui ordonna de prendre l'essence antimoniale d'Huxham trois fois par jour, à la dose de trente gouttes. La malade vomit à la première prise; mais, comme elle avoit beaucoup de confiance dans ce remède, elle en continua l'usage pendant trois semaines; bientôt il survint des vomissemens continuels, une perte considérable de forces. La malade éprouvoit une constipation opiniâtre, les douleurs devinrent plus vives, les tumeurs des mains et des genoux augmentèrent. Enfin, la foiblesse devint si grande, que la malade pouvoit à peine se lever de son lit. On cessa l'usage de ce remède ; quelque temps après, les accidens se calmèrent.

C'est particulièrement le *soufre doré d'antimoine* qui paroît avoir obtenu des succès incontestables dans le traitement de la goutte. On trouve dans la collection des thèses d'Allemagne, une dissertation qui a pour titre : *De Sulphuris aurati antimonii eximio usu in arthritide nonnullis casibus illustrato*, par Charles-Frédéric Ballerstedt. Cet auteur cite deux cas qui prouvent les excellens effets de cette substance médicinale. Une femme âgée d'environ quarante ans, d'une constitution lymphatique, étoit en proie à une goutte qui n'avoit point de siége particulier. Elle occupoit l'universalité du corps. La malade éprouvoit sur-tout une douleur vive dans la poitrine, et dans toutes les articulations. Elle se soumit au traitement ci-dessous indiqué. On lui administra d'abord, pour éliminer la saburre contenue dans les premières voies, un purgatif composé de rhubarbe et de quelques sels neutres. Ensuite on eut recours au mélange de huit grammes (*deux gros*) de sulfate de potasse et de douze décigrammes (*vingt-quatre grains*) de soufre doré d'antimoine. On en faisoit douze prises, dont on administroit trois doses par jour. Cette poudre étoit prise dans l'eau commune, qu'on laissoit refroidir après l'ébullition. Les premières doses de cette poudre, données le matin, excitoient un léger vomissement. Le soir, il survenoit de la sueur, qui procuroit beaucoup de soulagement. La malade étoit à une diète sévère. De temps en temps, quelques légers laxatifs. Il est digne d'observation que, dans l'espace de vingt-quatre jours, la malade fut entièrement soulagée de ses douleurs. Le soufre doré d'antimoine ne fut pas moins utile chez un homme, d'un tempérament mélancolique, affecté d'une goutte particulière, qui lui causoit une douleur vive sur tout le bras droit et aux deux pieds. On lui administra la poudre mélangée, comme dans le cas précédent. Il fut guéri dans l'espace de trois semaines. Il faut entre-mêler l'usage des préparations antimoniales par l'emploi de quelques extraits amers, qui impriment une certaine énergie à l'estomac, et empêchent le vomissement.

On a écrit avec une activité infatigable sur la goutte et le rhumatisme; mais, faute d'avoir eu recours à la méthode analytique, on a mal distingué les différentes espèces de ce genre d'affection. Pour mieux débrouiller les faits qui doivent servir à leur histoire, il importe de recourir à des observations précises, recueillies avec soin dans la clinique des hôpitaux. En général, on ne distingue point assez les temps de leur marche, et on se presse trop d'administrer les diaphorétiques. Les antimoniaux, et particulièrement ceux qui sont unis au soufre, sont spécialement indiqués quand leurs paroxysmes sont occasionnés par la rétropulsion de l'humeur de la transpiration, ainsi que je l'ai fréquemment remarqué, ou vers la fin de la troisième semaine, quand la maladie a atteint toute sa vigueur. Souvent ils sont l'unique remède à employer dans toutes les époques de leur invasion. Anne-Victoire Larcher, âgée de quarante-deux ans, est atteinte, depuis la puberté, d'un rhumatisme goutteux, dont on n'allège les accès qu'en lui faisant prendre des substances qui provoquent une sueur abondante. C'est en ranimant les fonctions des exhalans cutanés, et en provoquant une douce diaphorèse, qu'on vient à bout de faire disparoître un froid véhément qu'elle dit éprouver dans l'intérieur de son corps, durant le cours de ses attaques. Mais quelquefois la goutte et le rhumatisme prennent la marche la plus aiguë, et se déclarent avec un génie manifestement inflammatoire. Ces affections sont alors accompagnées d'une fièvre violente, qui est parfois du genre des rémittentes, et dont l'unique énergie détermine une évacuation critique, soit par les urines, soit par la transpiration. De quelle ressource sont alors les excitans sudorifiques, dont tant de gens abusent?

Il est impossible de parler des propriétés médicinales de l'antimoine, sans faire mention des succès qu'on lui attribue contre la plique polonaise. Cette substance métallique obtient, dit-on, contre le virus trichomatique, un triomphe analogue à celui du mercure dans la maladie vénérienne. C'est là du moins ce qui est attesté par M. de La Fontaine, qui est l'auteur auquel on doit le plus de lumières sur la nature des symptômes caractéristiques de ce fléau, si redoutable pour les habitans de la Pologne, de la Lithuanie, de la Hongrie, etc. Ce n'est pas du reste ici le lieu d'exposer toutes les contestations qui ont eu lieu récemment sur la nature de cette affection; on sait que plusieurs médecins ne la regardent point comme une maladie *sui generis*, mais comme un résultat particulier de la malpropreté constante dans laquelle vivent les peuples qui en sont atteints. J'observe toutefois que les objections les plus fortes s'élèvent contre cette nouvelle opinion ; qu'il est, par conséquent, de la plus grande importance d'attendre des observations ultérieures avant de transiger sur ce point de doctrine. En attendant, il est facile de se rendre compte des effets salutaires du médicament dont il s'agit, quand on songe à l'importance qu'il y a d'éliminer la matière du trichoma par la voie des exhalans, et de diriger les mouvemens critiques des forces vitales vers la périphérie du système dermoïde, et particulièrement vers celle du cuir chevelu. Certains recommandent les préparations antimoniales, à cause des rapports qu'ils ont cru trouver entre la plique et la goutte. Je n'adopte point cette analogie, quoiqu'elle se confirme par des faits pathologiques très-curieux pour l'observation ; tel est, entre autres, celui d'une dame goutteuse, à laquelle j'ai donné mes soins. Les paroxysmes se terminoient communément, chez elle, par une sueur roussâtre et visqueuse, qui s'échappoit en quantité extraordinaire par tous ses cheveux, et les colloit les uns aux autres d'une manière inextricable. Son apparition étoit précédée par une légère sensation de lourdeur et d'embarras, et par un prurit considérable à la tête. Au surplus, d'après mes propres recherches, j'ai cru trouver une identité plus frappante entre la plique et la teigne. Ces deux affections cutanées occupent le même siége, produisent la même altération dans les propriétés vitales du cuir chevelu, prolongent souvent leur irritation jusqu'aux ongles, etc.

Mode d'administration. L'antimoine ne se donne jamais dans l'état purement métallique ou sous forme de *régule*, quoiqu'on en ait fait autrefois un très-grand usage. Quelques médecins administrent le sulfure d'antimoine tel qu'il se trouve dans le commerce ; on en incorpore deux ou trois décigrammes (*quatre ou six grains*) dans des conserves ou dans des extraits. On le fait bouillir quelquefois dans des décoctions de squine ou de salsepareille ; ce qui a très-peu d'avantage. Cullen a donc eu raison de rejeter un remède aussi incertain que ce que l'on nomme *antimoine cru*. Les composés connus sous les noms impropres de *verre* et de *foie* d'antimoine, n'ont aujourd'hui qu'une importance très-secondaire dans la matière médicale. Le premier ne sert guère aujourd'hui qu'à la confection du tartrite de potasse antimonié. Les travaux de Vauquelin ont même fait voir qu'on pouvoit s'en passer. Le second se garde pour la composition du *vin émétique*, mis en vogue par Huxham. On le prépare par une simple infusion à froid. Sa dose est fixée à seize grammes (*demi-once*) dans cent vingt-huit grammes (*quatre onces*) d'une décoction légère de chicorée sauvage, ou dans tout autre véhicule. Une cuillerée suffit pour chaque demi-heure. L'*antimoine diaphorétique* est plus fréquemment mis en usage ; il faut choisir de préférence celui qui n'est point lavé, à cause des nombreux ingrédiens qu'il contient. On peut en donner deux décigrammes (*quatre grains*) à la fois, comme nous le faisons à l'hôpital Saint-Louis, dans l'extrait de genièvre. Il est des médecins qui le prescrivent de préférence dans des potions toniques, laxatives, etc. Je fais administrer le *soufre doré d'antimoine*, à la dose d'un ou deux décigrammes (*deux ou quatre grains*), et je lui donne pour excipient l'extrait de bardane, quelquefois celui de gentiane, ou celui d'aunée, etc. Dans un temps où la matière médicale subit les réformes les plus essentielles, rappellerai-je toutes les compositions surannées, tous les arcanes, dont les antimoniaux font partie ? Quel besoin a-t-on aujourd'hui des *tablettes antimoniales de Daquin*, du *fondant de Rotrou*, de la *poudre de la Chevaleraie*, de la *poudre cornachine* ou *des trois diables*, des *pilules alexitères*, de la *teinture aurifique*, etc. ? Il y a une poudre qui jouit d'une grande réputation chez les Anglais. C'est la *poudre de gyms*. M. le docteur Pearson en fit l'analyse, et il annonça que cette poudre étoit un sel triple, composé d'acide phosphorique, de chaux et d'antimoine. On vendoit la *poudre de gyms* au poids de l'or en Angleterre. Soit que M. Pearson n'eût pas voulu, par la publication de son travail, nuire au commerce des propriétaires de ce remède, soit qu'il n'eût point apporté dans ses recherches les soins qu'on avoit lieu d'attendre d'un chimiste aussi distingué, les pharmaciens ignoroient le moyen de composer avec certitude la *poudre de gyms*. M. Pulli a donc repris en sous-œuvre le travail du docteur anglais, et est parvenu à en faire une analyse rigoureuse. Il conste, d'après ses recherches, que dix-neuf décigrammes (*trente-six grains*) de *poudre de gyms* sont composés de sept décigrammes (*quatorze grains*) d'oxide d'antimoine au maximum d'oxidation, de quatre décigrammes (*huit grains*) de phosphate de chaux, de quatre et demi (*neuf grains*) de sulfate de potasse, et de trois et demi (*sept grains*) de potasse libre, contenant oxide d'antimoine au maximum. M. Pulli a cru devoir ajouter la synthèse à l'analyse, et indiquer les moyens suivans, pour composer la *poudre de gyms*. Prenez, dit-il, sulfure d'antimoine, deux parties; phosphate de chaux calciné, une partie; nitrate de potasse, quatre parties. Pulvérisez et mêlez ces substances. On les met dans un creuset couvert, et on chauffe fortement. L'oxigène de l'acide nitrique se porte sur le soufre du sulfure d'antimoine, et le convertit en acide sulfurique; ce dernier, uni à une portion de potasse, formera le sulfate de potasse, tandis que le reste de l'alkali, devenu libre, retiendra un peu d'antimoine oxidé au minimum. La poudre blanche que l'on trouve dans le creuset après l'opération, est la même que celle vendue si chèrement par les Anglais. M. Pulli a répété sur cette poudre composée par lui, la même analyse que celle faite sur la poudre anglaise, et il a eu les mêmes résultats. Au surplus, toutes ces recettes peuvent avoir obtenu quelque avantage, malgré leurs pitoyables dénominations; mais il est superflu d'assigner ainsi des mélanges bizarres au médecin instruit, puisqu'il sait associer les substances d'après ses propres lumières, et les adapter comme il convient, aux indications médicinales.

III.

Des Substances que la médecine emprunte du règne animal, pour agir sur les propriétés vitales du système dermoïde, considéré comme organe exhalant.

Le règne animal fournit plusieurs substances dont la vertu stimulante est particulièrement susceptible de réveiller l'action vitale des vaisseaux exhalans. Mais comme la plupart dirigent primitivement leur énergie sur la contractilité fibrillaire des voies digestives, ou sur la puissance du systême nerveux, nous les avons rangées dans la classe des toniques ou dans celle des anti-spasmodiques. Cependant comme l'ammoniaque, le carbonate d'ammoniaque et l'acétate d'ammoniaque, ont des propriétés diaphorétiques plus prononcées, d'après l'expérience médicinale, je place ici les résultats qui concernent leur histoire thérapeutique.

AMMONIAQUE. *Ammoniacum.*

Il faut mettre plus de précision dans l'histoire de cette substance animale, qui n'a commencé à être bien connue que par les belles expériences des célèbres chimistes Black et Priestley.

Histoire naturelle. On a long-temps confondu cette substance avec le carbonate d'ammoniaque. Lorsqu'on emploie l'ammoniaque pour les usages de la médecine, il est constamment dissous et étendu d'eau. C'est sous cette forme liquide qu'il porte le nom très-connu d'*alkali volatil fluor*. Berthollet a découvert les principes naturels de l'ammoniaque qui, comme l'on sait, est composé d'une partie d'hydrogène et de six parties d'azote, avec une certaine proportion de calorique. On trouve dans tous les ouvrages de chimie les procédés qu'il a suivis pour arriver à ce résultat.

Propriétés physiques. Lorsque l'ammoniaque est très-pur, et qu'il est retenu dans une cloche, il ne diffère pas, au premier aspect, de l'air atmosphérique. Il est transparent, élastique, très-léger. Sa saveur est éminemment âcre et éminemment caustique. Son odeur vive et pénétrante stimule fortement les fosses nasales. Ces propriétés ne changent point dans le véhicule aqueux qui le tient en dissolution. Elles y sont seulement affoiblies.

Propriétés chimiques. Les couleurs bleues extraites des végétaux sont fortement verdies par l'ammoniaque; il se combine très-facilement avec les acides, et agit rapidement sur plusieurs sels neutres. Si on le rapproche de la flamme d'une bougie, il augmente d'abord l'étendue et le volume de cette flamme, et finit par l'éteindre. Il se décompose et se réduit en deux fluides élastiques, par l'action de l'électricité. C'est un des fluides élastiques qui ont le plus d'affinité pour le calorique.

Propriétés médicinales. Par sa propriété violemment stimulante, l'ammoniaque peut provoquer, dans quelques circonstances, l'activité des vaisseaux exhalans, et, par ce mode d'action, servir utilement à la guérison de certaines maladies cutanées. Mais écrire qu'il est le meilleur des *fondans*, le plus puissant des *incisifs*, le plus prompt des *désobstruans*, le plus énergique des *discussifs*, c'est reproduire le jargon inexact des anciennes écoles, c'est répéter de vulgaires erreurs que tous les bons esprits s'accordent à rejeter. On l'a regardé comme un grand *spécifique* contre la morsure des serpens et des insectes vénéneux. On se rappelle l'accident survenu à un jeune étudiant de botanique qui fut blessé par une vipère dans la vallée de Montmorenci. Le célèbre Bernard de Jussieu employa pour le guérir l'*eau de Luce*, composée avec l'alkali volatil et l'huile essentielle de succin. On sait, du reste, à quoi s'en tenir sur les effets de l'ammoniaque en pareille circonstance, depuis les belles expériences de l'abbé Fontana, qui l'a administré, soit à l'extérieur, soit à l'intérieur, sans succès.

L'alkali volatil fluor agit manifestement en exaltant les propriétés vitales. M. Pinel traitoit un horloger atteint d'épilepsie ; les accès n'avoient pas lieu toutes les fois que le malade, prévenu de l'attaque par une sorte de mal-aise, approchoit de son odorat un flacon plein d'ammoniaque liquide. Je n'ai pas eu occasion de répéter cet essai à l'hôpital Saint-Louis, parce que l'invasion des paroxysmes chez les épileptiques s'effectuoit d'une manière trop rapide. On a proposé l'alkali volatil fluor comme une puissante ressource dans les asphixies, sans doute à cause de la correspondance sympathique du thorax et des fosses nasales. M. Sage prétend avoir asphixié des lapins en les submergeant dans l'eau, et les avoir réveillés par l'ammoniaque. On parle d'un homme qui s'étoit noyé dans le courant de la Seine. Après vingt minutes de submersion, il fut retiré de l'eau, sans aucun signe de vie. On le réveilla en lui administrant quelques gouttes d'ammoniaque à l'intérieur, et en dirigeant cette substance vers les narines. C'est par ce même moyen que M. Routier, chirurgien d'Amiens, sauva un malheureux vieillard, que tous les assistans avoient cru mort.

Mode d'administration. Nous administrons l'alkali volatil fluor à la dose de dix ou douze gouttes dans une potion, comme, par exemple, dans une infusion de sureau. Sa volatilité fait qu'il ne faut le verser qu'au moment où on se propose de le faire prendre. On peut composer avec quatre grammes (*un gros*) d'alkali volatil, et quatre-vingt-seize grammes (*trois onces*) d'huile d'olive, un liniment volatil très-avantageux. Fuller ajoute dix décigrammes (*vingt grains*) de camphre, dissous dans seize grammes (*demi-once*) d'eau thériacale.

CARBONATE D'AMMONIAQUE. *Carbonas ammoniacalis.*

Les anciens auteurs n'ont point séparé dans leurs ouvrages le carbonate d'ammoniaque de l'ammoniaque liquide, ou alkali volatil fluor, parce qu'ils n'en connoissoient point la différence. Ils l'appeloient *alkali volatil concret*, et croyoient que c'étoit la même substance sous deux formes diverses.

Histoire naturelle. Ce sel est le résultat de l'union

de l'acide carbonique avec l'ammoniaque. C'est la décomposition du muriate d'ammoniaque par les carbonates de soude, de potasse ou de chaux, qui le fournit. Il peut aussi se former spontanément dans la nature. M. le chimiste Pulli en trouva une grande quantité au Vésuve, lorsqu'il s'y rendit en 1795, avec le savant et infortuné duc della Torre. Ce sel avoit plus d'énergie que celui que l'on obtient par les procédés ordinaires de l'art.

Propriétés physiques. Ce sel cristallise en forme d'octaèdres alongés; il est très-volatil; ainsi que le désigne le nom vulgaire qu'on lui donne. Aussi, la plus petite quantité de calorique suffit pour le sublimer. Il est d'un goût urineux et alkalin. Son odeur est très-stimulante, ce qui fait qu'on s'en sert pour réveiller les forces vitales dans les évanouissemens. Il se charge de l'humidité de l'air atmosphérique. L'eau qui le dissout éprouve un refroidissement.

Propriétés chimiques. Le carbonate d'ammoniaque est décomposé à chaud par l'acide sulfurique, par l'acide nitrique, par l'acide muriatique, etc. Il est également décomposé par les alkalis, tels que la potasse et la soude; par certaines terres, telles que la baryte, la chaux, la magnésie, la strontiane; mais non par l'alumine, la zircone, etc.

Propriétés médicinales. Peyrilhe a composé une dissertation fort étendue pour prouver l'excellence et l'efficacité de l'alkali volatil concret dans le traitement des affections syphilitiques. (*Essai sur la vertu anti-vénérienne des alkalis volatils*, etc.) Mais les preuves qu'il allègue en faveur de cette propriété sont loin de satisfaire un esprit exact. On est même surpris que cet auteur, recommandable sous plusieurs rapports, doué d'ailleurs d'un esprit penseur et philosophique, tout en frondant ce qu'il nomme les *médecins routiniers*, ait pu adopter leur langage le plus trivial, et reproduire les idées de leurs théories les plus absurdes. Qu'a-t-il voulu dire par ces étranges expressions : l'*alkali volatil est un fondant vrai, un fondant physique : chez lui, la faculté fondante est en plus grande raison que la faculté stimulante ; tandis que, dans le mercure, la faculté stimulante est considérable, et la fondante absolument nulle?* Ailleurs, il parle de *dissoudre les humeurs coagulées*, de *discuter l'épaississement* de la lymphe, etc. Quoi qu'il en soit, Desbois de Rochefort a fait plusieurs essais cliniques avec le carbonate d'ammoniaque, et toujours sans le moindre succès. On a récemment proposé ce sel comme un moyen certain d'arrêter les hémorragies accidentelles ou naturelles. On le fait dissoudre, pour cet objet, dans le triple de son poids d'eau naturelle, et on y trempe des linges. C'est M. Lapira, chimiste Sicilien, qui, le premier, en a fait l'application sur des chiens et des moutons, dont il avoit coupé l'artère crurale. M. Pulli, directeur général des poudres et salpêtres à Milan, a répété les expériences avec beaucoup de succès.

Mode d'administration. Il y a différentes manières d'administrer le carbonate d'ammoniaque. La dose est de trois, quatre ou cinq décigrammes (*six, huit ou dix grains*). On l'incorpore dans des extraits, ou on le fait dissoudre dans un véhicule aqueux. Je consigne ici les deux formules de Peyrilhe, qui peuvent être d'un grand avantage. Prenez cent vingt-huit grammes (*quatre onces*) de feuilles de mélisse, seize grammes (*demi-once*) de follicules de séné, un demi-kilogramme (*une livre*) d'eau commune. On fait infuser pendant une heure, à une douce chaleur, et dans un vaisseau fermé. On prend trois cent quatre-vingt-quatre grammes (*douze onces*) de cette infusion, on y fait fondre deux kilogrammes (*quatre livres*) de sucre blanc. On met ce demi-sirop dans une bouteille de chopine, et on ajoute quatre grammes (*un gros*) ou deux grammes (*demi-gros*) d'alkali volatil concret. On partage en quatre doses. Il propose aussi de prendre soixante-quatre grammes (*deux onces*) de sirop de chicorée, composé de rhubarbe, cent vingt-huit grammes (*quatre onces*) de sirop de stécas, quatre grammes (*un gros*) d'alkali volatil concret, trois cent vingt grammes (*dix onces*) d'eau commune : on partage comme ci-dessus.

ACÉTATE D'AMMONIAQUE. *Acetum ammoniacale.*

Ce sel a aussi une action très-remarquable sur l'économie animale, action qui ne permet point d'omettre son histoire dans un Traité de Thérapeutique et de matière médicale. C'est la substance qu'on nommoit *esprit de Mendérérus*.

Histoire naturelle. L'acide acétique forme ce sel en se combinant avec l'ammoniaque. Les pharmaciens, pour procéder à sa formation, jettent du vinaigre blanc sur du carbonate d'ammoniaque, jusqu'à cessation de toute effervescence. Il n'y a plus ensuite qu'à filtrer la liqueur, et on possède l'acétate ammoniacal. On le rencontre quelquefois tout formé dans les eaux de certains fumiers, etc.

Propriétés physiques. Dans l'état liquide, ses propriétés physiques n'ont rien de très-remarquable. Il a la couleur et la diaphanéité de l'eau. Si on le distille, il donne des cristaux aiguillés, d'un goût piquant, se chargeant de l'humidité atmosphérique. Il a une odeur affoiblie d'ammoniaque.

Propriétés chimiques. Ce sel est décomposable par les acides et les alkalis, par l'action du calorique, etc.

Propriétés médicinales. D'après mon expérience particulière, ce sel est le moins énergique des sels ammoniacaux, et il paroît plus convenable pour provoquer la transpiration que pour déterminer la sueur. Il peut devenir utile dans certains cas de goutte; Barthez conseille de l'associer à des décoctions de plantes, telles que les racines de pareira-brava, de bardane, etc. Il a un autre avantage, c'est de s'accommoder mieux aux estomacs que les boissons dans lesquelles on met du carbonate ammoniacal ou de l'alkali volatil fluor. Nous le donnons souvent à l'hôpital Saint-Louis, dans l'apoplexie et la paralysie des vieillards. Il y a, en effet, quelque avantage à réveiller les fonctions des exhalans, et à diriger les forces toniques vers la peau, dans ces deux affections, malheureusement trop fréquentes. Mais il y a tant d'autres indications à remplir en pareil cas, que le remède dont il s'agit est d'une ressource bien secondaire. Il n'y a qu'un cas où il m'a paru jouir d'une efficacité remarquable. Un soldat de la garde de Paris, âgé d'environ vingt-huit ans, d'une constitution forte et vigoureuse, avoit été pris de douleurs rhumatismales, dans les extrémités inférieures. Il s'étoit opéré en outre, sur toute la périphérie du système dermoïde, une éruption de boutons qu'on avoit pris pour de la gale, et qui n'étoit que le résultat de l'irritation qu'éprouve la peau chez des individus soumis à des veilles continues, et exposés aux intempéries des nuits. Je lui fis administrer plusieurs bains chauds, et je le mis à l'usage d'une infusion de fleurs de tilleul, à laquelle j'ajoutai constamment l'acétate d'ammoniaque; cet homme éprouva, pendant trois jours, une diaphorèse continuelle, et le quatrième jour il se trouva fort bien. Est-ce à l'usage de l'acétate ammoniacal qu'il faut rapporter ce changement salutaire? Il n'y a que les médecins observateurs qui savent combien l'expérience est difficile.

Mode d'administration. L'acétate d'ammoniaque est administré à la dose de deux ou quatre grammes (*un demi-gros ou un gros*) dans un litre (*une pinte*) de tisane; on le donne dans l'eau de citron, dans l'eau de chicorée, dans celle de cerfeuil, dans les décoctions de salsepareille, de gaïac, de sassafras, enfin, dans toutes les boissons appropriées au traitement de telle ou telle maladie. L'acétate d'ammoniaque liquide est susceptible de s'altérer; en conséquence, il n'en faut préparer à-la-fois qu'une très-petite quantité.

SECTION TROISIÈME.

Des Médicamens spécialement dirigés sur les propriétés vitales du systême dermoïde, considéré comme organe sensible.

La sensibilité n'est nulle part aussi marquée que dans le systême dermoïde ; ce systême est en quelque sorte un grand théâtre de fonctions et de phénomènes auxquels cette merveilleuse faculté préside sans cesse. Il semble, pour me servir de la pensée ingénieuse de Bichat, que la nature, en entassant un excès de vie sur l'enveloppe extérieure de notre organisation, ait voulu la séparer par un caractère plus tranchant, de tous les corps bruts qui l'environnent. D'ailleurs, une sensibilité aussi active est d'une nécessité évidente pour mieux favoriser le cours des fluides dans les capillaires, ainsi que la secrétion de l'humeur sébacée ; pour effectuer l'absorption et l'exhalation ; pour déterminer l'exercice universel du sens du toucher ; pour établir les communications sympathiques de la peau avec les viscères, etc.

Les éminences papillaires sont le siége spécial de cette sensibilité exquise, particulièrement départie au systême dermoïde ; du moins, plusieurs phénomènes propres à l'économie animale semblent le prouver. Une femme célèbre, Oliva Sabucco, compare ingénieusement le systême nerveux à un arbre dont les ramifications et les feuilles viennent s'épanouir à la périphérie cutanée ; et un savant anatomiste moderne,

M. le docteur Gall, soupçonne avec quelque fondement la peau humaine d'être comme le ganglion commun de tous les nerfs rentrans, qui se distribuent à la surface du corps. Il y a du reste tant d'énergie et de vivacité dans la sensibilité des éminences papillaires, que la nature a eu besoin de la tempérer par une enveloppe extérieure. Quand on enlève l'épiderme, le contact même de l'air atmosphérique est à peine supporté par le système dermoïde. J'ai fréquemment observé le prurit le plus douloureux suivre l'exfoliation de cette membrane dans plusieurs maladies, et tout le monde a connoissance du sentiment intolérable de cuisson qui se manifeste, lorsqu'on lève pour la première fois l'appareil du vésicatoire.

La sensibilité du système dermoïde est influencée par une multitude de causes qu'il est avantageux de connoître. Plusieurs circonstances lui impriment des modifications qu'il ne faut pas ignorer. C'est ainsi, par exemple, qu'elle varie d'intensité selon les différentes espèces. Elle est presque nulle dans la peau de certains animaux munis de poils ou recouverts d'épaisses fourrures, armés d'écailles ou de squammosités plus ou moins dures; l'homme seul a l'inestimable privilége d'être éminemment sensible par toute la périphérie de ses tégumens; et sa nudité, qu'il est contraint de garantir par des étoffes tissues de ses mains, loin d'être, comme on l'a prétendu, un témoignage de sa foiblesse et de son infériorité, est au contraire pour lui une source plus grande de jouissances et de plaisirs, un des plus beaux attributs de son existence.

Cette faculté de sensibilité inhérente au système dermoïde, subit en outre différentes modifications selon le siége qu'elle occupe ; en sorte qu'elle n'a point dans toutes les parties une activité égale. C'est là ce que savent tous les physiologistes. Elle est plus prononcée dans l'enveloppe des mains et des pieds, parce que ces membres sont principalement destinés à palper et à apprécier les qualités matérielles des corps extérieurs. La vie de la peau prédomine aussi dans l'intérieur des organes des sens, tels que la vue, l'ouïe, l'odorat et le goût. Elle abonde et s'accumule, pour ainsi dire, à certaines époques, dans l'appareil de la génération. Le système dermoïde de la face n'est pas moins pourvu de sensibilité ; et il est digne d'observation que l'homme, par une impulsion naturelle dont la source est sans contredit dans son organisation physique, met assez habituellement, dans tous les climats, cette partie en contact avec celle de son semblable, pour lui transmettre les impressions aimantes qui l'agitent. La plupart des quadrupèdes lèchent et caressent leurs petits du bout de leur langue, parce que le sentiment plus obscur dans l'universalité de leur système dermoïde est, en grande partie, relégué dans cette portion de leur économie physique.

Le système dermoïde n'est point susceptible d'une égale sensibilité dans tous les âges. Comment pourroit-il exercer cette faculté dans le fétus, lorsque sa formation est à peine ébauchée, et lorsqu'il n'est encore qu'une membrane transparente, mince, et sans aucune consistance ? D'ailleurs, quelle cause peut éveiller la sensibilité au sein des eaux de l'amnios, dans un milieu dont la température est constamment la même, et ne sauroit, en conséquence, donner qu'une perception uniforme ? Après la naissance, la sensibilité du système dermoïde s'accroît et s'exalte à mesure que les moyens d'excitation se multiplient, et que l'enfant fait de plus en plus l'essai de la vie. Elle se réveille ainsi successivement dans tous les points de la surface cutanée, jusqu'à ce qu'il ait atteint l'âge viril. Enfin, après s'être ainsi maintenue quelque temps dans cette plénitude d'existence et d'activité, la sensibilité du système dermoïde va en diminuant, parce que ce système, devenu moins souple et moins élastique, se racornit et se ferme de jour en jour à l'influence des corps environnans.

On peut dire encore que le système dermoïde contracte une sensibilité plus énergique et plus puissante chez les femmes que chez les hommes. Beaucoup de phénomènes l'attestent. On sait quelle finesse acquiert en elles l'organe du toucher, et combien sont douces et permanentes les jouissances qu'elles doivent à ce sens. Aussi sont-elles sujettes à des maladies du corps papillaire, dont les hommes offrent plus rarement l'observation. Tout le monde parle de la paralysie qui est le résultat manifeste d'une diminution dans la faculté sentante des éminences papillaires ; mais on fait rarement mention de l'exaltation de la sensibilité dans ces mêmes papilles, qui est cause que le moindre chatouillement provoque de violentes convulsions, et qu'on peut à peine supporter le contact du linge ou l'approche des moindres corps extérieurs. Une jeune dame de Paris, qui est dans l'habitude de me consulter, éprouve un fourmillement très-pénible dans tout son système dermoïde, et quelquefois une sensation telle, qu'il semble qu'on la pique à-la-fois, et dans tous les points de son économie, avec des brosses armées d'aiguilles. D'ailleurs, la peau ne manifeste aucune altération à sa surface, et la vue, armée de la loupe, n'y peut rien découvrir que de naturel. Cette affection est plus fréquente qu'on ne le croit; mais on néglige d'y faire attention.

Ma pratique particulière à l'hôpital Saint-Louis m'a mis à même de me livrer à l'étude des différences frappantes que présente la sensibilité du système dermoïde, par rapport aux constitutions physiques, aux idiosyncrasies, etc. Je pense qu'il y a infiniment à apprendre pour cet objet. Sous ce point de vue, les individus doués d'un tempérament lymphatique ne ressemblent point à ceux dont le tempérament est nerveux ou sanguin, et comme la pathologie peut fournir des éclaircissemens précieux à la physiologie, j'observerai que, chez les premiers, les maladies affectent une marche plus généralement chronique; tandis que, chez les autres, elles affectent une marche plus généralement aiguë. La peau des individus blonds, par exemple, se couvre habituellement de taches hépatiques, d'efflorescences farineuses, parce que chez eux les fonctions des exhalans s'exécutent foiblement ou irrégulièrement.

Les influences atmosphériques agissent manifestement sur la sensibilité du systême dermoïde. Sans parler ici de la mue cutanée observée dans certaines classes d'animaux, je puis citer l'histoire d'un homme qui a séjourné plus de trois ans dans les différens hôpitaux de Paris, et dont l'épiderme s'exfolioit tous les six mois. Il y a beaucoup de maladies de la peau qui ont un rapport direct avec les saisons; je n'en voudrois d'autres exemples que les dartres. Ceux qui ont fait une étude particulière de la pélagre, maladie qui règne dans le Milanois, dans le Piémont, dans l'État de Vénise, savent que cette affection éclate principalement vers le printemps, pour disparoître vers la fin de l'automne ou au commencement de l'hiver; alors la peau cesse d'éprouver les desquammations épidermoïques qui s'observent ordinairement dans cette affection. M. le docteur James Hendy rapporte les causes de la maladie dite *glandulaire* de Barbade, dont beaucoup de symptômes sont analogues à ceux de l'éléphantiasis, aux changemens opérés dans l'atmosphère de cette île. Il dit qu'autrefois ce pays étoit couvert d'immenses forêts, qui pompoient les nuages, provoquoient des pluies fréquentes, et rendoient l'air plus frais, en retardant l'évaporation. Aujourd'hui, la coupe universelle des bois a totalement changé la face et la nature du climat, dont la température est devenue sèche et brûlante. M. James Hendy fait remarquer que l'île d'Antigoa, qui est la plus dépourvue d'arbres après celle de Barbade, lui a donné lieu d'observer une fois la maladie dont il s'agit. On ne la trouve point dans toutes celles des îles Caraïbes qui sont purifiées par une végétation abondante.

Non-seulement, le système dermoïde est doué d'une sensibilité vive, perpétuellement modifiée par les causes que nous venons de décrire; mais cette sensibilité le met dans un rapport direct avec tous les systêmes et organes de l'économie vivante. La sympathie la plus généralement reconnue est sans contredit celle qui l'attache aux membranes muqueuses du canal de la digestion. Il résulte de là que, durant le cours de certains exanthêmes, il se manifeste des dégoûts, des nausées, des vomissemens, etc. Il en résulte aussi qu'en agissant sur les propriétés vitales des premières voies, on remédie souvent à des altérations cutanées. Ne voit-on pas souvent l'introduction d'une boisson chaude dans l'estomac favoriser les fonctions exhalantes du système dermoïde, et l'introduction d'une boisson froide dans ce même viscère, suspendre, d'une manière soudaine, ces mêmes fonctions? Un bain mal-à-propos administré ne suffit-il pas quelquefois pour interrompre le travail digestif? C'est une observation de tout le monde, que le contact d'un corps froid à la plante des pieds, suffit, dans certaines circonstances, pour provoquer et accroître les évacuations urinaires. Quant à ce qui concerne l'appareil respiratoire, des métastases dartreuses m'ont souvent prouvé ses connexions sympathiques avec la peau. J'en dirai de même du cerveau, dont le délire accompagne souvent certaines éruptions inflammatoires, telles que celles de la petite-vérole, de la rougeole, de la fièvre scarlatine, etc.

Qui ignore, enfin, l'influence du système dermoïde sur le système de la génération? Les personnes affectées de la gale, d'un vice herpétique, ou de quelques autres symptômes analogues, n'ont-elles pas quelquefois de la tendance au priapisme, au satyriasis?

Hippocrate, Arétée, et tous les disciples de ces grands maîtres, avoient profondément étudié les connexions sympathiques du système dermoïde avec toutes les parties du corps vivant; et ils regardoient avec raison ce système comme le miroir qui réfléchit les maladies intérieures. J'ai souvent fait remarquer aux élèves qui m'accompagnent dans mes visites cliniques, que la peau est, pour le praticien attentif, une sorte de glace où viennent se peindre les affections du corps aussi bien que celles de l'ame. C'est un signe très-fatal lorsqu'elle change continuellement de couleur, pendant la longue durée des maladies chroniques. Elle devient livide et plombée dans le scorbut, jaunit dans l'ictère, acquiert une teinte noirâtre dans le méléna. Avicenne observe qu'elle offre une nuance verdâtre dans ceux qui sont atteints des hémorroïdes. Les maladies du cerveau, du cœur, des poumons, etc. s'expriment aussi non-seulement par la couleur, mais encore par d'autres qualités physiques de la peau; et l'on juge souvent de l'état des parties internes, selon qu'elle est froide ou brûlante, humide ou sèche, souple ou roide, etc.

Les connexions sympathiques de la peau avec les organes du bas-ventre, sont prouvées par les exanthêmes, qui ont leur origine dans les altérations abdominales. On observe que les personnes qui sont de longues traversées sur mer, sont souvent délivrées des affections chroniques des viscères abdominaux, non-seulement par les vomissemens violens dont ils sont attaqués, mais encore par la transpiration abondante qu'ils éprouvent. On voit souvent, ainsi que Lorry l'a remarqué, survenir une éruption accompagnée d'un prurit très-vif à la peau, lorsqu'on a mangé une grande quantité d'huîtres ou de quelques espèces de poissons de mer. L'introduction de plusieurs substances vénéneuses dans l'intérieur de l'estomac donne lieu au même effet, etc.

Ne sait-on pas quelle impression profonde les affections aiguës ou chroniques de ce viscère portent sur la peau du visage ? De Haen, Baldinger, Richter et Stoll, ne balancent point à regarder la scarlatine, les éruptions miliaires, ortiées et pétéchiales, comme une suite des lésions des premières voies. Welti a consigné, dans une dissertation qu'il a publiée sur *les exanthêmes qui tirent leur origine des lésions abdominales*, une foule d'autres exemples qui prouvent la liaison intime du systême dermoïde avec les organes digestifs. Le praticien peut tirer de ces connoissances sympathiques des indications très-avantageuses pour le traitement des maladies cutanées. Ainsi on voit un grand nombre de ces affections disparoître par l'administration des évacuans. Les bains sont sur-tout indiqués, lorsque ces exanthêmes coexistent avec quelques altérations des viscères du bas-ventre.

Les qualités physiques du systême dermoïde, qui sont déterminées par l'influence suprême des propriétés vitales, ne varient pas moins pendant la santé, selon l'état et la nature de nos fonctions. C'est ainsi, par exemple, que le visage est plus coloré à la fin d'un repas, ou après des caresses amoureuses, parce que la contractilité fibrillaire s'est considérablement accrue dans tous les organes. Il n'est personne qui n'ait par soi-même une connoissance du frisson dont la peau est agitée pendant la digestion des alimens. Enfin, ne sait-on pas que cet organe, dont le volume est constamment subordonné à l'intensité du mouvement tonique, éprouve des changemens remarquables par le phénomène du sommeil? Durant l'exercice de cette fonction, les personnes saines ont ordinairement la peau molle et gonflée, au point que si elles ont quelques ligatures à un de leurs membres, les parties qu'environne cette ligature s'élèvent, et sont affectées d'une certaine turgescence, en sorte que le repos en est même quelquefois troublé. Parmi les autres circonstances qui accompagnent le sommeil, on observe principalement que la peau est humectée par l'accroissement de l'exhalation, et qu'elle manifeste plus de chaleur. Tous ces phénomènes, dit Stahl, doivent être attribués à la présence du sang qui, trouvant moins de résistance qu'à l'ordinaire dans les parties molles et relâchées par le sommeil, se jette à la surface d'un corps. Lorsqu'on se réveille, et que, par conséquent, la contractilité fibrillaire se ranime, la sueur disparoît, et la peau reprend son volume accoutumé.

S'il est vrai que, dans l'économie animale, un organe est d'autant plus enclin aux maladies, qu'il est pourvu d'une susceptibilité plus exquise, on peut juger, par ce caractère, de l'extrême susceptibilité morbifique du systême dermoïde. Il n'est peut-être pas, dans le corps humain, une seule affection à laquelle il ne participe. Prenons pour exemple le paroxysme d'une fièvre intermittente, que Stahl comparoit au flux et reflux de l'Océan. En effet, le sang, selon la pensée de ce grand homme, se retire par des mouvemens successifs dans les réservoirs intérieurs, pour se reporter ensuite à la surface de l'économie animale d'une manière plus marquée, comme la mer ne laisse quelque temps ses rivages à découvert que pour revenir les submerger avec plus de fureur. Pendant ce paroxysme périodique, tous les symptômes qui se manifestent, proviennent évidemment de la direction des mouvemens de la contractilité fibrillaire vers l'intérieur, et de leur retour à l'extérieur. Dans le premier temps, la peau éprouve de l'exténuation, de la pâleur, du froid, une tension gravative vers le dos et les lombes; elle est en proie à des agitations spasmodiques, à des secousses horripilatoires, etc. Dans le second temps, le ton se relâche, et le fébricitant goûte, pendant quelques momens, cette douce situation, qui est entre le froid et le chaud. Mais bientôt, le cours du sang devient plus rapide; il va remplir les vaisseaux du systême dermoïde, et y ramène la chaleur, ou plutôt y excite une ardeur insupportable au malade; ensuite, le systême dermoïde se couvre d'une abondante sueur, qui apporte du soulagement, si elle est bien dirigée.

Ces contractions extraordinaires, qu'éprouve le

système dermoïde dans les paroxysmes des fièvres continues ou à type intermittent, ont été parfois d'une utilité bien remarquable pour la guérison de certaines maladies chroniques, même des plus opiniâtres. Je ne citerai que l'exemple suivant, dont j'ai été moi-même le témoin. Il s'agissoit d'une affection scrophuleuse entièrement dissipée à la suite d'une fièvre intermittente. Rosalie Prévost, âgée de dix-huit ans, née de parens sains, à l'exception de sa mère, soupçonnée de la même affection, étoit atteinte d'un vice scrophuleux depuis l'âge de douze ans, lorsqu'elle entra à l'hôpital Saint-Louis. Un mois après, elle fut saisie soudainement d'un froid considérable par les pieds et le dos, d'une céphalalgie sus-orbitaire, de douleurs à la région épigastrique, et d'une fièvre véhémente, etc. Ces symptômes reparurent le surlendemain, et se sont continués depuis cette époque dans le même ordre, paroissant à midi, et ne disparoissant que vers le soir. Les engorgemens scrophuleux se sont déjà complètement dissipés ; la fièvre continue encore, et n'a changé que dans les heures de son invasion. J'avois déjà observé, dans trois circonstances au moins, des dartres chroniques qui s'étoient spontanément guéries par l'effet des mouvemens fébriles et inflammatoires d'un érysipèle ; j'avois vu aussi des taches scorbutiques s'évanouir par les chaleurs et l'irritation d'une violente pleurésie.

En continuant toujours de considérer le système dermoïde comme organe sensible, on est étonné du nombre infini d'altérations morbifiques qu'il est susceptible de contracter. Il est sur-tout sujet à l'inflammation ; ce n'est pas, comme le disoit Bichat, parce qu'il est celui de tous les systêmes où le sang abonde avec le plus de facilité, mais plutôt parce qu'il est celui qui reçoit le plus de nerfs. Quelle variété infinie de phénomènes nous présentent les exanthêmes aigus, tels que l'érysipèle, l'érythème, la rougeole, la variole, la scarlatine, et beaucoup d'éruptions que j'ai observées en mon particulier, lesquelles ne comptent point encore dans les cadres nosologiques, par l'extrême anomalie, et souvent même par l'extrême rapidité de leurs symptômes! La plupart de ces maladies excitent un sentiment de cuisson entièrement analogue à celui d'une violente brûlure; cette cuisson ne s'adoucit qu'à mesure que la fièvre concomitante décline, et que la desquammation cutanée se manifeste.

Mais il est un autre mode de douleurs spécialement propres aux exanthêmes chroniques, tels que les teignes, les dartres, la gale, le prurigo, la lèpre, l'éléphantiasis, etc. C'est une démangeaison intolérable qu'il faut particulièrement rapporter à l'irritation produite par des croûtes ou par des matières sordides qui s'accumulent sur les éminences papillaires, et les irritent par leur présence. Les malades cherchent à se délivrer de cette pénible sensation par un frottement continuel. J'en ai vu qui se grattoient jusqu'à faire jaillir le sang de tous les capillaires cutanés, et tous ces individus s'accordoient à dire que la réitération de cet acte étoit une sorte de volupté pour eux.

Au surplus, le développement de toutes ces éruptions diverses, par lesquelles les maladies cutanées sont particulièrement caractérisées et différenciées, le développement des croûtes, des écailles, des papules, des pustules, des vésicules, des phlyctènes, et de beaucoup d'autres symptômes physiques, qui se manifestent sur le système dermoïde, et qui affectent des figures aussi constantes et aussi régulières que la cristallisation des sels ou des minéraux, est une opération vitale des plus remarquables, et le résultat d'une vraie fonction pathologique qu'opèrent les forces sensitives du système dermoïde. J'ai vu des dartres s'effacer et disparoître, pour ainsi dire, sur un membre qui s'étoit paralysé par accident, preuve qu'il faut une certaine énergie dans la contractilité fibrillaire, pour le développement de cette affection. Dans les autopsies cadavériques que nous avons faites à l'hôpital Saint-Louis, nous avons constaté que les exanthêmes psoriques s'affaissent tellement après la mort, qu'on ne reconnoît qu'avec beaucoup de difficulté le siége qu'ils occupoient auparavant. Ce phénomène s'est principalement montré à nous, chez une jeune fille qui étoit couverte de boutons avant d'expirer.

Indépendamment des maladies cutanées dont nous venons de faire une mention rapide, le système dermoïde est exposé à l'action irritante de certains insectes qui altèrent plus ou moins ses propriétés vitales. Le prurigo pédiculaire, par exemple, mérite l'attention des pathologistes. J'ai fait, avec M. Latreille, célèbre entomologiste de Paris, des recherches qui m'ont paru de quelque intérêt, sur les poux de corps comparés avec ceux du cuir chevelu. Mais ce n'est pas ici le lieu d'en rendre compte ; j'observerai seulement que le prurit et les démangeaisons deviennent quelquefois si insupportables, que les malades ne peuvent goûter un seul instant de repos, et qu'ils se déchirent continuellement la peau avec les ongles. Il paroît qu'il y a ici un état de foiblesse et d'altération de la peau, propre à l'entretien de ces animalcules ; car j'ai observé qu'ils ne viennent pas sur une peau saine et vigoureuse ; c'est ce qui arrivoit du moins sous mes yeux, à un jeune homme de dix-huit ans, qui couchoit dans le même lit que son père. Jamais il n'a pu contracter aucune indisposition de ce genre. Il est digne de réflexion que, sur le grand nombre des individus atteints de l'affection pédiculaire qui se sont présentés à l'hôpital Saint-Louis, plusieurs avoient été rachitiques dans leur enfance. En général, les hommes dont les cheveux sont d'un blond ardent, dont les yeux sont bleus, et dont la peau est très-blanche, etc. sont ceux qui sont le plus sujets à cette maladie. La couleur que j'indique, est sur-tout un signe manifeste de la foiblesse radicale du systême dermoïde. Il s'échappe souvent, de toute la périphérie du corps, une matière qui la rend sale et dégoûtante, et qui prouve que les fonctions des exhalans sont profondément altérées.

Tout ce que nous avons dit jusqu'à présent sur l'étonnante sensibilité de la peau, ne sauroit s'appliquer à l'épiderme qui la recouvre. Cette enveloppe extérieure n'a, pour ainsi dire, qu'une vie empruntée ; c'est un corps intermédiaire et presque inorganique entre les tégumens et tous les agens extérieurs qui pourroient les offenser. C'est pourquoi il se régénère sans cesse quand la maladie le détruit. De-là vient aussi que les altérations dont il est susceptible sont toujours exemptes de douleur, et que l'état morbifique même ne sauroit développer en lui aucun indice de sensibilité; en quoi il diffère des os, des tendons, des cartilages, etc. Nous avons vu à Paris deux hommes que l'on montroit à la curiosité publique, et dont l'épiderme offroit des lames qui avoient l'épaisseur des écailles, et offroient l'aspect de la corne. Un ouvrier qui se retire fréquemment à l'hôpital Saint-Louis pour y prendre des bains, est dans le même cas, quoique cette affection si singulière soit portée chez lui à un bien moindre degré.

Dans l'ictiosis, altération non moins extraordinaire de la peau, dans laquelle les tégumens offrent des écailles analogues, par leur aspect, à celles qui forment l'enveloppe extérieure des poissons, les malades n'éprouvent d'ailleurs aucune sorte d'indisposition intérieure. La fonction digestive est en pleine activité. Il y a plusieurs autres affections cutanées de cette nature, qui n'entraînent néanmoins aucun dérangement dans les autres systêmes de l'économie animale; nouvelle preuve que l'épiderme a une existence isolée et pour ainsi dire moins dépendante de la vie générale que les autres membranes.

Il seroit, du reste, curieux de rechercher toutes les causes qui peuvent influer sur les altérations de l'épiderme. J'ai observé que cette membrane étoit sujette à de continuelles desquammations, quand le systême lymphatique a été profondément affecté, et que le tissu cellulaire a subi des distentions insolites. Le scorbut, l'hydropisie, la fièvre hectique, etc. présentent souvent ce phénomène. En général, l'épiderme se soulève et s'exfolie toutes les fois qu'il survient de l'irritation dans le tissu réticulaire de la peau : c'est ce qui arrive par l'érysipèle, par les dartres furfuracées et squammeuses, par la dartre phlycténoïde, par l'application des vésicatoires, ou de tout autre irritant. Mais pourquoi s'arrêter à des faits si connus ?

Je n'étendrai pas davantage ces considérations. Je passe à l'exposition des moyens pharmaceutiques qui agissent sur les propriétés vitales du système dermoïde considéré comme organe sensible. Ces moyens sont très-nombreux ; le seul emploi des épispastiques offre les points de doctrine les plus vastes et les plus intéressans. L'électricité, le galvanisme, le mesmérisme, le perkinisme, le magnétisme médicinal ou l'aimant, etc. ont aussi donné lieu à des procédés curatifs dont le mode d'action doit être sainement apprécié. Pourroit-on se priver de l'action salutaire des bains, qui modifient si puissamment et si efficacement les propriétés vitales du système dermoïde ? Enfin, n'est-ce pas ici le lieu de traiter des poisons externes et des secours efficaces par lesquels on peut remédier à leurs funestes effets ?

ARTICLE PREMIER.

Des Epispastiques.

Celui qui, le premier, conçut l'idée d'appeler à l'extérieur du corps une affection qui portoit ses ravages dans l'intérieur, de déplacer ou de généraliser en quelque sorte le centre de l'irritation morbifique, en dispersant ses élémens et en les distribuant sur un plus grand nombre d'organes, trouva l'un des dogmes les plus importans de la pratique de notre art. Cette idée est due à Hippocrate. Elle est exprimée dans plusieurs endroits de ses ouvrages. Elle a fourni des ressources très-étendues à la Thérapeutique, dans les beaux jours de la médecine grecque.

Les topiques propres à produire l'effet salutaire dont il s'agit, sont communément désignés sous la dénomination générale d'*épispastiques* ou *attractifs;* de ce nombre sont les vésicatoires, les synapismes, les cautères, les sétons, les ventouses, etc. On met aussi en usage, sous le même point de vue curatif, plusieurs sortes de rubéfians, le moxa, les ustions et beaucoup d'autres procédés mécaniques, qui répondent à des indications analogues, quoiqu'ils diffèrent néanmoins par un moindre degré d'énergie dans leur action. Jetons un coup-d'œil rapide sur la théorie de ces divers moyens, que Sydenham, Pringle, Cullen, Baglivi, Lancisi, Stoll, Barthez, Wauters, et une multitude d'autres praticiens très-recommandables ont singulièrement éclairée dans ces temps modernes.

Les vésicatoires proprement dits sont les épispastiques dont l'usage est le plus fréquent ; on les a ainsi désignés parce que leur effet le plus sensible est de déterminer, sur le système dermoïde, la formation de quelques vessies ou ampoules qui se remplissent d'une humeur particulière de couleur ambrée, laquelle a beaucoup de rapport avec le sérum du sang, et présente absolument les mêmes caractères. C'est là du moins ce que M. Margueron a été à même de constater à l'infirmerie de l'hôtel des Invalides. Il a soumis, dans le temps, à une suite d'expériences chimiques, ce fluide particulier qui contient de l'albumine, du muriate de soude, du carbonate de soude et du phosphate de chaux. Ce fluide est absolument le même que celui qui résulte de l'action des synapismes, des brûlures, de la piqûre des insectes, etc.

On attribue généralement trop d'avantage à l'évacuation de cette sérosité, dont la formation est manifestement provoquée par l'action stimulante des vésicatoires. Des praticiens, imbus des préjugés de la vieille école, cherchent encore aujourd'hui à entretenir, par des onguens plus ou moins irritans, une suppuration superflue dans certaines circonstances. Mais il faut laisser pour le vulgaire la croyance où ils sont que l'élimination de la matière morbifique a lieu par cette voie ; en sorte qu'ils mesurent journellement l'espoir à la guérison par la quantité du fluide qui s'est écoulé. Qu'arrive-t-il ? ils abusent continuellement de cette théorie, au détriment des malades, dans le traitement des fièvres, soit adynamiques, soit ataxiques, et dès-lors l'effet secondaire des vésicatoires, loin de relever le système des forces, ajoute pernicieusement à leur état de prostration.

Il existe, en médecine pratique, relativement à l'application des vésicatoires, des axiomes universellement reconnus et adoptés, qu'on n'a besoin que de rappeler aux praticiens instruits. Tel est, par exemple, le suivant, qui établit un rapport direct entre l'action des emplâtres vésicans et le degré d'énergie des propriétés vitales; de manière que cette action est nulle après la mort, et qu'elle est peu apparente sur le corps des individus chez lesquels la faculté sensitive est presque anéantie. Bordeu a très-bien parlé de cette action spéciale des vésicatoires sur la vitalité; de leur double influence sur le systême nerveux et sur le systême vasculaire; et, par conséquent de l'état de fièvre qu'ils peuvent susciter dans l'économie animale; de l'ébranlement salutaire qu'ils peuvent communiquer à tout le systême muqueux; des agitations qu'ils impriment parfois à la masse parenchymateuse de certains viscères, de l'activité qu'ils donnent au cours des fluides, etc. On doit encore regarder comme des phénomènes bien manifestes de la sensibilité, les accidens locaux qui ont lieu par l'application des substances vésicantes; ces accidens sont, d'ordinaire, un sentiment de démangeaison plus ou moins pénible, l'intumescence, la chaleur et la rougeur du systême dermoïde, l'abord prompt du sang et de la lymphe vers les capillaires exhalans, qui semblent transformés en autant d'organes secrétoires, d'où résulte l'apparition d'une ou de plusieurs vésicules contenant la sérosité albumineuse dont nous venons de faire mention dans le paragraphe qui précède.

Tous les résultats pratiques de l'administration des vésicatoires proviennent, en grande partie, de la sympathie continuelle qui s'observe entre le système dermoïde et les membranes muqueuses qui revêtent les organes intérieurs. Cette sympathie m'a été fréquemment démontrée par la considération des faits pathologiques; et le succès des épispastiques, dans certaines métastases, pourroit être appuyé par un grand nombre d'exemples que j'ai observés. Un militaire du département du Calvados, âgé de vingt-quatre ans, avoit été atteint d'une affection éruptive qui n'a point été assez bien caractérisée dans les derniers temps, pour qu'on puisse bien juger de sa nature. Cette affection s'étendoit à tous les membres thorachiques et abdominaux, ainsi qu'au col et au visage. Les personnes qu'il consulta lui conseillèrent les bains froids, et le firent frotter avec une pommade blanche dont le malade ignore la composition. On lui fit pratiquer en même temps une saignée. Aussi-tôt les boutons disparurent, la poitrine s'embarrassa, il survint une toux fréquente et sèche, une foiblesse extrême et un dévoiement très-opiniâtre. C'est dans cet état qu'il se présenta à l'hôpital Saint-Louis; sa face étoit maigre et alongée; ses lèvres pâles, ses yeux ternes et larmoyans. Cet homme fut merveilleusement soulagé par l'application des vésicatoires, qu'on promena dans les différens endroits où l'éruption avoit été précédemment observée. Un tailleur, du département du Rhône, âgé de trente-huit ans, avoit, depuis long-temps, une dartre squammeuse, qui survenoit tantôt à la figure, tantôt aux mains, et en dernier lieu au-dessus du genou. Il avoit inutilement subi divers traitemens. Cette dartre se déplaça un jour spontanément, et se porta sur la poitrine. Depuis cette époque, difficulté de respirer, altération de la membrane muqueuse du larynx, augmentant par suite au point de rendre la voix rauque et difficile. Crachats tantôt muqueux et puriformes, tantôt sanguinolens. Les vésicans, administrés sur différens endroits, diminuèrent l'oppression d'une manière très-marquée, et le malade se seroit infailliblement rétabli, si les progrès de la phthisie pulmonaire n'avoient été déjà trop avancés.

Ce que nous venons de dire prouve combien les vésicatoires sont appropriés aux divers cas de fluxion. Baglivi, par exemple, a observé que quelquefois il survenoit, dans les pleurésies, vers le cinquième, le septième jour, ou tout autre temps de la maladie, soit que la saignée eût été pratiquée ou non, une difficulté de respirer et d'expectorer les crachats, qui jetoit le malade dans un grand danger de perdre la vie; deux vésicatoires, appliqués aux jambes ou aux cuisses, non-seulement favorisoient l'expectoration, qui est un des phénomènes les plus importans des affections de poitrine, mais encore diminuoient la gêne de la respiration, et procuroient un changement favorable. Il dit plus : c'est que, quelle que soit l'époque où arrive le phénomène que nous venons d'énoncer, chez les pleurétiques, on doit appliquer les vésicatoires aux jambes. L'aphorisme suivant d'Hippocrate, sur lequel Baglivi appuie ce point de sa doctrine, a été répété par beaucoup d'auteurs : *in pulmonis affectibus, quicumque tumores fiunt ad crura boni; nec potest quidquam melius accidere, si mutato sputo, sic appareant.* On sait, du reste, que cette pratique n'est pas celle d'un grand nombre de praticiens, qui préfèrent appliquer les vésicatoires sur l'organe même frappé d'inflammation. M. le docteur Guillot, qui a soutenu une thèse sur l'usage intérieur et extérieur des cantharides, dit fort judicieusement, à ce propos, que, « dans le premier » temps de la fluxion, lorsqu'elle n'est point encore » formée, qu'elle est, pour ainsi dire, dans une » espèce de doute et d'hésitation, le vésicatoire apposé » sur une partie éloignée peut la faire avorter et » opérer la révulsion. Si au contraire elle est par» venue à son second temps, qu'elle soit établie, » fixée, on diminue l'impétuosité du *raptus humo» rum* en appliquant les irritans près l'organe » fluxionné ».

Barthez a consigné, dans le recueil de la Société médicale de Paris, un mémoire qui renferme de vues très-utiles, relativement au choix des parties sur lesquelles il est plus avantageux d'appliquer les vésicatoires. Ce célèbre praticien regarde l'emploi local de ce moyen comme étant très-bien adapté au traitement des fluxions inflammatoires, ainsi que Pringle l'avoit déjà pensé. Il observe que l'irritation établie par l'action de la substance épispastique à l'extérieur de l'organe enflammé, crée en quelque sorte une affection nouvelle, dont l'énergie change et résout l'état de spasme entretenu par la fluxion ; ce qui est avantageux pour arrêter les progrès des phlegmasies internes, particulièrement de celles qui peuvent tendre à la dégénération gangreneuse, comme cela arrive quelquefois pour certaines esquinancies et péripneumonies, etc. Barthez réduit aux trois chefs suivans les exceptions diverses qui pourroient faire rejeter l'application locale du vésicatoire dans les inflammations de poitrine, soit phlegmoneuses, soit même rhumatiques ; 1°. quand on n'a pas eu soin d'affoiblir par la saignée ou par d'autres évacuations sédatives, l'augmentation des propriétés vitales, qui constitue la fluxion inflammatoire ; car alors on ajoute manifestement à l'irritation au lieu d'y remédier ; 2°. toutes les fois qu'indépendamment de l'inflammation qui affecte certaines parties de l'organe pulmonaire, il est d'autres parties de ce même organe atteintes d'obstructions antérieurement formées, et vers lesquelles les épispastiques locaux appelleroient nécessairement de nouvelles fluxions inflammatoires ; 3°. dans tous les cas enfin où, à l'excitation primitive produite par le vésicatoire, peut succéder un affoiblissement qui détermine une stase gangreneuse dans les vaisseaux.

Faut-il répéter ici tout ce qu'enseignent les maîtres

de l'art sur les avantages qui résultent de l'effet stimulant des épispastiques dans le traitement des fièvres adynamiques, ataxiques, adéno-méningées, etc.? L'état de prostration et d'aberrement des forces vitales, qui caractérise spécialement ces affections, est trop bien connu des physiologistes pour que je m'attache à prouver l'utilité de ce moyen thérapeutique. J'ai déjà dit combien s'abusent les praticiens qui, aveuglés par une fausse théorie, ne cessent d'attribuer les guérisons qu'ils observent à l'évacuation provoquée par l'application des topiques vésicans. *Non suppuratio sed stimulus prodest*, dit le savant Stoll.

Ce dont on ne sauroit assez entretenir les lecteurs, quoique tant d'auteurs en aient fait mention, c'est de la promptitude avec laquelle il importe d'user de ce remède dès le début de ces affections. Que de malades meurent pour avoir trop différé! Il est vrai qu'on est souvent trompé par les symptômes gastriques qui signalent l'invasion de la fièvre adynamique. Mais alors il est urgent de faire succéder le vésicatoire à l'émétique, avec plus de promptitude qu'on ne le fait communément. Bien loin de tenir cette conduite, beaucoup de médecins fatiguent leurs malades par des purgations. C'est principalement dans le typhus contagieux que j'ai eu occasion de voir les résultats désastreux de cette pratique. De là les ulcérations, les escarres gangreneuses, etc. qui surviennent quand les vésicatoires sont employés trop tard.

Les épispastiques ne sont jamais mieux indiqués que lorsque, par la nature même de la maladie, les forces vitales ont une direction manifeste vers le systême dermoïde. C'est particulièrement d'après ce principe qu'il faut établir le traitement des exanthêmes, sur-tout celui de la petite-vérole. On n'ignore pas ce qui arrive dans cette désolante affection, quand l'éruption boutonneuse s'affaisse, et que le levain variolique transporte son irritation dans l'intérieur de l'économie animale. Les vésicatoires préviennent ce fatal inconvénient. Une femme âgée de vingt-quatre ans, d'une constitution sanguine et robuste, qu'un médicastre avoit fort mal soignée, dans le faubourg du Temple, fut transportée à l'hôpital Saint-Louis, au neuvième jour d'une petite-vérole confluente. Elle étoit dans un état à ne devoir rien faire espérer. Tout son corps offroit l'aspect d'une croûte irrégulièrement fendue ou excavée, exhalant une odeur insupportable. La respiration étoit laborieusement précipitée ; la voix manquoit ; les yeux étoient caves, etc. Je fis appliquer soudainement deux larges vésicatoires aux cuisses de la malade. Le lendemain, elle fut un peu moins mal, à notre extrême étonnement. Nous redoublâmes de soins et d'attention. Je prescrivis deux autres vésicatoires aux jambes ; et depuis cet instant, la malade alla de mieux en mieux. Cette femme est enfin parvenue à se rétablir, après une convalescence très-longue et très-douloureuse.

Les effets salutaires des vésicatoires ne s'observent mieux nulle part qu'à l'hôpital Saint-Louis, qui est le théâtre des maladies chroniques. On se sert journellement de ce moyen pour déplacer les irritations rebelles, pour détruire les mauvaises directions des forces toniques, qu'entretient une longue habitude, etc. Ces moyens alors provoquent la fièvre, et augmentent salutairement l'activité du système vasculaire. Je n'entrerai, du reste, dans aucune discussion sur cet objet. Je me bornerai à énoncer succinctement quelques faits consignés dans mon Journal d'observations cliniques. Un enfant âgé de dix ans étoit menacé de perdre la vue par la rétrocession soudaine d'une teigne furfuracée, qui avoit pour siége la partie gauche et latérale de la tête. Il fut promptement soulagé par l'effet d'un petit emplâtre vésicant que je fis poser à la nuque. Un ecclésiastique fit un faux pas qui le renversa par terre ; il fut relevé par les passans, dans un état d'hémiplégie. Nous ne réussîmes à lui rendre la sensation et le mouvement que par des vésicatoires ambulans que je faisois placer alternativement sur le bras, le côté et la cuisse malades. J'ai vu appliquer le vésicatoire sans succès dans trois cas d'épilepsie. Mais on cite Wepfer, qui, par cet unique moyen, guérit un jeune paysan de l'*aura epileptica* qui commençoit par les orteils.

En présence de mes éleves, j'ai imité le célèbre Cotugno de Naples, et j'ai appliqué les épispastiques sur le trajet des nerfs sciatiques dans l'*ischias nervosa*, maladie que cet auteur a si bien décrite. Nous y avons eu recours pour réprimer les assauts de la goutte vague, affection très-remarquable sur laquelle peut-être personne n'a mieux disserté que Balthazar Dugend (*Dissert. de arthritide vagâ*). C'étoit pour une femme infortunée, ayant atteint l'âge de cinquante ans, et chez laquelle, depuis l'époque de la cessation des règles, les symptômes arthritiques se promènent, pour ainsi parler, des articulations aux muscles, des muscles à la poitrine, de la poitrine à l'abdomen, etc. Les épispastiques vésicans ont réussi plus ou moins manifestement dans certains cas d'apoplexie; ils ont échoué dans d'autres cas, sur-tout quand la sensibilité des individus étoit radicalement usée par les excès ou par l'abus prolongé des liqueurs spiritueuses. Si, à ces exemples que j'ai recueillis par ma propre expérience, je voulois ajouter ceux dont les grands médecins cliniques, tels que Stoll, Sydenham, Pringle, Baglivi, Lancisi, Ramazzini, etc. ont tenu compte, trop de détails surchargeroient cet article : Martin Struve a également écrit une dissertation inaugurale sur les avantages des vésicatoires dans le traitement des maladies aiguës (*Dissert. inaug. de tuto et eximio vesicantium usu in acutis.*). Je renvoie le lecteur à ces précieuses sources.

Les vues générales que nous venons d'exposer sur les vésicatoires, trouvent leur application relativement aux synapismes, qui ne diffèrent des premiers que par un moindre degré d'action. Car les substances âcres qui entrent dans la composition de ces sortes d'épispastiques, provoquent fréquemment la formation des vésicules à la peau. Leur effet n'est-il pas le même dans le traitement des maladies soporeuses? On n'a point assez reconnu que les synapismes sont particulièrement indiqués quand l'irritation nerveuse a pour siége spécial le cerveau, par la sympathie trop peu observée de cet organe avec les extrémités inférieures, notamment dans la fièvre qu'on pourroit appeler *fièvre cérébrale*, et sur laquelle on a publié différentes observations. Les synapismes étoient, du reste, les épispastiques préférés par les anciens, comme on peut en juger en lisant les ouvrages de l'immortel Arétée. De nos jours même, ces préparations sont l'un des objets les plus fréquens de la Thérapeutique médicinale. « Les synapismes, dit Barthez, sont des attractifs non évacuans, qui peuvent » avoir des effets salutaires dans un grand nombre de » cas, en excitant les forces vivantes des organes, au-» dessus desquels on les applique, ou en déterminant » une révulsion puissante vers ces organes ».

Parmi les épispastiques, il en est peu qui exercent une influence aussi majeure dans l'exercice de notre art que les cautères. Ces moyens paroissent agir, par un double effet, sur l'économie animale. Ils établissent un point d'irritation vers lequel les propriétés vitales peuvent être avantageusement dirigées dans quelques occasions, et ils ont cela de commun avec les vésicatoires et les synapismes. En second lieu, ils forment habituellement et continuellement des issues par où s'écoule une sérosité dont l'évacuation est d'une utilité incontestable, quelque éloigné que l'on soit, d'ailleurs, d'adopter les rêves futiles de la matière morbifique des humoristes. Nous rappellerons encore ici les sages préceptes de Barthez, touchant le choix des parties pour le placement des cautères. Il distingue ingénieusement deux cas pour opérer avec avantage ce placement. 1°. Il peut arriver qu'une fluxion s'effectue vers un organe, sans qu'on puisse déterminer d'une manière précise le siége auquel il faut la rapporter ; 2°. il peut arriver aussi que l'on connoisse parfaitement l'organe d'où est parti le mouvement fluxionnaire. Dans le premier cas, Barthez propose d'établir le cautère dans une partie voisine de l'organe qui est spécialement affecté, et situé sur la même moitié latérale du corps; c'est ainsi, par exemple, que, lorsque le traitement de la sciatique réclame l'emploi du cautère, on le pose de préférence au genou du même côté. Dans le second cas, il faut porter le cautère auprès de l'organe d'où dérive la fluxion. Si, par exemple, une affection épileptique, ou une céphalalgie opiniâtre, doivent être rapportées à la suppression des menstrues, on pratique le cautère à la jambe, pour y faire dériver, s'il est possible, la tendance hémorragique de l'utérus, etc. La nature indique parfaitement ces voies, lorsqu'elle détermine des ulcères ou des fonticules naturels sur les extrémités inférieures, qu'il seroit souvent pernicieux de supprimer.

Les sétons ont une analogie manifeste avec les cautères ; ils produisent seulement des dérivations plus abondantes. On les emploie dans des circonstances à-peu-près analogues à celles des cautères, c'est-à-dire, dans les ophthalmies, les céphalalgies, les engorgemens de certains viscères du bas-ventre, etc. J'ai vu qu'on en abusoit quelquefois dans les hydropisies où tout le tissu cellulaire est infiltré; dans l'hydrothorax, par exemple, où ce moyen produit tout au plus un soulagement de peu de durée. Pouteau, dans ses *Œuvres posthumes*, donne des règles pour l'application des sétons (règles qu'il prétend pouvoir aussi s'appliquer aux vésicatoires et aux cautères). Mais ces règles paroissent fondées sur des assertions douteuses et hypothétiques. C'est ainsi, par exemple, qu'il recommande d'avoir égard aux lois du systême de la circulation, pour la juste application de ces procédés de guérison. L'humeur qu'on se propose d'éliminer occupe-t-elle des parties arrosées par les rameaux de l'aorte supérieure et ascendante? on place le séton à l'un des bras, ou à la région cervicale. Cette humeur, au contraire, se trouve-t-elle dans le district de l'aorte inférieure ou descendante? c'est vers ce même lieu qu'il faut lui frayer une issue. Au surplus, Barthez fait remarquer que l'action des sétons est très-analogue à celle des cautères; mais qu'ils sont plus particulièrement propres à opérer la dérivation des humeurs qui engorgent tel ou tel organe, qu'à dissiper les divers états de fluxion. Il croit, en conséquence, qu'on pourroit en tirer un parti très-avantageux dans les empâtemens qui se manifestent au foie, à la rate, à l'utérus, ou dans d'autres viscères.

Il convient de parler ici d'un épispastique assez usité en Europe, depuis un certain nombre d'années; je veux parler de l'écorce du garou (*daphne gnidium*, LINN.). On se sert aussi de l'écorce du bois gentil (*daphne mezereum*, LINN.) L'emploi du garou, que le médecin Leroy a spécialement fait connoître en 1767, étoit, pour ainsi dire, relégué dans le pays d'Aunis. Les habitans de ce pays ont une manière très-simple de s'en servir. Ils font macérer l'écorce récente dans du vinaigre; ils en placent ensuite un morceau de la largeur de huit lignes au bas du muscle deltoïde, où ils ont soin de l'assujétir par une feuille de lierre, une compresse et une bande. Dans les premiers jours, ils renouvellent l'écorce matin et soir; et quand l'effet vésicant est établi, ils se bornent à ne la changer qu'une seule fois en vingt-quatre heures, quelquefois même ils laissent un plus grand intervalle. L'application de cet exutoire occasionne ordinairement une démangeaison plus ou moins vive, qui se fait particulièrement ressentir, quand le temps change et qu'il doit pleuvoir. Lorsque cette démangeaison est portée à l'excès, on étuve la partie phlogosée avec l'eau tiède simple ou celle de guimauve. On peut s'en dispenser, quand les douleurs des premiers pansemens cessent de se manifester, ce qui arrive communément du sixième au dixième jour. Le garou a l'avantage de ne former ni plaie, ni excavation; l'épiderme seul est déchiré, et on n'aperçoit qu'une rougeur ordinairement proportionnée à l'étendue de la feuille qui recouvre l'écorce du garou.

Les ventouses figurent encore, de nos jours, dans le tableau des épispastiques. On connoît l'effet ordinaire de ces moyens, qui est d'élever la peau en tumeur, et d'y causer des vessies, quand on les tient long-temps appliquées sur une partie quelconque du corps humain. Barthez a donné d'excellentes vues sur leur emploi dans le traitement méthodique des fluxions. Il explique, par exemple, les heureux effets qu'obtiennent les ventouses scarifiées, pendant la première période des petites-véroles caractérisées par des symptômes adynamiques, dont l'éruption s'opère laborieusement, et dans lesquelles le systême dermoïde se couvre de pétéchies; il rend pareillement compte des succès qui suivent l'application de ces mêmes moyens, quand le transport de l'irritation varioleuse provoque des fluxions très-dangereuses sur les viscères les plus importans de l'économie animale. « L'attraction du sang vers la peau » qu'opèrent les ventouses, dit l'auteur, les scarifi-» cations qui débrident, en beaucoup d'endroits, » cette partie très-nerveuse, et l'évacuation consi-» dérable de sang qui succède à ces ruptures, ne » peuvent que détruire le spasme général de l'or-» gane extérieur, qui s'oppose à l'éruption de la » petite-vérole, ou qui en force la rentrée ».

Il peut arriver effectivement que les autres moyens auxquels on a communément recours pour détruire ce spasme général, tels que des lotions avec de l'eau tiède, avec du vin chaud, ainsi que les diaphorétiques légers pris à l'intérieur, etc. soient insuffisans. En général, on peut dire que l'emploi des ventouses est trop négligé. M. Broussonnet, professeur à l'école de médecine de Montpellier, a obtenu des succès constans de l'emploi des ventouses scarifiées dans les péripneumonies catarrhales qu'il a eu occasion d'observer à l'armée des Pyrénées orientales, durant l'hiver de 1794. Ce praticien a également constaté les heureux effets des ventouses dans le traitement des affections produites par des causes externes. Il cite l'observation d'un charretier âgé d'environ quarante ans, qui fut blessé au-dessus de l'hypochondre gauche, par un cheval fort et vigoureux. Ce coup porta avec une telle violence, que l'homme fut renversé par terre évanoui. Parmi les symptômes qui se manifestèrent, on remarqua sur-tout une douleur vive à la partie interne et au-dessous de celle où il avoit reçu le coup, un pouls petit et intermittent, et particulièrement un état comateux d'où le malade ne se réveilloit que pour se plaindre des souffrances qu'il éprouvoit. La face étoit décomposée, et le corps couvert d'une sueur visqueuse et froide, etc. On devoit craindre la formation d'un dépôt ou d'un épanchement dans l'abdomen. Nous n'entrerons point ici dans tous les détails de cette observation : il nous suffira de dire que M. Broussonnet appliqua et réappliqua plusieurs fois les ventouses scarifiées sur la partie blessée, et qu'après des accidens plus ou moins sinistres, qui nécessitèrent en outre le secours de deux vésicatoires sur les jambes, et de deux sur les hypochondres, le malade rendit, le septième jour, avec ses urines, une grande quantité de matières bilieuses noirâtres, qui jugèrent infailliblement cette affection, puisque, depuis ce jour, la guérison de cet homme alla avec un succès toujours croissant.

Il me reste à parler d'un moyen très-puissant qui appartient à la médecine épispastique. C'est l'adustion ou l'application du feu sur le corps humain. Les médecins de l'antiquité nous ont laissé plusieurs observations sur les maladies, dans lesquelles ce secours est avantageux, et ils nous donnent d'excellens préceptes sur les différentes manières de l'appliquer. Il faut avouer que les modernes l'ont beaucoup trop négligé; et on doit savoir gré à Pouteau et à Vicq-d'Azir d'avoir cherché à rappeler l'attention sur ce moyen énergique. Les différens modes d'application du feu sont maintenant réduits à deux, le moxa et le cautère actuel ou l'adustion pratiquée par des métaux en ignition. Le premier de ces moyens nous a été indiqué par les habitans du Japon; il n'est personne qui ne sache que chez eux le moxa se compose avec les feuilles de l'armoise (*artemisia*, Linn.). Cette plante fournit une sorte de duvet ou de substance cotonneuse, que l'on roule en cône, et qu'on applique ensuite par sa base, sur l'endroit du corps que l'on se propose de cautériser. On met le feu à la pointe, et le cône est lentement consumé, sans aucune ignition sensible; il se manifeste seulement une fumée légère qui répand une odeur assez suave. L'ustion douloureuse qui résulte de cette application, produit souvent les changemens les plus salutaires dans le traitement des maladies chroniques. Cette opération est pratiquée communément dans les vertèbres du dos, sur les côtés de la poitrine, etc. Les médecins européens ont adopté le moxa d'après des indications semblables à celles qui dirigent les Japonois, et plusieurs faits de pratique constatent parmi nous les bienfaits de cette heureuse application. C'est encore Pouteau qu'il faut consulter relativement aux précautions à prendre pour administrer convenablement le moxa. Quand la douleur, dit-il, s'est longuement attachée et fixée sur une partie quelconque de l'économie animale, c'est sur cette partie même que l'application du cautère actuel doit être faite ; dans le cas contraire, si la douleur a changé de place, le médecin éclairé doit rapporter le feu sur le siége primitif de cette douleur, etc. On pourroit ici alléguer plusieurs exemples qui prouveroient l'efficacité du moxa. Un individu étoit atteint d'une paralysie complète des extrémités inférieures, par l'état gibbeux de la colonne épinière. M. le docteur Geniés fit appliquer, avec un plein succès, un cylindre de linge enflammé à l'endroit même des vertèbres affectées. Un homme étoit tombé dans une cave de Paris ; depuis cette chute, il avoit passé un an sans pouvoir se tenir sur ses extrémités inférieures. Il éprouvoit aussi quelques symptômes scorbutiques. Il fut transporté à l'hôpital Saint-Louis, où, pendant près de huit mois, je lui fis vainement administrer les bains aromatiques, les frictions stimulantes de toute espèce, le galvanisme, etc. J'ai su que, depuis sa sortie de l'hôpital, cet homme a été traité par un chirurgien qui lui a rendu l'usage de ses jambes, par l'application successive de deux moxa sur la colonne du dos.

Je passe maintenant aux avantages du cautère actuel ou du feu, l'un des moyens les plus salutaires que puisse offrir la Thérapeutique. Il faut lire dans le bel ouvrage de Cotugno de Naples, les applications heureuses qu'il en a faites pour le traitement de la sciatique nerveuse. Plusieurs praticiens l'ont imité. Barthez observe qu'un semblable moyen, sagement administré dans les douleurs de goutte, de rhumatisme, de colique, etc. agit par un double mode d'action sur l'économie animale. Il met fin à ces douleurs, 1°. par le sentiment d'une douleur différente ; 2°. par les modifications physiques qu'il apporte dans le tissu même des parties, et par les changemens qu'il imprime aux mouvemens des forces vitales.

Barthez ajoute que le feu a une supériorité marquée sur les autres caustiques, par l'action plus vive et plus profonde qu'il exerce, et en séparant avec plus de facilité et de promptitude l'escarre qui résulte de son application ; ce qui n'occasionne point dans les fibres des tiraillemens imparfaits, très-propres à perpétuer des douleurs cruelles dans les parties affectées. « Le cautère actuel, dit ce savant » praticien, en même temps qu'il agit avec une grande » énergie comme épispastique, sur les parties voi- » sines de celle qu'il brûle, dissipe l'humidité vi- » cieuse des chairs, et d'autres parties intérieures, » à l'endroit desquelles on l'applique. Il augmente » ainsi la force physique du tissu de ces parties, » lorsqu'il étoit trop lâche et trop muqueux, pen- » dant qu'il y rapproche et assure les oscillations des » mouvemens toniques. Il en résulte, dans ces par- » ties internes, une nouvelle manière d'être à laquelle » on pourroit donner le nom de *metasyncrise*, nom » par lequel les anciens méthodiques désignoient » vaguement le renouvellement total de la contexture » des parties du corps qui avoient été malades ».

L'application du cautère actuel a été très en vogue parmi les Egyptiens et chez les Arabes, et c'est de ces peuples que nous l'avons empruntée ; depuis, on n'ignore pas combien elle a été préconisée par Hippocrate, Arétée de Cappadoce, Marcus Aurelius Sévérinus, Fabrice d'Aquapendente, etc.

On peut consulter avec fruit un mémoire contenu dans les *Œuvres posthumes* de Pouteau, relativement aux avantages et aux inconvéniens du feu appliqué sur le sommet de la tête. J'en ai fait un grand usage à l'hôpital Saint-Louis, pour le traitement des dartres phagédéniques. Le nommé Delpont, cocher de son état, âgé de cinquante-deux ans, étoit atteint d'une affection cancéreuse qui commençoit à ronger la lèvre droite supérieure. Il n'avoit jamais contracté de maladie vénérienne; mais il étoit en proie à des douleurs vives, lancinantes, qui ne lui laissoient aucun intervalle de repos dans les temps froids. On avoit prodigué vainement les antimoniaux et autres diaphorétiques. On chauffa la plaie pendant seize mois consécutifs avec le fer rouge, et, au bout de ce temps, il s'est trouvé entièrement guéri; en sorte qu'il a repris son genre de vie ordinaire. Rosalie Dutartre, âgée de dix-huit ans, avoit une dartre scrophuleuse, qui avoit pris un caractère ulcéré, et qui couvroit la base du menton. Cette dartre avoit résisté, comme la précédente, à tous les moyens usités. Les symptômes ne commencèrent à diminuer qu'après l'usage du cautère actuel, et cette jeune personne s'est vue très-bien rétablie, après deux ans d'un traitement opiniâtre.

J'ai fait mention des principaux moyens curatifs dont se compose la médecime épispastique; il m'eût été sans doute facile de grossir davantage la liste de ces moyens ; j'aurois pu disserter longuement sur la théorie des divers rubéfians, ainsi que sur l'utilité des frictions de tous les genres, qui étoient d'un emploi si fréquent chez les anciens ; j'aurois pu aussi insister davantage sur les effets locaux, généraux et sympathiques des substances vésicantes, discuter leur mode d'action dans tous les cas où ils sont applicables, etc. mais de simples élémens de Thérapeutique ne comportent point des détails aussi étendus. Il me suffit, je pense, d'avoir indiqué des principes qui s'adaptent universellement à l'administration des secours multipliés qu'emploie notre art pour affoblir le foyer de certaines irritations morbifiques, pour détourner salutairement les mouvemens des forces vitales vers la périphérie du système dermoïde, et pour changer enfin les directions vicieuses que l'état pathologique peut leur imprimer.

ARTICLE DEUXIÈME.

De l'Electricité.

Depuis que Franklin, Cavallo, Wilkinson, Vérati, Sauvages, Bertholon, Jallabert, etc. ont écrit sur les applications de l'électricité médicale, on n'a guère ajouté aux lumières qu'ils ont répandues sur ce moyen puissant de Thérapeutique. Il suffira donc de rapporter brièvement les faits publiés par ces auteurs recommandables. Mauduyt, sur-tout, a judicieusement recueilli et abrégé les travaux de ses prédécesseurs; et il est utile de reproduire, dans cet article, les résultats qu'il a exposés, pour les comparer à ceux qu'on pourroit obtenir encore. Il est vrai que sous ce rapport, d'ailleurs important, on a déjà exagéré les services que la physique rend à la médecine. La plupart de ceux qui ont employé l'électricité jusqu'à ce jour, ne se livrant point à l'exercice de la médecine, et n'ayant pu procéder avec le doute philosophique qu'elle inspire, ont dû nécessairement courir après le merveilleux.

Je ne chercherai point à disserter ici sur les lois particulières de la matière électrique, dont les anciens n'avoient qu'une très-foible idée. Je suppose que ces notions élémentaires ont été puisées, par mes lecteurs, dans les sciences préparatoires à l'art de guérir. Au surplus, le nombre des théories diverses qu'on a fondées sur ce seul point de physique, prouve combien la nature est difficile à pénétrer. Ce qu'il nous importe de savoir, c'est que l'électricité exerce une influence manifeste sur tous les systêmes de l'économie vivante ; qu'elle augmente la contractilité des vaisseaux artériels, et communique plus de célérité au pouls ; qu'elle ajoute momentanément à la température animale ; qu'elle communique plus d'activité à certaines secrétions, comme, par exemple, à celles de la salive, de la transpiration et des urines, etc. que le mouvement péristaltique du canal intestinal augmente ; que la matrice elle-même reprend son énergie, après une cessation plus ou moins prolongée de la fonction menstruelle.

Les effets qui sont spécialement les plus remarquables, quand on a recours à une méthode véhémente pour administrer l'électricité, sont les contractions involontaires dont les muscles sont agités, les ruptures qui s'opèrent dans le tissu épidermoïque, la rougeur intense des parties soumises à l'opération, etc. Il n'est pas moins digne d'attention que tous ces phénomènes sont constamment proportionnés au degré d'énergie des instrumens qui les développent, à la masse de fluide électrique qui charge l'atmosphère, à la durée ou à la fréquence des expériences, etc. Tous ces faits, sans contredit, mettent en évidence l'influence suprême du fluide électrique sur le systême dermoïde, considéré comme organe sensible.

Si l'action de l'électricité sur les fonctions du corps vivant, est incontestable dans l'état de santé, elle ne l'est pas moins dans l'état de maladie ; et parmi les observations authentiques qui l'attestent, celles de M. Mauduyt méritent sur-tout d'être citées. C'est ainsi qu'elle a été manifestement avantageuse dans les affections qui sont le résultat de l'altération des forces sensitives du système musculaire, même quand ces affections étoient anciennes et invétérées. Depuis trois ans, un homme âgé de cinquante ans étoit affligé d'hémiplégie. Il se traînoit laborieusement quand il vouloit marcher, et l'usage de ses deux mains lui étoit interdit. Il avoit infructueusement tenté tous les moyens connus pour se guérir; il ne dut son salut qu'à un traitement électrique longuement et méthodiquement administré. Un enfant de sept ans, né à Neufchâteau, fut envoyé à Paris, avec la jambe droite atrophiée. On ajoute même que le bras gauche étoit paralytique. On le soumit à l'opération pendant l'espace de douze mois, au bout duquel temps il put courir avec la plus grande facilité. Une jeune demoiselle de Bruxelles, étoit atteinte d'une atonie générale de toutes les puissances musculaires; accident qui lui permettoit à peine de courir à pied, et de soulever, avec ses bras, le moindre poids. L'exercice de la voix étoit très-gêné. On assure qu'au bout de sept mois l'usage de ses extrémités inférieures lui fut complètement rendu. Elle mettoit seule ses vêtemens; elle écrivoit et vaquoit à beaucoup d'autres occupations. La maladie dont il s'agit existoit néanmoins depuis fort long-temps. De semblables guérisons arrivent toutefois rarement, et MM. Wilkinson et Cavallo font très-bien remarquer que quand la paralysie n'est pas nouvellement survenue, les succès de l'électricité sont fort équivoques.

On a eu recours à l'électricité dans d'autres maladies qui atteignent les propriétés vitales des muscles ; et particulièrement dans l'affection convulsive connue sous le nom de *danse de Saint-Whytt*. Le grand praticien Fotergbill a raconté le fait suivant : il y avoit, à l'hôpital de Northampton, une fille âgée de dix ans, qui ne marchoit que lorsqu'elle étoit aidée et soutenue par deux personnes. Elle étoit en proie à des mouvemens convulsifs, accompagnés d'une altération notable dans les fonctions intellectuelles. La malade étoit sans voix : tous les anti-spasmodiques avoient été proposés et essayés. On lui fit subir un traitement électrique par la méthode des étincelles, dont il sera question ci-après. On lui communiqua aussi des commotions au travers des bras et du thorax, etc. Dix-huit jours après, les forces de la malade s'étoient accrues. Elle commençoit à exécuter seule les mouvemens de progression. On pourroit citer quelques autres faits relatifs aux maladies nerveuses.

Le traitement électrique a été salutaire aux scrophules, s'il faut en croire Cavallo, Sauvages, Jallabert, etc. Mauduyt fait mention d'une petite fille de six ans, qui portoit, depuis trois mois, des tumeurs manifestement écrouelleuses. La parotide gauche, prodigieusement grossie, avoit fini par s'ouvrir et s'ulcérer, et offroit des bords renversés et calleux. Tous ces accidens se dissipèrent par l'électricité. Un soldat avoit les glandes du col très-engorgées, et, depuis dix-huit mois environ, il avoit été successivement transféré dans plusieurs hôpitaux, sans qu'on eût même pu adoucir son mal ; il fut électrisé par

M. Mauduyt, et les tumeurs ne tardèrent pas à disparoître. Il est vrai que, six semaines s'étant écoulées, la même affection se manifesta derechef; mais la même opération répétée le rétablit entièrement; et, une année après, ce soldat, vu par M. Mauduyt, n'avoit point essuyé de rechute.

Aucun moyen de Thérapeutique n'offre peut-être des ressources plus assurées contre l'aménorrhée, que l'administration du fluide électrique, et l'on peut consulter, à ce sujet, les ouvrages de MM. Birch et Wilkinson. M. Mauduyt rapporte l'observation d'une dame qui, après avoir nourri un de ses enfans, le sevra sans prendre les précautions convenables. Elle éprouva des épanchemens laiteux, ainsi qu'une suppression de menstrues qui dura plus de sept mois, et qui fut accompagnée de beaucoup de symptômes fâcheux. L'un de ses genoux étoit tuméfié, et elle y éprouvoit une vive douleur. On électrisa exactement durant trente jours par la méthode du bain et par celle des étincelles, précisément à l'époque où le flux périodique auroit dû se rétablir. Au bout d'un mois, ce flux reparut aussi abondant et aussi régulier qu'il l'étoit dans l'état ordinaire de la santé de la dame. Pendant qu'on la traitoit, elle avoit éprouvé des sueurs, et son ventre étoit plus libre que de coutume. On observa aussi un sédiment considérable dans les urines pendant quelques jours. Une autre femme, dont parle M. Mauduyt, éprouvoit une affection entièrement analogue à la précédente. Ses genoux étoient gonflés, roides et douloureux. Elle se soutenoit et marchoit avec beaucoup de peine. Depuis neuf mois, les règles ne s'étoient point manifestées. Cette femme fut électrisée par le procédé des pointes. On dirigea d'abord le traitement sur les genoux. Six séances électriques suffirent pour dissiper leur tuméfaction, et leur rendre la souplesse convenable. Une fluxion, produite par une dent cariée, ayant fait interrompre le traitement, on le reprit après huit jours, et le flux menstruel reparut le mois suivant, au bout duquel la femme devint grosse. Ces deux faits ne sont pas les seuls que M. Mauduyt auroit pu recueillir et publier; et les ouvrages de beaucoup d'auteurs abondent en exemples de ce genre. J'ai vu une jeune servante épileptique par cause de suppression menstruelle, qu'un physicien avoit guérie par ce procédé.

L'électricité paroît avoir des effets très-marqués dans les maladies des voies urinaires. M. Coquart publia, il y a quelques années, deux observations qui méritent d'être rappelées. Un homme âgé de quarante ans, d'un tempérament nerveux, étoit affecté, depuis quinze jours, d'un flux gonorrhéique, dont le caractère inflammatoire avoit été dissipé par les bains, l'usage de l'eau de poulet, du petit-lait nitré, etc. Ce flux avoit considérablement diminué; l'érection seule occasionnoit quelques légères douleurs. Une nuit, il fut éveillé par le bruit de la foudre, qui avoit éclaté tout près de sa maison. Soudain, douleurs au périnée, agitations continuelles pendant tout le restant de la nuit. Le lendemain, suppression des urines, pissement de sang. Pour appaiser ces symptômes, on administra successivement plusieurs bains tièdes. On mit le malade à une diète sévère. L'hématurie cessa ; le cours des urines se rétablit, et la nuit suivante fut assez paisible. Peu de temps après, le flux gonorrhéique reparut, pour s'éteindre entièrement un mois après. On se demande, en lisant cette observation, s'il ne faudroit pas attribuer la suppression de ce flux à l'électricité du tonnerre qui avoit éclaté près de la maison du malade? Coquart rapporte l'exemple qui suit, et qui est bien plus concluant. Il s'agit d'un Anglais sujet, depuis deux années, à un écoulement des plus opiniâtres. Il avoit eu recours inutilement à tous les remèdes connus. Un célèbre médecin de Louvain lui proposa de l'électriser. Pour cet effet, il lui fit passer, dans le conduit de l'urètre, une petite baguette de fer, de laquelle on tira une étincelle. Dès ce moment, le malade fut atteint d'une douleur vive, et sa gonorrhée disparut entièrement.

On a fait usage de l'électricité dans le traitement du rhumatisme, de la goutte et de la sciatique. Un ouvrier en métal éprouvoit une douleur rhumatismale dans l'un de ses bras, qui l'empêchoit de dormir depuis plusieurs jours, et lui interdisoit tout travail. Il fut guéri de cette douleur après qu'on l'eut traité, en quinze séances, par la méthode des étincelles. Dix-huit mois environ après son rétablissement, il fut repris de la même affection. On l'électrisa à travers les flanelles qui recouvroient la partie douloureuse ; et le soulagement fut aussi prompt qu'il l'avoit été dès la première invasion. Les exemples que l'on cite, de la guérison de la goutte par l'électricité, sont-ils constatés ? Cavallo et Zetzel les certifient. Il est néanmoins à considérer, d'après l'observation de ce dernier, que l'irritation arthritique peut refluer vers les organes intérieurs, et causer des symptômes alarmans. Pour ce qui est de la sciatique, M. Mauduyt a obtenu des succès dignes d'une attention très-particulière. Un homme étoit affecté de la sensation habituelle d'un grand froid dans les extrémités inférieures ; la progression étoit difficile et douloureuse ; il sua considérablement lorsqu'il fut soumis au traitement électrique ; mais bientôt après, il éprouva du soulagement et put marcher. C'est ici le cas de rappeler l'histoire d'un homme qui, ayant lu le mémoire de M. Mauduyt, voulut essayer de l'électricité pour se guérir d'une sciatique nerveuse, dont il étoit atteint depuis quatorze ans. Les symptômes n'en devinrent que plus intenses, et il fut obligé de discontinuer le traitement.

On n'a pas craint de diriger l'électricité vers un organe aussi important que la tête. M. Mauduyt la préconise pour le traitement de la surdité. Il cite l'exemple de la femme d'un facteur d'orgues, fort incommodée d'un épanchement laiteux, et qui n'entendoit rien d'une oreille. Les glandes du sein étoient douloureuses et atteintes d'engorgement. Cette femme subit un traitement qui dura six mois, et tous les accidens se dissipèrent. Le même auteur fait mention d'un mathématicien devenu sourd à la suite d'une fièvre aiguë, et qui fut guéri par l'électricité, après un traitement de six semaines. Cavallo et Wilkinson ont proposé le même moyen contre l'ophtalmie chronique. Hay, Floyer, et beaucoup d'autres auteurs non moins dignes de foi, attestent qu'il a été efficace contre la goutte-sereine. Il a pu remédier, dans un cas, aux accidens de la fistule lacrymale, si l'on en croit l'assertion de M. Lovett.

Enfin, les médecins anglais ont été jusqu'à vouloir mettre à profit les divers procédés électriques pour la curation des fièvres intermittentes; Cavallo faisoit tirer des étincelles à travers les habits, pendant ou avant les paroxysmes. M. Mauduyt rapporte, d'après M. Wilkinson, trois observations contenues dans une dissertation de Syms; observations qui constatent que trois fièvres tierces ont cédé à l'électricité. Il parle d'abord de deux enfans en bas âge, auxquels on communiqua la commotion, quelques minutes avant que le frisson ne se déclarât. La fièvre n'eut plus de retour, quand l'opération eut été faite deux fois. Chez l'un d'eux, il y eut une rechute deux mois après; et dès-lors, l'électricité, administrée pour la seconde fois, fut sans succès. Enfin, M. Mauduyt cite l'exemple d'un homme âgé de soixante ans, également guéri par l'électricité. Ce moyen, du reste, a été trop rarement employé, pour qu'on puisse rien affirmer de positif à cet égard.

Après l'exposition des faits qui constatent l'efficacité médicinale de l'électricité, il nous reste à exposer les divers moyens auxquels il convient de recourir pour assurer le succès de son administration. Ces moyens ont successivement varié, à mesure qu'on a acquis des notions plus exactes sur la nature du fluide électrique, et sur ses rapports avec l'économie vivante. Le premier est celui du *bain électrique*. Il consiste à situer le malade sur un isoloir, et à le mettre en communication avec le conducteur de la machine, au moyen d'une tige de métal, dont les deux extrémités se terminent en boule. Par ce mécanisme, l'individu se trouve plongé dans une atmosphère où il reçoit et pompe ce fluide de toutes parts. Le malade a donc dans le moment plus d'électricité qu'il n'en avoit auparavant : mais cette surabondance est bientôt restituée au réservoir commun, par la tendance naturelle de la matière électrique à l'équilibre ; par conséquent, l'effet ne sauroit être durable. Aussi le traitement par le bain électrique est-il regardé comme le traitement le plus doux, et ne s'en sert-on que pour les personnes dont la susceptibilité nerveuse est très-exaltée, et qui offrent l'aspect d'une constitution très-foible et très-délicate.

Le deuxième moyen est celui des *étincelles*. On dispose les malades comme pour l'opération précédente, c'est-à-dire, qu'ils sont isolés et environnés d'une atmosphère électrisée. Mais on a recours à l'instrument de cuivre communément nommé *excitateur*, dont l'extrémité finit en boule, et dont le manche de verre est muni d'une chaîne de fil de laiton d'une certaine étendue, destinée à rendre le fluide électrique au réservoir commun ; c'est par la boule de cet instrument que l'on tire des étincelles sur la partie affectée. Cette opération est trop connue au moment où j'écris, pour qu'il soit nécessaire de l'exposer avec plus d'étendue ; elle accumule, pour ainsi dire, la matière électrique vers l'organe sur lequel on opère. Personne n'ignore que l'on peut graduer, en quelque sorte, l'intensité des étincelles, selon que l'on manipule avec plus ou moins de rapidité. Les malades éprouvent d'ordinaire une sorte d'ébranlement dans tout le systême de leur économie ; quelquefois, c'est une sensation légère de piqûre et de chaleur, etc. Cette méthode des étincelles est une de celles que l'on emploie encore le plus communément ; c'étoit la méthode de Sauvages, l'un des médecins qui ont le plus insisté sur l'utilité des moyens électriques. M. Mauduyt propose de graduer ce traitement, c'est-à-dire, de ne tirer le premier jour des étincelles que pendant quelques minutes, et d'aller ensuite en augmentant de jour en jour, et toujours d'une manière proportionnée à la nature du mal et au tempérament des malades.

Enfin, il est un troisième moyen par lequel on communique l'électricité avec plus de force et d'intensité ; c'est le moyen de la *commotion*. Cette opération, dont la découverte est attribuée à Musschembroeck, est ainsi désignée à cause de la secousse générale qu'elle donne à tout le corps vivant. Je le répète ; je dois supposer que l'appareil de la bouteille de Leyde est connu, et qu'on a une idée exacte de la manière dont le fluide électrique est accumulé et retenu dans l'intérieur de ce vaisseau, qui est garni dans son fond, et jusqu'à un tiers environ de la hauteur de ses parois, d'une lamine d'étain, intérieurement et extérieurement ; on communique une commotion plus ou moins vive au malade, selon que le vaisseau a plus ou moins de capacité, et qu'il est plus ou moins chargé de fluide par le conducteur de la machine électrique. Les bouteilles de Leyde dont on use pour le besoin de la médecine-pratique, sont communément petites, parce qu'il seroit dangereux d'imprimer de trop fortes commotions à ceux qui réclament les secours de l'électricité. Les physiciens connoissent les divers procédés qu'il faut suivre pour mesurer la force des commotions; et l'exposition de ces procédés se trouve avec détail dans leurs ouvrages. M. Mauduyt fait une remarque utile qu'il faut rappeler aux jeunes praticiens; c'est que la bouteille de Leyde, mise en communication, par son crochet, avec le conducteur de la machine électrique, ne peut se charger d'une égale quantité de fluide tous les jours, et cette quantité est constamment proportionnée au degré d'humidité ou de siccité de l'atmosphère. C'est Dehaën qui, dans l'hôpital de Vienne, a sur-tout employé le moyen des commotions; mais l'enthousiasme qu'il a mis à proclamer les guérisons opérées par ce moyen, a inspiré de la défiance. Dans l'exercice de notre art, on est si accoutumé aux louanges outrées que l'on prodigue à tel ou à tel procédé curatif, qu'on est depuis long-temps à l'abri de la séduction.

Il y a, du reste, de nombreuses méthodes pour appliquer, avec plus ou moins d'efficacité, les trois principaux moyens dont nous venons de faire mention; mais pour faire connoître ces méthodes, il faudroit parler autant aux yeux qu'à l'esprit, et le secours des planches seroit nécessaire. Or, tous les instrumens qui servent à leur exécution sont déjà figurés dans les livres de physique, auxquels je dois renvoyer mes lecteurs. Qu'il nous suffise de dire que M. Cavallo (*Medical electricity*) s'est savamment occupé de cette matière, et qu'on doit à son invention les appareils les plus ingénieux, pour fixer et mesurer avec certitude la force des commotions, pour en déterminer et régler le trajet, pour rendre leur degré d'énergie plus ou moins permanent, etc.

Celle des méthodes qu'il importe le plus de connoître est celle dont on fait usage dans l'aménorrhée, et ses succès sont constatés par des expériences irrécusables. Nous la ferons connoître d'après M. Mauduyt, quoiqu'elle appartienne à M. Cavallo, parce que le premier de ces physiciens l'a décrite avec une étendue plus propre à faire approprier ses avantages. « Lorsque, dit M. Mauduyt, on emploie » la méthode dont il s'agit pour le traitement des » règles supprimées, la malade doit être isolée et » assise; une chaîne ou un fil de laiton, attaché au » crochet du conducteur de la machine, et en con» tact des vêtemens à la partie qui répond à la por» tion moyenne du sacrum, communique l'électri» cité; en devant, au-dessus des vêtemens, dans la » direction de la matrice, à un pouce et demi ou » deux de distance, on tient ou l'on place une pointe » de métal non isolée. Le fluide, déterminé dans » son cours par la pointe qui l'attire, circule du sa» crum à travers les parties qui sont le siége du mal,

» à la pointe qui le soutire, et le rend au réservoir » commun. Après quatre à cinq minutes d'électri» sation dans cette première position, on change » celle des instrumens. On met la chaîne ou le fil » de laiton qui est attaché au conducteur, en con» tact, par son autre extrémité, avec les vêtemens » de la personne qu'on électrise, en le fixant en » dehors, au haut et au bord de l'os des iles, vers le » milieu du bord ou crête de cet os; on dirige la » pointe non isolée de manière qu'elle réponde au » bas de l'os des iles, en dedans, du côté opposé, » et qu'elle soit à un pouce ou un pouce et demi » des vêtemens. Elle attire, comme dans la position » précédente, le fluide qui circule par une ligne en » diagonale, et en traversant obliquement les parties » affectées, de la surface externe de l'un des os des » iles à la surface interne et inférieure de l'os du » même nom, du côté opposé. Après cinq minutes » d'électrisation, on change encore la position de » l'appareil, c'est-à-dire, que si ce fluide a été amené » du côté droit, et attiré par la pointe du côté gau» che, on dispose les choses de manière que le cours » du fluide soit inverse, et l'on électrise comme dans » les deux positions précédentes, pendant cinq mi» nutes, etc. ». On assure que cette méthode a été souvent mise en pratique à Londres. M. Mauduyt remarque qu'elle a été sur-tout fort avantageuse entre les mains de M. Partington, et qu'il en a fait lui-même l'application avec un véritable succès. Il faut lire le mémoire instructif qu'il a publié sur les différentes manières d'administrer l'électricité, etc. (*Mémoires de la société royale de médecine.*)

Au surplus, les différentes méthodes d'administrer l'électricité sont trop familières aux physiciens, pour nécessiter une longue description. Ce qu'il importe sur-tout de connoître pour les vrais médecins cliniques, ce sont les données relatives aux âges, aux sexes, aux tempéramens, aux idyosyncrasies, à la nature des affections, etc. Ces données ne sont pas aussi connues qu'on le pense, puisque les ouvrages publiés sur l'électricité médicale n'en offrent presque aucune trace. En attendant qu'on se livre avec plus de succès à cette étude, terminons cet article par quelques idées générales qu'il faut regarder comme le résumé de tout ce que l'on sait aujourd'hui de plus exact sur les applications médicinales de l'électricité.

En général, les affections qui cèdent le plus aisément, sont celles qui tiennent à une altération de la sensibilité et de la contractilité des muscles ou des viscères : de ce nombre sont la paralysie et l'aménorrhée ; de ce nombre aussi sont le scorbut, les scrophules, les douleurs rhumatismales, certaines fièvres intermittentes, etc. Les affections qui résistent à ce moyen, ou qui même sont aggravées par son application, sont celles qui sont le résultat d'une exaltation vicieuse de la sensibilité et de la contractilité; telles sont quelques maladies convulsives, où l'électricité a été véritablement nuisible, certaines affections goutteuses qui se manifestent avec un caractère très-aigu, etc. En second lieu, l'électricité est d'autant plus salutaire, qu'elle a été plus promptement administrée après l'invasion de la maladie, et l'espoir du succès est d'autant mieux fondé que les sujets sont moins avancés en âge; les paralysies sont particulièrement curables, quand elles n'ont point porté leur atteinte jusque dans les fonctions cérébrales, quand les idées sont libres et se succèdent avec facilité, quand l'exercice de la voix est maintenu; en un mot, quand cette affection se borne spécialement à l'extérieur du système dermoïde: dans les cas contraires, la cure est rarement opérée. En troisième lieu, les traitemens électriques mal employés peuvent, dans certaines circonstances, transporter des irritations morbifiques sur des organes intérieurs, etc. Enfin, la plupart des observations qui constatent l'efficacité médicinale du fluide électrique sont douteuses, parce que la Nosographie n'a pas rigoureusement déterminé les cas particuliers où son application a réussi.

ARTICLE TROISIÈME.

Du Galvanisme.

Le galvanisme est une des plus précieuses découvertes du siècle qui vient de s'écouler. Cet étonnant phénomène fut révélé, en quelque sorte, par le hasard, à l'immortel professeur de Bologne, et en a retenu le nom (1). Depuis cette mémorable époque, il est devenu un sujet de continuelles méditations pour les physiciens et les physiologistes les plus éclairés de l'Europe; et comme il est dans la destinée des plus belles vérités de la science, d'être profanées

(1) J'ai déjà rapporté dans l'Eloge historique de Galvani, que j'ai publié (Voyez le *Recueil de mes Eloges historiques*), l'accident particulier auquel on doit le premier fait de cette découverte. Le professeur de Bologne faisoit un soir des expériences dans son laboratoire, avec plusieurs physiciens de ses amis, et notamment avec le docteur Camille Galvani, son neveu, qu'il chérissoit tendrement. Des grenouilles écorchées, et destinées à la confection d'un bouillon, se trouvoient par hasard sur une table où on avoit placé une machine électrique. Elles étoient séparées du conducteur par un assez grand espace. Un des aides expérimentateurs ayant approché, comme par hasard, la pointe d'un scalpel des nerfs cruraux internes de l'une de ces grenouilles, les muscles des jambes entrèrent en convulsion. On ajoute que l'épouse de Galvani, femme douée de beaucoup d'esprit, étant présente, s'aperçut que ce phénomène concouroit avec le dégagement de l'étincelle électrique. Elle en avertit aussitôt son mari, qui répéta et vérifia l'expérience.

par la multitude, il a passé même entre les mains des ignorans et des subalternes, pour lesquels il a été un motif de spéculation, d'intrigue ou d'intérêt. Qui pourroit néanmoins ignorer aujourd'hui les savantes recherches de Volta, Aldini, Valli, Fabroni, Vassalli, Pfaff, Crévé, Humboldt, Fowler, Nicholson, Carlisle, Woolaston, Davy, Ritter, Hallé, Monge, Fourcroy, Thénard, Gay-Lussac, et de tant d'autres célèbres expérimentateurs! Nous ne chercherons point à faire connoître leurs différens travaux. Les faits qui ont rapport aux applications médicinales du galvanisme, doivent seuls nous intéresser dans des Élémens de Thérapeutique.

Une question intéressante a d'abord occupé tous les esprits; c'est l'analogie frappante du galvanisme avec l'électricité. Plusieurs traits de similitude prouvent, en effet, la correspondance de ces deux grands phénomènes de la nature. Le fluide galvanique manifeste sa présence par des attractions, et par la production des étincelles. Il se propage à travers de grands espaces, avec une rapidité pour ainsi dire instantanée. L'intensité de son courant croît en raison directe de la surface des conducteurs, par la voie desquels il est transmis; il détermine la fonte des substances métalliques, et hâte la décomposition des substances animales, etc. Or, ces divers attributs appartiennent manifestement au fluide électrique. On porte une semblable conclusion, si l'on rapproche les effets de la pile de Volta de ceux de la bouteille de Leyde. Quand l'un et l'autre de ces appareils ont été complètement déchargés, ils ne dégagent plus d'étincelles. Un repos de quelques instans semble néanmoins leur restituer cette propriété, et l'on peut ainsi déterminer une décharge nouvelle. Enfin, le galvanisme et l'électricité se montrent encore identiques dans leur mode d'action chimique, puisqu'ils opèrent également la décomposition de l'eau, etc.

L'examen approfondi de tous ces rapports a donné lieu à des débats scientifiques qui ont attiré l'attention générale. Quelques physiciens ont rattaché les lois du galvanisme à celles que suit l'électricité ordinaire; et à ce sujet, on se rappelle aisément les opinions de Volta, de Pfaff, de Créve, de Van-Marum, etc. D'autres, au contraire, ont vu dans l'action galvanique un phénomène essentiellement propre au corps animal, entièrement subordonné à l'influence des forces vitales, et ne se manifestant que par l'intermède des fibres irritables et sensibles. Il faut lire, dans les ouvrages même de Galvani, les preuves qui servent à étayer cette assertion. Les dissertations qu'il a publiées sont un monument impérissable de son génie et de sa sagacité. Valli, Fowler, Humboldt, etc. ont énoncé des théories plus ou moins modifiées d'après un point de vue absolument analogue.

Toutefois, au milieu de tant de discussions, la question dont il s'agit n'est point encore résolue. Car si, d'une part, beaucoup de propriétés rapprochent le galvanisme de l'électricité, il en est beaucoup d'autres qui semblent l'en séparer. M. Aldini a parfaitement recueilli ces différences; et l'on ne sauroit contester à ce physicien d'être celui qui a mis le plus de zèle à la recherche des faits qui peuvent éclairer la nature et les propriétés générales du galvanisme. Car, ainsi que le remarque ce savant estimable, certains corps sont d'excellens conducteurs du galvanisme, et souvent ils sont mauvais conducteurs de l'électricité commune. Comment expliquer d'ailleurs, par les lois de l'électricité, la production de l'éclair que fait manifester la pile galvanique, lorsqu'on en touche la base avec une main mouillée, et que, dans le même temps, on rapproche de son sommet une partie quelconque de son visage, après que cette partie a été préalablement humectée ? On éprouve une forte commotion sans éclair, si, dans cette même expérience, on remplace la pile de Volta par l'appareil de la bouteille de Leyde. La moindre action du fluide galvanique réduit les métaux à l'état d'oxidation, et opère assez soudainement la décomposition de l'eau ; mais les étincelles de la machine électrique, quand toutefois elles ne sont pas foudroyantes, ne déterminent point un pareil effet, ou du moins le produisent à un foible degré. M. le professeur Aldini observe en outre que le mouvement est la première cause des phénomènes de l'électricité, et qu'il est, au contraire, l'effet des phénomènes du galvanisme ; que, pour développer l'influence des premiers, on n'a besoin que d'une seule substance conductrice, et que deux sont nécessaires au développement des derniers, etc. On pourroit alléguer beaucoup d'autres traits d'opposition qui prouveroient que les lumières acquises jusqu'à ce jour, ne permettent point d'établir encore une analogie parfaite entre le galvanisme et l'électricité. Il semble donc qu'il faille en revenir à cette première assertion du célèbre Galvani, « que l'électricité animale » n'est pas absolument une électricité analogue à » celle qu'on rencontre dans tous les corps de la » nature ; mais une électricité modifiée et combinée » avec les principes de la vie, par lesquels elle » acquiert des caractères qui ne conviennent qu'à elle-» même ». Un fait qui est très-propre à la démontrer, c'est l'expérience journellement répétée dans nos amphithéâtres, au moyen de laquelle on provoque aisément les contractions musculaires dans les parties vivantes, sans le concours des métaux, et par l'unique rapprochement des nerfs et des muscles. Le professeur Aldini fait, du reste, une remarque aussi vraie qu'ingénieuse, qui vient encore l'appuyer. Il puise même dans le règne minéral un exemple irrécusable des modifications merveilleuses que la nature peut faire subir à l'électricité de certains corps. « Car, dit-il, si un corps inorganique, tel que la » tourmaline, a son électricité modifiée, de manière » qu'elle présente deux poles électrisés différem-» ment, pourquoi des corps organisés, tels que les » animaux, ne pourroient-ils pas former un systême » composé d'une double puissance électrique, résul-» tante des forces organiques dont sont principale-» ment doués les nerfs et les muscles dans la ma-» chine animale » ? Au surplus nous pensons qu'avant de transiger sur des points de doctrine qui sont d'une aussi grande importance pour l'avancement de la Physiologie, il convient d'attendre le fruit des efforts nouveaux de tant de savans qui consacrent de toutes parts leurs veilles à l'étude d'un des plus intéressans problêmes de la physique médicale.

Ce qui intéresse particulièrement le praticien thérapeutiste dans la considération des phénomènes galvaniques, c'est leur action sur le systême humain, et l'application qu'il peut en faire au traitement des maladies. L'action de ces phénomènes sur les facultés vitales est assez démontrée par les expériences. Les armatures métalliques de Galvani l'avoient déjà mise en évidence, et Bichat ainsi que Richerand la constatoient habituellement dans leurs leçons. Quels résultats n'a-t-on point obtenus de la pile de Volta ! M. Aldini sur-tout s'est montré infatigable, dans cette nouvelle carrière de recherches. J'ai souvent été le témoin des expériences qu'il a tentées sur des animaux à sang chaud, tels que les chiens, les veaux, les bœufs, les moutons, les agneaux, et même sur les volatiles. Je l'ai vu, par exemple, soumettre à l'action d'une pile très-considérable la tête d'un bœuf nouvellement assommé, expérience qu'il a depuis publiée. Il humectoit, avec une dissolution de muriate de soude, et à l'aide d'un siphon, l'une des oreilles de l'animal. Il y introduisoit ensuite l'extrémité d'un fil métallique, faisant arc avec lui et le sommet de la pile ; un autre fil pareillement métallique étoit en communication par ses deux extrémités, d'une part avec les fosses nasales, et de l'autre avec la base de la même pile. Cet appareil étoit à peine appliqué, que les paupières de l'animal s'ouvroient, à la grande surprise des assistans, que les oreilles se contractoient, que les naseaux se tuméfioient, que la langue s'agitoit dans l'intérieur du palais, en sorte que la tête du bœuf offroit véritablement l'aspect de la fureur. Le physicien Aldini m'a deux fois démontré le même phénomène sur les chiens. Lorsqu'on fait passer le courant d'une forte pile à travers la tête d'un de ces animaux, des convulsions horribles sont soudainement provoquées. « La gueule s'ouvre, » disent énergiquement les rapporteurs de l'Institut » de France, les dents s'entrechoquent, les yeux rou- » lent dans leur orbite, et si la raison n'arrêtoit l'ima- » gination frappée, l'on croiroit presque que l'animal » est rendu aux souffrances et à la vie ». Rien ne seroit plus curieux à raconter que les contractions extraordinaires qu'éprouvoient les poulets vivans, lorsqu'on les traitoit par des procédés analogues; leurs ailes et leurs pieds étoient dans un mouvement continuel. Si l'on joint à tous ces faits les convulsions observées dans les muscles du visage des suppliciés, par Aldini, Mondini, Giulio, Rossi, Vassalli, etc. ainsi que les secousses contractiles qu'on est parvenu à susciter dans les cadavres des personnes qui avoient expiré d'une mort naturelle, comme j'ai eu occasion de m'en convaincre, on ne pourra douter que le galvanisme ne soit le stimulant le plus actif pour mettre en jeu les forces vitales.

Tant de physiologistes se sont attachés à constater les diverses influences du galvanisme sur les forces vitales, que les expériences ont été prodigieusement variées. On ne s'est pas borné à apprécier la susceptibilité des muscles ; on a poursuivi cet examen dans les différens viscères et organes de l'économie animale ; MM. Bichat et Moreau méritent des éloges pour les travaux qu'ils ont entrepris sur l'irritation galvanique des ovaires, des trompes et de l'utérus, dans les femelles des quadrupèdes. M. Dupuytren, chef des travaux anatomiques à l'École de médecine de Paris, a procédé à un essai très-intéressant sur la vessie. Il a introduit dans l'intérieur de ce viscère un tube de verre, et l'a ensuite galvanisé, après avoir fait une ligature au canal de l'urètre. L'urine alors jaillissoit dans ce tube à des hauteurs diverses, selon la véhémence des contractions que suscitoit l'appareil. M. le docteur Nysten a publié aussi un travail sur la susceptibilité galvanique du cœur, du conduit intestinal, etc. Enfin, on peut citer une expérience de M. Tourdes, professeur à l'Ecole de médecine de Strasbourg. Ce savant physiologiste ayant isolé de la sérosité du sang une certaine quantité de fibrine, la traita par l'appareil de Volta. Il la vit aussi-tôt subir des oscillations et des trémoussemens semblables à ceux qui se manifestent dans les chairs palpitantes. Ce phénomène ne doit pas surprendre ceux qui savent que l'irritabilité est, pour ainsi dire, un élément primordial des parties musculaires.

Plusieurs médecins et élèves très-instruits ont suivi avec beaucoup de zèle les expériences galvaniques que j'ai entreprises, il y a deux années, à l'hôpital

Saint-Louis. J'ai cherché à apprécier l'influence salutaire de l'appareil de Volta, pour le traitement des pétéchies scorbutiques. Un malheureux mendiant avoit les extrémités inférieures dans un état si déplorable, qu'il ne pouvoit en faire usage. Des plaques d'un rouge violet et bleuâtre couvroient le dessus des deux malléoles externes. Il se plaignoit de ces lassitudes douloureuses où jette un épuisement préparé depuis long-temps par les besoins extrêmes qu'il avoit éprouvés. Il se trouvoit mieux par le régime de cet hôpital, après trois mois de séjour : mais ces taches fâcheuses n'avoient point disparu. Je chargeai un élève pharmacien très-intelligent, de le galvaniser avec exactitude, en augmentant graduellement l'heure des séances; au bout d'un mois, les jambes du malade étoient totalement raffermies, et n'offroient aucune teinte livide. Une jeune fille, âgée d'environ vingt ans, blanchisseuse, vint à l'hôpital Saint-Louis, avec la plupart des symptômes qui caractérisent le scorbut. Les cuisses et les jambes de la malade étoient parsemées de petites taches rouges et circulaires qui résistèrent à l'emploi des anti-scorbutiques, long-temps administrés. Il nous vint dans l'idée d'essayer l'action du galvanisme; déjà le troisième jour, ces taches avoient pris une couleur moins foncée, et nous les vîmes de jour en jour s'effacer et disparoître entièrement. Enfin, je ne dois pas oublier l'histoire d'un enfant de seize ans, qui, à la suite d'une fièvre intermittente très-opiniâtre, puisqu'elle avoit duré neuf mois, tomba dans une sorte de cachexie scorbutique; la couleur de sa peau étoit d'un jaune safrané ; la peau reprit une teinte plus vive, plus naturelle, plus animée, après avoir subi, pendant deux mois, l'action de la pile de Volta.

Le paragraphe qui précède nous conduit naturellement aux applications médicinales du galvanisme, applications qui doivent être l'objet spécial de cet article. Déjà Galvani lui-même avoit tourné ses vues vers cet objet important de Thérapeutique, et ses successeurs n'ont fait que mettre à exécution les idées profondes qu'il avoit lui-même conçues et méditées. Pfaff, Humboldt, Ritter, Rossi, Mojon, Bischoff, Cevade, Mongiardini, Aldini, Vassalli, Grapengiesser, Westring, etc. ont obtenu des résultats qui sont d'un espoir très-flatteur pour les succès de ce nouveau moyen ; les tentatives que j'ai faites moi-même n'ont pas été sans fruit. La première réflexion qui se présente, quand on se livre à de semblables essais, est la préférence que mérite le galvanisme sur l'électricité, dans le traitement des maladies chroniques. Déjà M. Aldini a solidement établi la prééminence de la pile sur la machine électrique ; ses effets ne sont point empêchés, comme dans celle-ci, par l'humidité de l'atmosphère ; sa propriété est plus durable, et elle ne se décharge point aussi promptement que les conducteurs de la bouteille de Leyde. D'ailleurs, le galvanisme a produit sur certaines humeurs des succès qu'on n'obtient point avec le fluide électrique ; l'instrument qui le communique est en outre d'un transport plus commode, etc. Enfin, peut-être le galvanisme s'adaptet-il infiniment mieux, par sa nature et par ses lois, à l'économie animale.

Nous consignons ici quelques faits qui détermineront peut-être les praticiens à faire usage du galvanisme. On verra que c'est particulièrement dans les altérations de la sensibilité que ce moyen a été avantageux. J'emprunterai le fait suivant de M. Crapengiesser : un jeune homme, âgé d'environ dix-huit ans, tomba un jour dans une sorte d'assoupissement, aussi-tôt après son dîner. Il se livra toute la nuit au sommeil ; le lendemain, il se montra presque insensible à la voix de son domestique, qui vint l'éveiller. Il eut néanmoins assez de force pour réclamer les secours de l'art. Le côté gauche de son corps étoit frappé de paralysie ; il y avoit fièvre et rougeur de la face. Dans l'espace de huit jours, le bras devint néanmoins plus libre, l'engourdissement de la hanche diminua un peu. Après l'usage de beaucoup de toniques qu'il seroit superflu de détailler ici, l'état du malade s'améliora ; il n'y eut que la gauche qui resta dans l'impuissance. Son pied étoit immobile, et il étoit obligé de le traîner. M. Grapengiesser eut recours à l'application du galvanisme ; à l'aide d'une pile de cinquante plaques, il dirigea le courant galvanique sur la partie affectée ; les séances étoient d'un quart d'heure, et l'opération étoit faite deux fois par jour. Bientôt, le pied commença à se fortifier ; le malade put le mouvoir et le poser à terre. Enfin, il en recouvra totalement l'usage. Une fille de vingt-six ans, sujette à de fréquentes migraines, fut frappée un jour d'une apoplexie qui la rendit paralytique du côté droit : il y avoit aphonie. Les bains minéraux qu'on employa parurent lui restituer la voix, et rendre au pied son mouvement. Le bras, néanmoins, restoit impotent; le coude étoit vicieusement plié, et les doigts ne pouvoient être étendus. Mais cette roideur disparoissoit progressivement, à mesure qu'on soumettoit la malade à l'action de la pile galvanique. Enfin, sa main s'ouvrit d'elle-même, après un traitement de quelques jours. Un tailleur de l'âge de trente-cinq ans, s'étoit abandonné à un excès de vin. Un jour qu'il venoit de boire de l'eau-de-vie, les muscles releveurs de sa mâchoire furent frappés d'une roideur tétanique dans le côté droit du visage; les deux mains et le pied droit subirent successivement le même accident. Dès-lors, impuissance et flétrissure des membres. Il avoit passé deux années sans pouvoir tenir les petits objets, parce qu'il ne pouvoit les sentir. Le galvanisme fut vainement dirigé sur le bras paralysé; il n'en résulta aucun soulagement. L'hôpital Saint-Louis a présenté beaucoup de cas favorables à l'application du galvanisme, et je n'ai négligé aucune occasion de faire des essais. Un seul fait me paroît digne d'être rappelé : M. le Taillant, ancien religieux, âgé d'environ cinquante-six ans, qui fréquentoit souvent l'église de cet hôpital, pour s'y livrer à des exercices de piété, éprouva un jour une attaque d'hémiplégie, qui fit craindre pour ses jours : on le recueillit dans l'une de mes salles, où je lui administrai tous les remèdes d'usage en pareille circonstance. Déjà le deuxième jour, il avoit recouvré sa connoissance. Quelques évacuations survenues avoient dissipé l'engourdissement cérébral ; mais les extrémités supérieure et inférieure droites restèrent paralysées ; je tentai vainement des frictions de plusieurs genres ; le malade étoit toujours dans le même état ; nous résolûmes dès-lors de mettre en essai le moyen tant préconisé du galvanisme. Pendant trois mois au moins, M. le Taillant fut soumis à une pile semblable à celles dont on use ordinairement à l'École de médecine de Paris. Mes élèves, et mes collègues Delaporte et Richerand, concoururent avec zèle à cette expérience, à laquelle nous procédâmes dans la forme ordinaire. Qu'arriva-t-il? Les contractions musculaires que nous suscitâmes rendirent par degrés le mouvement aux membres, au point que cet ecclésiastique fut en état de se tenir debout, d'exécuter des génuflexions, et de célébrer la cérémonie religieuse de la messe. Il lui resta seulement une certaine débilité de la main dont il n'a pu se guérir avant sa mort, arrivée subitement un an après, par une attaque d'apoplexie. Cet homme avoit essuyé beaucoup de chagrins, et sa santé avoit constamment paru chancelante.

Depuis quelque temps, on ne cesse de proposer le galvanisme pour le traitement des névroses qui affectent l'organe de la vue et celui de l'ouïe. La pile voltaïque a paru d'autant plus convenable pour les maladies des yeux, qu'on n'ignore pas que son action sur une des parties quelconques du visage est suivie de la production d'un éclair très-brillant, alors même que les paupières sont fermées. M. Aldini s'est occupé de ces essais avec un grand zèle. Ayant expérimenté sur cinq aveugles, dans une chambre fort obscure, et ayant dirigé le courant galvanique vers les lèvres et la pointe de leur nez, il dit être parvenu trois fois à leur communiquer la sensation d'une vraie lumière. Il a donné des soins à une femme affectée de goutte-sereine ; un œil étoit entièrement paralysé, et l'autre étoit très-affoibli. Il dit qu'après avoir réitéré diversement, et un grand nombre de fois, l'opération, celui des yeux qui étoit totalement privé de ses fonctions percevoit l'éclair, tandis que l'autre se fortifioit. Il arriva enfin à lui faire distinguer les lettres d'un livre ouvert à une distance requise. Mais M. Aldini avoue avec candeur que ce succès ne fut pas durable ; d'ailleurs, il s'aperçut que les avantages obtenus ne tardoient pas à se perdre dans l'intervalle des expériences. M. Grapengiesser rapporte plusieurs exemples d'amauroses traitées par le galvanisme. Il cite, entre autres observations, celle d'une goutte-sereine de l'œil droit, survenue chez un négociant de Berlin, âgé de quarante ans, dans la convalescence d'une fièvre aiguë. Le même individu avoit eu, même dès son enfance, une cataracte partielle, occasionnée par la petite-vérole confluente. Cette première infirmité jointe à la seconde, l'empêchoit de sortir de sa maison, pour vaquer à ses affaires. On avoit eu recours à différens toniques; on avoit employé un large vésicatoire. M. Grapengiesser proposa au malade l'essai de l'opération du galvanisme. Il introduisoit, comme cet auteur le rapporte lui-même, le directeur du pole argent alternativement dans la bouche et dans le nez ; dans le même temps, il touchoit avec le directeur du pole zinc le dessus du nerf frontal, dont il avoit ôté l'épiderme avec une petite mouche cantharide. On dit que le succès eut tant de rapidité que le malade lisoit la gazette dix-huit jours après. Mais comme cet homme s'abandonnoit à des excès de débauche, il éprouva une rechute au bout de quatre semaines. Il revint au galvanisme, dont il éprouva, pour la seconde fois, des effets salutaires; effets qui eussent été permanens s'il avoit continué de se soumettre aux expériences avec la soumission et l'exactitude nécessaires. M. Grapengiesser cite d'autres exemples dont la narration seroit trop longue pour cet article.

Le même auteur se loue beaucoup des avantages du galvanisme dans le traitement des surdités. Un enfant de douze ans n'entendoit rien depuis son bas âge. Cette infirmité l'avoit empêché d'apprendre à parler. Il ne connoissoit que quelques mots qu'on lui avoit appris dans l'institution des sourds et muets où il avoit été élevé. Une sorte d'amélioration que la petite-vérole apporta dans l'exercice de l'ouïe, parut indiquer que cette affection tenoit plus à une altération des nerfs auditifs qu'à un vice organique de l'oreille. D'ailleurs, un bruit très-fort attiroit son attention. Il avoit la perception des sifflemens et des cris; il n'y avoit que les sons foibles dont il ne pouvoit être averti. M. Grapengiesser se chargea de son traitement, et commença à diriger le courant galvanique dans les deux oreilles de l'enfant. L'opération fut continuée malgré ses cris et sa résistance. Après la quatrième séance, il distingua aisément le bruit des voitures qui passoient près de lui, ce qui n'étoit point encore arrivé. Il se retournoit au seul bruit que faisoient les gonds d'une porte qu'on ouvroit. On poursuivit le traitement avec ardeur. Après huit séances, on s'aperçut qu'il étoit sensible au bruit d'un jeu de cartes que l'on ployoit avec violence. En un mot, son état alla toujours de mieux en mieux, et il acquit complètement la faculté d'entendre. Parmi beaucoup d'autres observations, je citerai celle d'une fille âgée de dix-neuf ans, scrophuleuse, qui avoit contracté une dureté de l'ouïe, par l'effet d'une petite-vérole confluente. Cette infirmité paroissoit s'accroître ou diminuer selon les variations de l'atmosphère, et elle étoit inquiétée par un bourdonnement continuel. On la soumit dès-lors tous les jours au courant d'une batterie galvanique; et dans l'espace de deux mois, cette jeune fille se trouva totalement rétablie; il ne lui resta plus désormais que le bourdonnement dont j'ai parlé, qui se faisoit particulièrement sentir pendant le temps de la menstruation.

L'application du galvanisme a obtenu dans l'aménorrhée des succès aussi remarquables que celle de l'électricité. M. Benoît Mojon a fait à Gênes une expérience intéressante, dont le sujet étoit une jeune fille qui n'avoit point encore été réglée, et qui éprouvoit les symptômes les plus orageux de la puberté. Aucun remède n'avoit encore pu établir le flux menstruel. Ce savant eut recours aux conducteurs galvaniques qu'il appliqua diversement à l'organe utérin. Il disposa l'appareil de manière que la vessie ne pût recevoir les influences du galvanisme, parce qu'il craignoit que la vive action de ce fluide ne précipitât quelques-uns des sels qui sont les principes constitutifs de l'urine ; il faisoit même vider cet organe toutes les fois qu'il commençoit l'opération. Les menstrues coulèrent le huitième jour. On ajoute que la jeune fille n'en ressentit aucune incommodité, et que, plusieurs mois après son traitement, sa santé étoit dans le meilleur état. Les expériences ont été réitérées depuis cette époque, et le succès s'est toujours soutenu.

C'est M. de Humboldt qui a proposé le premier l'application du galvanisme contre les douleurs rhumatismales, et beaucoup de praticiens ont confirmé ses expériences; ils l'ont considéré comme particulièrement propre à favoriser l'issue des humeurs, et ils en font souvent usage dans toutes les douleurs sciatiques que Cotugno traite par les topiques vésicans. Au surplus, si ce moyen réussit dans ces affections, lorsqu'elles sont récemment formées, il paroît être nul si elles sont anciennes. Une pauvre femme, qui avoit longtemps séjourné à la Salpêtrière et à l'hôpital Saint-Louis, avoit fini par se retirer dans son domicile, n'ayant pu trouver aucun soulagement à ses maux. Pendant presque toute la durée des temps humides, il lui étoit presque impossible de faire usage de ses extrémités inférieures. Un jour que les symptômes avoient empiré, je lui proposai le galvanisme. De concert avec plusieurs élèves de l'Ecole de médecine, qui suivoient alors mon cours de Thérapeutique, je la soumis à l'action d'une pile ordinaire, et nous continuâmes les séances pendant la durée de trois semaines. La malade n'eut pas un instant de mieux, ce qui nous fit abandonner notre projet. D'autres praticiens prétendent avoir été plus heureux; il me semble qu'on n'a point procédé encore par un assez grand nombre d'essais, pour qu'on puisse porter une conclusion définitive.

M. Aldini a fait une application très-intéressante du galvanisme dans l'aliénation mentale. Il rapporte une observation que nous croyons devoir faire connoître : c'est celle de Louis Lanzarini, âgé de vingt-sept ans, rêveur, taciturne, n'aimant que les lieux écartés et solitaires, ayant le regard sombre et presque hébêté. M. Aldini essaya sur ce malade l'action d'une pile composée de quatre-vingts plaques d'argent et de zinc. Il lui mouilla d'abord les mains avec une dissolution de muriate de soude, et l'on fit l'arc à différentes hauteurs de l'appareil de Volta, pour familiariser le malade avec l'opération. Cette première tentative fut sans aucun fruit. Alors, M. Aldini eut recours à un autre procédé. Il plaça les mains du malade à la base de la pile, et il compléta l'arc total, à l'aide d'un second arc établi depuis le sommet de l'appareil jusqu'à une partie quelconque du visage, qu'on avoit auparavant humectée avec de l'eau salée. Lanzarini éprouva à peine le premier effet galvanique, qu'il fut comme arraché de son état de stupeur et de rêverie. On renouvela l'expérience plusieurs fois de suite, et toujours sans inconvénient. On augmentoit la force du courant galvanique, et à

chaque séance les progrès de la cure paroissoient se manifester. « Sa physionomie, dit M. Aldini, s'ani-
» moit à la vue de l'appareil et pendant son action.
» Ce n'étoit point cet homme foible et abattu : une
» gaîté douce se répandoit sur tout son visage ; il
» laissoit quelquefois échapper un sourire, témoi-
» gnage de son contentement, et qui n'avoit abso-
» lument rien de niais ni de stupide. L'expression
» de ses yeux changeoit totalement ; loin d'avoir le
» moindre éloignement pour les expériences aux-
» quelles on le soumettoit, il s'y prêtoit à la pre-
» mière invitation, par la persuasion où il étoit sans
» doute de l'amélioration qu'apportoit dans son état
» l'influence galvanique. Enfin, on l'entendit faire
» quelques questions, tantôt sur la machine et d'au-
» tres fois sur l'éclair qui s'excitoit dans ses yeux à
» chaque application de l'arc ». M. Aldini, rempli d'espoir, chercha dès-lors à l'accroître, en variant les moyens d'application. Il établit le courant du galvanisme par les oreilles, pour mieux influer sur le cerveau. La cure s'avançoit ; mais cette nouvelle impression étoit trop douloureuse ; on la suspendit pour quelques jours. Comme on redoutoit des inconvéniens de cette manière d'expérimenter, on rasa la tête de Lanzarini à l'endroit de la suture pariétale ; on humecta cet endroit avec la dissolution accoutumée, et on la recouvrit d'une plaque d'argent. Les mains du malade furent placées à la base de l'appareil, et on établit un arc de communication, d'une part avec la pile, et de l'autre avec une branche métallique dont la tête étoit armée. Dès-lors,

l'opération fut plus supportable et plus fructueuse. Il se manifesta des changemens de plus en plus favorables. La physionomie de l'individu augmenta singulièrement d'expression ; les symptômes de mélancolie disparurent, et les forces se rétablirent. Depuis cette époque, le malade a repris son état de santé, et il n'a point eu de rechute.

La cure que nous venons de rapporter est aussi étonnante que celle qui a été faite à Turin, sur un hydrophobe, par le docteur Rossi. Il s'agit d'un homme qu'un chien enragé avoit mordu au gros doigt, et qui, depuis environ un mois, éprouvoit de vives douleurs dans le bras et le dos. L'emploi du caustique d'après les procédés usités, supprima ces douleurs pour quelques jours ; mais bientôt elles recommencèrent avec d'autres symptômes plus alarmans. Le malade frissonnoit à l'aspect de l'eau ; il avoit l'envie de mordre, et sa gorge étoit tellement enflammée qu'il ne pouvoit avaler les alimens solides. Le docteur Rossi fit préparer une pile de cinquante couples de disques d'argent et de zinc, entremêlés de cinquante disques de carton mouillé dans une dissolution de sel ammoniac. De petites bandes de papier gris humecté, sur lequel il faisoit situer les pieds nus de l'enragé, lui servoient de conducteurs. Dans l'instant où le malade ouvrit les dents pour mordre, M. Rossi introduisit dans la bouche le bout de l'arc qui, par son autre extrémité, communiquoit avec l'appareil de Volta. Cette opération violente affoiblit tellement le sujet, qu'il ne pouvoit plus se soutenir. Il n'en fut que plus aisé de le galvaniser. Le malade étoit couvert de sueur ; on le fit transporter dans sa maison ; et, le jour d'après, on devoit le reporter chez le docteur Rossi, pour subir de nouveau le galvanisme, lorsque le malade lui-même vint annoncer au médecin qu'il étoit guéri. En effet, les douleurs dont nous avons fait mention avoient cessé, et il n'avoit plus horreur des liquides, ni aucune difficulté dans la déglutition. Il est vrai que, plusieurs jours après, il éprouva une nouvelle atteinte ; mais le docteur Rossi en effaça toutes les traces, en soumettant de nouveau le malade à l'opération.

Les affections scrophuleuses font souvent le désespoir des malades qui en sont attaqués et des médecins qui les traitent, par l'opiniâtreté avec laquelle elles résistent à tous les moyens qu'on leur oppose. Je suis porté à croire, d'après plusieurs essais que j'ai tentés, qu'on pourroit retirer quelques bons effets de l'emploi du galvanisme contre ces maladies, si on savoit l'appliquer à propos. J'ai commencé, depuis quelque temps, une série d'expériences sur ce point de Thérapeutique, avec un jeune médecin dont j'ai déjà cité le nom, M. Biett ; et le succès semble couronner notre attente. Je me contenterai de rapporter une seule des observations que nous recueillons dans ce moment. Mademoiselle ***, âgée de dix-huit à dix-neuf ans, d'un tempérament nerveux et sanguin, et née de parens sains, porte depuis neuf ans des engorgemens glanduleux autour du col, qui ont acquis un volume très-considérable. Tous les secours de l'art ont été épuisés, sans qu'on ait obtenu le moindre soulagement. Les glandes du côté gauche semblent même avoir acquis plus de grosseur ; elles occupent toute la partie latérale et antérieure du col, et se prolongent jusque sur le devant de l'oreille. Celles du côté droit sont moins volumineuses, mais plus multipliées, et se manifestent jusque sous le muscle sterno-mastoïdien : du reste, ces tumeurs sont parfaitement indolentes, et la peau qui les recouvre est décolorée, et semble frappée d'une sorte d'atonie. Nous nous sommes déterminés à soumettre cette jeune personne à un traitement galvanique, que nous avons commencé vers les premiers jours de décembre. Nous avons employé d'abord une pile qui n'avoit que quarante paires métalliques. Dans le principe, la malade a été peu sensible au courant galvanique ; mais, après quelques séances, la cuisson est devenue très-vive sur les parties où on dirigeoit les conducteurs. La peau, qui ne rougissoit point dans les premiers jours, s'anima à chaque opération d'une manière assez vive. L'engorgement parut augmenter d'abord ; mais les glandes se sont séparées peu à peu, et se sont ramollies. Depuis trois mois, nous suivons ce traitement avec la plus grande exactitude, en renouvelant l'application galvanique de jour à autre, et en augmentant progressivement la force de l'appareil. Au moment où j'écris cette observation, ces engorgemens scrophuleux sont réduits presqu'au tiers du volume qu'ils avoient, et tout porte à croire qu'ils auront entièrement disparu dans peu de temps.

J'ai déjà parlé dans un article consigné plus haut,

qui a pour objet les asphixies, des avantages qu'on peut retirer du galvanisme contre ce genre d'accident. Créve sur-tout a disserté sur ce sujet intéressant. M. de Humboldt a cherché particulièrement à résoudre cette question : *le galvanisme peut-il servir à distinguer la mort apparente de la mort véritable?* Il pense que, quoique ce moyen ne soit pas infaillible, il peut néanmoins fournir des probabilités dans beaucoup de circonstances. Il est sur-tout avantageux dans les combats, soit terrestres, soit maritimes, où l'on sait que les malades sont souvent classés avec trop de précipitation parmi les morts. En effet, combien de blessés ne voit-on pas chez lesquels les fonctions paroissent entièrement anéanties, et qui, cependant, traités par des procédés convenables, ne tardent pas à se rétablir? M. de Humboldt pense qu'il seroit avantageux que tous les chirurgiens des armées fussent munis d'un appareil galvanique. Ce physicien célèbre a disserté ensuite pour savoir *si le galvanisme a réellement le pouvoir de rappeler à la vie les personnes chez qui elle paroît éteinte.* L'analogie de l'action du galvanisme sur les organes des animaux avec celle de l'électricité, paroît mettre hors de doute cette proposition. Mais il faut en convenir; cette branche intéressante de la physique est encore bien peu cultivée par les gens de l'art.

On s'accorde généralement aujourd'hui sur le meilleur moyen auquel on peut recourir pour appliquer le galvanisme à l'économie animale, et l'appareil de Volta est généralement adopté dans tous nos hôpitaux. Il n'est donc pas inutile de dire quelques mots de sa structure et de ses effets. L'instrument connu sous le nom de *pile galvanique* est formé d'une série déterminée de disques de cuivre et de zinc. Au lieu du premier de ces métaux, on peut encore se servir de l'or, de l'argent, etc. : M. Aldini s'est servi du platine. On sépare chaque paire de ces disques par un autre disque ou rondelle de carton ou de linge, qu'on a trempé auparavant dans une dissolution de sel ammoniac ou de muriate de soude. Tous les disques sont alternativement superposés les uns sur les autres, et toujours dans le même ordre. De cette réunion résulte une sorte de colonne qui est fixée et contenue par trois tiges de verre, assujéties elles-mêmes à leurs deux extrémités par deux petites planches perforées de trois trous, destinées à recevoir les tiges de verre. On place à la base de la colonne un disque de zinc, que les physiciens nomment *pole zinc*, ou *négatif*, et à son sommet, un disque d'argent, etc. que l'on appelle *pole argent*, ou *positif*. Une personne qui touche les deux bouts de cet appareil avec les doigts humectés, subit une commotion d'autant plus forte que le nombre des disques dont nous venons de parler est plus considérable. On a toutefois remarqué que lorsqu'on les multiplioit trop, les effets cessoient d'augmenter, attendu que l'humidité des cartons interposés entre les plaques métalliques est exprimée par le poids des disques supérieurs (du moins à la partie inférieure de l'appareil).

D'ailleurs, on n'a besoin que d'un nombre très-borné de ces disques pour produire des effets sur le corps humain, et si l'on expérimente sur le cadavre ou sur les animaux, et qu'on veuille obtenir de grands résultats, on peut avoir recours à plusieurs colonnes qu'on fait communiquer ensemble par l'intermède des tiges métalliques, etc. Il est des circonstances particulières qui affoiblissent, et finissent même par anéantir l'action de la pile de Volta; telles sont celles où les rondelles de carton sont tout-à-fait desséchées, et où les plaques de métal sont oxidées par leurs surfaces, ce qui exige des précautions particulières de la part du physicien expérimentateur, et nécessite constamment certaines manipulations pour le nétoiement des plaques.

M. Westring, médecin suédois, dont le zèle égale le talent pour le progrès de la science, m'a fait parvenir, dans le temps, le dessin d'un nouvel instrument, avec lequel il a tenté un grand nombre d'expériences médicales : j'en ai donné communication à plusieurs sociétés savantes de Paris : ce sont des brosses métalliques dont il prétend que le perkinisme lui a suggéré l'idée. Cet instrument est assez analogue à celui dont on se sert pour carder. Le dessus est d'ébène; il est adapté à une plaque d'or, laquelle reçoit des pointes de même métal, assez longues, et en nombre plus ou moins considérable. Cet instrument est muni d'un manche fixé par une vis, et qui le rend plus facile à manier. Quand on veut faire usage de cet instrument, M. Westring recommande de fixer l'une des deux brosses au pole négatif de la pile. Il met dans une main du malade, après qu'il l'a humectée de vin, une plaque oblongue de fer, enduite d'étain, et cette plaque fait communiquer le malade au pole positif de la même pile; c'est alors que l'application de la brosse, faite sur une partie quelconque du malade, y détermine une sensation comme brûlante. Le systême dermoïde s'enflamme, et l'on diroit qu'il a été brûlé.

Cette manière d'appliquer le galvanisme, a, selon M. Westring, une action très-circonscrite; elle se porte spécialement sur les fonctions des exhalans de la peau, et en ranime l'activité. Ce médecin compare ses effets à ceux qui résultent de l'urtication. Il allègue en outre des exemples qui attestent son efficacité dans le traitement des maladies. Les brosses métalliques ont obtenu un succès marqué chez un homme âgé de quarante ans, resté hémiplégique à la suite d'une apoplexie. Sa guérison ne fut point terminée, parce qu'il n'eut pas la patience de continuer quelque temps son traitement, et qu'il s'abandonna à des excès de débauche. La même infirmité a été radicalement guérie par M. Westring, chez un capitaine de vaisseau, dont le côté droit de la face étoit entièrement dépourvu de sensibilité et de contractilité. Quels avantages n'a-t-il pas retirés de ce moyen, pour la guérison des tumeurs graisseuses et indolentes qui se forment dans le tissu cellulaire! Que faut-il penser de l'observation faite par M. Westring, sur un vieillard de soixante-dix ans, qui avoit souffert d'une sciatique, pendant près d'un an? L'une de ses hanches étoit devenue si douloureuse, qu'il ne pouvoit se coucher sur le côté malade. Le stimulus des brosses métalliques, dirigé derrière le grand trochanter, le guérit en huit jours.

M. Westring propose son instrument contre les dartres, et autres altérations extérieures du système dermoïde, contre le tic douloureux, etc. Il prétend avoir rendu l'énergie virile à un homme de trente-six ans, qui, s'étant uni à une femme jeune et belle, n'avoit pu consommer le mariage. Cette infirmité étoit le résultat des excès auxquels il s'étoit livré dans sa jeunesse. Il ne pouvoit exécuter l'érection d'une manière complète, et avoit des émissions spermatiques involontaires et spontanées; enfin, il n'éprouvoit aucun désir vénérien. On avoit employé plusieurs remèdes toniques qui n'avoient eu aucun succès. Il n'en fut pas de même des brosses métalliques; et le lendemain de leur application, il survint un changement favorable qui ne fit que croître de jour en jour. On n'a point encore répété en France les expériences du médecin suédois.

Je n'étendrai pas plus loin les détails que je pourrois donner pour prouver les effets salutaires de l'application médicinale du galvanisme. On en jugera par les effets généraux qu'il produit sur le tissu de la peau. Ces effets sont, comme tous les physiologistes, et en particulier M. Aldini, l'ont très-bien remarqué, un sentiment d'ardeur suivi de rougeur, et même de tuméfaction dans le système dermoïde. Ces effets, du reste, sont relatifs au plus ou moins de sensibilité de la partie soumise à l'action de la pile galvanique. C'est ainsi que la douleur causée par l'opération, est plus vive sur les lèvres, dans les oreilles, sur le globe de l'œil, que dans les mains, qui sont défendues par l'épiderme. Il faut faire encore mention de l'accélération du pouls, qui a lieu par le galvanisme aussi bien que par l'électricité; de l'augmentation des urines, de la transpiration, ainsi que de l'activité communiquée aux autres secrétions; des contractions particulières qui sont suscitées dans le canal de la digestion, lorsqu'on introduit l'un des conducteurs dans l'intérieur de la bouche, et l'autre dans l'intestin rectum; des insomnies qui se prolongent, et de l'espèce de trouble qui se manifeste dans l'organe cérébral, lorsqu'on dirige le courant de la pile vers la tête; de la propriété dont jouit ce même courant d'arrêter la décomposition des substances animales, et de beaucoup d'autres phénomènes qui démontrent incontestablement l'action souveraine du galvanisme sur toutes les parties sensibles et contractiles. Nul doute, en conséquence, que ce nouvel ordre de faits ne soit une des acquisitions les plus précieuses qu'ait pu faire de nos jours la médecine expérimentale, et qu'il ne puisse frayer une route vers des découvertes très-intéressantes pour la physiologie et la Thérapeutique.

ARTICLE QUATRIÈME.

Du Mesmérisme.

« Il y a, dit M. Thouret, des faits d'un certain » ordre qui, par le nombre et la grande variété, la » grande mobilité des effets qu'ils présentent, par le » caractère de singularité qu'ils offrent, qui, faisant » enfin spectacle, peuvent facilement induire en » erreur, et qui frappent sur-tout si vivement les » sens, qu'ils ne laissent pas à l'ame la tranquillité » nécessaire à la réflexion ». Cette vérité explique la vogue qu'a obtenue dans le temps M. Mesmer. L'homme de la société a un tel besoin de s'émouvoir, qu'il aime à l'excès toutes les erreurs qui étonnent ou frappent son imagination, qu'il s'environne constamment d'illusions et de prestiges. M. Thouret, du reste, a véritablement éclairé la question du mesmérisme, en montrant les sources où les points principaux de cette doctrine singulière ont été puisés. C'est dans les ouvrages publiés par Paracelse, Vanhelmont, Goclénius, Roberti, Burgravius, Santanelli, Nicolas de Locques, Libavius, Tenzélius, Wirding, Maxwel, Kircher, etc. que se trouvent les élémens du corps de doctrine que M. Mesmer n'a pas craint de présenter comme le résultat de sa propre découverte.

Les prétendus dogmes de ce médecin sont énoncés avec une sorte d'emphase qui a porté la séduction jusque dans les esprits éclairés. Le ciel, la terre, et les êtres vivans, sont liés, selon lui, par une dépendance mutuelle et réciproque ; le moyen de communication de ces corps, est un fluide d'une subtilité infinie, et par l'intermède duquel toutes les impressions du mouvement sont rapidement propagées. De cette influence suprême, universelle, dont lui seul prétend avoir revélé les loix, proviennent des effets alternatifs, qu'il envisage comme un flux et reflux analogue à celui des mers. Ces effets s'étendent, se composent, se diversifient comme les causes qui concourent à leur production. C'est cet agent universel qui imprime des propriétés à la matière et aux corps organisés, qui pénètre et affecte immédiatement les nerfs du corps animal. M. Mesmer a cru sur-tout avoir rencontré dans le corps humain des attributs semblables à ceux dont jouit l'aimant ; cette analogie est si parfaite, qu'il qualifie cette merveilleuse propriété du nom de *magnétisme animal.* Cette propriété magnétique peut se communiquer d'un corps à un autre corps ; tous les corps néanmoins ne sont pas également susceptibles de la percevoir ; mais il existe des procédés pour la renforcer et l'accroître. Les glaces, la lumière, augmentent et réfléchissent son action ; le son la propage. A beaucoup d'autres assertions, qu'il seroit trop long et même superflu de remettre sous les yeux de nos lecteurs, M. Mesmer ajoute celle-ci : que le principe qu'il a découvert, est curatif de toutes les maladies nerveuses, quand on sait, comme M. Mesmer, lui imprimer la direction convenable ; que ce principe nous éclaire sur le choix et l'emploi des remèdes ;

qu'il assure leurs effets ; qu'il est l'excitateur et le régulateur des crises favorables ; qu'il dévoile la source et la nature des affections morbifiques les plus compliquées ; qu'il en arrête les progrès sans aucune suite fâcheuse pour les individus ; qu'il convient à tous les âges, à tous les sexes et à tous les tempéramens ; qu'il doit enfin être considéré comme un préservatif pour toutes les maladies qui seroient à craindre, etc. C'est avec cette doctrine, exprimée par le langage le plus mystérieux, et environnée de l'appareil le plus imposant et le plus magique, que M. Mesmer a voulu réformer l'art de guérir, et le porter tout-à-coup à son plus haut degré de perfection, après l'avoir assis sur ses seuls et véritables fondemens.

Mais il est évident, comme le démontra fort bien à cette époque M. Thouret, que M. Mesmer ne faisoit que tirer de l'oubli qu'elles méritoient, des idées chimériques qui avoient obtenu une sorte de vogue dans des temps antérieurs ; qu'il ne faisoit que rappeler cette époque particulière de l'aveuglement humain, où l'on croyoit que l'univers entier étoit animé par le magnétisme, où toutes ses loix et ses plus grands phénomènes s'expliquoient par le magnétisme, où les corps célestes même étoient comparés à d'immenses aimans, se balançant, s'attirant, et s'entraînant mutuellement dans l'espace. « Ce puissant magnétisme, pour me servir des expressions de » M. Thouret, s'étendoit du ciel sur la terre, et tous » les corps de notre globe en étoient, disoit-on, » imprégnés. C'étoit l'action magnétique du soleil et de

» la lune qui produisoit le phénomène du balancement » des eaux, celui du flux et reflux des mers. Les mi- » néraux et les fossiles, les végétaux et les plantes, » tous les êtres vivans, et que comprend particuliè- » rement le règne animal, n'existoient, ne crois- » soient, n'agissoient que par le magnétisme. » L'homme, enfin, dans sa constitution physique et » morale, étoit soumis à l'empire de cette puissance, » dont il éprouvoit l'action. Un grand nombre de » phénomènes particuliers, analogues à ces diffé- » rentes classes d'êtres ou de substances, étoient » rapportés à la même cause. Les effets de l'ambre » jaune, ou les attractions électriques; l'action du » mercure sur les métaux, le phosphore ou la pierre » lumineuse; la végétation des plantes; l'art des » entes ou des greffes pour les arbres; les plantes, » appelées plus particulièrement magnétiques, et » qui semblent suivre le soleil et la lune dans leur » cours; différentes espèces d'animaux désignés » aussi particulièrement par la même dénomination, » tels que la torpille, le remora des anciens, un » serpent appelé par le P. Kircher, *anguis stupidus* » *americanus*, le *rana piscatrix*, le poisson volant, » ou *piscis globosus*, la syrène; l'impression que » semble produire le crapaud sur la belette; dans » l'homme, enfin, le pouvoir si étonnant de l'ima- » gination, les effets de celle de la mère sur l'enfant » qu'elle porte dans son sein; l'empire non moins » étonnant de la musique sur les esprits, ses effets » dans la production des passions, dans la cure de » la tarentule, le pouvoir encore plus puissant de

» l'amour, l'art des fascinations, tous ces phéno-
» mènes ne s'expliquoient qu'à la faveur de l'espèce
» de magnétisme propre à chacun des trois règnes de
» la nature, auquel se rapportoient les différentes
» substances, soit de nature animale, soit de nature
» végétale, soit enfin de l'ordre des êtres animés qui
» les présentoient ».

Il est sans doute une époque dans les sciences où il peut paroître avantageux de réfuter sérieusement des assertions semblables à celles qui ont été énoncées par M. Mesmer : mais quand tout le monde est désabusé ; quand le temps, qui triomphe des imaginations les plus enthousiastes, a seul suffi pour démasquer le charlatanisme, et pour le livrer nu au mépris ou à l'indignation des vrais savans, de quelle utilité pourroient être nos efforts pour les combattre ? que pourrions-nous dire qui ne soit déjà su de tous les physiologistes, relativement aux effets du toucher sur le systême sensible ; aux impressions variées qu'on peut transmettre à l'imagination, par un appareil et des procédés extraordinaires ; à l'éveil et à l'énergie qu'on peut donner aux passions de l'ame ; aux diverses réactions nerveuses qu'on peut susciter ; aux évacuations qu'on peut déterminer ; à la contagion de l'exemple pour la propagation et l'irritation des mouvemens spasmodiques ou convulsifs, etc. ? Tous ces phénomènes ne s'expliquent-ils donc pas par la théorie actuelle des forces vitales ?

ARTICLE CINQUIÈME.

Du Perkinisme.

Le perkinisme tire son nom du docteur Perkins, qui exerçoit son art à Plainfeld, dans l'Amérique septentrionale, où il fut gratifié par son gouvernement d'un privilége en vertu duquel il pouvoit seul vendre pendant quatorze ans les instrumens qu'il avoit inventés. Ce médecin mourut à New-York, de la fièvre jaune, en 1800. Il y étoit venu pour faire usage de ses tracteurs sur les personnes atteintes de cette maladie. Son moyen d'opération consiste en deux aiguilles, composées d'un métal différent; ces aiguilles, qui ont été mises sous les yeux de la Société médicale de Paris, ont une de leurs extrémités arrondie, et l'autre pointue. La première, qui est de couleur jaunâtre, est, dit-on, formée de laiton; la seconde, qui est d'un blanc bleuâtre, est faite de fer-blanc non aimanté. C'est avec la pointe de ces aiguilles que M. Perkins exécutoit un attouchement sur les parties souffrantes du malade, ou dans le voisinage de ces parties. Il continue quelquefois son opération jusqu'à ce que le systême dermoïde soit affecté d'une légère phlogose; souvent, la douleur que l'on veut apaiser cesse à l'instant même du contact.

Pour dissiper les céphalalgies, on promène cet appareil de l'occiput à la nuque, après avoir soigneusement nétoyé la tête du malade; on le porte aussi sur la région frontale ou sur la région temporale. Dans la phthisie pulmonaire, on le dirige sur le dos, ou sur le devant même du thorax; dans les rhumatismes des extrémités inférieures, c'est vers le fémur; dans ceux des épaules, c'est le long de l'humérus et du radius, jusqu'aux os du carpe et du métacarpe, etc. Il en est, du reste, de cette découverte comme d'une infinité d'autres. L'inventeur s'est hâté de l'approprier à tous les cas de souffrance. C'est ainsi qu'il en fait usage dans les douleurs vives qu'on éprouve aux dents, dans les douleurs ostéocopes qui suivent l'infection vénérienne, etc. Il a également recours à ce moyen pour remédier aux accidens des brûlures, à ceux qui proviennent des atteintes de la foudre, etc. Pour retirer du perkinisme tous les avantages qu'il promet, il ne faut point opérer pendant la durée de la digestion alimentaire, dans le temps de la menstruation, etc.

Une femme du Danemarck, ayant observé les succès merveilleux du perkinisme, pendant son séjour dans l'Amérique septentrionale, apporta dans sa patrie ce nouveau moyen de guérison. Les médecins les plus instruits de Copenhague, tentèrent aussi-tôt des expériences; de ce nombre étoit M. Héroldt, chirurgien d'une grande sagacité. De toutes parts, les ouvriers se mirent à travailler à la fabrication des aiguilles; en sorte que ces instrumens furent un véritable objet de mode; les dames même en portoient toujours avec elles, et étoient les premières à les mettre en vogue. Par-tout on préconisoit, on idolâtroit le docteur Perkins, comme on a préconisé et idolâtré Mesmer.

M. Rafne s'associa aux travaux de M. Héroldt, pour procéder à une suite d'essais dans les hôpitaux de Copenhague. Ils parvinrent à guérir les douleurs vagues qui étoient le résultat de la goutte ou du rhumatisme. Ils eurent des succès dans quelques cas de migraine, dans plusieurs ophthalmies et odontalgies, etc. Leurs aiguilles étoient en laiton et en fer; ils employèrent aussi des aiguilles d'argent, de zinc, de bismuth, ainsi que des aiguilles de cuivre et de plomb. Celles que l'on fabriquoit avec l'ébène ou l'ivoire, étoient peu actives. En un mot, on doit bien s'imaginer que la sagacité industrieuse des expérimentateurs s'exerça long-temps sur le meilleur mode de confection des aiguilles, sur le meilleur choix des métaux qui devoient servir à leur construction, sur la plus efficace méthode pour les employer, comme cela est arrivé pour l'électricité et le galvanisme. La découverte de Perkins étant l'objet continuel des conversations; chaque jour voyoit naître de nouvelles vues, de nouvelles idées pour concourir à sa perfection.

On dit pourtant que les essais tentés par différens médecins ne furent pas constamment les mêmes, ce qui prouve la nécessité qu'il y auroit de les répéter. Nous allons citer ici quelques-uns des faits qu'on a publiés dans différens journaux. Il y avoit une jeune fille qui souffroit beaucoup d'une douleur aux dents, qu'on croyoit être de nature rhumatismale. On opéra des frictions avec les aiguilles du docteur Perkins; le thorax se couvrit aussi-tôt de taches rougeâtres plus ou moins étendues, et la malade cessa de souffrir. On rapporte l'observation d'une femme atteinte d'une migraine quotidienne, dont les paroxysmes occasionnoient des convulsions dans le bras et le col du côté malade; elle se rétablit par l'unique moyen du perkinisme. On ajoute que M. Abildgaard, célèbre par son grand amour pour l'expérience, s'est guéri lui-même, trois fois, d'une douleur qu'il éprouvoit au genou. On assure que, pour y réussir, il se contenta de porter pendant quelque temps deux aiguilles mises en contact avec le système dermoïde. Ce fait paroît bien douteux, ou du moins il étonne autant que celui qui suit : Il s'agit d'une jeune fille atteinte d'une affection rhumatismale qui avoit son siége dans la tête. Que fit-on pour y remédier ? On se contenta d'approcher un clou de fer de la tempe affectée, sans contact, et la douleur cessa aussi-tôt. Mais une autre douleur s'étant déclarée dans l'œil du même côté, il ne fallut, dit-on, pour la dissiper, qu'agiter magiquement une aiguille de Perkins à la base de cet organe. Elle parut de nouveau, et la même opération la chassa encore; cette fois-ci seulement il fallut l'appliquer immédiatement sur les tégumens. Il y eut pareillement un rhumatisme du dos, récent à la vérité, mais qui disparut en cinq ou six minutes, par les frictions du perkinisme. Le succès obtenu par M. Héroldt n'est pas moins merveilleux! Un flux gonorrhéique s'étoit arrêté chez l'un de ses malades, par les suites d'un traitement peu régulier : il étoit affecté de strangurie. On exerça un petit nombre de frictions, le long et sur la superficie de l'urètre. Le flux reparut, et céda aux moyens ordinaires.

Les principaux effets du perkinisme sont d'abord d'exciter momentanément une certaine douleur sur toute l'étendue de la partie qui est l'objet de l'opération. Cette douleur artificiellement produite par les aiguilles, est suivie d'un soulagement plus ou moins remarquable, et souvent même de l'entière cessation des symptômes auxquels on se proposoit de remédier. M. le professeur Abildgaard prétend qu'il suffit d'approcher de la langue la pointe de l'aiguille perkinique, pour donner à cet organe la sensation d'une saveur acide et comme métallique; que la même pointe, rapprochée d'une partie quelconque de la face, sans que le contact soit opéré, provoque un prurit formicant sur toute la peau, chez les individus dont le système est naturellement très-irritable.

Ces faits particuliers, réunis à d'autres, ont donné lieu à différentes manières de rendre compte de l'action du perkinisme. Les uns l'expliquent par les correspondances sympathiques de la peau avec les autres systêmes de l'économie animale, et envisagent ce mécanisme comme entièrement analogue à celui des frictions. Les autres comparent les aiguilles à des conducteurs électriques. Certains, enfin, rapportent les effets qu'elles manifestent dans le traitement des maladies, au pouvoir de l'imagination exaltée, et trouvent une extrême analogie entre ce mode de curation et celui de M. Mesmer, dont nous avons déjà fait mention. De ce nombre est M. le docteur Haygarth, qui pratique à Bath en Angleterre, et qui s'est montré l'implacable adversaire de M. Perkins le fils ; ce dernier étoit venu dans ce pays pour y propager la méthode de son père. Il étoit même parvenu à former, à Londres, en 1803, une société composée de plusieurs souscripteurs, et il portoit ses prétentions jusqu'à obtenir du gouvernement une récompense pour cette prétendue découverte.

L'opération pratiquée en Chine et au Japon avec des aiguilles, connue sous la dénomination d'*acupuncture*, a beaucoup d'analogie avec le perkinisme. C'est aux voyageurs Kaempfer et Ten-Rhyne que nous devons tous les renseignemens relatifs à ce moyen singulier, qui est sur-tout employé par les médecins japonais comme un remède à tous les maux. On a débité sur l'acupuncture tant de contes ridicules, qu'il n'est pas étonnant que les médecins européens n'aient pas essayé son application. Peut-être faut-il beaucoup attribuer à-la-fois à l'influence morale, et à l'influence physique. La matière est encore trop nouvelle. Tous ces soupçons ne sauroient être éclaircis qu'à l'aide d'un examen ultérieur, auquel procéderont des hommes sages et inaccessibles aux préjugés. Les erreurs ne s'accréditent que par le merveilleux dont elles éblouissent les esprits.

ARTICLE SIXIÈME.

De l'Aimant.

MM. Thouret et Andry ont traité si complètement, et avec tant d'intérêt, cette matière, qu'on est à-peu-près réduit à ne dire que ce qu'ils ont déjà publié eux-mêmes. La pierre d'aimant a été fort long-temps entre les mains des magiciens, des astrologues et des alchimistes. De quoi serviroit ici pour la science l'exposition des systêmes plus ou moins absurdes auxquels elle a donné lieu? Que nous importe le rôle qu'on lui a fait jouer, dans les sortiléges, les charmes, les fascinations, les enchantemens? Ces détails ne peuvent intéresser que des esprits crédules ou superstitieux. Il ne faut au médecin instruit que des faits exacts et authentiques. Tâchons de les recueillir, et examinons si la substance merveilleuse qui nous occupe est aussi utile pour l'art de guérir, qu'elle l'est pour les progrès de la navigation et de la physique expérimentale.

C'est pour le traitement des maladies nerveuses que l'aimant a été spécialement employé dans ces temps modernes. Klarich, médecin anglais, réveilla sur cet objet important l'attention des observateurs. Il rendit compte de ses nombreux essais à la société royale des sciences de Gottingue. Il proposa l'aimant pour la guérison de l'odontalgie, de la surdité; pour celle de la paralysie et du rhumatisme. A cette époque, il fut imité par Stromer, Weber, Ludwig, etc. qui tentèrent des expériences dont ils publièrent le résultat et les succès. Il paroît, toutefois, en parcourant les relations historiques qu'on a données sur l'aimant, que son application n'a véritablement obtenu une faveur signalée que vers l'an 1774, où plusieurs médecins allemands, parmi lesquels on distingue principalement M. Mesmer, s'en occupèrent avec ardeur. On pourroit alléguer ici le témoignage du célèbre Unzer d'Altona, celui de Deiman, Botten, Heinsius, Harsu, Laroche, etc. Mais aucun physicien, peut-être, n'a donné ses soins aux applications de l'aimant, avec plus d'activité et de zèle, que M. l'abbé Lenoble, chanoine de Vernon-sur-Seine, qui montra dès-lors une extrême habileté dans la confection des aimans artificiels. C'est à ce dernier que l'on doit aussi d'avoir provoqué sur ce point de physique intéressant les épreuves plus récemment faites par la société royale de médecine de Paris.

L'une des observations les plus remarquables citées par M. Thouret, est celle d'une affection douloureuse de la face, qui s'étoit manifestée à plusieurs reprises, chez un négociant de Rouen, âgé d'environ soixante-cinq ans. Ses vives souffrances s'étoient long-temps renouvelées par intervalles, et n'avoient pu être calmées ni par les bains, ni par les sangsues, ni par les vésicatoires, ni par les topiques calmans de tous les genres. Le malade étoit dans l'état le plus triste ; un médecin lui conseilla de recourir à la cure magnétique, et il y consentit. « C'est alors, » dit M. Thouret, que je le vis armé jour et nuit de son » aimant artificiel, charmant sa douleur dans le mo-

» ment même, et la faisant disparoître en peu de » temps. A l'instant où les élancemens se faisoient » sentir, l'application de l'instrument sur la partie » douloureuse calmoit le mal comme par enchante- » ment, et faisoit succéder aux déchiremens violens » un engourdissement léger et très-supportable ». Toutefois, ce malade éprouva en divers temps des crises très-douloureuses, et si le barreau aimanté servit à appaiser le mal, il ne parvint pas à le déraciner, quoique l'administration du nouveau moyen ait été variée et modifiée de mille manières. Ce même malade fit des observations très-intéressantes sur lui-même, pendant la durée de son traitement. Il remarqua, par exemple, que l'action de l'aimant varioit assez singulièrement selon la force et la durée des douleurs qu'il enduroit. Il ajoutoit ingénieusement que l'action de cette substance étoit pour les douleurs très-véhémentes ce que sont les écluses pour un immense courant d'eau; c'est-à-dire, qu'il s'en échappoit des parcelles qui venoient se manifester dans les endroits les plus sensibles : si les douleurs, au contraire, étoient peu intenses, elles convergeoient, pour ainsi dire, et s'anéantissoient sous l'aimant qu'on avoit appliqué. On a cité aussi la guérison merveilleuse de madame Bronod, atteinte, à la mâchoire supérieure du côté droit, de souffrances si cruelles, qu'elle poussoit les cris les plus aigus, sans presque jamais trouver le moindre adoucissement à ses maux. De combien de remèdes n'usa-t-on pas infructueusement! On épuisa les fumigations, les emplâtres opiacés, les calmans intérieurs, les bains, les douches, les eaux thermales, les frictions, le cautère, les vésicatoires, etc. Son mal n'ayant fait qu'empirer depuis six ans, elle se confia aux soins de M. l'abbé Lenoble ; ce dernier lui donna une couronne, un collier, une croix aimantée pour la poitrine, et deux plaques pour les jambes. Dès ce jour, les symptômes commencèrent à diminuer, et par la continuation non interrompue de cette application salutaire, elle arriva à un rétablissement parfait. Le succès est loin d'avoir été aussi complet chez un maître sellier de la rue du Sépulchre, qui éprouvoit des douleurs et des mouvemens convulsifs dans un des côtés de la face, lesquels étoient la suite d'une attaque d'apoplexie. Il éprouva d'abord un mieux passager ; mais les symptômes prirent un caractère funeste. Le malade tomba dans une affection comateuse qui termina ses jours.

L'odontalgie est une maladie aussi intolérable qu'elle est fréquente et peu connue des pathologistes. MM. Thouret et Andry rapportent l'observation d'une femme âgée de près de cinquante ans, tellement tourmentée par des maux de dents, que le sommeil lui étoit interdit, et qu'elle ne pouvoit plus mâcher sa nourriture. M. Lenoble la guérit avec un bandeau d'aimant. M. de Gervilliers se trouvoit dans une situation pour le moins aussi souffrante. Tant de remèdes avoient été inutilement tentés, qu'il étoit réduit à se faire arracher toutes ses dents l'une après l'autre, et cette triste ressource n'en étoit pas même une pour soulager son mal. Il dut sa guérison à l'épreuve de l'aimant. Le malade raconte lui-même qu'aussi-tôt qu'on appuyoit légèrement le barreau aimanté sur la dent malade, la douleur s'évanouissoit par gradation, et finissoit par se dissiper entièrement, au point qu'il n'en restoit pas la plus légère trace. MM. Thouret et Andry font aussi mention d'un domestique qui n'avoit point de sommeil, et qui, depuis trois ou quatre jours, avoit la fièvre occasionnée par un violent mal de dents. Dans le fort de ses souffrances, l'aimant lui fut conseillé et appliqué. La nuit suivante, il dormit parfaitement, et dix-huit mois après, il n'avoit pas le plus léger ressentiment de sa douleur. Je dois nécessairement ajouter à ces divers faits relatifs aux applications médicinales de l'aimant, ceux qui m'ont été communiqués par la correspondance de M. le célèbre professeur Sparmann. Ce savant eut recours à ce moyen pour traiter des personnes gravement affectées du tic douloureux décrit avec tant d'exactitude par Fothergill. Le sujet de sa première observation est la femme d'un brasseur, qui avoit inutilement essayé plusieurs moyens, entre autres l'électricité et le galvanisme. M. Sparmann fit appliquer du fer aimanté sur le lieu de l'irritation. D'abord les douleurs qui étoient fixées changèrent de place; peu à peu elles diminuèrent. Les nuits devinrent si paisibles, qu'au moment où m'écrivoit M. Sparmann, il espéroit une guérison radicale. L'illustre académicien de Stockholm, encouragé par ce succès, s'offrit lui-même à un de ses amis, professeur de sculpture, pareillement tourmenté d'un tic douloureux, pour faire l'essai de l'aimant artificiel. Ce malade fut également très-soulagé, quoiqu'auparavant on eût vainement mis en usage tous les moyens les plus vantés.

Si l'on continue de parcourir avec attention les applications médicinales de l'aimant, on est étonné du nombre et de la variété des guérisons opérées par cette substance merveilleuse. Les douleurs rhumatismales, les sciatiques les plus douloureuses, les coliques néphrétiques les plus rebelles, les céphalalgies les plus opiniâtres, les spasmes de l'estomac, les crampes nerveuses des organes de la poitrine et des extrémités inférieures, les palpitations suffocantes, les tremblemens et tressaillemens du système locomoteur, les convulsions, l'épilepsie, les affections comateuses, etc. ont été guéris ou modifiés de manière à ne pas laisser de doute relativement à l'action véritablement médicinale des aimans sur l'économie animale. Ajoutons que les effets allégués ont été observés par des hommes de l'art très-recommandables, tels que Vicq-d'Azyr, Jeanroy, Roussille-Chamseru, et les auteurs de l'excellent Mémoire inséré parmi ceux de la Société royale de médecine. Je n'alléguerai point ici le témoignage de mon expérience particulière. Que prouveroit un fait négatif contre tant de preuves authentiques? Madame B*** éprouvoit, depuis plus de six mois, des douleurs nerveuses au creux de l'estomac, qui rendoient toutes ses digestions laborieuses, et provoquoient le vomissement. Ce cas étant analogue à un cas rapporté par M. Lenoble, je lui conseillai l'emploi de l'aimant, et je lui remis moi-même une plaque aimantée. Mais le succès ne répondit point à notre attente, et le poids des douleurs dont la dame se plaignoit n'en fut pas même allégé.

Nous livrerons-nous à des discussions subtiles et superflues, pour apprécier les effets de l'aimant? que pourrions-nous ajouter à ce qui a déjà été écrit sur cette matière? MM. Thouret et Andry ont porté, d'après l'examen le plus réfléchi, les conclusions les plus rigoureuses. Ne convient-il pas de transiger avec eux sur quelques vérités fondamentales? Il paroît incontestable aujourd'hui que les armatures magnétiques exercent une influence marquée sur les propriétés vitales de l'économie animale; que cette influence se porte spécialement, et peut-être uniquement sur le système nerveux, comme le démontrent les observations recueillies de toutes parts par les praticiens; qu'il seroit peu exact de vouloir expliquer ce phénomène, quelque étonnement qu'il nous inspire, par les effets de la pression, du contact, du froid, du frottement, ou de toute action mécanique de la substance aimantée; qu'enfin, l'expérience ne permet pas de nier les avantages médicinaux et salutaires de l'aimant, quoique les méthodes qui en dirigent l'administration soient susceptibles d'être perfectionnées; par quelle fatalité ce moyen de Thérapeutique est-il donc tombé de nouveau dans le discrédit et l'abandon?

Il nous resteroit à indiquer à nos lecteurs le mécanisme de l'application des aimans. Deux méthodes principales paroissent avoir été employées jusqu'à ce jour. D'après la première de ces méthodes indiquées par M. Lenoble, on se sert de petits barreaux, dont on forme des bandeaux, des colliers, des bracelets, des jarretières, etc. ou bien, on a recours à des plaques diversement figurées, qu'on applique à nu sur différentes parties du corps, telles que la poitrine, la région du cœur, la nuque, les bras, les jambes, la plante des pieds, etc. D'après la seconde méthode, il ne s'agit que d'approcher un barreau aimanté de la partie souffrante. Ces barreaux ne sont pas toujours simples; quelquefois, on les compose de plusieurs lames; quelquefois, on les contourne en fer à cheval; on en fait des faisceaux droits. Comme l'action des aimans s'affoiblit par les étoffes qui les recouvrent, il vaut mieux appliquer les armatures sur la peau nue. Il faut les placer particulièrement sur les parties les plus nerveuses et les plus sensibles; il faut en borner le nombre et ne les multiplier qu'à mesure. La sensibilité du systême dermoïde variant aussi beaucoup, cette considération ne doit pas être oubliée dans l'administration des aimans, et c'est encore dans une semblable matière qu'une étude profonde de la physiologie du corps vivant doit éclairer les observations du médecin Thérapeutiste.

ARTICLE SEPTIÈME.

Des Bains.

Les bains doivent être comptés parmi les ressources les plus salutaires de la Thérapeutique. Hippocrate et Galien nous ont transmis d'excellens préceptes sur leur emploi. Dans tous les temps, ce moyen de guérison a été en usage parmi les hommes. Les vestiges de l'antiquité attestent encore le luxe extraordinaire que les Grecs et les Romains avoient déployé dans la construction des bains publics, qu'ils consacroient souvent à Hercule, à Minerve, ou à d'autres divinités tutélaires, comme pour exprimer leur action bienfaisante sur l'économie animale. Chez tous les peuples policés, on trouve des édifices nombreux qui servent à leur administration. Les sauvages même, chez lesquels on ne trouve aucune trace de civilisation, éprouvent le besoin impérieux de se plonger dans les fleuves, ou d'exposer leur corps à des pluies abondantes, pour modifier ainsi, par une inspiration de leur instinct, les propriétés vitales du système dermoïde.

La théorie médicinale des bains me paroît être particulièrement perfectionnée par le progrès que les connoissances physiologiques font de nos jours. On connoît mieux l'art de les approprier au tempérament, à l'âge, aux sexes, et à d'autres circonstances de l'organisme individuel. On n'est pas moins redevable aux lumières répandues par la chimie pneumatique, sur les principes constituans des eaux qui jaillissent de certaines sources, lumières qui ont manifestement été d'un grand avantage pour mieux estimer les effets de l'immersion du corps humain dans ces mêmes eaux. De là, on est parvenu à un perfectionnement des méthodes curatives pour certaines maladies chroniques généralement regardées, jusqu'à ce jour, comme incurables.

L'auteur qui paroît avoir le mieux traité de la nature et de l'usage des bains, est M. le docteur Marcard, médecin allemand d'une grande sagacité. Il a combattu beaucoup d'erreurs, et procédé d'après une marche très-philosophique. Que peuvent en effet signifier, pour des esprits justes, les expériences qu'on a tentées pour déterminer l'action physique des bains sur le système dermoïde! Que peuvent prouver ces lambeaux de tégumens, qu'on plongeoit tantôt dans l'eau chaude, tantôt dans l'eau froide, pour estimer leur degré de raccourcissement ou de dilatation; et juger ainsi des effets de l'application d'un liquide tiède ou presque gelé, sur la périphérie de notre système! De tels résultats ne sont pas plus concluans que ceux qu'on a recueillis, en immergeant les chairs mortes dans des décoctions de quinquina, pour apprécier le degré d'astringence de cette écorce. Les vrais praticiens cliniques ne tiendront jamais un grand compte de ces phénomènes observés hors du domaine des forces vitales.

Il s'est élevé des contestations théoriques sur le sujet qui nous occupe. Plusieurs auteurs ont établi, d'une manière trop vague et trop générale, que les bains chauds affoiblissent le corps humain, et que les bains froids le fortifient. J'avoue que je ne saurois admettre une telle assertion. D'ailleurs, les effets des bains dépendent-ils uniquement de leur température? ne sont-ils pas aussi relatifs au moment et à la durée de l'immersion, à la susceptibilité des individus, au caractère propre de la maladie, à la densité du liquide qui presse le systême dermoïde, et à une multitude d'autres circonstances de ce genre? J'ai recueilli, à l'hôpital Saint-Louis, l'observation intéressante d'une jeune fille âgée de dix-sept ans, atteinte à-la-fois de taches scorbutiques, et d'une éruption anomale qui se terminoit par la chute de petites écailles furfuracées sur toute la surface de la peau. Cette jeune malade n'est parvenue à récupérer ses forces, totalement épuisées, que par l'usage des bains modérément chauds. Presque tous les malades affoiblis, qui viennent se faire traiter à l'hôpital Saint-Louis, se sentent plus forts, plus dispos, lorsqu'ils ont été baignés dans l'eau tiède. M. Marcard a fait des observations entièrement analogues, et il cite à l'appui de la même opinion, des autorités irrécusables, entre autres, celle du judicieux Zimmermann. Mais déjà Hippocrate et Galién avoient prononcé sur ce point de doctrine. Tous ceux qui ont médité sur les grands principes de l'hygiène, savent combien ces sortes de bains sont propres à ranimer la vigueur des vieillards, et l'on connoît l'emblême de Minerve, qui fait jaillir un bain chaud du sein de la Terre, pour délasser Hercule. C'est par de chauds pédiluves que certains peuples rétablissoient les forces des voyageurs qui alloient leur demander l'hospitalité. Hippocrate a parfaitement éclairci cette question, lorsqu'il a dit que le bain chaud n'étoit nuisible que quand il surpassoit à l'excès la température ordinaire du corps humain.

Les bains chauds ou bains tièdes, dont nous nous occupons spécialement dans cet article, produisent, sur les propriétés vitales des différens systêmes de notre organisation, des phénomènes que tous les médecins cliniques doivent chercher à apprécier. Poitevin, Marteau et M. Marcard, que je me plais à citer de préférence, se sont occupés des effets de ces bains sur le pouls et sur la respiration. Ce dernier sur-tout a considéré très-attentivement ces effets chez un grand nombre d'individus qu'il a mûrement examinés. Que faut-il conclure de ses observations? Que la vîtesse du pouls tend à diminuer dans un bain chaud, quoique ce phénomène soit très-variable, et qu'il ne soit soumis à aucune loi positive; que plus cette fréquence du pouls est considérable, plus elle est corrigée par l'effet sédatif du bain; qu'en général, la température du bain qui paroît ralentir davantage les pulsations, est celle qui se trouve entre 95 et 96 degrés du thermomètre de Farenheit; que le pouls diminue d'autant plus de fréquence, que la durée de l'immersion se prolonge, etc. On n'a cité qu'un seul cas où l'action du bain, quoique répété, ne produisit immédiatement aucune diminution dans un pouls qui n'étoit pas naturel, ce qu'on a attribué à une excessive mobilité du systême nerveux, qui influoit spécialement sur le systême de la circulation, dont l'habitude avoit particulièrement accru l'énergie. On estime, en conséquence, qu'il y a rarement une accélération réelle du pouls, qu'on puisse rapporter aux effets des bains chauds.

La respiration est tellement liée à la circulation dans l'économie animale, qu'on ne peut pas plus isoler les expériences qui concernent ces deux fonctions que les phénomènes dont elles se composent. On observe donc que la propriété des bains chauds est de ralentir régulièrement le jeu du système pulmonaire, quelque temps après l'immersion. Si quelquefois on fait la remarque contraire, il faut en attribuer la cause au peu d'habitude que l'on a du bain, et aux effets de l'application d'un liquide étranger sur un systême dermoïde dont la susceptibilité nerveuse est naturellement vive et exaltée. On ne peut, sans doute, entreprendre de semblables essais sur soi-même qu'avec certaines difficultés. Le seul soin que l'expérimentateur peut mettre à observer sa propre respiration, est capable d'en accélérer les mouvemens, parce que cette fonction est en partie subordonnée aux affections de l'ame. Le même inconvénient a lieu quand on fait les expériences sur une autre personne; si on l'en avertit, les phénomènes de la respiration sont aisément changés par l'attention qu'elle y porte. Il faut, par conséquent, étudier ce qui se passe en elle, sans qu'elle s'en doute. Avec de semblables précautions, et ces considérations particulières, on observera toujours que la respiration participe nécessairement au calme que le bain chaud introduit dans le système de la circulation, et que ces deux fonctions sont assez constamment dans une harmonie parfaite, relativement aux influences extérieures qui les modifient.

Cette observation physiologique de l'effet ordinaire des bains chauds sur les propriétés vitales de la circulation et de la respiration, a une application pathologique très-remarquable, et enrichit la Thérapeutique d'un moyen qu'on a peut-être trop négligé. Elle prouve que les bains chauds peuvent obtenir un succès précieux dans le traitement des maladies aiguës, par la propriété qu'ils ont de ralentir immédiatement les mouvemens contractiles du système artériel et du poumon. Ce moyen doit être d'autant mieux préféré à d'autres remèdes vainement employés pour remplir le même but, que l'application en est aussi commode que facile. On explique maintenant pourquoi les médecins de l'antiquité permettoient les bains chauds dans les affections inflammatoires. On a cité le fait d'un médecin français qui tenta de faire saigner un pleurétique dans un bain chaud, ce qui le rétablit avec une promptitude peu ordinaire. Huxham, du reste, fait très-bien voir que rien n'est plus propre à opérer une détente favorable. Ce n'est pas un médiocre avantage que de calmer, dans un semblable cas, le cours du sang, devenu trop rapide et trop impétueux dans l'intérieur du système de la circulation, et d'appaiser, du moins pour quelques instans, le torrent destructeur de la fièvre. Tous les jours, on plonge dans le bain chaud un homme qui sera atteint d'une phlegmasie des reins, de la vessie, du péritoine, etc. pourquoi redouteroit-on le même moyen dans l'état inflammatoire des plèvres et du poumon?

M. Marcard a donné une grande extension à l'emploi des bains dans les différentes maladies. C'est ainsi, par exemple, qu'il traite la question intéressante de l'administration des bains chauds pour la curation de la petite-vérole. Rhasès, le seul des médecins arabes qui ait parlé convenablement de cette affection, en atteste les avantages et les succès. Mais les préjugés de beaucoup de médecins repoussent un pareil moyen, et c'est sans aucune sorte de fondement. Il ne faut pas craindre de l'avouer; les médecins qui sont chargés du traitement de cette redoutable affection, cèdent trop à l'entêtement aveugle des garde-malades. On n'ignore pas que Lémery ayant ordonné le bain chaud pour faciliter l'éruption varioleuse, dans un cas où elle ne s'effectuoit point d'une manière convenable, ce moyen fut regardé comme hardi, inusité, extraordinaire, malgré tout le bien qu'il avoit produit. M. Marcard, qui attache une grande importance à l'administration des bains chauds, pour faciliter l'éruption de la petite-vérole, allègue des témoignages puissans qui doivent l'emporter sur le silence que gardent à ce sujet des praticiens aussi célèbres que Sydenham et Boerhaave. Il parle de la coutume où est le peuple hongrois d'y recourir, et toujours avec un succès qui suffit pour en perpétuer l'usage. Mais peut-être cet auteur a-t-il trop généralisé l'emploi des bains chauds, lorsqu'il énonce qu'ils sont particulièrement utiles pour modérer la première période de la fièvre variolique. Il s'appuie sur ce principe, à-peu-près adopté par l'universalité des praticiens, que c'est au degré plus ou moins intense de cette première période fébrile, qu'il faut rapporter le nombre des boutons qui se développent sur le systême dermoïde; et que, par conséquent, l'application du bain chaud diminue manifestement le danger de l'affection. Il faut, sans contredit, un examen plus approfondi pour adopter, dans toute sa rigueur, une proposition semblable, d'autant que cette méthode pourroit être dangereuse chez des enfans craintifs, et sur lesquels les bains feroient une impression désagréable. Mais je pense qu'au lieu du bain chaud dont l'administration entraîne des inconvéniens, les fomentations tièdes peuvent rendre des services importans. Ce bain local, qu'on peut composer de tant de manières diverses, est bien plus approprié à la pratique clinique. J'ai constamment vu, à l'hôpital Saint-Louis, qu'il soulageoit l'état douloureux des enfans malades, et favorisoit merveilleusement l'éruption. J'ai dirigé, d'après ce point de vue, le traitement d'une jeune demoiselle qui, ayant refusé par crainte, de se faire inoculer la vaccine, fut horriblement frappée par la petite-vérole confluente. A l'emploi des toniques intérieurs, tels que les tisanes vineuses, les décoctions d'écorce du Pérou, etc. nous joignîmes l'emploi tonique des fomentations vineuses qu'on pratiquoit à tous les instans. Cette opération fut singulièrement salutaire.

L'éruption fut favorisée, quoique accompagnée de symptômes effroyables, et la malade échappa au danger imminent qui l'avoit menacée pendant plusieurs jours.

On n'a pas assez considéré l'action particulière des bains chauds sur les fonctions des vaisseaux exhalans ; l'étude plus attentive de cette action servira toutefois à rendre compte de leurs prompts effets dans le traitement de beaucoup d'exanthêmes chroniques. Ils suffisent quelquefois pour imprimer plus d'énergie aux propriétés vitales du systême dermoïde, dans plusieurs maladies écailleuses que j'ai assez fréquemment observées à l'hôpital Saint-Louis, et particulièrement dans l'ictiosis. C'est ce qui arrive à un pauvre ouvrier, qui, tous les ans, prend une énorme quantité de bains chauds, lesquels font tomber les écailles, et changent entièrement l'aspect de son systême dermoïde. On sera peu surpris des succès d'un pareil moyen, si l'on fait attention que la plupart des maladies cutanées doivent leur origine à l'accumulation des saletés sur l'épiderme. De là vient que les ouvriers qui en sont plus particulièrement attaqués, sont ceux qui sont constamment environnés de poussière, ou d'autres impuretés, sans avoir la facilité de se nétoyer, même passagèrement. C'est en partie à cette cause que M. Willan rapporte les affections lépreuses qui s'observent en Angleterre (*Description and treatment of cutaneous diseases*). Le même auteur s'étonne que, dans une ville comme Londres, on ait totalement négligé ce qui concerne les bains. La plupart des habitans ne pouvant participer à cet avantage, passent une longue suite d'années sans se laver, et plusieurs d'entre eux négligent ce moyen de propreté pendant tout le temps de leur vie. Il seroit donc à desirer, dit M. Willan, que les bains publics fussent plus généraux et plus accessibles à la classe la plus inférieure du peuple : par leur fréquent usage, on préviendroit ou l'on guériroit une multitude d'affections cutanées qui sont très-communes dans ce royaume.

Je reviens aux opinions de M. Marcard, relativement à la propriété qu'il attribue aux bains chauds, de ralentir la marche de la circulation, et par suite, celle de la respiration. C'est en vertu de cette action primitive sur le cœur et sur le poumon, qu'ils sont des moyens efficaces pour guérir les mouvemens spasmodiques ou convulsifs de certaines parties, et qu'en un mot, ils deviennent des calmans généraux pour divers accidens douloureux des organes. C'est parce qu'ils sont les modérateurs de la fièvre, qu'ils sont d'une utilité si marquée dans le traitement des coliques intestinales, contre les symptômes atroces qui accompagnent certaines affections des voies urinaires, contre les tourmens que provoque la présence du calcul dans la vessie, etc. Au surplus, parmi les différentes sortes de douleurs dont se composent les maladies humaines, il en est peu qui soient aussi déchirantes que celles de la goutte, et l'on sent combien il importeroit d'avoir un moyen certain pour les adoucir. Alors même que, par l'effet d'un préjugé ancien, on redoute l'emploi d'un bain de pied proprement dit, M. le docteur Marcard a vu merveilleusement réussir la vapeur de l'eau chaude. Je puis rapprocher à ce sujet l'opinion de ce médecin estimable, de celle que M. André Sparrman établit dans son *Voyage au Cap de Bonne-Espérance*. Cet illustre observateur rapporte que dans une circonstance la goutte se déclara chez lui d'une manière si véhémente, qu'il perdit presque la faculté de se servir de ses extrémités inférieures. La roideur qu'il éprouvoit dans les muscles et les articulations, jointe à des douleurs aiguës, et à une douleur sèche qui s'étoit répandue sur toute la périphérie du système dermoïde, lui suggérèrent l'idée de se soumettre à l'effet émollient d'un bain de vapeurs, attendu qu'il avoit vu deux personnes en Afrique, auxquelles il avoit fait déjà prendre les bains chauds artificiels avec infiniment de succès; c'est d'après cette vue qu'il résolut de heurter de front cet axiome généralement reçu, que la *goutte ne supporte point l'eau*. « L'appareil, dit-il, fut aussi simple et aussi aisé » que le remède. Je plaçois mes pieds deux fois par » jour, pendant trois ou quatre heures de suite, » sur un bâton qui traversoit une cuve remplie d'eau » chaude, dans laquelle la vapeur et la chaleur » étoient concentrées par quelques couvertures de lit, » et entretenues par l'addition de quelques pierres » chaudes. J'enfonçois quelquefois mes pieds dans » l'eau; mais il me sembloit que la vapeur me sou- » lageoit plus promptement, et d'une manière plus » sensible; et d'ailleurs, l'eau produisoit un gon- » flement avec une espèce de spasme. En quelques » jours, je fus totalement guéri, et j'eus, à-peu-

» près dans le même temps, le plaisir de guérir, » par le même moyen, la femme d'un fermier, qui, » avec la goutte, étoit encore affligée d'une fort » mauvaise constitution, et qui, depuis plusieurs » semaines, avoit les pieds si enflés et si douloureux, » qu'elle ne pouvoit les poser à terre ».

Cette observation de M. Sparrman nous conduit naturellement à rappeler aux praticiens l'usage des bains de vapeurs, au sujet desquels nous citerons encore M. Marcard, parce qu'il est celui qui en a le mieux et le plus récemment écrit, ainsi que des bains chauds aqueux. Ces bains peuvent être universels ou partiels : on les préfère dans une infinité de circonstances, parce qu'il est démontré par l'expérience que l'eau vaporisée pénètre le système dermoïde d'une manière bien plus active, que lorsque la force de cohésion la maintient dans l'état liquide. M. Marcard cite, d'après le *Journal des savans*, l'observation communiquée au physicien Nollet, par le docteur Curzio de Naples : c'étoit une jeune fille de dix-sept ans, chez laquelle la menstruation n'étoit point encore établie. Sa peau étoit tellement roide et endurcie, qu'on eût pu la comparer à du cuir. Cette altération singulière s'étoit progressivement accrue, et, après avoir commencé par le col, elle s'étoit propagée à la face et à tout le reste du corps. Le système dermoïde étoit toutefois resté sensible, ce qui n'arrive pas communément dans ces sortes de cas; on ne pouvoit la piquer avec une épingle ou avec l'ongle, sans lui causer de la douleur; les urines étoient excessives, et dépassoient de beaucoup la quantité des boissons que cette jeune fille avaloit. On eut recours à un bain tiède, pour restituer au système dermoïde sa souplesse première. Mais les symptômes, loin de diminuer, s'agravèrent, et la peau n'en devint que plus contractée. Dans la crainte que l'on avoit qu'un pareil accident pouvoit bien être déterminé par la pression de l'eau dans l'état liquide, on imagina de l'employer sous forme de vapeurs. Après le sixième bain de ce genre, il se manifesta des sueurs qui augmentèrent par degrés, et avec elles la peau parut se ramollir ; en sorte qu'après le vingtième bain, la malade étoit en bonne santé.

Un grand abus en Thérapeutique, c'est de toujours prôner les succès des moyens curatifs que l'on emploie, et de ne tenir aucun compte des circonstances où ces mêmes moyens ont été en défaut. J'ai souvent ordonné les bains de vapeurs dans les maladies chroniques, sur-tout dans le traitement des exanthêmes, et souvent aussi leur administration m'a paru infructeuse. Un père de famille très-connu de plusieurs médecins de Paris, étoit atteint d'une dartre crustacée, qui avoit envahi l'universalité de son système dermoïde. Cette dartre paroissoit être le résultat d'une métastase goutteuse survenue par l'effet des chagrins violens qu'il avoit essuyés durant le cours de la révolution française. Il se soumit aux fumigations humides avec une patience que devoit nécessairement lui suggérer le vif desir qu'il avoit de voir améliorer sa triste position. Ces fumigations, continuées pendant l'espace de six mois, n'ont eu d'autre résultat que d'appaiser un peu les démangeaisons cruelles dont il est dévoré ; mais le fond radical de la maladie n'a pu être anéanti et aucun changement dans les symptômes n'a compensé l'affoiblissement dans lequel il est tombé depuis plusieurs mois. Dans d'autres cas, les bains de vapeurs m'ont paru être d'une utilité infiniment remarquable. J'ai recueilli entr'autres l'observation d'une dartre furfuracée que les bains chauds n'avoient pu détruire, et qui, traitée par ce moyen, n'a offert, depuis un an, aucune trace de son ancienne existence. Il est à regretter que M. Marcard, doué d'un esprit très-observateur, n'ait point eu l'occasion de faire des expériences sur les effets immédiats des bains de vapeurs, comme il en a fait sur les bains chauds ordinaires. Il auroit fourni des lumières qui sont encore à desirer. Malheureusement, les éloges qu'on a prodigués sans réserve à ces sortes de bains dans les gazettes, tenoient souvent à des motifs ou à des intérêts particuliers. Des médecins intègres, tels que Ribeiro-Sanchès et Martin, qui en ont traité *ex professo*, n'ont pu éviter des erreurs que l'expérience seule doit rectifier. Au surplus, quoiqu'on n'ait point encore recueilli des faits très-positifs sur leur action médicinale, on ne sauroit contester que l'action des vapeurs aqueuses sur la peau, n'augmente, jusqu'à un certain point, la sensibilité de cet organe ; et cette action peut, sans contredit, être appropriée au traitement de certaines maladies. Les effets des bains de Russie ont été considérés trop en détail par Ribeiro-Sanchès, pour que je m'attache à les faire connoître. Mon respectable et vertueux ami, M. Bernardin de Saint-Pierre, a pareillement décrit ces bains avec autant de vérité que d'élégance. Il seroit fort avantageux d'introduire dans beaucoup d'endroits l'usage diététique des bains de vapeurs, et ils contribueroient peut-être à déraciner les symptômes désastreux et si dégoûtans de la plique polonaise. Pour ce qui me concerne, je suis assez porté à croire que, par leur moyen, on parviendroit à purger la société d'une multitude de maladies cutanées.

Jusqu'à présent, je n'ai traité que des bains chauds, soit sous forme liquide, soit sous forme de vapeurs. J'ai cherché à évaluer succinctement leur mécanisme d'action sur les propriétés vitales du systême dermoïde. Il me reste à entretenir mes lecteurs des bains froids, dont quelques médecins modernes ont spécialement recommandé l'usage. Les effets immédiats de ces bains doivent être sur-tout étudiés. Ces effets, comme on l'a très-bien observé, sont nécessairement proportionnels aux habitudes, au degré de refroidissement de l'eau employée, et à la sensibilité nerveuse des individus; à l'état de leurs forces, etc. Ceux qui se plongent dans ces sortes de bains, éprouvent ordinairement une sorte de resserrement spasmodique de la peau, qui lui donne l'aspect de ce qu'on appelle vulgairement *chair de poule*. Souvent il survient quelques petits mouvemens convulsifs; la respiration devient plus courte, plus irrégulière, plus précipitée, etc. Pour ce qui est du pouls, les auteurs ne sont pas très-d'accord. Certains prétendent qu'il subit une diminution très-considérable, tandis que d'autres soutiennent qu'il a plus de vîtesse. Les petits vaisseaux sanguins qui rampent sur la périphérie du système dermoïde se resserrent momentanément; la surface de la peau, qui d'abord présentoit un aspect bleuâtre, devient pâle, par l'effet de la direction du sang dans les parties internes; les membres supérieurs et inférieurs sont saisis quelquefois de crampes; les solides diminuent sensiblement de volume et de circonférence. Quand on a resté long-temps dans le bain froid, les pieds et les mains contractent un tel engourdissement, qu'on peut à peine s'en servir. Les viscères intérieurs ne tardent pas à éprouver l'influence dont il s'agit, et le malade est pressé souvent par le besoin d'uriner, etc. On voit aisément, du reste, que tous ces effets physiques dont il s'agit, ne sauroient avoir lieu sans que les propriétés vitales du système dermoïde ne soient vivement affectées. On observe que la sensibilité et l'irritabilité diminuent, que l'harmonie est troublée entre la circulation intérieure et la circulation extérieure; ce qui a fait préjuger que l'absorption et la transpiration perdent de leur énergie ordinaire. Enfin, quand on use long-temps des bains froids, la peau s'endurcit, ce qui bientôt la rend moins susceptible d'éprouver les impressions de l'air extérieur, etc. Mais il faut sur-tout faire beaucoup d'attention aux phénomènes sympathiques et secondaires qui se manifestent après le bain froid, parce qu'ils servent à rendre compte de son action fortifiante. En effet, il arrive à plusieurs individus d'éprouver, quelque temps après avoir pris le bain, une sensation plus forte de chaleur; ils sont plus dispos et plus vigoureux. La circulation augmente d'énergie, les actes digestifs s'exécutent avec plus d'activité, tous les mouvemens vitaux augmentent, etc. Ces effets secondaires sont manifestement le résultat d'une sorte de réaction de la part de la nature, et d'agitations des solides pour réparer la soustraction du calorique enlevé par l'application de l'eau froide sur le système dermoïde. De là les contractions imprimées à tout le solide vivant, etc. Il faut l'avouer, M. Marcard a très-bien aperçu ce phénomène ultérieur, et en traitant un pareil sujet, il n'a jamais perdu de vue le grand rôle que jouent les forces vitales. L'auteur de l'article *Bains*, dans l'Encyclopédie, a négligé cette considération; de là, les erreurs graves qu'il a commises, et qui ne sauroient concorder avec les notions physiologiques acquises par les travaux des modernes.

Les bains froids sont d'un emploi très-important pour la guérison des maladies. Tous les effets que nous avons décrits ci-dessus ne sauroient avoir lieu sans que le mécanisme des fonctions n'en soit notablement influencé. Aussi voit-on des affections qui tiennent à des vices de la digestion, de la nutrition, de la circulation, de la transpiration, etc. céder merveilleusement à l'action véritablement tonique des bains froids. M. Marcard fait remarquer qu'ils conviennent principalement dans deux cas particuliers de névroses: 1°. quand la réaction des nerfs est trop foible pour repousser une matière ennemie qui assiége l'économie animale ; 2°. quand la sensibilité trop vive et trop exaltée rend le corps trop accessible à certaines causes irritantes. Ces deux aperçus physiologiques, bien approfondis par le thérapeutiste, peuvent le conduire à de très-bons résultats. Je me propose d'en faire un usage particulier dans certains vices de la surface du système dermoïde, qui tiennent à des altérations survenues dans les exhalans cutanés, et sous ce point de vue, il y a beaucoup de dartres qui résistent aux bains chauds, et qu'on combattroit avec avantage par les bains froids. Déjà, à l'imitation de plusieurs auteurs très-recommandables, j'en ai fait un emploi très-avantageux dans le traitement du rachitis. Cette affection funeste, très-bien observée par Glisson, Charletton, Mayow, Buchner, Zéviani, est malheureusement devenue trop fréquente de nos jours.

C'est ici le cas de parler des applications locales et partielles de l'eau froide, qui sont d'un usage très-fréquent dans la médecine-pratique. On sait que le grand Arétée, ce Raphaël de notre art, qui s'est immortalisé par des descriptions citées comme des modèles éternels de vérité et de précision, ajoutoit une grande confiance à ce moyen de Thérapeutique. Celse est un des premiers qui ait parlé de l'action salutaire de l'eau froide sur la tête. M. Marcard allègue un fait intéressant de sa propre expérience. Il fait mention de trois individus âgés de plus de cinquante ans, qui avoient manifestement une disposition apoplectique. Il leur prescrivit des douches froides sur la tête. On aspergeoit l'eau en telle quantité, qu'on la versoit par baquets. Le praticien allemand ajoute qu'il vit aussi-tôt les accidens diminuer, et il atteste que les trois sujets qu'il cite avoient dépassé l'âge de soixante-dix ans. On connoît les bons effets de l'aspersion de l'eau froide sur le ventre, pour provoquer les selles, etc. Mais il n'est pas moins vrai que l'administration des bains froids doit être dirigée d'après une conduite prudente et raisonnée. Car à cette administration peuvent succéder des effets funestes. Faut-il, par exemple, perdre de vue que, dans certaines circonstances, il peut y avoir des inconvéniens notables à faire refluer les fluides dans l'intérieur de l'économie animale, à interrompre des excrétions habituelles, et dont le but est bienfaisant pour la santé, à exalter la susceptibilité déjà trop vive du systême nerveux, à opérer le resserrement subit du systême dermoïde, etc. ? Nous avons vu périr douloureusement, à l'hôpital Saint-Louis, une jeune fille, qui avoit plongé ses pieds dans l'eau froide, durant le temps de sa menstruation. Elle vomit pendant trois jours des flots de sang, que l'ouverture du cadavre, faite en présence d'un grand nombre d'élèves, constata provenir de l'estomac.

Jusqu'à présent, nous n'avons traité des bains que sous le rapport de leur température. Il est toutefois d'autres considérations d'après lesquelles on les emploie. On peut les envisager encore sous le rapport de leur composition. Car l'immersion du corps humain ne se fait pas uniquement dans des liquides simples, mais dans des liquides combinés avec diverses substances salines, gazeuses, etc. qu'on peut constamment approprier aux différentes indications médicinales. Ainsi, M. Villan regarde des bains de mer comme un secours très-certain pour la guérison de la lèpre. Il faut d'abord prendre quelques bains chauds pour adoucir la peau, et faire tomber les incrustations écailleuses. On passe ensuite aux bains de mer, et cette méthode est ordinairement suivie d'une guérison assez prompte. Mais cette affection est sujette à se reproduire en hiver et au printemps, et il est avantageux de reprendre des bains pendant plusieurs étés successifs. M. Willan a vu la continuation d'un pareil traitement être suivie d'une guérison radicale. Je n'ai pas eu occasion de répéter son expérience ; mais j'ai tenté plusieurs essais avec des bains partiels d'eau marine, d'après les éloges prodigués à ce remède par Russel, dans son opuscule : *De Tabe glandulari, sive de usu aquæ marinæ*, etc. Un jeune militaire allemand, couché dans l'une des salles de l'hôpital Saint-Louis, est encore atteint de plusieurs engorgemens glanduleux chroniques, auxquels nous avons vainement opposé ce moyen prétendu curatif.

J'ai été pareillement le témoin de l'application des bains d'eau tiède, combinée avec le gaz hydrogène sulfuré, et ces bains m'ont paru souverainement efficaces dans le traitement de plusieurs maladies de la peau, notamment dans les dartres furfuracées, squammeuses, crustacées, pustuleuses, phlycténoïdes, dans la gale, le prurigo, la lèpre, etc. C'est bien ici le cas de rappeler les succès que j'ai obtenus de l'administration des bains sulfureux avec les eaux artificielles de Barèges, de Plombières, etc. dans l'utile établissement fondé à Paris, par MM. Triayre et Jurine. Plusieurs des faits intéressans que j'ai recueillis, se trouvent déjà consignés dans mon ouvrage sur les maladies de la peau. Je commence par les bains sulfureux. J'ai été à même de constater leur efficacité dans presque toutes les maladies cutanées. L'observation la plus remarquable, est celle d'un individu âgé d'environ cinquante ans, lequel étoit atteint d'une dartre squammeuse humide (*herpes squammosus madidans*), qui d'abord n'occupoit que le front, mais qui s'étoit successivement étendue sur toutes les parties du corps, et y causoit les démangeaisons les plus vives. Cet homme avoit consulté plusieurs médecins, qui l'avoient cru affecté d'un vice siphylitique; en conséquence, ils avoient inutilement employé différentes préparations mercurielles. Ce malade réclama mes conseils. Je lui ordonnai de prendre vingt douches et autant de bains sulfureux, dans l'établissement de Tivoli. Le premier effet de ces bains fut de rendre la dartre plus vive et plus ardente; mais bientôt, cette éruption devint moins intense; les démangeaisons s'appaisèrent, et le malade se trouva mieux. Après quatre mois de soins assidus, il n'y avoit presque plus de vestige de l'affection herpétique. Enfin, le cinquième mois acheva la guérison. Il est digne d'observation que cet individu n'a éprouvé aucune rechute, quoiqu'il ait souvent transgressé les loix du régime, quoiqu'il assiste habituellement à des repas somptueux, quoiqu'il boive des liqueurs spiritueuses, etc.

Il seroit trop long de rapporter ici tous les cas de dartres furfuracées, où l'administration de ces bains a pareillement obtenu un succès complet. J'ai recueilli au moins quarante observations qui constatent irrévocablement leur utilité en pareil cas. La dartre que nous avons eu le plus communément à combattre, est l'*herpes furfuraceus circinatus*, que j'ai ainsi désignée, parce qu'elle se manifeste en plaques arrondies à la surface du corps. Cette dartre, qui est toujours sèche, attaque presque toujours le voisinage des articulations, la partie externe des bras et des cuisses, enfin, tous les endroits contigus aux aponévroses. Elle est d'un caractère très-opiniâtre : on a le plus ordinairement besoin, pour la combattre efficacement, de recourir à ces bains sulfureux administrés en douche à la température de vingt-huit degrés; et après l'emploi d'une grande quantité de ces bains, j'ai souvent vu la dartre disparoître.

Les dartres pustuleuses résistent davantage à l'action des bains sulfureux, sur-tout la variété qu'on désigne ordinairement sous le nom d'*herpes pustulosus disseminatus*. Je pourrois citer l'exemple d'un homme, qui prit inutilement près de cent douches avec l'eau minérale artificielle de Barèges. Mais, j'ai vu guérir une dartre pustuleuse couperose (*herpes pustulosus gutta-rosea*) en très-peu de temps. Cette éruption affectoit une jeune femme, d'une constitution foible et délicate, qui, à la suite d'une couche laborieuse, eut le visage tuméfié, et recouvert d'une multitude de petits boutons rouges, qui suppuroient lentement, et se succédoient les uns aux autres, à mesure que leur dessiccation s'opéroit. Cette femme eut à peine pris une dixaine de bains sulfureux, que son teint fut sensiblement amélioré ; il ne se formoit plus de boutons ; le visage cessa de se gonfler. Il ne restoit sur la face que quelques taches rougeâtres, répandues çà et là, et qui indiquoient uniquement la place où les boutons pustuleux avoient existé. A la fin de la saison, cette dame s'est trouvée radicalement guérie. J'ai vu les bains sulfureux factices obtenir le même succès, chez un jeune homme atteint de la dartre pustuleuse mentagre (*herpes pustulosus mentagra*). Il avoit inutilement mis en usage les topiques émolliens, répercussifs, etc. Il s'étoit mis au régime le plus doux et le plus rafraîchissant. Je lui fis administrer vingt bains en douche sur le menton, à un jour de distance l'un de l'autre. La nuit, pour seconder l'action de ce remède, on appliquoit sur la dartre du suif fondu, dans lequel on avoit incorporé un tiers de fleur de soufre. Le malade prenoit en outre tous les jours du petit-lait de fumeterre, des pastilles soufrées ; il observoit un régime sobre, gardoit le repos, etc. Dans l'espace d'un mois, il s'est trouvé totalement guéri de cette affection, qui l'incommodoit à un point extrême. Je pourrois citer beaucoup d'autres faits ; mais je n'ai d'autre but que d'appeler l'expérience et l'attention des praticiens sur ce moyen efficace de Thérapeutique.

Les bains dont je parle ne sont pas seulement utiles dans le traitement des maladies cutanées. Presque toutes les maladies chroniques en réclament l'administration ; et ces maladies se guérissent souvent avec rapidité, lorsqu'elles ont résisté long-temps aux autres moyens. Il conste par l'expérience de plusieurs médecins de Paris, que les eaux sulfureuses factices de Tivoli, sont journellement utiles pour combattre les engorgemens scrophuleux des glandes, et sur ce point j'ai recueilli plusieurs faits qui sont d'un grand intérêt.

Les eaux factices de Plombières ont triomphé dans les rhumatismes chroniques. J'ai vu arriver dans cet établissement deux individus impotens, qui ne se soutenoient qu'avec des béquilles, et qui ont parfaitement recouvré l'usage de leurs membres. Ces mêmes eaux m'ont paru exercer une influence directe sur l'irritabilité des muscles. Elles ont opéré d'une manière bien merveilleuse, sur un enfant atteint de paralysie au bras droit. Cet enfant a sensiblement repris de la vigueur et des forces. J'ordonne, quelquefois alternativement, les bains sulfureux de Barèges, et savonneux de Plombières, pour combattre les obstructions du foie ou des autres viscères du bas-ventre. Je fais concourir ce moyen extérieur avec l'administration intérieure des eaux de Vichi. Je ne citerai aucune observation. J'observe seulement que ces bains doivent être pris dans la belle saison. Car, il ne suffit pas qu'un remède soit indiqué ; il faut, comme l'a dit Hippocrate, que les circonstances favorisent son activité et ses succès.

Que n'aurois-je point à dire encore, si je voulois traiter de toutes les différentes espèces de bains proposés et entrepris pour le maintien de la santé humaine ! Que de faits n'y auroit-il pas à recueillir sur l'action des bains de calorique ou des étuves, des bains de lumière, des bains de gaz, des bains de fumigations sèches, qui se composent avec des substances odorantes, etc. ! Quelles lumières ne pourroit-on pas acquérir, aujourd'hui sur-tout que la chimie pneumatique a percé le mystère de la formation des eaux thermales ! C'est donc à regret que je me vois contraint de me restreindre dans un sujet aussi important. Car les bains de tous les genres exercent sur les propriétés vitales de notre économie une influence qui les rend indispensables pour les sociétés civilisées. Dans les principales villes de l'ancienne Grèce, on avoit élevé de grands édifices destinés à cet usage ; et les personnes de tout rang y étoient admises. Toutes les nations qui appliquent des fonds au soulagement des malheureux, ne sauroient négliger ces établissemens utiles. L'Europe entière commence enfin à se peupler de ces monumens de salubrité générale. On songera toujours à les former, lorsque le bonheur de l'homme sera le véritable objet de la sollicitude de ceux qui gouvernent.

ARTICLE HUITIÈME.

Des effets que les poisons externes peuvent produire sur les propriétés vitales du systême dermoïde, et des moyens d'y remédier.

Dans le premier volume de ces Élémens de Thérapeutique, je me suis particulièrement occupé de l'action délétère des poisons sur les propriétés vitales de l'estomac et du conduit intestinal. C'est d'après le même point de vue que je dois considérer les poisons externes dans cet article. Cette matière a autant d'attrait que d'importance pour le médecin philosophe. Mais nous sommes loin de posséder encore toutes les données nécessaires pour la traiter comme il conviendroit. On pourroit, sans doute, en procédant d'après un mûr examen, trouver une multitude de substances, soit végétales, soit minérales, dont l'application immédiate sur le systême dermoïde peut porter les atteintes les plus graves à l'économie animale. Mais l'homme, par ses vêtemens ou ses habitudes, est tellement préservé de leurs impressions délétères, qu'on n'a presque jamais besoin d'en combattre les effets. Les poisons animaux, au contraire, sont plus difficiles à éviter, parce qu'ils sont des instrumens d'attaque ou de défense dont la plupart des êtres vivans se servent par une impulsion irrésistible de leur instinct. Il faut attendre beaucoup de l'histoire naturelle pour remédier aux désastres sans nombre qu'ils occasionnent.

Le poison le plus à craindre pour l'homme est, sans contredit, celui de la rage; et malheureusement les phénomènes sinistres qui accompagnent ou suivent sa communication, sont encore couverts d'un voile qu'il ne nous est pas permis de pénétrer. M. Bosquillon a néanmoins émis à ce sujet une opinion paradoxale qu'il importe de réduire à sa juste valeur, parce que si, d'une part, elle rassure les gens du monde, elle peut induire en erreur les praticiens. Il pense que la rage proprement dite, considérée comme virus, n'existe point, et il ne balance point à rapporter uniquement aux effets de la crainte ou de la terreur tous les accidens qui succèdent à la morsure d'un animal que l'on croit enragé; en sorte que, selon lui, le plus sûr préservatif de cette affection, consiste dans l'art d'imprimer du courage, et de rassurer l'imagination épouvantée. Les médecins praticiens ont judicieusement repoussé une assertion aussi étrange; en effet, si le développement des symptômes de la rage dépendoit uniquement d'une cause morale, pourquoi les enfans et les animaux n'en seroient-ils pas exempts, puisqu'ils ignorent absolument le péril qui les menace? Pourquoi aussi des personnes mordues, qui n'ont conçu aucune alarme sur leur position, sont-elles quelquefois frappées de ce fléau, pour ainsi dire à leur insu, tandis que d'autres, vivant dans des frayeurs et des perplexités continuelles, n'en éprouvent pourtant aucune atteinte? Une femme ci-devant religieuse, demeurant dans la rue des Boucheries, fut mordue au petit doigt de la main gauche, par un épagneul qu'elle ne soupçonnoit aucunement être malade. Elle avoit passé un mois dans la sécurité la plus entière, quand tout-à-coup tous les symptômes de la rage se déclarèrent ; elle fut transportée à l'hôpital de la Charité, où je la vis expirer après trente heures de convulsions effrayantes. M. le comte de Siératouski m'adressa un jeune maçon de vingt-trois ans, qui avoit reçu six morsures à la main droite; on me l'amena rempli de frayeur. Nul doute que le chien ne fût enragé, puisqu'il communiqua la rage à un vieillard infortuné qu'on n'a pu garantir de la mort. Cependant, le jeune homme fut traité par les procédés que nous recommanderons plus bas, et n'a point essuyé l'attaque à laquelle il s'attendoit.

Je n'ajouterai rien aux descriptions déjà faites par les auteurs, des symptômes horribles qui caractérisent cette maladie. Nous nous permettrons seulement de reproduire ici une remarque fort intéressante de MM. Enaux et Chaussier, qui, dans le temps, se sont occupés de cette matière avec beaucoup d'utilité. Ainsi, d'après leur observation, quoique les spasmes hydrophobiques soient le phénomène le plus ordinaire du deuxième degré de la rage, on a vu, dans quelques circonstances, des chiens, des loups, etc. gravement atteints de cette maladie, puisqu'ils l'avoient communiquée à plusieurs individus ; on les a vus, dis-je, s'abreuver d'eau, traverser le lit des rivières, ou marcher le long du rivage, etc. L'absence de l'horreur de boire ne suffiroit donc pas pour ôter toute crainte sur les suites d'une morsure. MM. Enaux et Chaussier pensent qu'il faut concevoir de la méfiance toutes les fois qu'un animal blesse sans qu'on l'ait provoqué, surtout si le chien quitte son maître, s'il devient errant et vagabond, et qu'il ait, en un mot, des signes d'altération dans ses regards.

Les auteurs que je viens de citer insistent particulièrement sur les précautions qu'il importe de prendre pour empêcher la propagation d'une maladie si désastreuse. Ils pensent qu'il faudroit saisir le chien vivant, et le renfermer, pour tenir compte des symptômes qui se manifesteroient en lui, et juger par ce moyen du danger que peut encourir le sujet mordu. On se hâteroit alors d'administrer le genre de cure qui conviendroit le mieux. Quand l'animal est mort, quelques personnes conseillent d'inoculer sa bave à un animal sain, pour voir si la rage a réellement existé; mais MM. Enaux et Chaussier font observer avec raison que ce procédé exige trop de lenteur, et que le péril est imminent; qu'il faut, en conséquence, porter du secours avec une extrême promptitude. Toutefois, je suis loin de penser comme eux que cette expérience soit décisive. La propagation des virus tient à des circonstances qui sont loin encore d'être bien connues; car M. Giraud a infructueusement inoculé plusieurs chiens avec de la salive recueillie sur des hydrophobes qui se trouvoient dans le plus violent accès. La salubrité publique réclame non moins impérieusement une autre précaution. Il est prudent de ne point abandonner à l'air les cadavres des animaux qui ont succombé à la rage. Les émanations qui résultent de leur décomposition peuvent entraîner des inconvéniens, quoique M. Bosquillon ait soutenu l'assertion contraire, sans aucune preuve positive. D'ailleurs, sait-on encore si des loups ou autres animaux, tourmentés par la faim, ne contracteroient pas la maladie en dévorant la chair de ces mêmes cadavres? La vigilance des médecins doit donc être constamment en action, et aucun soin ne doit être négligé dans une aussi déplorable circonstance.

La pathologie recherche spécialement les causes et la nature du virus de la rage. L'objet principal de la Thérapeutique est d'en détourner les funestes effets. MM. Enaux et Chaussier énoncent à ce sujet des préceptes qu'il faut mettre sous les yeux de nos lecteurs. Peut-être qu'un jour les lumières s'accroîtront sur un point aussi obscur de physique animale. La plus urgente indication est sans doute d'empêcher le développement du virus communiqué par la morsure, et qui reste quelque temps dans un état d'inaction, avant de déployer son énergie sur l'universalité de l'économie animale. Il faut détruire le venin dans le lieu même qu'il occupe. On peut, en conséquence, brûler la partie avec un fer rougi au feu, ou avec un caustique capable d'exciter une escarre profonde qui embrasse la totalité de la blessure. On peut aussi provoquer et entretenir la suppuration par quelque emplâtre attractif, ou en laissant dans la plaie un fragment de racine de gentiane, d'aristoloche, etc. MM. Enaux et Chaussier prodiguent aussi de grands éloges au muriate d'antimoine. Ce caustique se décompose soudainement par le simple contact de l'humidité des chairs. C'étoit celui auquel Desault accordoit la préférence. On peut encore recourir à l'acide sulfurique, au nitrate d'argent, à la lessive des savonniers, etc. On a proposé l'emploi de la préparation suivante, qui consiste à réduire en poudre, dans un mortier bien sec, trente-deux grammes de chaux vive récente. On la mêle avec autant de savon, et on compose une sorte de pâte, sans ajouter de l'eau; on en applique une couche sur toute l'étendue de la plaie, laquelle est ensuite recouverte de linge ou de charpie. Quelques heures après, il se forme une escarre propre à emporter dans sa chute le venin qu'on a absorbé.

Les méthodes à suivre pour panser les blessures produites par un animal atteint de la rage, varient selon la profondeur et la grandeur de la plaie. Dans le cas d'une morsure produite sur un endroit où il y a de gros vaisseaux, on examine si l'artère est encore recouverte de quelques portions de muscles et de tissu cellulaire. Si cela est ainsi, on touche légèrement la surface de la partie affectée avec un pinceau trempé dans du muriate d'antimoine. On se borne à cette application pour achever de détruire le venin. On dirige dans le fond de la plaie un peu de poudre très-fine de cantharides, que l'on contiendra par un petit tampon de charpie. Le tout sera recouvert d'un emplâtre vésicatoire et d'un bandage peu serré. Les pansemens qui suivent se font avec la racine d'iris, de gentiane, et une feuille de bette graissée de beurre frais. Quand la suppuration languit, on la ranime par la pommade épispastique, par des onguens aiguisés avec du sel ammoniacal, ou par une petite quantité de pierre à cautère; on remplit aussi le même but avec la lessive des savonniers. Enfin, on attend cinquante jours avant de permettre la cicatrisation. Je suppose qu'après la morsure, l'artère soit restée à nu; alors on se met à l'usage de la poudre de cantharides, et de quelques substances âcres et irritantes. En général, il faut toucher avec une extrême précaution les tendons, les aponévroses, les artères, les veines, les nerfs, sur-tout dans les parties les plus sensibles et les plus délicates de l'organisation.

Indépendamment du traitement externe que nous venons d'assigner, un traitement interne est le plus souvent jugé convenable. On songe, en conséquence, à entretenir les évacuations intestinales, à l'aide des clystères émolliens, des substances doucement laxatives. On plonge le malade dans un bain tiède. Certains médecins ont cru que l'ammoniaque liquide pouvoit avoir un effet salutaire, à la dose de dix ou douze gouttes, dans une infusion de fleurs de tilleul ou de feuilles d'oranger. On a beaucoup insisté sur l'emploi du turbith minéral. Je n'ai pas vu son administration suivie des succès qu'on lui attribue. On cherche en vain des observations qui constatent d'une manière exacte l'efficacité des frictions mercurielles. M. le comte de Lauragais me conduisit chez un agent de change devenu hydrophobe par la violente morsure d'un chien enragé. Les médecins qui le traitoient, lui prodiguèrent successivement l'opium, le camphre et le musc. Le malade n'en mourut pas moins dans les plus déchirantes convulsions. On a beaucoup parlé des bains de mer : je ne puis dire jusqu'à quel point on peut en garantir l'utilité. Sans adopter en aucune manière l'idée émise par M. Bosquillon, on ne sauroit nier que les impressions agréables et rassurantes, que tous les discours qui servent à fortifier le courage, ne puissent contribuer, sinon à dissiper les symptômes de la rage, du moins à en prévenir le développement.

Après le poison de l'hydrophobie, le plus souvent communiqué par les quadrupèdes, le poison de certains reptiles paroît être celui qu'il est le plus important de connoître et d'éviter. Malheureusement on n'est pas encore assez avancé sur cette matière, quoiqu'on ait tenté un grand nombre d'expériences. L'illustre Rédi a dévoilé une multitude de phénomènes inconnus aux anciens ; et l'abbé Fontana surtout a procédé à plus de six mille expériences sur le poison de la vipère (*coluber berus*), espèce de reptile d'autant plus redoutable qu'elle infeste à tout instant les bois de l'Europe. Elle se rencontre trop fréquemment autour de nous, pour ne pas avoir été parfaitement décrite par les naturalistes. Ces derniers la caractérisent par cent quarante-six plaques ventrales, trente-neuf paires caudales, d'une couleur grise, avec deux rangées de taches brunes, disposées en zig-zag le long du dos. La vipère commune est petite, et a tout au plus deux pieds de longueur. Son aspect n'a rien qui doive épouvanter. On a constaté que le poison qu'elle darde est recélé dans une poche ou vésicule située aux deux côtés de sa tête, au-dessous du muscle de la mâchoire supérieure. « Le mouve- » ment du muscle, dit le professeur Lacépède, pres- » sant cette vésicule, en fait sortir le venin, qui » arrive par un conduit à la base de la dent, traverse » la gaîne qui l'enveloppe, entre dans la cavité de » cette dent, par le trou situé près de la base, en » sort par celui qui est près de la pointe, et pénètre » dans la blessure ».

D'après le beau travail de Fontana, il n'y a absolument que ce venin qui soit pernicieux; et on n'a rien à craindre de la bave qui couvre les mâchoires du reptile, lorsqu'il est en fureur. Ce venin est une sorte de liquide jaunâtre, n'ayant point les propriétés acides, alkalines ou caustiques qu'on lui a attribuées. Il est d'autant plus violent dans son action, qu'il imprègne en plus grande quantité la blessure. Son effet est en raison inverse de la grosseur de l'animal qui a été mordu; en sorte que ses suites sont moins désastreuses pour l'homme, qu'elles le sont, par exemple, pour les petits quadrupèdes et les oiseaux. Fontana prétend que ce poison, pris intérieurement, est très-nuisible; et Rédi, comme l'on sait, avoit soutenu l'opinion contraire. Mais le poison agit-il uniquement par son impression sédative sur le sang, comme le prétend l'habile expérimentateur de Florence, ou les accidens qui résultent de la morsure ne doivent-ils pas plutôt être rapportés au trouble suscité dans le système nerveux? Le même auteur prétend que le venin de la vipère peut conserver son énergie quelque temps après la mort de l'animal; qu'on a vu des personnes être grièvement blessées pour avoir manié imprudemment et sans précaution quelques-uns de ces animaux desséchés ou conservés dans l'alcool; que ce même venin, dissous dans l'eau tiède, conserve encore la faculté de donner la mort à certains animaux, etc.

Il est douteux qu'il y ait un moyen certain de remédier, dans tous les cas, aux accidens occasionnés par la morsure de la vipère. MM. Enaux et Chaussier traitent aussi ce point important de Thérapeutique. Ils recommandent les mêmes précautions que pour les animaux enragés. Ils y ajoutent seulement la ligature et les lotions froides. Mais on a allégué avec raison que le premier de ces moyens, loin de mériter une entière confiance, peut quelquefois produire plus de mal que de bien, en serrant trop l'articulation affectée. Pour ce qui est de la seconde méthode, on a dit avec non moins de fondement que, si l'expérience en constatoit l'efficacité, on ne pourroit plus prétendre que le venin de la vipère agit sur le sang, comme Fontana l'a pensé, puisque des lotions d'eau froide sont plus propres à faire refluer le venin au-dedans qu'à l'expulser au-dehors. MM. Enaux et Chaussier proposent en outre d'appliquer un caustique plus ou moins fort à l'endroit de la morsure, et de frotter le membre blessé avec l'huile d'olives; ils prescrivent l'usage de l'ammoniaque à l'intérieur. Au défaut de cette substance, on peut user de la préparation suivante de M. Guyton-de-Morveau; cette préparation consiste à faire fondre dans une cuillerée d'eau fraîche quatre grammes de muriate d'ammoniaque en poudre, et, d'une autre part, à faire dissoudre deux grammes de tartrite de potasse dans une pareille quantité d'eau. On verse les deux liqueurs dans la même fiole, et on administre une cuillerée à café de ce mélange, dans une boisson fortifiante. Mais Fontana a prétendu que l'alkali volatil, appliqué soit intérieurement, soit extérieurement, que les acides sulfurique, nitreux, muriatique, phosphorique, spathique, n'exercent aucun effet préservatif contre le venin de la vipère. Il regarde comme avantageux de tremper la partie affectée dans une huile très-chaude, et particulièrement dans celle de térébenthine ; on peut aussi se servir de l'eau de chaux ou de l'eau imprégnée d'une substance saline. Dans un cas très-pressant, l'amputation du doigt mordu pourroit prévenir avec plus de certitude les accidens, etc. Fontana ajoute à l'exposition de tous les moyens un moyen plus efficace encore, d'après son opinion : c'est celui de la pierre à cautère, qui, mêlée avec le venin du reptile, en détruit la qualité malfaisante. Mais il faut une certaine adresse pour introduire ce salutaire spécifique dans tous les endroits où le virus funeste a pénétré, d'autant que les petits trous que forment les dents de la vipère sont, pour ainsi dire, imperceptibles à l'œil qui cherche à les distinguer.

Les préceptes que nous avons donnés, relativement à la vipère commune, peuvent s'appliquer en grande partie aux accidens qui accompagnent la morsure des autres serpens. De ce nombre sont la vipère *chersea*, ou l'espingue de Suède, qui habite les contrées septentrionales de l'Europe ; le *coluber aspis* de Linnæus, qui a de si grands rapports avec la précédente ; la dipsade ou vipère noire, remarquable par ses couleurs lugubres et sinistres ; la vipère d'Egypte, ou aspic des anciens, qui est peut-être celui de Cléopâtre ; l'ammodyte, qui communique la mort avec tant de promptitude ; le céraste cornu, dont l'image se trouve gravée dans les monumens les plus antiques et les plus révérés ; le naja féroce des contrées septentrionales, qui attire les regards par l'éclat de ses couleurs et l'élégance de ses formes ; la grande vipère en fer de lance ; le *coluber atrox* ; le *coluber atropos*, etc. Mais ce qui doit particulièrement intéresser le médecin naturaliste, c'est l'histoire des serpens à sonnettes. Ces reptiles sont couverts de grandes plaques ; plusieurs pièces écailleuses, articulées, emboitées les unes dans les autres, et fixées à leur queue, rendent un bruit sourd qui est le résultat de leur mobilité et de leurs frottemens continuels. Ce bruit est particulièrement remarquable dans l'énorme boiquira (*crotalus horridus*, LINN.). Il est assez analogue à celui d'un parchemin très-fort que l'on froisse. Le poison recélé par l'animal, est un de ceux qui sont le plus rapidement mortels. Cet épouvantable reptile le fait jaillir, dans sa fureur, de quelques vésicules situées à sa mâchoire supérieure, et par l'intermède de deux crochets très-apparens. On sait que le boiquira est armé en outre d'un nombre infini de dents, petites et aiguës, tournées vers le gosier, et qui servent à retenir les victimes. Rien n'égale, en général, les ravages que font ces reptiles. Rien n'est plus effrayant que les symptômes que développe leur morsure fatale. J'insiste peu sur de semblables détails, parce qu'ils sont d'une médiocre importance pour des lecteurs européens. Mais on dit que le roi de Calicut fait religieusement décorer d'une cabane l'endroit habité par ces animaux, pour les défendre des intempéries du mauvais temps, et conserver tout le respect qu'il leur porte. On ajoute qu'il fait périr tout homme qui oseroit les maltraiter, dans la persuasion où il est que ces animaux participent de la puissance des dieux, puisqu'ils communiquent la mort avec une telle promptitude.

On a jeté beaucoup de merveilleux sur l'histoire des remèdes propres à combattre les accidens qui se manifestent après la morsure des serpens venimeux. Quoi de plus fabuleux que ce qu'on a écrit sur la pierre renfermée dans le corps du naja, et à laquelle on attribue une telle sympathie pour le venin, qu'elle le suce à la manière des ventouses! Rédi, du reste, a déjà démontré le ridicule d'une telle assertion. Je ne reproduirai pas non plus ce que Kœmpfer a publié sur la plante appelée *mungo*, laquelle croît avec abondance dans les contrées brûlantes de l'Inde. Je m'abstiendrai pareillement de prononcer sur les vertus attribuées au *polygala seneka*, et à beaucoup d'autres plantes des pays chauds. Toutefois, la correspondance particulière que j'entretiens avec M. Zéa, naturaliste de l'Amérique méridionale, ne me permet point de passer sous silence les détails qu'il m'a communiqués relativement au *guaco*. Cette plante forme un genre nouveau, auquel doivent se rapporter les *cacalia laurifolia* et *cordifolia* de Linnæus. M. Mutis, qui l'a découvert, en donnera, dit-on, la description dans la Flore de Bogota, qui paroîtra incessamment. M. le baron de Humboldt et M. Bonpland, qui sont de retour de Santa-Fé, vont bientôt fournir des renseignemens sur ce végétal singulier, si propre à frapper les regards de ces célèbres observateurs. M. Zéa m'assure que de toutes les découvertes faites à Santa-Fé, par M. Mutis, il n'en est aucune à laquelle il ajoute plus de prix qu'à celle-ci. Il se plaît lui-même à cultiver le *guaco* de ses propres mains, et il le conserve comme une de ses possessions les plus précieuses, parce qu'il lui a servi à défendre beaucoup d'hommes contre les serpens qui infestent le royaume de Santa-Fé. Ces serpens sont en une telle abondance dans ces lieux, et les effets de leurs morsures sont si terribles, que, malgré l'attrait de l'or, on a été forcé d'abandonner plusieurs villages. C'est sur-tout au Choco, si célèbre par le platine dont il est la patrie, que se rencontrent les serpens les plus venimeux, et c'est là que, depuis long-temps, on employoit le *guaco* pour en guérir les morsures. Quelques nègres se transmettoient ce secret, auquel ils mêloient des prières, des cérémonies, et autres actes superstitieux. Aussi, le vulgaire frappé des effets dont il ignoroit la cause, croyoit qu'il y avoit de la magie.

M. Mutis, à force d'adresse, parvint à le découvrir. Il le communiqua à quelques amis, qui étoient réunis à sa maison de campagne, près de Mariguita, à trente lieues de Santa-Fé. On fit appeler le nègre Pio, esclave du cultivateur Don Joseph Armèro, pour tenter l'expérience. Celui-ci s'y rendit en portant sur lui un des serpens les plus venimeux du pays. Ce fut dans la matinée du 30 mai, en 1788, que l'esclave dont il s'agit, en présence de MM. Mutis, don Diepo Ugaldo, aujourd'hui chanoine à Cordoue, en Espagne; don Anselme Albarez, bibliothécaire à Santa-Fé; don Pedro Vargas, corrégidor de Zipaquira, et devant plusieurs autres savans et artistes, commença les essais. Le corrégidor Vargas, voyant que le nègre prenoit le serpent entre ses mains, qu'il le tournoit et l'agitoit sans que l'animal marquât la moindre inquiétude et envie de mordre, soupçonna que ses dents venimeuses lui étoient enlevées, et en fit lui-même l'expérience. Assuré qu'il les avoit, et ne doutant plus de l'efficacité du *guaco*, il voulut lui-même subir l'opération par laquelle le nègre s'étoit rendu invulnérable aux serpens. Son exemple fut suivi par plusieurs autres personnes, entre lesquelles on remarqua don François Zavarain, secrétaire de M. Mutis, et don François Matis, un de ses meilleurs peintres. Les nouveaux initiés prenant tour à tour le serpent, le pressant, et lui donnant des secousses, parvinrent à l'irriter : il mordit le peintre Matis jusqu'au sang. Tout le monde fut alors dans la consternation, excepté le nègre, qui rassura l'assemblée. Il frotta la morsure avec les feuilles du *guaco*, et Matis alla comme à l'ordinaire poursuivre le dessin des plantes.

Le Corrégidor dressa un procès-verbal, et rédigea

un mémoire intéressant que M. Mutis fit imprimer dans le journal de Santa-Fé. On en a donné un abrégé dans le *Semanario de Agricultura* de Madrid. Feu M. Cavanilles fait aussi mention du *guaco* dans ses *Anales de Ciencias naturales*. La connoissance de cette plante s'est répandue rapidement dans tout le royaume de la Nouvelle-Grenade ; et les curés secondant les efforts de M. Mutis pour en propager l'usage, on a réussi à rendre nul le seul fléau de ce pays charmant. Personne ne meurt à présent de la morsure des serpens, écrivoit M. Mutis à M. Zéa, en 1798; les chevaux, les moutons, etc. guérissent tout comme les hommes, quand on est à portée de leur faire boire le suc du *guaco*. Les essais que le hasard á mis à même de faire sont si nombreux, ajoute M. Mutis, qu'on en rempliroit plusieurs volumes. Il est bien malheureux pour le genre humain que la *Real Audiencia*, ou haute Cour de Justice, siégeant à Santa-Fé, ait refusé à M. Mutis la permission de faire quelques tentatives, qui eussent été très-intéressantes, sur les criminels condamnés à la mort, malgré les ordres répétés de S. M. Catholique le Roi d'Espagne, de ne rien épargner pour multiplier les observations, et leur donner toute la certitude possible. M. Mutis vouloit rechercher si l'inoculation du *guaco* rend l'homme inaccessible à la morsure des serpens pour toute la vie, ou seulement pour quelque temps, comme les nègres le prétendent.

Quand on veut se prémunir contre la morsure des serpens, et acquérir la faculté de porter impunément sur soi ces animaux, les nègres procèdent de la manière suivante : ils font six incisions, deux aux pieds, deux aux mains, et une à chaque côté de la poitrine. On exprime le suc des feuilles du *guaco*, qu'on verse sur les incisions, comme lorsqu'on veut inoculer la petite-vérole. Avant l'opération, on fait prendre deux cuillerées de suc à celui qui va être initié. On l'avertit qu'il doit prendre le même suc chaque mois, pendant l'espace de cinq ou six jours. Car s'il néglige de le faire quelque temps, la vertu du suc s'évanouit, et il aura besoin d'une nouvelle inoculation. C'est à cette précaution, que M. Mutis et le savant Corrégidor de Zipaquira attribuent les effets préservatifs du *guaco*. Toutefois, l'usage le plus ordinaire est de porter sur soi des feuilles de cette plante, dans les lieux infestés de serpens, pour s'en délivrer. Car l'odeur leur imprime un état de stupeur ou d'étourdissement.

En attendant que des renseignemens ultérieurs nous arrivent sur une matière qui inspire autant d'étonnement que d'intérêt, je passe à une classe d'êtres vivans non moins à craindre que les reptiles affreux qui peuplent les forêts du Nouveau-Monde. En effet, quelle que soit la contrée que l'homme habite, son existence est à tout instant menacée par des milliers d'insectes qui remplissent l'air, la terre et les eaux. Ces êtres innombrables si variés par leurs formes, distillent aussi des poisons plus ou moins meurtriers. Armés de dards, d'aiguillons, de piques, de lances, de suçoirs, de trompes, de crochets, de vrilles, de serres, de stylets, de tarières, de scies, etc. ils piquent, pénètrent, perforent, serrent, déchiquètent les chairs ; ils font, en un mot, tout le mal que comporte leur organisation et leur instinct. Souvent leur légèreté les dérobe à notre poursuite, et notre vigilance ne peut rien contre eux. Il importe donc que les médecins fassent des recherches utiles sur la nature du venin de ces animaux, et qu'ils s'occupent des moyens d'en réparer les dangereux effets. Cette question avoit été proposée dans un programme de l'académie de Lyon; et en 1788, elle décerna un prix à M. le docteur Amoreux, qui avoit composé sur *les insectes de France réputés venimeux*, une dissertation pleine de faits et d'observations utiles. Nous en offrirons quelques résultats à nos lecteurs.

L'insecte généralement réputé le plus venimeux est le scorpion. Les naturalistes en comptent deux espèces dans les départemens méridionaux de la France, le *scorpio rufus* et le *scorpio europæus*. Tout le monde sait aujourd'hui que le venin de cet animal réside dans une sorte d'ampoule membraneuse, de forme ovale, située à l'extrémité de sa queue. On a mis peut-être de l'exagération dans les récits qu'on a faits de ses qualités malfaisantes. Du moins paroît-il démontré qu'il est beaucoup moins actif qu'on ne l'a cru dans les espèces que l'on trouve en France. Je ne rapporterai point ici les curieuses expériences faites par M. Amoreux ; cet observateur a excité des combats entre le scorpion et différentes espèces d'araignées; il a provoqué la colère de cet insecte contre des guêpes, des mouches, des staphylins, des limaces, des raines-vertes, le petit lézard des murs, des souris, etc. Les observations recueillies çà et là, relativement aux effets du scorpion sur le corps humain, font voir que la piqûre de cet animal produit sur la surface de la peau une tache rouge, laquelle, dit-on, s'agrandit et noircit un peu dans son milieu; qu'il y a phlogose et douleur de la partie affectée, et que l'irritation donne lieu à la formation de quelques pustules. Les symptômes sont, du reste, plus ou moins graves, selon la susceptibilité nerveuse des individus. Ainsi, il peut survenir des mouvemens fébriles dans l'économie, un état de torpeur, des nausées, le hoquet, un tremblement universel, etc. Quand on est appelé pour remédier aux accidens occasionnés par la morsure du scorpion, il faut adapter les moyens curatifs à la nature des symptômes qui se manifestent. Des topiques doux et émolliens sont avantageux pour dissiper l'état inflammatoire; mais de quel avantage pourroient être des plantes aromatiques réputées comme alexipharmaques, et qui augmentent l'irritation au lieu de l'appaiser? Il ne faut pas oublier la propriété relâchante des huiles. Car tout liniment peut devenir salutaire. M. Amoreux croit l'alkali volatil très-convenable. Peut-être ajoute-t-il trop de confiance à ce qu'ont avancé nos prédécesseurs. Les préparations d'ammoniaque pourroient bien n'avoir pas plus d'efficacité pour le venin du scorpion que pour le venin de la vipère.

Beaucoup de personnes ont une grande frayeur des araignées, et cependant rien n'est plus incertain que les qualités vénéneuses qu'on leur attribue. M. Amoreux observe très-bien qu'il y a des gens qui mangent ces insectes, par bizarrerie ou par dépravation de goût, et nous avions à Paris un savant très-connu qui les avaloit sans répugnance : il s'y étoit, dit-on, accoutumé pour rassurer sa nièce, qui en étoit épouvantée. Rédi avoit été témoin du même fait. M. Bon, président de la chambre des comptes du Languedoc, qui s'étoit particulièrement occupé des araignées, parce qu'il vouloit tirer parti de leurs toiles, comme on tire parti de la soie, a souvent été piqué par elles, sans qu'il en soit résulté aucun accident, malgré tout ce qu'on a dit à cet égard. M. Amoreux assure que la morsure faite par ces animaux est à peine apparente, que l'introduction du venin se manifeste uniquement par une enflure de couleur livide, ou par des phlyctènes, et que les autres symptômes décrits par les auteurs sont infiniment exagérés. Il conseille d'appliquer sur la partie blessée un peu de saumure, et d'administrer de la thériaque, soit à l'extérieur, soit à l'intérieur : les lotions avec le vinaigre peuvent convenir.

Rappellerai-je à mes lecteurs les récits fabuleux sur la tarentule ? Tout ce que Baglivi, et des hommes d'un grand nom, ont consigné dans leurs ouvrages à ce sujet, annonce l'attrait qu'a toujours eu l'erreur pour les imaginations crédules. Des hommes même fameux par une grande science, paient ce tribut à l'humanité. Mais plusieurs observateurs, parmi lesquels il faut compter particulièrement Serrao, premier médecin du roi de Naples, ont détrompé le public trop long-temps abusé par les prestiges du merveilleux. Un homme se laissa mordre par la tarentule, en présence du comte polonois de Borch. Il n'en résulta qu'un peu de tuméfaction dans la main et dans les doigts, et une démangeaison assez forte. Toutefois, d'après beaucoup d'auteurs, la piqûre de la tarentule produit des accidens très-extraordinaires. On diroit que les personnes qui en sont affectées, éprouvent les symptômes d'une fièvre ataxique. Il en est beaucoup qui tombent dans une mélancolie profonde; et les accens d'une douce musique, ainsi que les mouvemens cadencés de la danse, sont, dit-on, le plus sûr moyen de les guérir. Samuel Haffenrefer a noté, dans son traité *de affectibus cutis*, plusieurs phrases harmoniques, qui avoient, à ce qu'il assure, le pouvoir d'arrêter les accidens du tarentisme. Ces impressions ébranlent salutairement le systême nerveux, provoquent une transpiration favorable, portent le calme et l'espoir dans l'ame, etc. « Et comme tout dégénère en abus, dit M. Amoreux, un traitement agréable a été tourné en spectacle. Qu'on se représente des hommes et des femmes à cerveaux affectés, qui, de concert avec des histrions et des musiciens payés, jouent des farces larmoyantes, dignes des spectateurs et des acteurs! Voilà le prétendu tarentisme : ce sont des soupirs, des pleurs, des éclats de rire, des angoisses, des contorsions, des gesticulations qui vont jusqu'au ridicule ». La superstition et le charlatanisme ont compliqué l'art d'opérer ces guérisons singulières. On a prétendu qu'il falloit recourir à des accords, à des chants, ainsi qu'à des instrumens divers, selon les âges, les sexes, les tempéramens, la susceptibilité nerveuse, etc. De là l'invention des airs particuliers pour les *tarentolati*, ou gens piqués de la tarentule. M. Pulli, savant chimiste de Naples, m'a souvent parlé d'un air délicieux que l'on chante parmi le peuple, et qui provoque à une danse connue sous le nom de *tarentella*. Mais il m'a assuré aussi que le tarentisme est fréquemment une maladie simulée ; tel est le fait de cette femme fanatisée par un ecclésiastique superstitieux, et qu'on ne parvint à guérir qu'à force de menaces et de mauvais traitemens.

Dans les endroits où abondent les abeilles et les bourdons (*apes et bombylii*), il est peu d'années où il ne survienne des accidens par la piqûre de ces insectes. A une douleur vive succède communément l'intumescence et l'inflammation de la partie affectée. Il peut s'allumer une fièvre violente, et M. Amoreux rapporte, d'après le Journal de médecine de 1765, l'histoire d'un villageois âgé d'environ trente ans, lequel, ayant été blessé par une abeille au-dessus du sourcil, pendant qu'il vaquoit à ses travaux rustiques, expira subitement. Sa face étoit enflammée, et il perdit par le nez une quantité prodigieuse de sang, etc. Aussi-tôt qu'un médecin est appelé pour remédier à la piqûre des abeilles, il doit faire tous ses efforts pour retirer l'aiguillon enfoncé dans les chairs. M. Amoreux prescrit toutefois de ne point exercer de pression sur la plaie, attendu que cette manœuvre imprudente pourroit exprimer tout le venin de la vésicule, et lui frayer une issue plus profonde, ainsi qu'à l'aiguillon. On coupe avec des ciseaux très-fins tout ce qui dépasse la blessure, et on enlève ensuite, s'il est possible, l'aiguillon au moyen d'une petite épingle. La partie piquée est lavée avec de l'eau froide ou de l'eau salée. M. Amoreux n'ajoute, avec raison, que très-peu de foi à une multitude de topiques employés par les gens de la campagne, qui appliquent les feuilles écrasées de la menthe, de la rhue, du persil, du laurier, et de beaucoup d'autres végétaux. Les embrocations huileuses peuvent devenir fort utiles, parce qu'elles tendent à appaiser l'état inflammatoire de la peau. L'action résolutive de l'eau de Goulard a aussi ses succès dans quelques circonstances. Les lotions d'urine qu'on a tant préconisées agissent d'une manière analogue. Je ne puis concevoir quel effet salutaire peut produire l'application de la chaux vive sur la peau irritée et gonflée, ainsi qu'on l'a conseillé dans quelques journaux. J'aimerois beaucoup mieux le suc laiteux de pavots blancs, dont M. Amoreux fait mention d'après M. Delaistre, apoticaire à Vitry-le-Français. Les moyens curatifs qui combattent les accidens de la piqûre des abeilles, peuvent s'adapter aux blessures non moins graves qu'occcasionnent quelquefois les bourdons. Rien ne paroît plus approprié, dans un semblable cas, que les anti-phlogistiques et les calmans.

« Les piqûres de la guêpe et des frêlons (*vespæ » et crabrones*), dit M. Amoreux, diffèrent peu de » celles des abeilles et des bourdons. Celles des » guêpes sont plus cuisantes, celles des frêlons ter- » ribles. Elles sont plus ou moins mauvaises, selon » la partie affectée, selon que le venin est plus ou

» moins abondant, selon que les insectes sont en » fureur, ou animés par la chaleur de la saison ou » du climat ; lorsqu'enfin ils se sont reposés sur des » plantes vénéneuses, sur des cadavres d'animaux » morts de maladies pestilentielles, et pendant les » constitutions contagieuses ». Les praticiens observateurs assurent effectivement qu'on a vu survenir par la morsure de ces animaux de violentes inflammations, des gonflemens, et par suite des desquammations de la peau, etc. La piqûre des frêlons est encore plus dangereuse. Il paroît, d'après quelques expériences de l'immortel Réaumur, que l'aiguillon ne demeure pas dans la plaie, si l'on se laisse piquer paisiblement par ces insectes, mais qu'au contraire cette arme reste implantée dans le système dermoïde, si on contraint les mouches à se retirer brusquement, par un frottement précipité. Cette remarque est d'autant plus importante, que la blessure opérée par ces animaux est en zig-zag, au lieu d'être en droite ligne. Au surplus, on y remédie par des moyens analogues à ceux qui ont été déjà prescrits pour les blessures des abeilles et des bourdons.

Parmi les insectes qui nuisent à l'homme, il en est peu dont la présence soit aussi fâcheuse pour lui que celui que l'on désigne ordinairement sous le nom de *cousin* (*culex*). Ce curieux insecte est spécialement avide du sang humain. Il semble que l'odeur de notre transpiration l'attire, et qu'il s'attache de préférence aux peaux les plus fines et les plus délicates. De là vient que les femmes qui quittent les villes pour se rendre à la campagne en sont spécialement incommodées. Quand plusieurs de ces animalcules ont insinué dans la peau leur aiguillon et leur venin, il s'excite une sorte d'inflammation assez analogue à l'effet des orties. Il survient un prurit violent, quelquefois des démangeaisons intolérables, qui invitent à se gratter avec véhémence, souvent un véritable état érysipélateux. Il n'est pas rare de voir toute la surface du système dermoïde rouge et enflée. De là proviennent sur des organisations naturellement très-irritables, une fièvre plus ou moins intense, des insomnies perpétuelles, etc. Une jeune dame de Paris fut obligée de quitter Arcueil, tant elle étoit journellement assaillie par ces animaux. On remédie à la piqûre des cousins par les moyens les plus simples. On lave la plaie avec de la salive, de l'eau commune, ou de l'eau imprégnée de quelque sel. On se sert de l'huile, du vinaigre, de l'eau végéto-minérale, etc. On a proposé et même employé avec quelque succès l'application du fromage, du beurre, du lait, ou des corps gras et mucilagineux, pour appaiser l'état douloureux et mordicant de la peau. Baumé avoit conseillé de fumer la pipe, s'étant aperçu que l'odeur du tabac avoit la propriété de chasser ces insectes. Tous les végétaux fétides ont une propriété analogue. On peut aussi, d'après le conseil de M Amoreux, tendre des piéges à ces insectes dans les appartemens, en plaçant le soir une lumière dans un globe de verre, enduit de miel à l'extérieur, pour les attirer et les engluer à sa surface. « Les cousinières de gaze et de » cavenas, ajoute-t-il, en garantissent pendant le som-

» meil, et permettent l'agréable méridienne que font » certains moines par état, et les voluptueux par » habitude ».

Je pourrois sans doute consacrer des détails plus étendus à cet article, si je voulois parler de tant d'autres insectes qui attaquent et fatiguent continuellement l'homme ou les animaux; tels, par exemple, que le taon, la mouche-à-scie, l'ichneumon, les œstres, la puce, la punaise, la tique, la scolopendre, et un grand nombre d'autres insectes qui ont été décrits par les naturalistes. Mais, outre que les blessures qu'ils occasionnent exigent rarement les secours de la Thérapeutique, ces secours ne pourroient pas différer de ceux que nous venons d'assigner dans les paragraphes qui précèdent. Les poux seuls m'ont paru mériter quelque considération, et deviennent un véritable fléau pour le système dermoïde, quand ils naissent et se multiplient journellement sur toutes les parties du corps. J'ai déjà eu occasion de faire mention de cette dégoûtante infirmité, qui est pour l'ordinaire le triste apanage de la classe plébéienne, et que j'ai si souvent observée à l'hôpital Saint-Louis. Elle est le funeste résultat d'une organisation longuement altérée par des causes débilitantes. Le pou du pubis (*pediculus pubis*, Linn.), n'est pas moins incommode, et l'on sait avec quelle promptitude il se communique dans les lieux malpropres et consacrés à la débauche indigente. Quand ces animaux sont très-multipliés, ils occasionnent l'écoulement d'une sérosité rougeâtre, qui colle et fait adhérer les poils les uns aux autres. On sait qu'en Amérique les nègres ont à se défendre de la chique, que Linnæus désigne sous le nom de *pediculus ricinoïdes*. Dans les pays chauds, il y a d'autres insectes de cette nature, qui dévorent l'homme, et lui occasionnent des ulcères horribles. M. Willan a observé, dans un cas de *prurigo senilis*, une assez grande quantité de petits insectes qui couvroient la peau et les vêtemens du malade. Leur mouvement étoit prompt, vif, et ils étoient si petits, qu'il falloit beaucoup d'attention pour les découvrir. Il les prit d'abord pour des petits poux; mais en faisant usage d'une loupe, ils lui semblèrent appartenir au genre *pulex*, quoique cette espèce ne convienne à aucune de celles qui ont été décrites par Linnæus. M. Willan a fait dessiner avec beaucoup de soin un de ces animaux, grossi par le microscope. Il observe que ni la femme, ni aucune des personnes de la famille du malade, n'éprouvèrent la même affection, et qu'on ne put découvrir sur elles aucun de ces insectes, quoiqu'on fît les recherches les plus exactes. Les toniques intérieurs, et au-dehors les lotions avec les décoctions de tabac, ou les frictions avec la pommade de cinnabre, m'ont paru généralement obtenir la guérison des affections pédiculaires, du moins pour quelques mois.

TROISIÈME PARTIE.

Des fonctions de reproduction, considérées comme objet spécial de la Thérapeutique.

Les fonctions dont nous nous sommes occupés jusqu'à présent, sont relatives à l'homme uniquement considéré comme individu ; celles dont nous allons traiter, appartiennent particulièrement à son espèce. L'homme n'existe pas seulement pour lui-même. Par la plus noble, la plus merveilleuse, et la plus immuable de ses facultés, il est destiné à créer en quelque sorte des êtres qui lui ressemblent, et à leur transmettre tous les attributs de sa propre organisation. C'est ainsi qu'il parvient à s'éterniser dans un monde qui est éternel. Si les lois qui président à la reproduction étoient anéanties ou troublées, l'ordre de la nature seroit interverti. Les médecins sont donc spécialement appelés à les maintenir, et à méditer sans cesse sur ce grand et important phénomène de l'économie animale.

CHAPITRE VIII.

Des Médicamens qui agissent d'une manière spéciale sur les propriétés vitales du système de la génération.

Aucun sujet dans l'économie animale n'offre plus de problêmes à résoudre au physiologiste observateur. Presque tous les phénomènes dont le systême de la génération se compose sont encore cachés sous des voiles impénétrables. Comment expliquer alors les altérations sans nombre que ce systême peut subir ? comment y porter les moyens réparateurs de la Thérapeutique? Aucune discussion superflue n'entrera dans ce chapitre. L'idée majeure qu'il suffit de retenir, c'est que les organes reproducteurs de l'homme secrètent et donnent le produit de la conception, et que ceux de la femme le reçoivent et le conservent. Il importe donc que les organes des deux sexes soient aptes, par l'énergie de leurs propriétés vitales, à concourir réciproquement aux fonctions particulières et communes qui leur sont attribuées. Examinons séparément quels sont les principaux obstacles qui peuvent déranger ces fonctions.

SECTION PREMIÈRE.

Des Médicamens spécialement dirigés sur les propriétés vitales de l'appareil génital de l'homme.

Tous les physiologistes parlent de l'influence souveraine qu'exerce l'appareil génital de l'homme sur le reste de son économie. Cette influence est particulièrement prouvée par les changemens universels qui s'opèrent en lui au temps de la révolution physique et morale de la puberté ; car alors tout ne se borne pas au développement des organes reproducteurs. Ce développement complète, pour ainsi dire, l'existence humaine, et la vie de relation s'agrandit et s'achève par les rapports les plus doux et les plus nécessaires.

On s'aperçoit bien mieux du rôle important que jouent les organes dont il s'agit, quand on considère les effets terribles de la castration sur l'organisation animale. M. B. Mojon, médecin de Gênes, a publié sur ce point des observations très-propres à nous éclairer. Il a démontré, par exemple, que le squelette des mutilés est totalement altéré dans sa configuration, et qu'il se rapproche de celui de la femme ; que la contractilité fibrillaire de leur tissu muqueux s'affoiblit, en sorte que les cellules de ce tissu admettent une quantité très-abondante de graisse ; que leurs glandes et leurs vaisseaux lymphatiques tendent à s'engorger ; que les capsules des articulations des membres s'abreuvent aisément de synovie, etc. Mais parmi les changemens extraordinaires que la castration fait éprouver au corps humain, les plus frappans sont, sans contredit, l'absence des poils de la barbe, et les dimensions du larynx considérablement diminuées ; ce qui donne à ces hommes flétris la physionomie et la voix du sexe féminin. Relativement à ce dernier organe, M. Dupuytren en a fait une dissection très-exacte, chez un homme dont les parties de la génération avoient été mutilées depuis sa première jeunesse. Il remarqua effectivement que le larynx de cet individu avoit un tiers de volume de moins qu'à l'ordinaire, que la glotte n'avoit qu'une très-petite circonférence, et qu'enfin les cartilages laryngiens avoient très-peu de développement. Tels sont les funestes phénomènes observés chez les victimes de cette coutume honteuse et barbare qui dégrade l'homme aux yeux de l'homme, en le déshéritant des plus précieuses facultés de son être, et qui va tarir les sources fécondes de la vie jusque dans les organes qui la reproduisent.

On peut ajouter à la considération précédente que ces effets déplorables, qui s'étendent à tous les systêmes de l'économie animale, se retrouvent encore dans presque tous les individus absurdement supposés *hermaphrodites*, et qui, comme l'a fort bien observé M. Itard, ne sont que des êtres dont les organes sexuels sont sortis défigurés ou incomplets des mains de la nature. Le même auteur cite un fait d'un jeune homme retenu à l'hôpital du Val-de-Grace, absolument privé de testicules, et sans aucune trace de cordon de vaisseaux spermatiques. Il n'étoit muni que d'une très-petite verge longue d'un pouce, et surmontée d'un très-petit gland, pas plus volumineux qu'un pois, incapable d'érection, etc. aussi ce jeune homme avoit le menton imberbe, la peau douce et dépilée, une voix rauque et passant au fosset, quand il vouloit la hausser; un systême musculaire peu prononcé, le thorax et le bassin absolument comme ceux de la femme. Pour ce qui est de son moral, il étoit sans intelligence, sans sensibilité, sans énergie, etc. Il étoit morose, n'aimoit que la vie sédentaire, etc.

Mais il est superflu, je pense, de nous appesantir sur de semblables détails, puisque cette section n'a pour objet que les maladies des organes sexuels de l'homme, qui sont susceptibles des moyens réparateurs de la Thérapeutique. Ces maladies sont d'autant plus nombreuses que la structure de ces organes est plus délicate et plus compliquée. Leur théorie est d'autant plus obscure que les fonctions de ces mêmes organes sont environnées de plus de mystères. Je ne parlerai point ici de celles qui tiennent à des lésions organiques ou à des vices originaires de conformation, parce qu'elles ne réclament ordinairement que les secours manuels de la chirurgie ou de la mécanique. D'ailleurs, on trouve dans Morgagni, Ruysch, et dans plusieurs auteurs analogues, des observations qui suffisent à cet égard : et M. Pinel en a fait le sujet d'un mémoire qui a été consigné parmi ceux de la société médicale d'Emulation. Je ne traiterai, en conséquence, dans cette section, que des affections qui sont le résultat d'une altération nerveuse des parties génitales considérées dans le sexe masculin.

Parmi ces altérations, il en est une dont les gens de l'art se sont particulièrement attachés à approfondir la nature, parce qu'elle se reproduit à chaque instant parmi les peuples civilisés. Il est peu d'auteurs physiologistes qui n'aient disserté sur les causes déterminantes de l'*impuissance*. Stahl s'est occupé de ce sujet intéressant. Il observe que parmi les parties qui concourent à l'acte de la génération, les unes sont destinées à l'élaboration de la semence, et les autres à l'éjaculation de cette liqueur. L'altération profonde des premières de ces parties produit la stérilité. L'impuissance virile est l'effet des vices des dernières : le défaut d'élaboration de la semence, provient souvent de la lésion ou de l'absence des testicules, qui ôte jusqu'au desir des plaisirs de l'amour. Mais c'est principalement de la flaccidité du membre viril d'où dépend l'impuissance proprement dite. Les enfans et les vieillards sont impuissans; les premiers, parce qu'ils n'ont point encore les forces nécessaires; les seconds, parce qu'ils les perdent. Toutefois, le temps où les enfans et les vieillards sont capables d'érection n'est pas déterminé. Ce temps est subordonné à l'état des forces individuelles, et à la nature du tempérament. Ce qu'il y a de positif, c'est que l'abus des plaisirs de l'amour hâte beaucoup la perte de cette faculté, et c'est avec raison que les anciens ont dit : *Intemperans et luxuriosa juventus effœtum corpus tradit senectuti*. Stahl dit qu'une nourriture succulente est un excellent moyen pour l'entretenir. L'impuissance peut résulter de beaucoup d'autres causes. Elle survient quelquefois après l'opération de la taille qui a été mal exécutée, de la compression des nerfs, qui vont se distribuer au membre viril, d'un défaut de proportion dans cet organe, de son imperforation, d'une trop longue équitation, d'un froid rigoureux dont les parties ont été soudainement saisies, etc. d'un excès d'intempérance, des grandes évacuations, des hémorragies immodérées, de certaines passions, telles que la honte et la terreur, une joie excessive, la tristesse, les travaux de l'esprit, etc. mille autres accidens peuvent énerver ou détruire absolument la puissance virile. L'action délétère des poisons produit aussi quelquefois le même phénomène; et M. Fodéré dit avoir donné des soins à un homme devenu impuissant à la suite d'une asphyxie occasionnée par la vapeur du charbon. Enfin, les causes morales de tout genre, quand elles sont affoiblissantes, anéantissent aussi cette faculté.

C'est pour remédier à cette déplorable situation de l'homme, qu'on a proposé, dans quelques ouvrages de matière médicale, une classe particulière de médicamens connus sous le nom d'*aphrodisiaques*. Mais Cullen observe très-judicieusement qu'il n'existe réellement pas de remèdes qui remplissent, d'une manière particulière, cette indication. Il existe, il est vrai, des substances qui, introduites dans l'économie, irritent d'une manière spéciale les organes de la génération. Mais, indépendamment de l'incertitude de leurs effets, quels inconvéniens doivent résulter de leur usage! Du temps du maréchal de B***, devenu très-célèbre en France par ses aventures amoureuses, on distribuoit à Paris des pastilles où entroit la poudre de cantharides, et dont l'abus produisit des effets très-violens chez certains individus. Parmi les observations médicinales publiées par Henricus Ab-Heers, on cite l'exemple d'un vieillard qui, pour ranimer en lui l'appétit vénérien, avala des cantharides incorporées dans un sirop. La nuit, chatouillement à l'extrémité de l'organe viril, violent prurit; le lendemain, pissement de sang, strangurie véhémente. On administra des topiques relâchans sur les parties génitales; on lui fit prendre la décoction de nymphéa, des clystères émolliens, etc. et ce fut avec beaucoup de difficulté qu'on parvint à tempérer les accidens qui avoient failli emporter le malade. Cabrol, célèbre chirurgien d'autrefois, rapporte aussi la fin malheureuse d'un pauvre Provençal, qui, pour avoir pris un aphrodisiaque trop énergique, fut atteint d'un priapisme si extraordinaire, qu'il succomba. On ne finiroit pas, si l'on vouloit raconter toutes les catastrophes survenues à la suite des violens remèdes que l'art a inventés pour ranimer la puissance des organes sexuels. La Thérapeutique ne sauroit donc admettre désormais toutes ces recettes plus ou moins stimulantes, et prônées par des charlatans cupides qui profitent de l'espèce de honte attachée à une semblable affection, pour abuser, à leur profit, des hommes crédules qui se confient à leur ignorance.

Il est néanmoins des cas d'*impuissance* dont les causes déterminantes peuvent être surmontées par les moyens de notre art. Un homme d'une constitution nerveuse et très-irritable, passionné pour l'étude de la métaphysique, s'abandonnoit avec excès à des méditations très-prolongées. Il tomba dans un marasme effrayant, et éprouva les accès périodiques d'une maladie convulsive qui l'affoiblit au point de le priver de la faculté d'engendrer. Il éprouvoit seulement, durant la nuit, et sans érection préalable, des émissions spermatiques qui ajoutoient de jour en jour à son épuisement. Cet homme bien conseillé changea totalement son régime de vie. Il s'abstint sévérement de tout travail intellectuel, même de la lecture; il fit un usage assidu de l'extrait de quinquina, qu'il faisoit fondre dans du bouillon très-restaurant. Il prit un exercice modéré; on ne lui procura que des distractions douces, riantes, qu'on varioit à chaque instant. Avec du temps, de la persévérance, et des soins affectueusement continués, cet homme, dont la situation alarmoit tous ceux qui le connoissoient, arriva à un rétablissement parfait. Il put même, dans la suite, reprendre les affaires, et exercer une fonction publique qui lui fut confiée par son Gouvernement.

Les organes sexuels de l'homme, même quand l'individu jouit d'une santé très-robuste en apparence, peuvent être affectés d'une aberration singulière qui les prive de la faculté d'engendrer. Le cas qui suit n'a peut-être pas d'analogue dans les fastes de l'observation et de l'art, et j'ai été assez heureux pour y remédier : un jeune homme, élevé dans une pension, contracta dans son enfance l'habitude de l'onanisme. Le livre que Tissot a écrit sur ce sujet, ayant été mis entre ses mains, l'effraya sans le corriger entièrement. Cette lecture le porta néanmoins à plus de modération, et il ne se livra à la triste volupté de la masturbation qu'à de longs intervalles, et lorsqu'il y étoit excité par des desirs très-violens. Cette attention fit que son tempérament n'en fut point du tout altéré. Il demeura robuste, et ses facultés morales conservèrent toute leur énergie. Mais l'affreuse habitude qu'il avoit contractée empêcha qu'il ne se développât en lui le moindre germe du penchant qui attire un sexe vers l'autre. Il étoit parvenu à trente ans, et ses sens n'avoient jamais été émus par la vue d'une femme; ils n'étoient vivement provoqués que par de vaines images, ou des fantômes que lui créoit son imagination déréglée. Il avoit de bonne heure étudié le dessin, et il s'en étoit toujours occupé avec ardeur. La beauté des formes de l'homme dans ce beau idéal des peintres, que la nature n'a jamais réalisé, le frappa, et finit par lui inspirer une émotion extraordinaire, une passion vague et bizarre dont il disoit lui-même ne pouvoir se rendre compte, et sur laquelle il répugnoit à s'appesantir. Il est nécessaire, néanmoins, d'avertir que cette passion n'avoit aucun rapport avec les goûts des sodomistes, et qu'elle ne pouvoit être provoquée par l'aspect d'aucun homme vivant. Telle étoit la situation aussi étrange qu'accablante dans laquelle se trouvoit cet individu, lorsqu'il réclama mes conseils. Il n'offroit alors, je le répète, à l'extérieur aucun symptôme physique d'impuissance. Il étoit sain et bien constitué, et n'avoit point été, à cet égard, maltraité par la nature ; mais il avoit tellement interverti l'usage de ses dons, qu'il ne connoissoit plus les moyens de les ramener à leur véritable but. Le malade, d'ailleurs, connoissoit et sentoit vivement son état. « Il n'est aucun effort, m'écrivoit-il, que je ne fusse » prêt à faire pour sortir de mon ignominieuse si- » tuation, pour arracher de ma pensée les infâmes » images qui viennent l'assaillir malgré moi : elles » m'ont privé jusqu'ici des jouissances légitimes » que procure l'union des deux sexes, et de la fa- » culté dont jouissent les plus vils animaux, de re- » produire leur espèce. Je me meurs de chagrin et » de honte ».

Pour ce qui me concerne, je ne vis dans cette maladie qu'une perversion de l'appétit vénérien, et je pensai que l'indication la plus urgente étoit de replacer dans son vrai type la nature dévoyée. En effet, l'individu étoit très-robuste à l'époque où il me consultoit. Depuis long-temps il ne s'étoit livré qu'avec une extrême réserve aux plaisirs solitaires, sur-tout depuis la lecture de l'Onanisme de Tissot ; d'ailleurs, comme je l'ai déjà dit, la beauté des formes idéales de l'homme, excitoit en lui des sensations voluptueuses, à l'approche desquelles les organes de la génération s'érigeoient et éjaculoient, ce qui devoit faire présumer un état réel d'énergie dans les forces radicales de son économie. Il n'y avoit donc ni destruction, ni altération essentielle dans la sensibilité physique, mais plutôt fausse direction de cette faculté de l'organisme : voici en conséquence le traitement que je proposai. J'ai déjà dit que l'individu dont il s'agit, aimoit passionnément le dessin, et qu'il s'appliquoit à ce genre d'occupation, avec cette ardeur dévorante qui distingue les grands peintres, et qui est le plus sûr garant du succès. J'exigeai de lui qu'il fît une étude approfondie des formes du sexe féminin, pour les reproduire par son talent. Il lui en coûta sans doute de rompre la chaîne de ses habitudes, et de renoncer à l'Apollon du Belvéder, pour la Vénus de Médicis. Mais, peu à peu, la nature plus forte que tous les penchans factices, reprit ses droits. Dès qu'il fut parvenu à préferer des bras foibles, mais gracieux, à des bras musculeux et redoutables, dès qu'il se plut à contempler l'élégance des formes, et la mollesse des contours, alors sa guérison commença à s'opérer. Après s'être fait un modèle imaginaire, il le chercha dans le monde physique. Il fallut du temps, de la persévérance ; mais il se rétablit entièrement.

Au surplus, les accidens que nous venons de rapporter ne peuvent tenir, pour la plupart, qu'à un défaut d'énergie nerveuse dans les organes de la génération. Mais le contraire peut arriver. Les propriétés vitales de ces organes peuvent, dans quelques circonstances, s'exalter à un degré excessif ; comme il survient quelquefois dans le *satyriasis*. Cette maladie, non moins déplorable que l'impuissance, a été fort bien décrite par quelques auteurs anciens. Mais M. Duprest-Rony, médecin de l'école de Paris, a présenté sur ce point une dissertation qui a beaucoup d'intérêt. Il a judicieusement rapproché les notions éparses, et éclairé par le flambeau de l'analyse, le vrai caractère de cette affection, qui s'annonce ordinairement par des érections continuelles et douloureuses; les images les plus obscènes viennent assaillir l'imagination des malades, soit dans la veille, soit dans le sommeil. Quelquefois à un délire tranquille succèdent des transports maniaques qu'on peut à peine contenir. Un homme âgé de soixante ans, très-connu dans plusieurs sociétés de Paris, aimoit éperdument une jeune dame. Dans une circonstance, il fut pris d'un tel accès de priapisme, qu'il se précipita sur l'objet de ses feux, et outragea scandaleusement sa pudeur. Une fièvre brûlante, à laquelle l'individu succomba, fit place à cet état extraordinaire de fureur et d'aliénation. Les parties génitales furent successivement frappées de phlegmasie et de gangrène. Les auteurs citent des cas semblables, et Arétée, ce grand observateur, regardoit le pronostic de cette malaladie comme presque toujours alarmant et fâcheux.

J'ai rapporté plus haut l'observation particulière d'un cas d'impuissance, accompagné d'une aberration très-singulière de facultés mentales. M. Duprest-Rony rapporte un fait tout aussi remarquable par ses phénomènes. Il a bien voulu me montrer le malade, pendant qu'il lui donnoit ses soins. C'étoit un jeune homme de vingt ans, d'une constitution assez vigoureuse, qui, d'après son rapport, s'étoit livré, dans son enfance, aux excès de la masturbation, et avoit prodigieusement altéré son intelligence et sa mémoire. Mais, depuis deux ans, il avoit totalement renoncé à cette funeste habitude. Sa vie étoit sage et régulière. Il fut placé à Paris, dans une maison de commerce, et il se livroit à ce nouveau genre d'occupation, avec un zèle et une activité infatigables. « Chéri de ce négociant, et de son épouse, » dont il recevoit tous les jours des témoignages » d'amitié (dit M. Duprest-Rony), il s'abusa sur le » genre d'attachement que la femme avoit pour lui, » et s'imagina en être tendrement aimé. De son côté, » il la payoit d'un retour sincère. Placé entre la » crainte de violer les devoirs de la reconnoissance, » et le desir de posséder cette femme, qui cependant » n'étoit ni jeune, ni jolie, sa situation devint de » jour en jour plus pénible et plus embarrassante. « Quand, par hasard, elle jetoit un coup-d'œil sur » lui, il entroit en érection, et ne tardoit pas à éjaculer : la nuit, il avoit des pollutions fréquentes. » Bientôt, on s'aperçut d'un dérangement dans les » facultés de son entendement. Ce dérangement lui » survint après la lecture de *Phèdre*, tragédie de » Racine; il s'identifia tellement avec les personnages » de cette tragédie, qu'il s'imagina être Hyppolite, » regarda sa maîtresse comme Phèdre, et fit un » Thésée de son époux. Plus amoureux qu'Hyppolite, et non moins vertueux que lui, il conçoit le » projet bizarre d'aller se jeter aux pieds de Thésée, » et de lui avouer ce qui se passoit dans son ame. » Il y met tout le pathétique que pouvoit comporter » le sujet : *Thésée*, lui dit-il, *le crime n'est pas en-*

» *core consommé; votre femme n'est pas coupable; jusqu'ici*
» *j'ai résisté à ses prières et à ses larmes; mais, je ne suis*
» *plus le maître de moi-même, et si vous ne m'éloignez de sa*
» *présence, il faudra que je succombe.* Il n'est pas besoin de
» dire quel fut l'étonnement du prétendu Thésée. Il
» prit le parti d'éloigner le jeune homme. Cet éloigne-
» ment dissipa le délire; cependant les érections sui-
» vies d'éjaculation de semence, continuèrent. L'esto-
» mac et le tube intestinal étoient frappés d'atonie.
» Le malade desiroit les alimens avec avidité; mais
» dés qu'il les avoit pris, il éprouvoit de la douleur
» dans la région épigastrique, et du mal-aise dans le
» reste du corps ». M. Duprest-Rony employa, dans cette circonstance, le traitement le plus sage et le plus éclairé. Il fit voyager le jeune homme, lui fit prendre des bains, des boissons rafraîchissantes, fit une heureuse association des remèdes calmans à des topiques doux, et le jeune homme, quelque temps, après, étoit dans un état parfait de santé.

Existe-t-il des médicamens uniquement propres à combattre cette excitation extraordinaire des forces vitales dans les organes reproducteurs, telle qu'on l'observe dans le *satyriasis*, le *priapisme*, ou même dans une simple excitation vicieuse de l'appareil génital? C'est-là du moins ce que beaucoup d'auteurs affirment, et c'est d'après cette croyance, que la plupart d'entr'eux proposent une classe d'*anti-aphrodisiaques,* contraires, par leur action, aux *aphrodisiaques* dont nous avons parlé plus haut, lesquels n'ont point une existence mieux fondée dans la matière médicale. S'il est réellement des substances qui produisent cet effet, dit Cullen, ce phénomène ne peut avoir lieu qu'en remplissant des indications particulières, et il est aussi peu rationnel que peu exact de les désigner par un terme générique. Qu'on parcoure les divers moyens employés contre le satyriasis, et on se convaincra de cette vérité! Dans quelques circonstances, les malades ont dû leur salut à des saignées copieuses et réitérées, à leur immersion dans des bains tièdes, à l'application topique de quelques cataplasmes relâchans, à une diète austère, etc. D'autres fois, il a fallu recourir à l'opium, au nymphéa, ou à d'autres remèdes de ce genre; on a vu les voyages produire une diversion très-favorable, en éloignant tout ce qui peut déterminer les symptômes extraordinaires de cette affection. L'exemple que je viens de citer, d'après la dissertation de M. le docteur Duprest-Rony, en est une preuve. Enfin, très-souvent un traitement purement moral et intellectuel est suivi des résultats les plus heureux, parce qu'il fait rentrer l'organe encéphalique dans l'ordre de ses mouvemens et de ses phénomènes accoutumés. A quoi donc peuvent aboutir en médecine-pratique ces colonnes particulières où l'on range les médicamens, d'après des vertus qu'on suppose irrévocablement déterminées? Je l'ai souvent dit: cette manière défectueuse de procéder, avoit totalement entravé la marche et les progrès de la Thérapeutique.

SECTION DEUXIÈME.

Des Médicamens spécialement dirigés sur les propriétés vitales de l'appareil génital de la femme.

Je dois principalement considérer ici l'appareil génital de la femme sous le rapport de sa fonction menstruelle : car, présenter tous les phénomènes qui dépendent de l'action physiologique de l'utérus, ce seroit entreprendre l'histoire entière du sexe féminin, puisqu'il n'est aucun systême de l'économie animale qui ne soit subordonné à l'influence de cet organe. Je ne chercherai point, en conséquence, à approfondir les savantes disputes qui se sont élevées parmi les anatomistes au sujet de sa structure physique. Les uns ont admis des fibres musculaires pour expliquer ses contractions. Les autres n'ont vu dans sa texture qu'un grand amas de lacunes fongueuses, et d'innombrables vaisseaux tortueux. Quelques-uns, enfin, ont trouvé un certain rapport entre son tissu et celui des tuniques fibreuses des artères. Il me suffira de renvoyer mes lecteurs à ce qu'ont écrit sur cette matière Albinus, Hunter, Liéberkühn, Walther, Bichat, Frédéric Lobstein, etc. Je me contente d'observer avec Bordeu que l'excrétion de la matrice s'opère par un mécanisme analogue à celui des autres glandes ; que par une loi primordiale de la nature, elle se réveille, se ferme, se dilate, se remplit, ou se vide à propos et à des temps déterminés.

Ce qui est sur-tout digne de remarque pour le médecin physiologiste, ce sont les modifications qu'éprouvent les propriétés vitales de ce viscère, pendant la grossesse. M. le docteur Frédéric Lobstein a ingénieusement comparé ces modifications à l'état d'un organe atteint d'une phlegmasie lente ou chronique. L'autopsie des cadavres démontre, en effet, dans la matrice, les principaux caractères de l'inflammation. Elle devient plus rouge, plus spongieuse, et acquiert plus de volume. Ainsi, le fétus s'y développe par un véritable mouvement de fluxion; et sa sortie, ainsi que les lochies qui lui succèdent, ne sont que la crise favorable qui termine ce mouvement. Au terme de la gestation, le mécanisme de l'expulsion de l'enfant a donc une sorte d'analogie avec la contraction systaltique d'un vaisseau artériel qui se désemplit par une hémorragie active. Cette idée bien approfondie jetteroit peut-être du jour sur les maladies de l'appareil vasculaire, ainsi que sur celles de l'appareil utérin.

Quant à la théorie de la menstruation, qui est l'objet spécial dont le thérapeutiste doit s'occuper, elle avoit été expliquée, jusqu'à Bordeu, d'après des idées vagues et défectueuses. Mais l'auteur du *Traité des glandes* dévoila bien mieux, comme je l'ai dit plus haut, la raison véritable de ce grand phénomène, en l'assimilant aux autres excrétions de l'économie animale. En effet, de même que le dévoiement de la membrane muqueuse intestinale suspend l'action des exhalans cutanés, *et vice versâ*; de même que des sueurs excessives arrêtent les déjections alvines, de même on voit des évacuations trop fortes, provoquées dans d'autres systêmes organiques, suspendre le cours du flux menstruel, etc. De là vient que les femmes qui n'ont pas leurs règles, deviennent bouffies, œdémateuses, etc. Bordeu regardoit les pertes de la matrice, tant les blanches que les rouges, comme une espèce de dévoiement semblable à celui qui survient aux glandes des intestins, à la salivation, à une exhalation de la peau, trop abondante et trop prolongée.

On explique avec facilité, par ce rapprochement, les aberrations particulières de l'écoulement menstruel. Il peut arriver quelquefois que l'utérus, par le défaut d'énergie de ses propriétés vitales, cesse d'appeler le sang dans sa cavité. Alors, selon la juste pensée de Stahl, qui a écrit une intéressante dissertation sur cet objet, le *molimen* qui prépare les règles se détourne vers un organe quelconque, si la nature n'a point de partie fixe par laquelle elle ait coutume de produire des évacuations. Les voies les plus usitées par lesquelles la nature supplée au défaut de la menstruation, sont l'estomac, le poumon, les vaisseaux hémorroïdaux, etc. et tous les systêmes d'organes qui sont du département de la veine-porte. Nous avons vu à l'hôpital Saint-Louis une femme qui étoit réglée par le nombril. Les mouvemens qui précèdent ces excrétions sanguines attestent toujours l'intention de la nature, puisqu'ils succèdent régulièrement à la suppression des règles, et que l'évacuation qui les suit calme les symptômes.

Aussi-tôt que l'excrétion menstruelle souffre le

moindre obstacle, la nature se tourne plus volontiers vers les couloirs qui lui sont déjà connus, que vers des parties qu'elle n'a pas encore mises en usage; tant est grand l'empire des habitudes dans l'économie animale; mais alors la moindre résistance peut la porter à quitter un émonctoire pour revenir à un autre qu'elle avoit quitté, ou du moins la rendre flottante entre deux organes; ce qui, d'après Stahl, ne manque jamais de donner lieu à beaucoup d'incommodités. En effet, si les organes vers lesquels elle se tourne, ne lui présentent pas des routes ouvertes, la congestion a toujours lieu; si c'est la tête qui est affectée, des migraines, des maux d'yeux, d'oreilles, de dents, d'épaules, des flux séreux, catarrheux, etc. en sont les résultats ordinaires. Si la poitrine est le siége de l'afflux sanguin, la respiration devient difficile; il se manifeste des oppressions, des toux, des suffocations, qui sont l'indice infaillible de l'état de réplétion de ce viscère. Deux phénomènes prouvent que ces accidens ont un rapport intime avec les dérangemens de la menstruation; en premier lieu, parce que ces dérangemens sont toujours suivis de semblables accidens, et quoique ceux-ci ne suivent pas toujours l'ordre des menstrues, ils sont cependant plus marqués dans les temps où les règles avoient accoutumé de couler. En second lieu, c'est qu'il n'est pas rare de voir des hémoptysies, et d'autres évacuations destinées à remplacer les règles, répondre exactement, par leur retour, à la période menstruelle; et, lorsque cette exacte correspondance manque de s'effectuer, il est vraisemblable que la mesure de la nouvelle excrétion a rompu cet accord.

On trouve dans des auteurs surannés de matière médicale une liste nombreuse de médicamens que l'on suppose propres à faciliter les évacuations ordinaires de la matrice. Les uns sont adaptés à l'expulsion du fétus et de l'arrière-faix ; d'autres, à ce qu'on prétend, sont plus favorables à l'écoulement des lochies ; enfin, il en est auxquels on attribue la faculté de provoquer efficacement la menstruation. Ces derniers sont ceux dont les gens de l'art admettent le plus communément l'efficacité, et sont d'ordinaire qualifiés du titre d'*emménagogues*. Mais leur action doit être envisagée comme étant infiniment douteuse, et l'on ne peut certainement pas assurer qu'il existe des substances médicamenteuses qui excitent d'une manière directe l'écoulement des règles, en agissant, par une propriété spéciale, sur les nerfs ou les vaisseaux de l'utérus. Il importe donc de mettre des bornes à la croyance du vulgaire sur cet objet de Thérapeutique.

Je répéterai, relativement aux substances réputées comme *emménagogues*, ce que j'ai dit de tant d'autres classes de remèdes, que pour entendre convenablement leur mode d'action, il faut préalablement étudier et bien approfondir toutes les causes qui peuvent interrompre le cours des menstrues. Mille obstacles peuvent s'opposer, en effet, à l'abord du sang vers l'organe utérin. Or, d'une telle différence d'obstacles doivent nécessairement résulter des modes divers de curation. Qu'on ne s'étonne donc pas si les auteurs de matière médicale rapportent à une même classe des substances souvent opposées par leurs propriétés ! Ainsi, quand la suppression de l'excrétion menstruelle provient de l'atonie des forces vitales, il n'est pas douteux qu'il ne faille recourir à des moyens stimulans ou toniques, pour donner aux vaisseaux le degré d'action qui leur est nécessaire. Si, au contraire, le même phénomène a lieu par une trop vive irritation de l'utérus ou de quelque autre systême, il est manifeste que les règles ne peuvent reprendre leur cours qu'à l'aide des sédatifs et des adoucissans.

Les causes productrices des suppressions menstruelles ont été exposées avec autant de clarté que de précision par M. le docteur Royer-Collard. Ce praticien a démontré ce que peuvent sur cette maladie la constitution générale de l'individu, la constitution particulière des organes utérins, l'éducation, le genre de vie, etc. Pour ce qui me concerne, j'ai fréquemment observé que les femmes qui en sont le plus affectées sont particulièrement celles dont le tempérament est caractérisé par la foiblesse relative du systême lymphatique. L'inertie de la matrice est, dans ce cas, un obstacle auquel il est très-difficile de remédier. Elle se manifeste chez des personnes énervées par le luxe, la mollesse et l'oisiveté. D'autres fois nous voyons dans les hôpitaux l'absence des règles provenir d'un défaut de nutrition. Enfin, dans d'autres circonstances, et par un effet tout contraire, la rétention des menstrues peut tenir à une énergie trop vive de la matrice ; ce qui arrive fréquemment aux jeunes paysannes vigoureuses ; aussi Tissot recommande-t-il de les traiter par les saignées du pied, les bains, les boissons nitrées et rafraîchissantes, etc. ce qui est très-ordinaire dans la classe du peuple. Il faut tenir compte aussi d'une multitude de causes accidentelles qui agissent d'une manière prompte et inattendue, telles que les frayeurs, les passions tristes, les longues privations, les alternatives atmosphériques, l'ivresse, l'abus des liqueurs fortes, les veilles opiniâtres, les coups, les chutes, les hémorragies, et autres évacuations excessives, etc.

J'en ai dit assez, je pense, pour démontrer la diversité extrême des moyens qu'on peut employer pour rétablir l'excrétion menstruelle. Il est des alimens et des boissons qui donnent au sang une qualité meilleure, et qui ranimant ainsi les forces physiques, peuvent exciter avec le plus grand avantage le cours des règles ; les exercices du corps et de la gymnastique, les promenades en voiture, les danses, les chants, les récréations de tous les genres, peuvent agir comme emménagogues, quand on n'en abuse point. Il faut en dire de même des passions agréables de l'ame, qui déterminent une plus grande quantité de sang vers l'utérus, lorsque de violens troubles moraux ont déjà arrêté le cours des menstrues. Je rappelle ici l'exemple d'une dame qui m'a consulté, et qui n'a vu reparoître ses règles que lorsqu'elle a obtenu la grace qu'elle sollicitoit pour son mari, détenu dans une prison. On peut attribuer la même propriété aux frictions faites sur l'hypogastre, le pubis, les hanches, les cuisses, les pieds, à l'aide de la flanelle ou d'un linge rude ; les ventouses appliquées plusieurs fois au sacrum, l'application des sang-sues, la saignée du pied, les vapeurs tièdes rendues médicamenteuses, et dirigées vers la matrice, des fomentations sur le bas-ventre, des bains partiels ou universels produisent quelquefois le même résultat.

On a indiqué plusieurs procédés mécaniques, entr'autres des ligatures qui comprimant les vaisseaux des cuisses, forcent le sang à s'accumuler en plus grande quantité dans la cavité utérine. Mais de tels procédés sont insuffisans ou périlleux. J'ai déjà eu occasion de parler des avantages qu'on pouvoit retirer, en pareil cas, de l'électricité médicale, et je renvoie de nouveau au Mémoire que Mauduyt a inséré sur ce point parmi ceux de l'ancienne société royale de Médecine. Depuis environ deux ou trois années, on emploie de préférence le galvanisme. J'ai eu occasion de voir à Paris une jeune demoiselle dont la menstruation avoit été très-laborieuse, et qu'on assuroit avoir été guérie par ce moyen. Je viens de répéter l'expérience à l'hôpital Saint-Louis, sur une fille âgée de quinze ans. Au moment où j'écris, les résultats n'ont encore rien de favorable. Il seroit, du reste, peu philosophique de vouloir trop généraliser les préceptes que l'on doit suivre pour faire cesser les suppressions menstruelles et leurs accidens. Ces préceptes sont sur-tout relatifs aux divers tempéramens des femmes qui en sont atteintes. C'est ainsi que les saignées conviennent aux tempéramens sanguins; les toniques, aux tempéramens lymphatiques; les calmans, aux tempéramens nerveux, etc. Ces préceptes sont également relatifs aux symptômes qui se manifestent, et exigent fréquemment une habile combinaison de moyens divers. En un mot, comme il est peu d'affections qui reconnoissent une aussi grande variété de causes déterminantes, il en est peu qui réclament une aussi grande variété de secours; toute méthode qui ne porteroit point sur ce fondement, ne seroit tout au plus que palliative.

Jusqu'à présent, nous ne nous sommes occupés que des moyens propres à rétablir l'excrétion menstruelle; mais la matrice est sujette à une multitude d'autres altérations, qui réclament impérieusement les secours d'une Thérapeutique éclairée. Telles sont, par exemple, celles qui se manifestent à l'époque de la vie où cet organe cesse ses fonctions, et sur lesquelles j'ai été à portée de recueillir beaucoup de faits à l'hôpital Saint-Louis. Parmi ces altérations, les plus fréquentes m'ont paru être les dégénérations squirreuses ou cancéreuses de l'utérus. Déjà, Dionis avoit eu occasion de faire une semblable remarque. Cet auteur assure s'être convaincu, par ses propres observations, que sur vingt femmes atteintes de ce genre d'affection, quinze au moins se trouvoient entre la quarante-cinquième et la cinquantième année de leur âge. Les médecins se sont livrés à des conjectures hasardées sur les causes prochaines, qui produisent ou favorisent ces funestes dégénérations; mais les moyens thérapeutiques sont encore insuffisans et peu nombreux.

J'ai souvent observé la marche du squirre de l'utérus, dans l'intérieur de l'hôpital Saint-Louis; les malades ressentent comme un corps étranger ou un poids considérable dans le bassin, sur-tout lorsqu'elles se tiennent debout. La partie affectée est rénitente et dure au toucher. Elle est plus ou moins indolente, suivant que le tissu glanduleux de la matrice est plus ou moins complètement obstrué. La matrice éprouve des tiraillemens. Il y a suppression ou désordre de la menstruation, souvent des ménorrhagies ou des leucorrhées abondantes; il y a bouffissure ou œdème des extrémités inférieures, ainsi que des organes de la génération. La région hypogastrique est fréquemment tendue et douloureuse, et supporte à peine l'approche de la main. Le corps entier éprouve, à la longue, un amaigrissement considérable.

Les caractères du cancer utérin ont été tracés avec trop d'exactitude par les anciens et par les modernes, pour qu'on puisse se méprendre sur son existence. La malade est ordinairement tourmentée par des douleurs lancinantes, pungitives ou même brûlantes, qui croissent à mesure que cette horrible affection fait des progrès; et qui se portent comme par fusées, vers les organes voisins, principalement vers la région inguinale, vers le pubis et les lombes. Ces douleurs sont précédées d'un sentiment d'ardeur et d'érosion intolérable. Lorsqu'on explore la matrice, on trouve que des chairs inégales, tuméfiées, fongueuses, s'avancent, en manière de végétations, des bords et du fond même de l'utérus. Il s'en écoule continuellement une sanie âcre, rongeante, d'une odeur fétide et cadavéreuse, qui pénètre, corrode les vaisseaux utérins, et donne lieu à des hémorragies fréquentes. L'insomnie, le marasme, la fièvre hectique, etc. s'emparent de la malade. Tels étoient surtout les symptômes qu'éprouvoit une femme de cinquante ans, dont parle Forestus, et dont la mort fut précédée par la plus déchirante des agonies.

J'ai observé que les squirrosités de la matrice sont quelquefois stationnaires durant le cours de toute la vie. Tantôt, elles se convertissent en cancers; tantôt, seulement elles participent à quelques caractères de ce dernier genre d'affection. Les dégénérations cancéreuses doivent aussi être distinguées d'un état d'ulcération simple qui peut affecter la matrice ou le vagin, à l'époque de la cessation des règles. Cette affection qui, dans les circonstances dont il s'agit, doit communément son origine à un abcès ou dépôt critique dans quelque partie de l'organe utérin, à la suite des congestions sanguines qu'amène le retour de l'âge, est facile à reconnoître par le caractère particulier des douleurs qu'elle occasionne. Ces douleurs, selon l'observation d'Hippocrate, peuvent se manifester dans les lombes, à l'os sacrum, au bas-ventre, aux aînes, se propager même jusqu'aux épaules et les clavicules; il y a des frissons et des redoublemens de fièvre hectique, qui se déclarent principalement le soir. Une matière purulente s'écoule en très-grande quantité de l'intérieur de l'utérus.

Les lumières de la véritable expérience ont appris depuis long-temps que la seule indication à remplir dans le traitement des squirres et des cancers de l'utérus, étoit de calmer ou de modérer l'intensité des symptômes qui se manifestent. C'est sur-tout dans une époque aussi orageuse que celle de la cessation du flux menstruel, qu'il importe de se méfier de ces topiques réputés fondans et résolutifs, qui ne servent souvent qu'à irriter la violence du mal, de ces dépurans spécifiques, tant préconisés par le charlatanisme pour se jouer de la crédulité humaine. Il faut aussi regarder comme impraticable, le conseil que donnent quelques médecins d'opérer l'extirpation de l'utérus devenu squirreux ou cancéreux dans l'âge avancé; quand bien même, il seroit vrai qu'une semblable éruption ait pu avoir lieu dans certaines circonstances, comme l'ont prétendu des hommes de l'art, rien n'atteste qu'elle a pu être faite une seule fois sans danger; et ce motif seul doit empêcher de l'admettre malgré l'insuffisance de l'art.

Dans les maladies dont il s'agit, il est néanmoins quelques moyens qui, réunis à toutes les ressources de l'hygiène, peuvent arrêter les progrès du mal, et procurer au moins quelques intervalles de soulagement. C'est à l'expérience à nous faire apprécier ce que peuvent opérer, dans plusieurs cas de ce genre, les injections faites avec les différentes eaux thermales, conseillées par quelques praticiens, avec différentes substances anti-septiques, telles que le vin

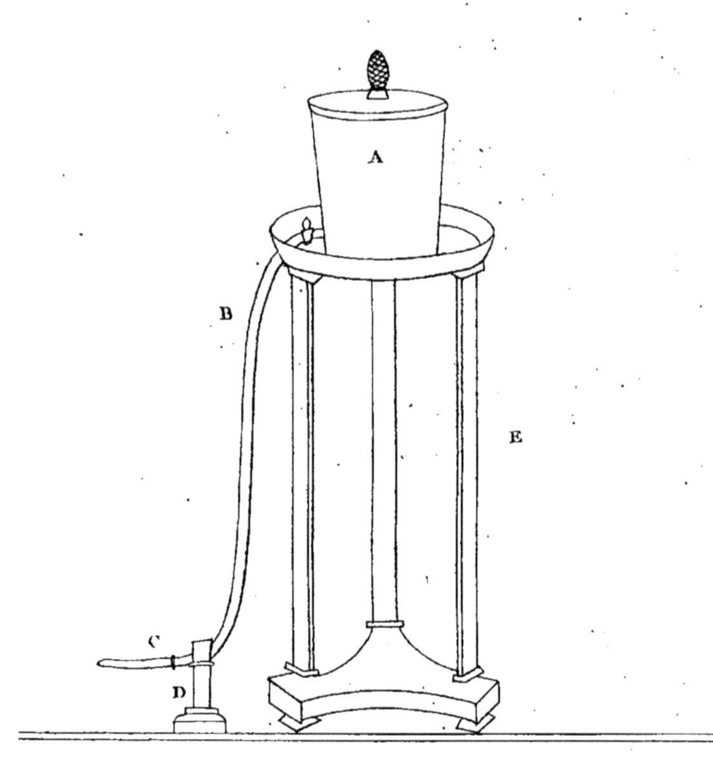

F

ou le quinquina; c'est à nous d'expérimenter sans cesse ce que peut l'emploi de l'opium, des différentes préparations de ciguë, de morelle, ou autres plantes narcotiques, etc. Chaque praticien a, pour ainsi dire, proposé son remède. Il en est qui ont conseillé l'emploi de l'acide carbonique, etc. Galien avoit indiqué l'administration de la vapeur du vinaigre. Pour pratiquer ces injections d'une manière plus certaine et plus commode, on a proposé l'appareil suivant (pl. 2), qui a été exécuté par MM. Triayre et Jurine, et qui est d'une application simple et peu compliquée. Cet appareil se compose d'un vase (A) qui contient l'eau, et qui doit être en faïence ou en bois. A ce vase vient s'adapter un conduit (B) en étain fin, lequel se termine par un tuyau (C) de gomme élastique, qui est assujéti par un anneau creusé dans un support (D). L'appareil est d'ailleurs fixé sur un trépied de bois (E), auquel on donne une élévation convenable (F). J'ai eu occasion de l'employer dans plusieurs cas de ma pratique, et il m'a paru d'un usage aussi sûr que commode.

Je pourrois aussi rappeler quelques autres affections utérines, qui se manifestent le plus communément après la cessation des règles; c'est-à-dire, à une époque où la matrice se trouve sans énergie et sans action. Telles sont, par exemple, les concrétions calculeuses de la matrice, que constatent les observations d'une foule de praticiens. Mais, ainsi que l'avance Louis, dans un mémoire qu'il a écrit sur ce point de Pathologie, rien n'est plus équivoque que les signes rationnels de ce genre d'affection. En effet, tantôt les malades éprouvent la sensation d'un poids incommode dans la cavité de l'utérus, avec des douleurs à la région lombaire, ainsi qu'au haut et à la partie antérieure des cuisses, des démangeaisons à la vulve ; tantôt la distension qu'éprouve la matrice, par la présence du calcul devenu trop volumineux, porte le trouble dans toutes les fonctions. Les concrétions utérines peuvent quelquefois, sur-tout quand elles sont en grand nombre, susciter une inflammation, et par suite des ulcérations dans cet organe, ce qui donne lieu à un écoulement de matière purulente. La présence des concrétions utérines dans la matrice peut rendre difficile l'émission des urines ou même l'empêcher totalement. Il peut arriver aussi que ces corps étrangers, quoique volumineux, se développent, et se conservent plus ou moins long-temps dans la cavité utérine, sans donner lieu à aucun des symptômes déjà énoncés, et sans causer la moindre incommodité.

Enfin, l'organe de la matrice prend lui-même dans quelques circonstances l'apparence et la dureté des concrétions qui se forment dans son intérieur. Louis rapporte, d'après le *Comment. littér.* de Novimberg, l'histoire d'une femme âgée de quarante ans, qui d'abord avoit éprouvé de violens accès d'hystérie. Ses accès furent remplacés par la sensation d'un corps dur dans la cavité de l'abdomen, qu'on jugea être l'utérus. Ses règles ayant cessé, elle fut prise d'un flux hémorrhoïdal, qui dura vingt années, au bout desquelles elle succomba d'épuisement et de consomption. L'ouverture du cadavre fit voir l'utérus considérablement augmenté de volume, comme pétrifié dans ses parois, et plein d'un pus épais et lactiforme. On doit desirer que le flambeau de l'analyse chimique nous éclaire quelque jour sur la nature des élémens, qui constituent les concrétions utérines. Le travail de Fourcroy et de Vauquelin, sur les calculs de la vessie humaine, donnent lieu de présumer que ce nouvel objet de recherches fournira des résultats avantageux aux progrès de l'art. Je pourrois me livrer à d'autres discussions sur les maladies dont l'utérus est susceptible. Mais je dois me renfermer dans mon sujet.

I.

Des Substances que la médecine emprunte du règne végétal, pour agir sur les propriétés vitales de l'appareil génital de la femme.

On trouve dans les auteurs une quantité prodigieuse de plantes, qu'une sorte de superstition médicinale a depuis long-temps consacrées comme emménagogues. J'ai cru devoir n'en consacrer qu'un très-petit nombre; la plupart n'étant que d'une ressource stérile pour le traitement des aménorrhées, ou des autres affections de l'utérus.

MATRICAIRE. *Herba Matricariæ.*

Cette plante étoit plus employée autrefois qu'elle ne l'est de nos jours.

Histoire naturelle. Plante qu'on rencontre fréquemment le long des murs, près des décombres : c'est la *matricaria parthenium* de Linnæus (SYNGÉNÉSIE POLYGAMIE SUPERFLUE), famille des corymbifères de Jussieu.

Propriétés physiques. Odeur vive, saveur amère et nauséeuse. Par la dessiccation, elle perd beaucoup de son principe aromatique.

Propriétés chimiques. La plante et les fleurs soumises à la distillation fournissent une huile essentielle bleuâtre.

Propriétés médicinales. Tous les praticiens s'accordent pour lui accorder la propriété d'émouvoir l'action de l'utérus, et de provoquer le cours des menstrues. Mais, malgré les suffrages unanimes qu'on lui accorde, on seroit en peine de citer des observations qui constatent d'une manière précise son efficacité. De quel poids pourroit être le témoignage de Simon Pauli et de beaucoup d'autres!

Mode d'administration. Il est des médecins qui donnent la matricaire en infusion théiforme; on en met une pincée dans une pinte d'eau bouillante. Le suc de la plante s'administre à soixante-quatre grammes (*deux onces*). Les Allemands la pulvérisent et la prennent dans du vin. Huit grammes (*deux gros*) suffisent pour un litre (*une livre*) de ce liquide.

ARISTOLOCHE. *Radix Aristolochiæ.*

La réputation de l'aristoloche se soutient mieux que celle de la matricaire. Cette plante est plus souvent employée.

Histoire naturelle. Elle est abondante dans le midi de l'Europe. Linnæus en désigne deux principales espèces, dont on fait usage en matière médicale: *aristolochia rotunda*, Sp. Pl. *aristolochia longa*. (GYNANDRIE HEXANDRIE, LINN.) Ces plantes appartiennent à la famille des asaroïdes de Jussieu.

Propriétés physiques. La racine de la première de ces espèces est ronde; sa surface est rugueuse et de couleur brune. A l'intérieur elle est fauve. La racine de la seconde espèce est longue au-dehors; elle est jaune en dedans. Ces deux aristoloches sont amères, nauséabondes, un peu âcres, et ont une odeur forte.

Propriétés chimiques. Les deux aristoloches dont il s'agit ici, traitées chimiquement par l'alkool, fournissent un extrait résineux très-abondant. Cet extrait est d'une grande amertume, et d'une odeur aloétique. L'extrait que l'on retire par l'eau, peu abondant, est, dit-on, d'une saveur salée, amarescente, et d'une odeur de sureau.

Propriétés médicinales. Le nom que porte cette plante prouve que, dans tous les temps, on lui a reconnu la propriété de favoriser le cours des lochies. Aujourd'hui, on a cessé de croire avec raison à une semblable vertu. On a tout dit, quand on a énoncé que l'aristoloche jouit d'une vertu stimulante assez énergique. La réputation de cette plante, pour le traitement de la goutte, n'est pas mieux fondée.

Mode d'administration. La racine d'aristoloche est rarement employée seule dans les prescriptions de l'art. On met quelquefois quatre grammes (*un gros*) de sa poudre en décoction dans un litre (*une pinte*) d'eau commune. Mais en général, cette plante n'entre que dans les recettes; on ne la donne pas isolément. On en fait une essence avec l'alkool, dont on prend cinquante ou soixantes gouttes de temps en temps. Qui n'a pas entendu mentionner la fameuse poudre du duc de Portland! Cette poudre se compose avec parties égales de racine d'aristoloche ronde, de gentiane, et de sommités de chamœdris, de chamœpitis et de petite centaurée. On en donne quatre grammes (*un gros*) tous les matins, dans un verre de vin. Il faudroit mieux, je pense, incorporer la moitié de cette dose dans une conserve agréable et l'administrer en bol. Il y a beaucoup d'autres formules dont je m'abstiens de parler, parce qu'elles ne sont d'aucune valeur médicinale.

SABINE. *Folia Sabinæ.*

Cette plante a été l'objet d'une multitude de contes plus ou moins absurdes chez les anciens. Il faut néanmoins que nous en parlions, parce qu'elle jouit d'une activité marquée sur l'utérus.

Histoire naturelle. C'est un petit arbrisseau qu'il faut rapporter à la famille des conifères de Jussieu:

juniperus sabina, LINN. (DIOÉCIE MONADELPHIE). On le trouve en Suisse, en Italie, en Portugal, et dans tout l'Orient.

Propriétés physiques. Feuilles d'une odeur forte et résineuse, d'une saveur amère et chaude.

Propriétés chimiques. Elles contiennent une grande proportion d'huile essentielle.

Propriétés médicinales. L'action de la sabine sur l'utérus est si énergique, que les femmes en usoient, dit-on, autrefois pour provoquer l'avortement. On cite des faits qui constatent cette propriété funeste. Heureusement pour l'humanité, cette plante manque souvent son effet, et il faut se garder de croire ce qu'on a débité avec tant d'exagération à cet égard. Quant aux qualités emménagogues de la sabine, les bonnes-femmes racontent encore qu'il suffit d'en mettre dans la chaussure des jeunes filles, pour provoquer le cours des menstrues. Sans parler ici de l'usage extérieur et très-ordinaire qu'en font les chirurgiens pour réprimer les chairs fongueuses, je dois dire qu'on a beaucoup célébré l'emploi intérieur de la sabine contre la gangrène et le cancer. Mais je n'ai aucune observation authentique à alléguer. C'est un anthelmintique renommé.

Mode d'administration. La sabine, en poudre et en substance, est administrée depuis six décigrammes (*douze grains*), jusqu'à deux grammes (*demi-gros*). Il est des médecins qui ont recours à une dose plus forte. Si on la donne en infusion ou en décoction, il faut mettre le double de la dose. Il y a, dit-on, une huile de sabine très-usitée chez les Anglais, et dont ils emploient les gouttes comme emménagogues. Quant à nous, nous avons l'eau distillée de sabine, que nous employons fort rarement. L'extrait n'a point une grande vertu.

ARMOISE. *Flores Artemisiæ.*

Plante très-usitée chez les anciens.

Histoire naturelle. L'armoise abonde dans les jardins. On la rencontre le long des chemins et des fossés : c'est l'*artemisia vulgaris* de Linnæus (SYNGÉNÉSIE POLYGAMIE SUPERFLUE), famille des corymbifères, Juss.

Propriétés physiques. On trouve deux variétés de l'armoise ; l'une a la tige et les fleurs de couleur purpurine ; l'autre a la tige et les fleurs blanchâtres ; les feuilles sont couvertes d'un duvet cotonneux ; la saveur en est amère ; l'odeur en est douce. Dans la Chine et le Japon, on a recours à l'armoise pour la confection du moxa. On se sert de la partie supérieure de la plante desséchée, ou des feuilles contondues et purgées de toutes leurs fibres. Il ne reste que la partie lanugineuse.

Propriétés chimiques. L'infusion aqueuse de l'herbe récente est d'un rouge obscur orangé ; elle noircit par l'addition du sulfate de fer.

Propriétés médicinales. Ce n'est pas le témoignage de Dioscoride que je citerai pour prouver l'action de l'armoise sur l'utérus. Celui d'Hippocrate a plus de valeur. Cette plante est particulièrement recommandée sous ce point de vue dans son ouvrage *de*

Morbis mulierum. Home a expérimenté ses propriétés efficaces dans les accès hystériques. De Meza a consigné, dans les Mémoires de la société royale de médecine de Copenhague, une observation intéressante sur les propriétés emménagogues de l'armoise. Je vais la rapporter ici : une dame de condition, qui avoit naguère perdu son mari, d'un caractère gai et d'une bonne constitution, fut réduite à vivre de secours; sa santé se détériora bientôt par le défaut de soins et par la mélancolie; il y eut une suppression totale de menstrues. On administra à la malade les apéritifs, les pédiluves, les lénitifs relâchans, les frictions. Les toniques, les anti-spasmodiques, et les emménagogues, furent aussi employés avec prudence, mais sans aucun effet. On attendit la belle saison, et on donna à la malade une infusion d'armoise. Comme ce remède lui plaisoit, on le continua pendant trois semaines. Au bout de ce temps les règles parurent, et coulèrent régulièrement depuis cette époque.

Mode d'administration. On donne l'armoise en infusion dans du vin blanc. On ajoute de la teinture de Mars tartarisée, et de l'eau de cannelle. La dose est de trente-deux grammes (*une once*). Le sirop d'armoise est d'un très-fréquent emploi. On le fait entrer dans un grand nombre de médicamens composés. Home donnoit les feuilles en poudre, à la dose de quatre grammes (*un gros*), plusieurs fois le jour. Galien en usoit extérieurement pour faire des fomentations sur la région utérine.

RUE. *Folia Rutæ.*

C'est encore une plante plus employée dans les temps antiques que de nos jours.

Histoire naturelle. Petit arbrisseau que l'on trouve dans tous les pays chauds. On la cultive dans les jardins de la France, de l'Espagne, de la Suisse, etc. Elle est désignée sous le nom de *ruta graveolens*, LINN. (PENTANDRIE MONOGYNIE). Elle a donné son nom à la famille des rutacées.

Propriétés physiques. Plante très-odorante, fétide, sur-tout quand elle croît sans culture. Elle est d'une saveur âcre, chaude et stimulante. Elle excite un certain prurit sur les mains, quand on broie quelque temps les feuilles.

Propriétés chimiques. L'extrait qu'on fait par l'eau, est plus abondant que celui que l'on obtient par l'alkool. Mais ce dernier est plus âcre et plus actif. Lorsqu'on distille la rue par l'eau, il s'élève une huile d'une couleur jaune et brunâtre, d'une odeur un peu moins désagréable que celle de la plante, d'une saveur médiocrement âcre, mais en très-petite proportion.

Propriétés médicinales. Cette plante a une grande action sur le systême nerveux, et particulièrement sur celui de l'utérus. Beaucoup de femmes en prennent dans les menstrues laborieuses. On l'a administrée dans beaucoup d'autres maladies, telles que l'épilepsie, l'hystérie, etc.

Mode d'administration. Quand on veut faire prendre

la rue à l'intérieur, on en met infuser une très-petite pincée dans de l'eau tiède. On donne aussi la décoction de rue en lavement ou en épithême. Il y a un vinaigre de rue, qui sert contre la peste. La conserve de rue est une préparation avantageuse. On use pareillement de l'huile distillée de cette plante, à un très-petit nombre de gouttes.

SAFRAN. *Crocus sativus.*

Les Arabes ont introduit les premiers cette plante en Espagne ; c'est un des plus intéressans remèdes que nous offre la matière médicale. On a les plus amples détails sur son histoire : nous ne ferons que les abréger.

Histoire naturelle. Cette plante est le *crocus sativus* de la TRIANDRIE MONOGYNIE de Linnæus. Elle appartient à la famille des liliacées de Jussieu. Les voyageurs attestent qu'elle vient spontanément sur les montagnes et les vallées de la Perse. Mais tous les peuples Européens la possèdent. Les Français la cultivent dans le Gâtinois, etc. Elle demande un sol sec, montueux et sablonneux.

Propriétés physiques. On n'use que des stigmates et des longues portions du style; on rejette le reste de la fleur comme inutile. Le safran récent répand une odeur très-forte. Il a une saveur amère, aromatique et très-âcre. Toutes ces qualités physiques sont plus actives dans le safran oriental. Le bon safran doit être d'une couleur rutilante ; il est d'une texture très-tenace ; on le pulvérise très-difficilement, quand il n'a pas été préalablement bien desséché. Quand on le mâche, la salive prend la couleur d'un jaune foncé.

Propriétés chimiques. On peut extraire par l'eau les propriétés médicinales du safran; mais l'alkool paroît être le menstrue le plus convenable. C'est là tout le résultat qu'on a pu tirer des travaux chimiques entrepris sur cette plante.

Propriétés médicinales. Il n'est aucun auteur qui n'atteste les propriétés emménagogues du safran. Je doute qu'une expérience judicieuse les confirme. Cette plante paroît avoir de l'analogie avec l'opium. A grande dose, elle stupéfie le système nerveux, procure l'assoupissement et quelquefois la mort. M. Alexandre, et d'autres praticiens, ont tenté des expériences qui n'ont donné aucun résultat décisif.

Mode d'administration. Il faut craindre de donner le safran à une trop grande dose. Murray raconte qu'une femme ayant voulu en prendre une quantité excessive, éprouva une perte utérine qui détermina sa mort. On administre ce médicament réduit en poudre, depuis six jusqu'à douze décigrammes (*vingt-quatre grains*). On fait une teinture en faisant macérer le safran dans l'esprit-de-vin rectifié. La dose est de vingt à trente gouttes. L'extrait de safran fait à l'eau se donne à six décigrammes (*douze grains*). On fait avec la plante un sirop agréable dont on peut administrer seize ou trente-deux grammes (*demi-once ou une once*) aux enfans. Le safran fait partie du laudanum liquide de Sydenham, et de beaucoup d'autres préparations pharmaceutiques.

MYRRHE. *Myrrha.*

Nous parlons de cette substance, quoique depuis long-temps son usage soit fort négligé en médecine-pratique.

Histoire naturelle. L'arbre dont on retire la myrrhe n'est pas encore parfaitement connu. On soupçonne qu'il appartient au genre *mimosa*. On nous l'apporte, comme autrefois, des rivages de l'Arabie-Heureuse, et du pays de l'Abissynie, situé près de la mer Rouge.

Propriétés physiques. La bonne myrrhe se présente dans le commerce sous forme de larmes concrètes, fragiles, du volume d'un gland ou moindres, inégales par leur surface, d'une cassure brillante, d'une odeur forte, mais agréable, d'une saveur amère et un peu aromatique. Elle adhère, d'une manière très-sensible, aux dents, lorsqu'on la mâche. La salive en devient comme lactescente.

Propriétés chimiques. Il paroît que la myrrhe contient plus de parties gommeuses que de parties résineuses. Cette substance contient en outre une huile essentielle qui surnage dans l'eau dont on s'est servi pour la distillation. Cette huile s'y trouve en très-grande proportion.

Propriétés médicinales. La myrrhe a paru avantageuse dans les aménorrhées qui tiennent à un défaut d'énergie des propriétés vitales de l'utérus. Mais on ne peut assurer que cette substance ait une action particulière et spéciale sur cet organe. Je ne fais pas mention des autres emplois de la myrrhe. On la combine quelquefois avec les martiaux, pour le traitement de beaucoup de maladies chroniques, qui, pour la plupart, tiennent à une altération des glandes ou du systême lymphatique.

Mode d'administration. La dose est de douze décigrammes (*vingt-quatre grains*). Quelques médecins en donnent jusqu'à deux grammes (*un demi-gros*). La myrrhe entre dans une multitude de préparations, soit officinales, soit magistrales, dont il faut purger la Thérapeutique. On mêle l'huile retirée de cette substance avec du sucre, pour en former un *oleo-saccharum* d'une efficacité médicinale très-marquée. On néglige la teinture de myrrhe, qui pourroit avoir de grands avantages.

GOMME AMMONIAC. *Gummi ammoniacum.*

La réputation de la gomme ammoniac s'est constamment soutenue dans la matière médicale.

Histoire naturelle. On attribue la gomme ammoniac à une espèce d'ombellifère qui n'a pas encore été déterminée par les botanistes. On en juge ainsi par les semences avec lesquelles on la trouve mêlée, et qui ressemblent beaucoup à celles de l'aneth. Cette substance arrive, dit-on, du royaume de Barca, partie de l'Afrique qui est au couchant de l'Égypte, et où Jupiter Ammon avoit autrefois un temple. De là vient sans doute le nom sous lequel on la désigne.

Propriétés physiques. La gomme ammoniac est en

forme de grosses masses, de larmes ou de grumeaux d'une couleur roussâtre, offrant des points d'une couleur blanchâtre lorsqu'on la gratte avec les ongles. On dit même que sa qualité est d'autant meilleure qu'elle offre des grains laiteux dans l'intérieur de sa substance. Elle a une odeur fétide, une saveur douce et nauséabonde. Elle s'amollit par la chaleur des doigts, et y adhère par l'action du froid. Elle tend à se durcir et devient fragile.

Propriétés chimiques. La gomme ammoniac n'est point une véritable gomme; c'est une gomme-résine. Le principe gommeux s'y trouve en plus grande abondance que le principe résineux. Mais l'un et l'autre de ces principes s'y trouvent tellement unis, qu'ils se dissolvent également bien dans l'eau et dans l'alkool.

Propriétés médicinales. La gomme ammoniac a une qualité stimulante; c'est dire assez dans quelles maladies elle peut convenir. Je crois qu'on a beaucoup trop préconisé son usage intérieur, qu'on commence maintenant à abandonner. Je ne la recommande donc pas comme emménagogue, quoique plusieurs praticiens la conseillent. Elle n'a pas plus cette vertu que les autres substances fétides, pareillement préconisées en pareils cas. Elle convient mieux en topique. Les pharmaciens la font entrer dans la formation de plusieurs emplâtres.

Mode d'administration. Avant d'administrer la gomme ammoniac, on la purge de toutes les immondices qui l'infestent. On l'ordonne sous forme de pilules, en l'associant à l'aloës. Ces pilules sont fatigantes par leur activité. La dose ordinaire à laquelle on puisse prendre la gomme ammoniac est depuis six décigrammes (*douze grains*) jusqu'à quatre grammes (*un gros*). La gomme ammoniac est une des drogues dont on abuse le plus, puisqu'elle entre dans une certaine quantité de préparations pharmaceutiques.

GALBANUM. *Galbanum.*

Le galbanum a un reste de réputation qui fait qu'on n'a pas osé l'exclure encore du rang des substances médicinales. On le trouve dans une multitude de prescriptions anciennes, dont il est un des ingrédiens les plus considérables.

Histoire naturelle. Le galbanum est extrait d'une plante qui vient spontanément en Afrique, et que Linnæus a désignée sous le nom de *bubon galbanum* (PENTANDRIE DIGYNIE), famille des ombellifères de Jussieu. Ce suc découle de la plante, ou spontanément, ou par incision, tous les trois ou quatre ans : il nous arrive de la Turquie.

Propriétés physiques. Suc concret, tenace, d'une couleur blanche lorsqu'il est récent, flavescent et roussâtre lorsqu'il est vieux. Ce suc est marqué par des taches blanches d'une odeur forte et énergique, d'une saveur chaude et amère. Il est apporté sous forme de larmes, souvent mêlées aux petites tiges et aux semences de la plante. On admet aussi celui qui est en masse, pourvu qu'on y remarque de petites particules blanchâtres. Il faut rejeter le galbanum impur, qui a une couleur livide, rousse, et qui a l'épaisseur de la cire. Le galbanum sophistiqué a une odeur foible. Il est sans éclat et sans couleur; n'est point tacheté.

Propriétés chimiques. Le galbanum contient plus de parties résineuses que de parties gommeuses. Lewis observe que c'est mal-à-propos qu'on a avancé que le galbanum le plus pur peut se dissoudre entièrement dans le vin, le vinaigre, etc. Il pense que le meilleur menstrue est un mélange de deux parties d'eau-de-vie et d'une partie d'eau. Le galbanum se dissout aussi dans le jaune d'œuf et le mucilage de gomme arabique, etc.

Propriétés médicinales. On a regardé le galbanum comme très-utile pour favoriser l'évacuation menstruelle. Je n'ai aucune observation précise à alléguer à cet égard, et j'ajoute peu de foi à celle que l'on trouve dans les livres.

Mode d'administration. On fait entrer le galbanum comme ingrédient dans les pilules. La dose est de deux ou trois décigrammes (*quatre ou six grains*). Paracelse faisoit dissoudre le galbanum dans l'huile de térébenthine. C'est la préparation connue sous le nom de *galbanetum Paracelsi*, préparation aussi insignifiante que mille autres. Le galbanum entre dans les emplâtres, et certes on ne peut pas dire qu'il y soit un ingrédient très-utile, malgré tous les éloges qu'on lui a prodigués.

FIN DES ÉLÉMENS DE THÉRAPEUTIQUE.

NOUVEL ESSAI

SUR

L'ART DE FORMULER.

PREMIÈRE PARTIE.

Dans la première partie de cet essai, je traiterai des principes généraux de l'art de formuler. La seconde sera consacrée à l'exposition des formules particulières qui agissent sur les propriétés vitales des différens systêmes organiques du corps humain. Cette méthode me paroît être celle qui est la mieux adaptée à l'état actuel de nos connoissances physiologiques.

SECTION PREMIÈRE.

Considérations génerales sur l'Art de formuler.

I.

L'art de formuler a pour but de combiner ensemble les propriétés des diverses substances médicamenteuses, pour en assurer, accroître ou tempérer les effets. C'est, sans contredit, la partie la plus importante et la plus utile de la matière médicale; mais c'est peut-être celle qui a le plus besoin de réformes. On sait combien elle a été compliquée jusqu'à nos jours, par l'ignorance et par les préjugés.

II.

A quoi sert la philosophie, disoit Galien, s'il ne faut que des drogues pour réussir auprès des malades? Qu'est-ce, en effet, que la médecine-pratique aux yeux de la plupart des hommes? C'est, répond Zimmermann, le bonheur de posséder une recette pour chaque incommodité que l'on éprouve. On tient à peine compte des signes et des symptômes morbifiques. On néglige l'examen des causes, des tempéramens, des âges, des sexes, des habitudes; on ne fait aucune étude des indications thérapeutiques; on nomme ou on qualifie à la hâte l'affection qui se présente, et on prodigue des remèdes au hasard. N'est-il pas humiliant pour l'humanité qu'un empirisme aussi aveugle obtienne toujours la généralité des suffrages, et que tant de prétendus guérisseurs ne doivent leur faveur populaire qu'aux préjugés dont ils sont imbus!

III.

Ainsi la plus sublime des professions est journellement profanée par un charlatanisme audacieux. Savez-vous toutefois pourquoi de tels médicastres prévalent si souvent dans le monde, et l'emportent même, dans certaines circonstances, sur des praticiens très-éclairés? C'est que leurs raisonnemens absurdes ont un rapport plus direct avec ceux du vulgaire, et que leur langage bas et trivial les met mieux à la portée de l'ignorant qui les juge. C'est là, du reste, ce qui arrive pour toutes les branches des connoissances humaines. Il y a un tas d'esprits faux et subalternes, qui n'admirent que les conceptions médiocres, ne pouvant s'élever jusqu'aux chefs-d'œuvre de l'art. Que voulez-vous que le peuple comprenne à la marche méthodique, et quelquefois à l'inaction savante d'un médecin profond et expérimenté!

IV.

« Donnez-moi une recette contre mon mal », tel est le discours ordinaire de la multitude. Qu'est-il arrivé? Les partisans des remèdes se sont accrus de toutes parts. On a aimé la polypharmacie comme on aime l'erreur, et l'art s'est encombré de formules. C'est là ce qui faisoit dire si plaisamment à Bordeu, qu'il y avoit souvent dans la tête de certains médecins plus de drogues que dans un cabinet d'histoire naturelle. En effet, la fureur de médicamenter a été si universelle, que la Thérapeutique a envahi jusqu'aux objets les plus dégoûtans de la nature. On a été jusqu'à mettre à contribution les excrémens du chien, sous le titre fastueux d'*album græcum*, ceux de l'hirondelle, etc. On a recherhé les choses les plus extraordinaires et les plus bizarres, et ce délire ne s'est point encore ralenti. Par une juste dérision, le bon et naïf Montaigne disoit des médecins de son temps. « Le choix mesme de la » plupart de leurs drogues est aucunement mystérieux et » divin; le pied gauche d'une tortue, l'urine d'un lézart, » la fiente d'un éléphant, le foie d'une taupe, du sang tiré » sous l'aile droite d'un pigeon blanc : et pour nous autres » coliqueux (tant ils abusent dédaigneusement de notre » misère), des crottes de rat pulvérisées, et telles autres » singeries qui ont plus le visage d'un enchantement que » d'une science solide ». Laisserions-nous ces honteuses entraves à la médecine, aujourd'hui qu'elle prend un essor philosophique!

V.

La plupart des recettes superflues dont il faudroit purger la Thérapeutique, sont nées du sein de l'alchimie, et portent l'empreinte de son jargon. Paracelse en inventa un grand nombre : les meilleures étoient alors les plus incompréhensibles. Plusieurs ont dû quelquefois toute leur renommée aux titres ridiculement ambitieux dont on les qualifioit : telles étoient les *pilules polychrestes*, les *pilules sine quibus*, les *pilules cochées*, la *poudre de sympathie*, la *poudre de joie*, la *poudre universelle*, la *poudre des trois-diables*, l'*électuaire de chasteté*, les *tablettes mâles* ou *de magnanimité*, l'*onguent des apôtres*, l'*emplâtre de manus Dei*, les *catholiques doubles*, les *catholiques simples*, etc. Avec cet attirail de recettes vaines et séduisantes, les empiriques s'attachoient à combattre les symptômes les plus grossiers et les plus apparens. L'art s'est bien appauvri, ce me semble, par tant de fastidieuses inutilités.

VI.

Par une fatalité absurde, ce n'étoit point la sagacité du médecin qui déterminoit les applications particulières des remèdes. Des traditions confuses et incertaines enseignoient leurs propriétés, et dictoient leur emploi. Combien de gens croient avoir atteint le faîte de la science, lorsqu'ils ont appris vaguement dans les livres que telle plante est *vulnéraire*, *détersive*, *désobstruante*, *apéritive*, *qu'elle est hépatique*, *qu'elle brise le calcul de la vessie*, *qu'elle facilite l'accouchement*, *qu'elle prévient l'avortement*, *qu'elle diminue les règles trop abondantes*, *qu'elle adoucit l'âcreté de la pituite*, *qu'elle guérit la morsure des serpens*, *qu'elle dispose à la gaîté*, *aux plaisirs de Vénus*, etc. Tel est encore dans ce siècle le verbiage scolastique et suranné de plusieurs graves docteurs de notre art.

VII.

Si, pendant qu'ils argumentent d'après des principes si défectueux, la nature résiste à leurs propres méthodes, et triomphe du mal dont ils sont les témoins; ils s'attribuent son succès, et s'en applaudissent. Un de nos plus célèbres littérateurs a consigné dans ses Mémoires l'anecdote suivante, qu'il racontoit de vive voix à tout le monde. Depuis long-temps, il étoit en proie aux vives douleurs d'un clavus périodique. Il se confia aux soins du docteur Malouin, homme de mérite d'ailleurs; mais plus Purgon que Purgon lui-même. Ce dernier imagina de lui faire prendre, par la voie des lavemens, une infusion de plantes vulgairement appelées *vulnéraires*. Ce remède n'eut pas d'action; mais le clavus disparut au bout de sa période accoutumée, et voilà Malouin qui, tout glorieux d'une cure de cette importance, gronde Marmontel de ce qu'il se permet des plaisanteries contre la médecine, et de ce qu'il semble douter de son suprême pouvoir. Tels sont justement les docteurs que Molière tournoit en ridicule.

VIII.

Mais ce n'est pas uniquement par leurs erreurs que les médecins on prêté à rire aux gens du monde. Leurs contradictions, leurs disputes scandaleuses, ont souvent égayé les philosophes de tous les âges. On connoît, à ce sujet, la phrase épigrammatique du bon Montaigne : « Si votre » médecin ne trouve bon que vous dormez, que vous usez » de vin ou de telle viande, ne vous chaille : je vous en

» trouverai un autre qui ne sera pas de son avis ». Comment s'accorder, en effet, dans une matière depuis si longtemps obscurcie par l'épais nuage des plus chimériques hypothèses!

IX.

La routine, qu'on prend trop souvent pour l'expérience, est une maîtresse aveugle qui n'en conduit pas moins les hommes, et particulièrement les médecins. C'est la routine qui lutte contre le perfectionnement des arts et des sciences. On a pu s'en convaincre à l'époque où la chimie a fait ses nouvelles découvertes. Cependant, puisque le temps change tout, il peut aussi changer la face des connoissances humaines; et c'est là ce que l'homme devroit continuellement se dire à lui-même. Pourquoi tenir avec tant d'obstination aux idées qu'on nous a transmises quand elles sont susceptibles d'être perfectionnées? « Il passe pour certain, disoit Bordeu, que nos » remèdes, notre émétique, notre quinquina, nos saignées, » nos vésicatoires, nous donnent, sur les anciens méde- » cins, le même avantage que les armes à feu donnent » aux militaires pour le siége des places. Nous avons changé » la médecine, comme on a changé la guerre ». C'est, ce me semble, une modestie coupable, que celle qui fait que nous nous regardons comme inférieurs à nos aïeux, et que nous croyons à certains remèdes uniquement parce qu'ils y croyoient.

X.

Hippocrate, dans son livre *de l'Art*, parle avec la haute sagesse qu'on lui reconnoît, de l'usage avantageux ou nuisible des remèdes; « ceux qui sont utiles, dit-il, le sont à cause de l'administration bien ordonnée que l'on en fait; ceux qui sont préjudiciables, le deviennent parce qu'on en abuse ». Ainsi, le bon emploi des médicamens est l'ame de la pratique, et les secours les plus convenables peuvent devenir dangereux par une mauvaise application. Un bon remède n'a d'action contre une maladie qu'autant qu'il est administré par un homme habile. C'est ainsi que la massue d'Hercule n'étoit redoutable que dans ses mains.

SECTION DEUXIÈME.

Règles fondamentales de l'art de formuler.

Première règle.

Avant de tracer une formule, examinez d'abord s'il convient de prescrire des médicamens; car il est des circonstances où le meilleur des remèdes est de n'en faire aucun. Arétée remarque que plusieurs maladies ne guérissent que lorsque les médecins se retirent. « Je ne rougis » pas d'avouer, disoit Sydenham, que, dans le traitement » des fièvres, lorsque je ne voyois pas assez clairement la » conduite que je devois tenir, j'ai souvent cru agir avec » prudence, autant pour le malade que pour moi, en » me tenant dans l'expectation. En effet, pendant qu'en » cherchant la maladie, je cherchois aussi le meilleur » moyen à lui opposer, souvent elle s'est guérie insensi» blement d'elle-même, ou elle est revenue à un type qui » m'a évidemment démontré quelles étoient les armes » qu'il me falloit prendre pour la combattre ». D'ailleurs, il est de fait que le médecin ne doit pas toujours tendre à guérir; et il est des occasions où un traitement indiscret produit quelquefois un plus grand mal que celui que l'on cherche à éviter. « J'aimerois mieux, ajoutoit » Stoll, qu'on ne tentât aucun moyen, que de recourir » insensément à ceux qui ne répondent point au caractère » de l'affection, et qui troublent les efforts salutaires de la » nature ».

Deuxième règle.

Dès qu'une fois l'indication d'agir est manifeste, faites un bon choix des remèdes qui doivent faire partie de la formule; parmi les substances, soit simples, soit composées, et la plupart exotiques, que l'on emploie, il en est qui sont adultérées, corrompues ou mal conservées. De là vient qu'on attribue souvent à l'inertie de la nature ce qu'il faut rapporter à la mauvaise qualité des médicamens. De là vient aussi qu'on voit différer entr'elles les opinions des hommes les plus recommandables de notre art. Ajoutez à cet inconvénient, celui de procurer au malade des dégoûts, des nausées, et de susciter de nouveaux symptômes, etc.

Troisième règle.

Si la nature du médicament a fait voir qu'on pouvoit le mêler avec un autre, au lieu de l'administrer dans son état de simplicité, il faut prendre garde que les substances qu'on y ajoute ne donnent lieu à quelque erreur; ce qui est très-ordinaire. En effet, il est des substances qui ne peuvent souffrir aucune combinaison; il en est d'autres qui ne peuvent s'allier qu'avec une certaine proportion, pour agir utilement et avec efficacité. Enfin, plusieurs subissent une entière décomposition, ou acquièrent des propriétés nouvelles, etc. Il n'est pas rare de voir des praticiens, par une suite de cette inadvertance, composer des prescriptions ridicules, parce qu'ils ignorent parfaitement les substances qui se conviennent entr'elles.

Quatrième règle.

Dans le choix des substances qui doivent servir à la confection de vos formules, préférez communément les indigènes aux exotiques, lorsque d'ailleurs leur vertu est la même; car alors on a moins à craindre qu'ils aient été altérés par l'amour du gain, comme cela arrive à tous les instans pour le quinquina, l'opium, le musc, et pour beaucoup d'autres remèdes d'un très-haut prix.

Cinquième règle.

Lorsqu'un remède est introduit pour la première fois dans la pratique de l'art, un médecin ne doit en user qu'avec une grande réserve, pour ne compromettre ni la vie du malade, ni sa propre réputation. On ne peut ignorer les inconvéniens qui ont suivi l'abus du phosphore, du muriate de baryte, etc.

Sixième règle.

Suivez la règle de Gaubius, qui recommande d'employer de préférence des remèdes qui coûtent peu, lorsqu'ils égalent d'ailleurs, par leurs propriétés, les remèdes qui coûtent beaucoup; toutefois, comme le remarque ce célèbre médecin, il faut avoir de la condescendance pour le luxe des riches, qui n'ont pas de foi aux substances qui seroient de peu de valeur. De là est venu l'usage médicinal des émeraudes; de là l'invention des pilules dorées, etc.

Septième règle.

Cherchez à corriger l'odeur et la saveur des remèdes qui inspirent un certain dégoût aux malades; changez-en même le nom, pour ne pas contrarier les répugnances naturelles; mais n'altérez point leurs qualités médicamenteuses. Les médecins les plus exposés à commettre cette faute sont ceux qui sont attachés au service des grands; trop indulgens pour leur mollesse, ils cherchent plutôt à flatter leurs caprices qu'à leur procurer la guérison.

Huitième règle.

Examinez, par des expériences suivies et réitérées, si la substance que vous employez réussit mieux en poudre ou en extrait, en infusion ou en décoction, etc. Toutes ces formes, en effet, ne sauroient être indifférentes pour développer plus ou moins les qualités médicinales des remèdes.

Neuvième règle.

Livrez-vous particulièrement à l'étude des doses, qui sont tantôt trop fortes, tantôt trop foibles. Combien de substances sont sans action, lorsqu'on les donne en petite quantité, et qui deviennent néanmoins très-énergiques, lorsqu'on les administre à la quantité requise! Observons, de plus, que les médecins négligent trop d'augmenter progressivement les doses; il n'est pas rare de voir qu'ils abandonnent un remède quand ils l'ont employé une ou deux fois sans succès. Il y a cependant telle substance qui n'a d'effet sur l'économie animale, que lorsque l'usage en a été plus ou moins long-temps continué.

Dixième règle.

Mettez la plus grande simplicité dans vos formules. L'étalage de beaucoup de drogues ne convient qu'aux charlatans, dont le vil métier est de tromper les hommes. Connoissez mieux la dignité de votre profession. Enoncez avec clarté et brièveté vos ordonnances; qu'il n'y ait rien d'équivoque et d'incertain.

Onzième règle.

Toutefois, ayez soin de multiplier les prescriptions médicinales, alors même qu'elles sont superflues; cette précaution rassure des malades alarmés, et l'humanité commande qu'on les console, quand on n'a pas l'espoir de les guérir.

Douzième règle.

Consultez quelquefois les appétences particulières du malade, pour vous mieux fixer sur le genre des substances que vous devez employer. Il est assez ordinaire de voir la nature se tourner d'elle-même vers le remède qui peut lui être le plus favorable; mais c'est au médecin à juger de cet instinct, et de la valeur du remède vers lequel elle se porte.

Treizième règle.

Quelque convenable que soit un remède, n'allez pas le prescrire dans une saison où il est sans énergie et sans vertu. Une étude profonde de la botanique a dû vous apprendre quels sont les temps de l'année où il importe le plus de prescrire les racines, les tiges, les sommités et les fleurs, les feuilles, les sucs propres des végétaux, les gommes, les résines, les huiles essentielles, etc. Ces notions ne sont pas uniquement du ressort du pharmacien qui met en œuvre les substances médicinales; mais elles intéressent encore le médecin qui les ordonne.

Quatorzième règle.

L'art de formuler exige pareillement que, lorsqu'on prescrit une substance médicamenteuse, soit végétale, soit minérale, soit animale, on connoisse bien la nature de son action physique ou chimique sur les vases ou réservoirs qui la contiennent. Il faut aussi que la Thérapeutique ait appris au médecin quelle est la consistance de chaque remède, quel est son volume, pour lui donner, comme l'a fort bien remarqué Gaubius, la forme, la mesure, l'excipient, le véhicule, etc. qui lui conviennent le mieux. On voit des praticiens prescrire des formules rebutantes pour le malade, et qu'il est impossible d'exécuter.

Quinzième règle.

La forme que l'on doit donner à un remède est souvent relative à son mode d'action sur l'économie animale. J'ai expérimenté, à l'hôpital Saint-Louis, que le nitrate de potasse ne provoquoit les urines que lorsqu'on le donnoit dans une boisson. Prescrit en bol, il étoit nul ou fatiguoit. Les substances qui agissent sur la contractilité musculaire du conduit intestinal, telles que la manne, les sels composés, conviennent également bien mieux, quand on les fait fondre dans un véhicule aqueux, qu'en les administrant dans une consistance solide. On peut en dire de même de celles qui excitent les exhalans cutanés. Pour ce qui est de celles qui agissent plus ou moins énergiquement sur les propriétés du système nerveux, par leurs qualités narcotiques ou stimulantes, elles sont mieux prescrites en pilules ou sous toute forme solide; d'autant que la plupart blessent l'organe du goût par leur amertume, ou l'organe de l'odorat par leur fétidité.

Seizième règle.

Il est des médecins qui, pour faire un vain étalage de leur habileté et de leur instruction, compliquent leurs formules, et adaptent, pour ainsi dire, une drogue à chaque symptôme de la maladie. Mais ce procédé est illusoire; car souvent les substances se neutralisent par leur alliage, leur mélange ou leur combinaison. D'ailleurs, songez d'abord aux causes dont la destruction entraînera celle des symptômes morbifiques. Telle est la maxime d'Hippocrate et de tous les grands maîtres de l'art, que vous devez prendre pour modèles.

Dix-septième règle.

Ayez égard à la saison, pour la prescription de vos remèdes. En général, le printemps et l'été sont les temps les plus favorables pour l'action de la nature, sur-tout dans le traitement des maladies chroniques. Les propriétés vitales éprouvent des variations à chaque révolution de l'année. Tous les physiologistes ont fait cette remarque.

Dix-huitième règle.

Ayez égard au climat : dans les pays chauds, on fait un plus grand usage de l'opium et des autres narcotiques, parce que la susceptibilité nerveuse s'y trouve naturellement plus exaltée. Par un motif contraire, dans les pays froids, où les forces vitales sont dans la torpeur, l'instinct commande l'emploi des plus forts drastiques, et des drogues les plus stimulantes. Des substances qui, pour nous, sont des poisons prompts et violens, telles que l'huile de nicotiane, les préparations arsénicales, etc. ébranlent à peine le canal intestinal des Lapons, ou des peuples de la Sibérie et de la Courlande, chez lesquels « il semble, dit Barthez, qu'un voile de matière » plus épais rende le principe vital moins accessible ».

Dix-neuvième règle.

Ayez égard aux âges, pour donner une juste proportion à vos formules. Diminuez les doses pour l'enfance et pour la vieillesse ; les deux extrémités de la vie se ressemblent plus qu'on ne le croit communément.

Vingtième règle.

Ayez égard au sexe. La femme est communément plus sensible et plus mobile que l'homme ; la considération de cet état des propriétés vitales est nécessaire pour graduer convenablement la quantité des substances qui sont la matière des formules. La disposition particulière de l'utérus apporte d'ailleurs des modifications continuelles dans la prescription des médicamens, selon l'état de grossesse, de menstruation, etc. N'oubliez jamais cet apperçu physiologique d'Hippocrate : *Mulier propter uterum tota morbus est.*

Vingt-unième règle.

Ayez égard au tempérament, dont la connoissance est basée sur la prédominance des différens systêmes organiques ; on doit être traité diversement, selon que l'on vit sous l'empire du systême sanguin, du systême musculaire, du systême nerveux, du systême lymphatique. Le peuple médicastre ne connoît rien de tout cela, parce qu'il vit dans une ignorance honteuse des sciences physiologiques.

Vingt-deuxième règle.

Cullen, qui tient un des premiers rangs parmi le petit nombre des médecins philosophes, recommande de faire une étude fort attentive de ce que les thérapeutistes nomment *idiosyncrasie*. J'ai vu des malades dont l'estomac ne se contractoit jamais par l'action du tartrite antimonié de potasse ; j'en ai vu d'autres qui tomboient en convulsion par un seul grain du même remède. Quel est le praticien qui n'a pas fait une remarque aussi commune ?

Vingt-troisième règle.

Faut-il vous rappeler l'empire particulier de l'habitude? Galien, Vallésius, Roderic-à-Castro, etc. ont particulièrement insisté sur ce dogme fondamental de la médecine-pratique. Variez donc les formules auxquelles vos malades sont déjà trop accoutumés. Interrompez quelquefois l'administration d'un remède, pour le reprendre dans un autre temps.

Vingt-quatrième règle.

Enfin, n'adoptez point, comme les guérisseurs routiniers, une ordonnance pour chaque maladie que vous aurez à combattre; souvenez-vous qu'il n'en est aucune qui réclame une formule exclusive. Je me plais à le répéter; c'est l'habileté du médecin clinique qui dirige l'application de chaque remède, et qui détermine son succès. Un empirique à recettes a été justement comparé à un aveugle armé d'un bâton; il frappe au hasard et indistinctement la maladie ou le malade.

SECTION TROISIÈME.

Du Mécanisme des Formules.

Première considération.

1°. Les praticiens cliniques sont convenus de ranger dans un certain ordre, et d'exprimer, par des caractères déterminés, les remèdes dont le mode d'action leur paroît propre à remplir telle ou telle indication médicinale. C'est à cette disposition méthodique qu'ils donnent généralement le nom de *formule*. Elle étoit autrefois surmontée d'une inscription qu'on mettoit au haut de la page, et qui exprimoit un sentiment pieux ou religieux. La plupart des médecins la négligent aujourd'hui, mais ils commencent constamment la première ligne de la formule par la lettre *R*, qui signifie la même chose que *recipe*. Ce signe est pour le pharmacien, comme pour l'avertir des drogues dont il doit effectuer le mélange ou la préparation.

Deuxième considération.

2°. Une seconde considération relative au mécanisme des formules, et qui n'a point été oubliée par Gaubius, est de ne pas écrire de suite et sur une même ligne, les divers médicamens qui forment la matière de la prescription. On place immédiatement les unes au-dessous des autres, les substances qui sont analogues par leur nature ou par leur espèce; celles qui sont ordonnées en plus grande quantité, doivent se trouver à la tête. On peut encore les disposer dans l'ordre de leur énergie, et mettre les plus actives au premier rang.

Troisième considération.

3°. Plusieurs ingrédiens composent ordinairement la formule ; ces ingrédiens sont la *base*, l'*auxiliaire*, le *correctif* et l'*excipient*. La base est celle des substances prescrites que le médecin a principalement en vue. Elle prédomine d'ordinaire sur les autres, par l'intensité de ses propriétés. L'auxiliaire est destiné à aider ou à favoriser l'action de la base. Le correctif diminue son activité, ou masque son odeur et sa saveur. L'excipient la reçoit et lui donne la consistance requise. Il prend le nom de *véhicule*, s'il est sous forme liquide.

Quatrième considération.

4°. Comme il importe de s'exprimer avec la plus grande concision et d'éviter les mots inutiles, quand on a à prescrire une quantité égale d'un certain nombre de substances médicamenteuses ; comme, par exemple, *deux gros* de sulfate de soude, *deux gros* de séné, etc. il est superflu d'écrire deux fois et séparément le caractère qui exprime cette quantité. On a adopté le mot *ana* ou *ā ā*, qu'on place au milieu d'une accolade qui renferme tous ingrédiens de la manière qui suit :

De sulfate de soude, }
De séné, } ana, ʒ*ii*.

Par ce signe de convention, on devient plus court, et par conséquent plus clair.

Cinquième considération.

5°. Les ingrédiens une fois fixés, on met au bas de la formule la *souscription*, qui indique au pharmacien la manière dont le remède doit être préparé et administré au malade; ainsi, on termine par la lettre (*F*), ou l'on écrit, par exemple, FIAT *infusio*, *faites une infusion*, etc. Si les ingrédiens que l'on prescrit ont besoin d'être préalablement mélangés, on commence par la lettre (*M*), qui veut dire *misce*, mêlez. Ainsi, on dira brièvement *M. F.*, *apozema vel decoctum*, etc. *mêlez*, *faites un apozème*, *une décoction*, etc. On ordonne ensuite, si toutefois on le croit convenable, de partager le tout en un certain nombre de doses ou de fractions, et de les faire prendre au malade de demi-heure en demi-heure, de quart-d'heure en quart-d'heure, etc. Enfin, au-dessous de la souscription dont nous venons de parler, on met la lettre (*S*), ce qui est la même chose que *signature*, ou bien la lettre (*I*), qui veut dire en français *instruction*. Nous donnerons plus bas des modèles de diverses formules, ce qui rendra d'une clarté obsolue les préceptes que nous donnons ici relativement au mécanisme des prescriptions médicales.

Sixième considération.

On s'est parfois disputé sur la langue dans laquelle il convient de prescrire les médicamens que réclame l'indication. Nous pensons qu'il faut communément préférer la langue du pays où l'on vit, pour ne donner lieu à aucune méprise de la part des pharmaciens ou des personnes employées au service des malades. C'est d'après cette considération qu'on se sert fort rarement des termes abrégés que nous allons faire connoître, et qui étoient si fréquemment employés par nos prédécesseurs. L'inconvénient des méprises est trop funeste en matière médicale, pour ne pas les éviter par tous les moyens qui sont au pouvoir du praticien. Toutefois, quand la médecine et la pharmacie auront repris leur ancien lustre ; quand, par la plus utile et la plus noble des alliances, ces deux arts sauront habilement combiner leurs procédés réciproques, on reprendra ces signes, qui ont pour la pratique journalière de notre profession le double avantage de la clarté et de la célérité. Quelques médecins ont proposé de les remplacer par d'autres qui, pour être plus modernes, n'en sont pas plus commodes, en sorte qu'il est probable que les anciens prévaudront toujours dans les formulaires médicinaux.

SECTION QUATRIÈME.

Des Mesures usitées pour la confection des Formules.

I.

L'art pharmaceutique met en usage, dans son état actuel, deux sortes de mesures ; les anciennes et les nouvelles ; nous faisons connoître les unes et les autres, en attendant qu'une convention médicale, présidant à la rédaction d'un nouveau Codex, ait définitivement confirmé l'adoption de ces dernières.

A.

Noms des anciennes mesures de poids, et caractères particuliers qui les expriment.

Les praticiens cliniques reconnoissent :

1°. La livre médicinale, contenant seize onces. . . ℔
2°. L'once, qui vaut huit gros. . . . . ℥
3°. Le gros, qui pèse trois scrupules. . . . . ʒ
4°. Le scrupule, composé de vingt-quatre grains. ℈
5°. Le grain, qui ne se divise qu'en deux parties. *g*

Quand on veut partager les mesures des poids en deux moitiés, on a recours au signe suivant ß, pour exprimer cette demie : il en est de même pour les mesures de capacité.

B.

Noms des anciennes mesures de capacité, et caractères particuliers qui les expriment.

Les mesures qu'emploient les médecins cliniques s'appliquent, ou aux matières liquides, ou aux matières sèches. Ils les expriment de la manière qui suit :

1°. La brassée, qui contient douze poignées, ou tout ce qu'on peut renfermer sous le bras (*Fasciculus vel fasc.*).

2°. La poignée, qui indique ce que la main peut contenir, et qui équivaut à la quantité de quatre pincées (*Manipulus vel M.*).

3°. La pincée, c'est-à-dire, la quantité que l'on peut saisir à l'aide du pouce et des deux premiers doigts de la main. . . . . (*Pugillus vel pug.*).

4°. Le verre, qui tient environ une once et demie (*Cyathus vel. cyath.*).

5°. La cuillerée, ou la demi-once (*Cochlearium vel cochl.*).

6°. La goutte, qui répond au grain des substances solides (*Gutta vel gut.*).

II.

Noms des nouvelles mesures.

Les médecins doivent connoître le nouveau systême des poids et mesures, puisqu'il est probable qu'ils seront tenus un jour de l'adopter. Je ne ferai connoître ici que ceux dont la pharmacie a un besoin spécial; car les mesures agraires et pour le bois de chauffage ne regardent aucunement l'art de formuler.

A.

Noms des mesures de poids.

Les praticiens cliniques, pour exprimer les quantités qui entreront dans leurs formules, pourront, en conséquence, formuler d'après la nomenclature qui suit :

1°. Kilogramme, qui répond à . . . . . *Deux livres.*

2°. Demi-kilogramme . . . . *Une livre.*

3°. Gramme . . . . *Dix-huit grains.*

4°. Demi-gramme . . . . *Neuf grains.*
5°. Deux grammes. . . . . *Un demi-gros.*
6°. Quatre grammes . . . . *Un gros.*
7°. Trente-deux grammes. . . . . *Une once.*
8°. Décigramme . . . . *Deux grains.*
9°. Demi-décigramme . . . . *Un grain.*
10°. Un décigramme et demi. . . . . . *Trois grains.*

B.

Noms des mesures de capacité.

1°. Litre. . . . . *Une pinte.*
2°. Demi-litre. . . . . *Une chopine.*
3°. Quart de litre . . . . *Un demi-setier.*
4°. Huitième de litre . . . . *Un poisson.*
5°. Seizième de litre . . . . *Un demi-poisson.*

On conserve d'ailleurs la cuillerée à bouche, qui équivaut à quatre gros, la cuillerée à café, qui contient deux gros, et la goutte, qui répond au grain.

Les raisons de cette nouvelle division des quantités sont exposées très au long dans l'ouvrage publié par la *commission des nouveaux poids et mesures*, auquel je dois nécessairement renvoyer les lecteurs qui réclament de plus amples détails. En général, tout le système nouvellement adopté repose sur deux mesures : l'unité fondamentale et le diviseur. L'unité fondamentale est la distance du pole à l'équateur ; le nombre dix est le diviseur unique. On sait que l'arc du méridien qui traverse la France a été mesuré avec toute l'exactitude que peuvent offrir les instrumens et les méthodes les plus modernes. On a conclu de cette opération la distance qui se trouve du pole à l'équateur, et c'est par suite de cette opération que les géomètres ont rapporté à la grandeur de la terre toutes les mesures de longueur, de capacité, de poids, etc.

SECONDE PARTIE.

La seconde section de cet essai doit être consacrée à l'exposition des espèces particulières de formules. Mais nous imiterons les géomètres qui, après avoir établi des règles générales, proposent des problêmes dont la solution met notre esprit à même de pouvoir en résoudre de nouveaux; nous nous bornerons, en conséquence, à citer quelques exemples. Ce n'est point d'après des institutions de Thérapeutique, mais d'après l'état des forces vitales, que le praticien philosophe doit tracer ses prescriptions. Le génie médical ne souffre aucune contrainte; il conserve toujours une liberté sage et naturelle.

SECTION PREMIÈRE.

Des Formules ou Médicamens composés que l'art dirige particulièrement sur les propriétés vitales du systême des voies digestives.

Dans cet article, je comprends les formules qui agissent sur la contractilité fibrillaire de l'estomac et du conduit intestinal, ainsi que celles qui mettent en jeu la contractilité musculaire de ces mêmes organes. J'y exposerai, par conséquent, les préparations toniques, émétiques, purgatives, vermifuges et anti-vénéneuses, ainsi que celles qui sont administrées par la voie des lavemens. Je renvoie les gens de l'art au premier volume de ces Élémens, pour tous les principes généraux que j'ai établis sur le mode d'action physiologique des médicamens simples qui produisent de semblables effets.

ARTICLE PREMIER.

Des Formules ou Médicamens que l'art dirige particulièrement sur la contractilité fibrillaire de l'estomac et du conduit intestinal.

Infusion tonique.

Prenez : poudre d'écorce de quinquina, seize grammes (*demi-once*).
Cannelle, quatre grammes (*un gros*).
Eau commune, } ana, trois cent quatre-vingt-quatre
Vin de bardane, } grammes (*douze onces*).

Laissez en digestion dans un lieu froid pendant vingt-quatre heures, agitez souvent le vase ; passez.

La dose est de deux verres par jour.

Décoction tonique.

Prenez : poudre d'écorce de quinquina, trente-deux grammes (*une once*).
Eau pure de fontaine, trois cent quatre-vingt-quatre grammes (*douze onces*).

Faites bouillir pendant une demi-heure ; passez.

La dose est de deux verres par jour.

Tisane astringente.

Prenez : racine de grande consoude, trente-deux gramm. (*une once*).
Eau commune de fontaine, deux kilogrammes (*quatre livres*).
Roses rouges, une pincée.

Faites bouillir un instant, pour la confection d'une tisane

à laquelle vous ajouterez douze grammmes (*trois gros*) d'eau de Rabel.

On en donne un ou deux verres dans la journée.

Décoction amère.

Prenez : racine de gentiane rouge, } ana, seize grammes
Fruits d'oranges amères, } (*demi-once*).
Sommités d'absinthe. . . , }
de mille-feuilles, } ana, une pincée.
de chardon-bénit, }
Vin de France, } ana, cinq cent douze gramm.
Eau de fontaine, } (*seize onces*).

Faites bouillir pendant une demi-heure; passez. Administrez par verres.

Potion cordiale.

Pren. eau de scorsonère, } ana, cent vingt-huit grammes
de mélisse simple, } (*quatre onces*).
Eau de fleur d'orange, } ana, trente-deux grammes (*une*
Sirop d'œillet. . . . , } *once*).
Confection Alkermes, quatre grammes . . . (*un gros*).

Faites une potion à prendre par petites cuillerées.

Potion de Jussieu, contre les crachemens de sang.

Prenez : eau de plantin. . . , } ana, soixante-quatre grammes (*deux*
de buglosse, } *onces*).
Sirop de grande consoude, quatre grammes (*un gros*).
Essence de Rabel, trois gouttes.
Eau de fleur d'orange, deux grammes (*un demi-gros*).
Mêlez; faites une potion à prendre en deux doses.

Teinture stomachique.

Prenez : calamus aromaticus, } ana, trente-deux
racine de gentiane . . , } grammes (*une once*).

quinquina pulvérisé, soixante-deux grammes (*deux onces*).

oranges sèches . . . . , }
sommités de petite centaurée, } ana, soixante-quatre gramm. (*deux onces*).
graines de chardon-bénit. . , }

limaille de fer, trente-deux grammes (*une once*).

vin blanc, quatre kilogrammes (*huit livres*).

Mêlez, faites digérer pendant trois jours, filtrez; à prendre par petites cuillerées.

Elixir stomachique.

Prenez : écorce de quinquina, cent vingt-huit grammes (*quatre onces*).

racine de gentiane, }
écorce d'orange . . , } ana, trente-deux grammes (*une once*).

Faites infuser dans deux kilogrammes d'alcool, pendant six jours, au bain de sable; passez.

Obs. Les élixirs, ainsi que le remarque M. Bouillon-Lagrange, doivent être rangés parmi les teintures, dont ils diffèrent très-peu. Il y a de la difficulté à les allier à des véhicules aqueux et composés qui amènent une précipitation nuisible dans beaucoup de circonstances.

Elixir anti-scrophuleux de Peyrilhe.

Prenez : eau-de-vie commune; un kilogramme (*deux livres*).

carbonate de potasse, deux ou quatre grammes (*un demi-gros ou un gros*).

racine de gentiane, quatre grammes (*un gros*).

Faites bouillir la liqueur pendant vingt-quatre heures, et laissez-la sur la racine de gentiane, où elle ne peut que se fortifier à mesure qu'elle y séjourne. On administre deux ou trois fois par jour une cuillerée à bouche de cette teinture.

Vin chalibé.

Prenez : teinture de Mars tartarisée, soixante-quatre grammes (*deux onces*).

de cannelle, } ana, seize grammes (*demi-once*).
de macis.., }

vin du Rhin, deux kilogrammes (*quatre livres*).

Mêlez, faites macérer pendant un mois, procédez à la colature.

Il faut faire prendre cette teinture par petites cuillerées.

Vin amer.

Prenez : teinture de gentiane, vingt-quatre grammes (*six gros*).

vin rouge, un kilogramme. . . (*deux livres*).

La dose est de trente-deux grammes (*une once*).

Vin anti-scorbutique.

Prenez : racine fraîche de raifort sauvage, vingt-quatre grammes (*six gros*), qu'on ratisse, et qu'on coupe par petits morceaux. On la laisse infuser douze heures dans une bouteille d'excellent vin de Madère. On ajoute : esprit de cochléaria, huit grammes. . . . . (*deux gros*).

Vin cordial.

Prenez : vin rouge, un kilogramme . . (*deux livres*).

teinture de cannelle, vingt-quatre grammes (*six gros*).

La dose est de trente-deux grammes (*une once*).

Obs. M. Parmentier, dans son travail sur les vins médicinaux, a démontré l'inconvénient qu'il y avoit à les composer comme on l'a fait jusqu'à ce jour, par la fermentation, par la macération ou par la digestion. On a abandonné en conséquence ces trois modes de préparation; et la méthode actuelle consiste à mettre, dans de l'excellent vin vieux, une teinture alkoolique, préalablement chargée des principes du végétal que l'on se propose d'administrer. Cette mixtion s'opère à l'instant même, et à mesure qu'on en a besoin. « Il est démontré, en effet, » dit M. Parmentier, que la première cause de la détério- » ration des vins médicinaux, réside dans la défectuosité » des procédés pour les préparer; que le moyen le plus » puissant de priver le vin de ses parties les plus actives » et les plus agréables, c'est de l'appliquer immédiate- » ment aux végétaux dépouillés même de leur humidité » surabondante; qu'il ne peut s'enrichir de leurs pro- » priétés sans s'appauvrir d'autant de celles qui le carac- » térisent dans son état naturel, et qu'enfin, pour lui » conserver sa vertu tonique, cordiale et apéritive, il » faut, dans les préparations de ce genre, faire servir » le vin de véhicule au principe opérant, et non de dis- » solvant ».

Vin thériacal.

Prenez : de l'excellente thériaque de Venise, un kilogramme (*deux livres*).
fort vinaigre, trois kilogrammes (*six livres*).

Mêlez, faites digérer pendant trois jours, à la douce chaleur du bain-marie, passez. Ce vinaigre s'administre par gouttes. On l'ajoute aux diverses potions cordiales.

Obs. On use beaucoup du vinaigre thériacal dans les épidémies de fièvres putrides.

Apozème fébrifuge.

Prenez : quinquina concassé, quatre-vingt-seize gramm. (*trois onces*).

Faites bouillir dans deux kilogrammes (*quatre livres*)

On passe la décoction. La dose est de cent quatre-vingt-douze grammes (*six onces*), trois fois le jour.

Apozème anti-scorbutique.

Prenez : racine fraîche de raifort, coupée par petits morceaux, trente-deux grammes. . . . . . (*une once*).

Faites infuser douze heures dans un demi-litre (*une chopine*) d'eau commune.

Passez; on ajoutera : sirop anti-scorbutique, trente-deux grammes. . . . . (*une once*).

Poudre tonique.

Prenez : écorce de Pérou pulvérisée, racine de serpentaire de Virginie . . . . , } ana, deux grammes (*un demi-gros*).
camphre, trois décigrammes. . . (*six grains*).

Mêlez, faites une poudre pour une seule dose.

Bière stomachique.

Prenez : bière, un litre . . . . (*une pinte*).
racine de raifort . . , feuilles de cochléaria, de cresson . . , de beccabunga, } ana, trente-deux gramm. (*une once*).

On laisse macérer pendant vingt-quatre heures dans un vaisseau clos, et on passe.

Poudre corroborante de Werlhoff.

Prenez : écorce de Pérou pulvérisée, deux grammes (*un demi-gros*).
de cannelle pulvérisée, trois décigramm. (*six grains*).

Mêlez, faites une poudre pour une seule dose.

Obs. Werlhoff la faisoit prendre aux individus sujets aux fièvres intermittentes.

Poudre astringente.

Prenez : écorce de Pérou pulvérisée, vingt grammes (*cinq gros*).
rhubarbe pulvérisée, douze grammes (*trois gros*).
cascarille pulvérisée, deux grammes (*un demi-gros*).

Mêlez, faites-en quatre doses.

Obs. Certains praticiens ont donné cette poudre contre le dévoiement de la membrane muqueuse intestinale.

Pilules roborantes.

Prenez : extrait aqueux de myrrhe, de chardon-bénit, de grande gentiane, de galbanum . . . , ana, quatre grammes . . (*un gros*).
Sirop d'absynthe, quantité suffisante pour faire des pilules ordinaires d'un décigramme (*deux grains*).

Pilules bénites de Fuller.

Prenez : aloës, seize grammes. . . . (*une demi-once*).
séné, huit grammes . . . . (*deux gros*).
assa-fœtida, galbanum, myrrhe . ., ana, quatre grammes (*un gros*).
sulfate de fer, vingt-quatre grammes (*six gros*).
safran du Gâtinois, macis . . . ., ana, quatre grammes (*un gros*).

huile de succin . . . . , quarante gouttes.
sirop d'armoise . . . . . , quantité suffisante.

La dose de ces pilules est ordinairement de deux décigrammes (*quatre grains*). On peut augmenter à mesure qu'on s'y accoutume.

Obs. L'administration de ces pilules a obtenu des avantages marqués, et leur réputation s'est assez soutenue depuis leur introduction dans la matière médicale. Toutefois, elles se ressentent un peu de la polypharmacie du temps où elles étoient en usage.

Pilules toniques de Stoll.

Prenez : limaille de fer . . . . ,
extrait de petite centaurée,
gomme ammoniaque. . . , } ana, huit grammes (*deux gros*).
Sirop de fumeterre, *q. s.*, pour réduire en pilules.

Pilules tonique de Bacher.

Prenez : extrait de racine d'ellébore noir de Suisse . . . . ,
extrait de myrrhe à l'eau. . . , } ana, trente-deux gramm. (*une once*).
poudre de chardon bénit, douze grammes (*trois gros*).

Faites une masse pour faire des pilules d'un grain.

Obs. Je cite de préférence ces pilules, parce qu'elles ont constamment prévalu dans le traitement de l'anasarque, et des différentes espèces d'hydropisies. Bacher, qui en fait un si grand éloge dans ses *Recherches sur l'hydropisie*, pense que le succès de ces pilules tient à l'exacte préparation de l'extrait d'ellébore noir. Il assure qu'il est de la plus grande importance de bien choisir la plante; qu'il faut prendre de préférence l'ellébore qu'on recueille en Suisse, lequel ne doit pas être confondu avec les divers ellébores du pays, et notamment avec celui que l'on nomme *pied de griffon*, etc. Il importe également d'avoir égard au temps de l'année pour la récolte de la racine, attendu que celle qu'on retire en septembre et en octobre contient plus de résine, etc. J'ai souvent tenté l'emploi de ces pilules à l'hôpital Saint-Louis. Bacher cite plusieurs cas dans ses *Recherches sur l'Hydropisie* : je ne saurois les louer avec la même exagération que cet auteur.

Pilules balsamiques stimulantes.

Prenez : extrait de myrrhe aqueux, huit grammes (*deux gros*).
fleurs d'arnica, deux grammes (*demi-gros*).
fleurs de benjoin, dix décigrammes (*vingt grains*).
baume de Copahu, douze décigrammes (*vingt-quatre grains*).

Mêlez avec quantité suffisante de suc de réglisse, pour faire des pilules de deux ou trois grains.

Pilules stomachiques de Cadet.

Prenez : aloës, quatre décigrammes (*huit grains*).
Savon médicinal, douze décigrammes (*vingt-quatre grains*).
Gomme ammoniac, trois décigrammes (*six grains*).
Ethiops martial, dix décigrammes (*quatre grains*).
Sel essentiel de quinquina, }
Résine de gayac . . . . , } ana, quatre décigrammes (*huit grains*).
Pour douze pilules.

Bol fortifiant de Desbois.

Prenez : poudre de gentiane, de zédoaire, de safran . , } ana, six décigrammes (*douze grains*).

baume de Copahu, huit grammes (*deux gros*).

élixir de propriété, vingt gouttes.

sirop de menthe, quantité suffisante pour faire vingt-quatre bols. On en donne six par jour, en les partageant en trois doses.

Bol fortifiant.

Prenez : poudre de racine de serpentaire de Virgine . . , de contrayerva, } ana, deux grammes (*demi-gros*).

sel volatil de succin, six décigrammes (*douze grains*).

sirop d'orange, quantité suffisante pour faire deux bols, c'est-à-dire deux prises.

Bol stomachique.

Prenez : safran en poudre, trois décigrammes (*six grains*).

cannelle pulvérisée, un décigramme et demi (*trois grains*).

magnésie pure, quatre décigrammes (*huit grains*)

sirop de sucre, quantité suffisante.

Mêlez, et faites un bol.

Obs. M. Parmentier, qui a consigné la formule de ce bol dans son *Code pharmaceutique*, le propose comme pouvant remplacer, dans quelques occasions, les différentes confections cordiales dont on fait usage dans la pratique de l'art.

Thériaque de Venise.

(Voyez *dans la Pharmacopée de Londres ou dans celle de Paris, la formule de cet électuaire, que l'on conserve dans toutes les Officines.*)

Obs. Quelque bizarre que paroisse la recette de cet électuaire, M. Parmentier pense avec raison que son antiquité autant que ses vertus doivent la rendre respectable : c'est un composé monstrueux « qui dure encore, et » qui durera toujours, dit Bordeu, qui toujours sera » l'écueil de tous les raisonnemens, de tous les systêmes, » et qu'on ne bannira jamais; elle est, pour ainsi dire, » suivant le cœur, suivant l'instinct ou suivant le goût » de tous les hommes. Il me semble, ajoute Bordeu, que » la thériaque qui tient essentiellement des liqueurs spiri- » tueuses, et qui ne peut être suppléée en partie que par » le vin et ses préparations, contient éminemment toutes » les vertus nécessaires dans les incommodités et dans » beaucoup d'accidens de maladies. Elle console la nature; » elle la remet dans tous les cas de langueur, de foiblesse, » de tristesse; elle réveille les fonctions de l'estomac, tou- » jours en faute dans les maladies; elle excite dans le corps » un tumulte d'ivresse, nécessaire pour vaincre les déran- » gemens de ce viscère important, qui est à tant d'égards » un des centres de la vie, de la santé, et de l'exercice » de toutes les fonctions; elle réussit dans mille cas qui » semblent opposés, parce qu'elle a mille côtés favorables » à la santé; elle réunit, pour ainsi dire, tous les goûts » possibles de tous les estomacs ». (*Recherches sur l'Histoire de la Médecine.*) Stahl néanmoins regarde la thériaque comme un assemblage bizarre de médicamens très-divers, et il pense que l'on pourroit obtenir des effets plus constans et plus efficaces, en formant cet électuaire par le simple mélange de la serpentaire de Virginie, du scordium, du bol d'Arménie, et de l'opium, etc. M. Parmentier croit qu'il faudroit substituer l'extrait aqueux d'opium à l'opium du commerce, pour la confection de la thériaque, en observant toutefois les proportions.

Diascordium.

(Voyez encore *la formule dans la Pharmacopée de Paris ou dans celle de Londres.*)

Obs. On a souvent proposé de bannir tous les électuaires officinaux de la médecine. On préfère de les préparer à l'instant même avec des poudres que l'on conserve. Mais on est généralement convenu de conserver la thériaque et le diascordium. Ces deux préparations seront long-temps usitées. La dose est de quatre ou huit grammes (*un ou deux gros*).

Electuaire de quinquina.

Prenez une partie d'écorce d'excellent quinquina rouge, et mêlez avec six parties de rob de sureau, pour composer un électuaire.

Obs. Cet électuaire a quelque avantage pour relever les propriétés vitales de l'estomac. On en prend quatre grammes (*un gros*), que l'on fait dissoudre dans un demi-verre de vin de Bordeaux.

Electuaire fébrifuge.

Prenez : poudre d'écorce de quinquina jaune, soixante-quatre grammes (*une once*).
fleurs de camomille en poudre, } ana, douze grammes (*trois gros*).
sel ammoniac . . . . , }

sirop d'orange, quantité suffisante pour faire un électuaire dont on use à la quantité de huit grammes (*deux gros*), et même à une plus forte dose.

Obs. Le quinquina orangé seroit préférable dans les fièvres purement intermittentes, s'il n'étoit presque impossible de s'en procurer par la voie du commerce. (Voyez *dans le premier volume de ces Elémens, ce que j'ai dit sur la nécessité de bien distinguer les différentes espèces de quinquina, pour remplir les différentes indications médicinales.* Voyez *aussi mon Traité sur les fièvres pernicieuses intermittentes.*) Je passe sous silence une multitude de préparations, que le praticien clinique peut prescrire et varier à son gré, en mettant en usage la cascarille, l'angusture, le quassia-simaruba, le quassia-amara, la camomille romaine, la petite centaurée, et autres végétaux analogues par leurs propriétés.

ARTICLE DEUXIÈME.

Des Formules ou Médicamens composés que l'art dirige particulierèment sur la contractilité musculaire de l'estomac.

Potion émétique d'ipécacuanha.

Prenez : ipécacuanha pulvérisé, un gramme (*dix-huit grains*).
eau commune, cent vingt-huit grammes (*quatre onces*).

Obs. Faites une dose. Si l'on veut augmenter l'effet de la formule, on ajoute un décigramme (*deux grains*) de tartre stibié.

Potion émétique de tartre stibié.

Prenez : tartrite de potasse antimonié, un décigramme et demi (*trois grains*).
Faites dissoudre dans trois cent soixante grammes (*douze onces*).

Obs. On divise en trois parties égales, qu'on prend de quart d'heure en quart d'heure.

Infusion émétique.

Prenez : poudre d'ipécacuanha, } ana, quatre grammes (*un gros*).
tartrite acidule de potasse, }

Faites infuser dans suffisante quantité, et dans un vase clos, pendant une heure. On ajoute seize grammes (*demi-once*) d'oxymel scillitique pour une dose.

Infusion vineuse d'ipécacuanha.

Prenez : poudre d'ipécacuanha, huit grammes (*deux gros*).

Faites infuser dans une quantité suffisante de vin blanc, et à la douce chaleur du bain-marie, pendant toute la nuit. On décante la liqueur, et on en fait prendre cent vingt-huit grammes (*quatre onces*) par dose.

Teinture anisée.

Prenez : poudre d'ipécacuanha, trente-deux grammes (*une once*).

Faites digérer dans cent vingt-huit grammes (*quatre onces*) d'esprit d'anis. On ajoute parfois un peu de sucre.

La dose de cette teinture est de trente-deux à soixante-quatre grammes (*une ou deux onces*).

Obs. Cette teinture est très-convenable pour les enfans, parce que le parfum qui l'accompagne, masque le mauvais goût de l'ipécacuanha. On peut aussi la parfumer avec la badiane.

Potion anti-émétique de Rivière.

Prenez : carbonate de potasse, douze décigrammes (*vingt-quatre grains*).

Faites dissoudre dans seize grammes (*demi-once*) d'eau de fontaine. On ajoute au lit du malade seize grammes (*demi-once*) de suc de citron, et quantité suffisante de sucre blanc. Il y en a qui préfèrent le sirop tartareux.

Obs. Cette potion est célèbre pour apaiser les accidens occasionnés par la trop grande violence des émétiques. On en use fréquemment dans les hôpitaux.

Potion émétique avec l'oxymel.

Prenez : oxymel scillitique, quarante-huit grammes (*une once et demie*).

ipécacuanha, cinq décigrammes (*dix grains*).
eau commune, cent vingt-huit grammes (*quatre onces*).

A prendre par cuillerées, d'heure en heure.

Obs. On diminue la dose de l'oxymel, si on administre la potion à des enfans.

Potion émétique avec le kermès.

Prenez : kermès minéral, un décigramme (*deux grains*).
oxymel scillitique, trente-deux grammes (*une once*).
ipécacuanha, trois décigrammes (*six grains*).
eau commune, cent vingt-huit grammes (*quatre onces*).

On administre cette potion par petites cuillerées, et on en donne un plus ou moins grand nombre, selon l'âge, le sexe et le tempérament.

Potion émétique pour les enfans.

Prenez : tartrite de potasse antimonié, un demi-décigramme (*un grain*).
eau distillée, cent quatre-vingt-douze grammes (*six onces*).
sirop de capillaire, trente-deux-grammes (*une once*).

On en fait prendre aux enfans, jusqu'à ce qu'on soit parvenu à provoquer le vomissement.

Poudre emétique pour les enfans.

Prenez : poudre d'ipécacuanha, quatre décigrammes (*huit grains*).
sucre blanc, quatre-vingt-seize grammes (*quatre scrupules*).

On mêle, et on fait une poudre que l'on donne en quatre doses.

ARTICLE TROISIÈME.

Des Formules ou Médicamens composés que l'art dirige particulièrement sur la contractilité musculaire du conduit intestinal.

Potion purgative.

Prenez : follicules de séné, huit grammes (*deux gros*).
sulfate de soude, douze grammes (*trois gros*).

On fait bouillir dans cent quatre-vingt-douze grammes d'eau commune. On ajoute trente-deux grammes (*une once*) de sirop de nerprun, ce qui fait une dose pour le malade.

Purgation ordinaire.

Prenez : manne en sorte, soixante-quatre grammes (*deux onces*).
sulfate de soude, } ana, huit grammes (*deux*
follicules de séné, } *gros*).

Faites infuser le séné dans une tasse de bouillon à l'oseille. Ajoutez la manne et le sel; faites dissoudre et passez : pour une dose.

Décoction purgative.

Prenez : pulpe de tamarin, vingt-quatre grammes (*six gros*).
tartrite de potasse, huit grammes (*deux gros*).
eau commune, un kilogramme (*deux livres*).

Faites bouillir un quart d'heure. Pendant que la décoction est chaude, ajoutez huit grammes (*deux gros*) de séné, et laissez infuser pendant une heure. Ajoutez trente-deux grammes (*une once*) de sirop de violette, et seize grammes (*demi-once*) d'eau simple de cannelle.

Obs. Cette décoction se prend en quatre doses, et à de courts intervalles l'une de l'autre.

Potion purgative.

Huile de ricin, } ana, trente-deux grammes (*une once*).
Sirop de limon, }

Dans un verre d'eau de cerfeuil.

Tisane laxative.

Prenez : pulpe de casse . , } ana, trente-deux grammes (*une once*).
de tamarin, }
tartrite acidule de potasse, douze grammes (*trois gros*).

Faites dissoudre et bouillir dans quatre kilogrammes (*huit livres*) d'eau commune. Ajoutez soixante-quatre grammes (*deux onces*) de sirop de roses solutif. On en prend une tasse dans la matinée, toutes les heures.

Purgation émulsionnée.

Prenez : lait d'amandes douces, cent vingt-huit grammes (*quatre onces*).
jaune d'œuf, suff. q. pour dissoudre quatre décigrammes (*huit grains*) de résine de jalap.
scammonée, trois décigrammes (*six grains*).
sucre blanc, vingt-quatre grammes (*six gros*).
esprit de citron, suffisante quantité.

Dissolvez la résine de jalap ; mêlez la scammonée et le sucre ; pulvérisez le tout ; ajoutez le lait d'amandes, et aromatisez.

Obs. Cette purgation est commode pour les personnes qui ont une répugnance invincible à se purger avec des substances dont la saveur seroit très-désagréable.

Purgation ordinaire.

Prenez : feuilles de séné, douze grammes (*trois gros*).
manne choisie, trente-deux grammes (*une once*).
semences de coriandre en poudre, quatre grammes (*un gros*).

Faites infuser dans un litre (*une pinte*) d'eau bouillante. Procédez à la colature, et ajoutez douze grammes (*trois gros*) de sulfate de magnésie, pour une prise.

Bols purgatifs.

Prenez : rhubarbe en poudre, } ana, deux grammes
jalap en poudre . . , } (*un demi-gros*).
tartrite acidule de potasse, quatre grammes (*un gros*).
sirop de chicorée composé, q. s. pour faire des pilules de deux décigrammes (*quatre grains*). On en prend deux toutes les heures, jusqu'à ce qu'on observe l'effet purgatif.

Obs. Ces bols m'ont réussi à l'hôpital Saint-Louis, pour les malades qui ne peuvent, sans une répugnance extrême, prendre des purgations liquides.

Tablettes purgatives.

Prenez : tartrite acidule de potasse, } ana, trois décigram-
résine de jalap . . . . . , } mes (*six grains*).
diagrède, deux décigrammes (*quatre grains*).
sucre en poudre, douze décigrammes (*un scrupule*).
essence de citron, deux gouttes.

Ajoutez quantité suffisante de gomme adragant, et faites huit pastilles ou tablettes.

Pilules purgatives.

Prenez : résine de jalap . . . . . , ⎫
muriate de mercure doux, ⎬ ana, quatre grammes (*un gros*).
savon d'Espagne . . . . , ⎭

Mêlez, aromatisez avec l'essence d'orange, et faites des pilules de deux décigrammes (*quatre grains*) chacune, dont on donne deux chaque demi-heure.

Pilules mercurielles.

Prenez : mercure . . . . , ⎫
poudre de jalap . . . , ⎬ cent vingt-huit grammes (*quatre onces*).
de scammonée, ⎭

tartrite acidule de potasse, soixante-quatre grammes (*deux onces*).
sirop de nerprun, cent vingt-huit grammes (*quatre onces*).

On éteint le mercure avec la crême de tartre et une petite quantité du sirop que nous venons d'indiquer. On ajoute le jalap et la scammonée pour faire une masse pilulaire qu'il faut pister long-temps. On fait des pilules de trois décigrammes (*six grains*). On en donne jusqu'à la concurrence de douze décigrammes (*vingt-quatre grains*). On peut aller jusqu'au double de cette quantité.

Poudre purgative.

Prenez : méchoacan en poudre, vingt décigrammes (*quarante grains*).
diagrède, trois décigrammes (*six grains*).

Mêlez, et faites une poudre purgative.

Poudre du comte de Warwick.

Diagrède sulfuré, soixante-quatre grammes (*deux onces*).

Antimoine diaphorétique, trente-huit grammes (*une once et demie*).

Tartrite acidule de potasse, seize grammes (*demi-once*).

Mêlez. Prenez de cette poudre à la dose de six ou douze décigrammes (*douze ou vingt-quatre grains*).

Electuaire lénitif.

Pulpe de tamarin, seize grammes (*demi-once*).

Tartrite acidule de potasse, seize grammes (*demi-once*).

Sirop de manne, quantité suffisante pour en faire un électuaire que l'on prend en deux doses ou en une.

ARTICLE QUATRIÈME.

Des Formules ou Médicamens composés, que l'art dirige particulièrement contre les effets de la présence des vers dans l'estomac et le conduit intestinal.

Remède contre le tœnia.

Prenez : racine de fougère mâle, cent trente-deux grammes (*quatre onces*).
eau ordinaire, un litre et demi (*une pinte et demie*).

Faites bouillir jusqu'à ce que la décoction soit réduite à un litre.

Ajoutez : sirop de coraline, soixante-quatre grammes (*deux onces*).

Telle est la boisson dont le malade fera usage.

Trois heures après son repas, on lui administrera un bol fait avec un décigramme (*deux grains*) de muriate de mercure doux et de corne de cerf calcinée, dans suffisante quantité de conserve de roses.

Le soir, on donne trente-deux grammes (*une once*) d'huile d'amandes douces.

Le lendemain matin, le malade prend le purgatif ci-indiqué :

Scammonée en poudre, un gramme (*dix-huit grains*).
Racine de fougère mâle pulvérisée, trente-deux gramm. (*une once*).
Gomme-gutte, } ana, six décigrammes (*douze grains*).
Mercure doux, }

Ce purgatif est partagé en trois prises. On sent qu'il faut modifier le remède selon que le tœnia résiste plus ou moins à son action, et on peut en dire de même de toutes les préparations anthelmintiques.

Poudre anthelmintique.

Prenez : coraline de Corse . . , semen contra . . . . , racine de fougère mâle, } de chaque, parties égales.

Mêlez et pulvérisez finement.

La dose commune est de deux à quatre grammes (*demi-gros ou un gros*), dans un véhicule quelconque, ou incorporés dans un bol.

Potion vermifuge.

Faites une forte décoction de fougère mâle ; mettez dans une tasse de cette décoction quatre grammes (*un gros*) d'éther sulfurique, et faites-la prendre au malade le matin. Administrez ensuite un clystère avec la même décoction, en ajoutant huit grammes (*deux gros*) d'éther. Enfin, une heure après, donnez soixante-quatre grammes (*deux onces*) d'huile de ricin, et trente-deux grammes (*une once*) de sirop de fleurs de pêcher. On répète la formule pendant trois jours consécutifs.

Obs. J'ai administré cette potion avec beaucoup de succès à l'hôpital Saint-Louis, et d'autres médecins ont obtenu le même succès.

Potion vermifuge.

Prenez : eau de pourpier soixante-quatre grammes (*deux onces*).
de fleurs d'orange, de tanaisie . . . , } ana, trente-deux gramm. (*une once*).
sirop de limon, trente-deux grammes (*une once*).

Coraline. . . , } ana, douze décigrammes (*vingt-*
Semen contra, } *quatre grains*).

Faites une potion à prendre par cuillerées, en plusieurs doses selon le besoin.

Vin anthelmintique.

Prenez : ail écrasé, trente-deux grammes (*une once*).

Faites infuser dans un litre (*une pinte*) de vin de Bordeaux ; ajoutez vingt ou trente gouttes d'essence d'absynthe. A prendre par cuillerées.

Sirop anthelmintique.

Prenez : ail écrasé, un demi-kilogramme (*une livre*).

Faites macérer dans un kilogramme (*deux livres*) d'eau bouillante, pendant une heure, dans un vaisseau clos; on repasse la liqueur, et on ajoute un kilogramme (*deux livres*) de sucre très-pur. Composez un sirop dont on prescrit trente-deux grammes (*une once*).

Pilules anthelmintiques.

Prenez : aloës succotrin, quatre grammes (*un gros*).
assa-fœtida, }
myrrhe.. . , } huit grammes . . (*deux gros*).
camphre. . , }
sulfate de fer, vingt-quatre grammes (*six gros*).
succin ammoniacal, quarante gouttes.
sirop d'absynthe, quantité suffisante pour faire des pilules d'un décigramme (*deux grains*).

Obs. Il y a beaucoup d'autres anthelmintiques dont j'ai donné la formule dans le premier volume de ces Elémens, et que je crois inutile de répéter ici.

ARTICLE CINQUIÈME.

Des Formules ou Médicamens composés que l'art dirige particulièrement contre les effets des poisons introduits dans l'estomac et le conduit intestinal.

Obs. Dans l'état actuel de la science, on ne peut assigner des formules pour divers cas d'empoisonnement. On sait combien celles qui ont été proposées jusqu'à ce jour sont défectueuses, insuffisantes, et souvent contraires au but que l'on se propose. Mais la théorie des poisons, que j'ai exposée très en détail, pourra, je crois, mettre à même les gens de l'art d'appliquer les secours convenables aux divers cas qui se présentent. Les poisons qui agissent sur le conduit alimentaire sont ordinairement, ou corrosifs, ou stupéfians. Les corrosifs sont : les alcalis caustiques, les acides minéraux concentrés, les oxides métalliques et les sels suroxigénés. Les stupéfians sont les sucs, les fruits, etc. de toutes les plantes narcotiques. Il est évident que ce qui détruit l'énergie de l'un, ne peut rien contre l'énergie de l'autre. Il est rare qu'on avale des alcalis caustiques. Toutefois, quand il survient un accident de ce genre, les boissons acidulées en sont le remède. Pour les acides concentrés, on emploie la magnésie, le carbonate de soude ou de potasse et les mucilages. Pour les oxides métalliques, on prend les sulfures alcalins, ce qui est entièrement sans utilité. Pour l'émétique, on ordonne le quinquina, qui n'agit pas toujours avec certitude. Enfin, pour les sels suroxigénés, on a recours à la base de ces mêmes sels, ou aux carbonates alcalins. On voit déjà le grand intérêt qu'offre cette matière. Celui qui trouveroit des formules certaines contre l'action destructive des poisons, seroit le bienfaiteur de l'humanité.

ARTICLE SIXIÈME.

Des Formules ou Médicamens composés que l'art dirige particulièrement sur les propriétés vitales des gros intestins.

Lavement tonique et fébrifuge.

Prenez : quinquina rouge en poudre, trente-deux grammes (*une once*).

Faites bouillir dans de l'eau commune un litre (*une pinte*). Ajoutez dix-huit décigrammes (*un demi-gros*) de camphre, qu'on aura préalablement fait dissoudre dans q. s. d'alkool.

Lavement adoucissant.

Prenez : décoction de graine de lin, quantité suffisante.
Ajoutez à la colature : huile d'olive, seize grammes (*une demi-once*).

Lavement purgatif.

Prenez : eau de son quantité suffisante.
séné, seize grammes (*une demi-once*).
sulfate de soude, huit grammes (*deux gros*).
miel commun, cent vingt-huit grammes (*quatre onces*).

Lavement stibié.

Prenez : feuilles de séné, } ana, seize grammes (*une demi-once*).
sulfate de soude, }

On fait bouillir dans suffisante quantité d'eau. On passe et on ajoute à la colature six décigrammes (*douze grains*) de tartrite antimonié de potasse.

Autre lavement stibié.

Prenez : feuilles de séné, trente-deux grammes (*une once*).

savon de Venise trituré, huit grammes (*deux gros*).

Faites bouillir un quart d'heure dans de l'eau de fontaine. Faites dissoudre dans la colature seize grammes (*demi-once*) de sulfate de magnésie, et trois décigrammes (*six grains*) de tartrite antimonié de potasse.

Lavement térébenthiné.

Prenez : térébenthine de Venise, douze grammes (*trois gros*).

Faites dissoudre dans quantité suffisante de jaune d'œuf; versez-y trois cent vingt grammes (*dix onces*) d'eau de fontaine; faites-y dissoudre douze grammes (*trois gros*) de muriate ammoniacal, et deux décigrammes (*quatre grains*) de tartre émétique.

Lavement de tabac.

Prenez : feuilles de nicotiane, seize grammes (*une demi-once*).

Faites bouillir pendant une demi-heure, dans quantité suffisante d'eau de fontaine. Ajoutez à la colature huit grammes (*deux gros*) de térébenthine de Venise, dissoute dans quantité suffisante de jaune d'œuf. Ajoutez trente-deux grammes (*une once*) de muriate de soude.

Lavement vermifuge.

Prenez : racine de fougère mâle séchée, trente-deux grammes (*une once*).

Faites bouillir dans eau commune un demi-litre (*une chopine*).

Passez; ajoutez huile d'olive trente-deux grammes (*une once*).

Lavement d'opium.

Prenez : feuilles sèches de bouillon blanc, trente-deux grammes (*une once*).

Faites infuser dans eau commune, un demi-litre (*une chopine*).

Passez; ajoutez extrait aqueux d'opium un décigramme (*deux grains*).

A prendre en deux fois, à quelques heures d'intervalle, dans certaines coliques nerveuses.

Lavement anodin des peintres.

Prenez : têtes de pavot, huit grammes (*deux gros*).

On en fait une forte décoction, et on ajoute soixante-quatre grammes (*deux onces*) d'huile de noix et de bon vin rouge.

Lavement laxatif.

Prenez : miel mercurial, trente-deux grammes (*une once*).

sucre brut, une cuillerée.

On fait dissoudre le tout dans un demi-litre (*une chopine*) d'eau d'amidon.

SECTION DEUXIEME.

Des Formules ou Médicamens composés que l'art dirige particulièrement sur les propriétés vitales des voies urinaires.

Apozème diurétique.

Prenez : racine d'asperge.., } ana, quarante-huit gramm.
d'eringium, } (*une once et demie*).
de persil.., }

Faites bouillir dans suffisante quantité d'eau, qu'on réduit à trois kilogrammes (*six livres*).

Vers la fin de l'ébullition, on ajoute deux poignées de feuilles de pariétaire. On passe, et on ajoute à chaque dose une quantité déterminée d'oxymel scillitique.

La dose est de soixante-quatre grammes (*deux onces*).

Potion diurétique.

Prenez : racine de chiendent, } ana, un demi-kilogramm.
de pissenlit, } (*une livre*).

On coupe, on écrase, on fait bouillir pendant une heure dans suffisante quantité d'eau commune. On passe, et on ajoute douze grammes (*trois gros*) de tartrite acidule de potasse, et soixante-quatre grammes (*deux onces*) de sirop des cinq racines apéritives.

La dose est d'un verre toutes les deux heures.

Autre potion.

Prenez : eau de persil, cent vingt-huit grammes (*quatre onces*).
acétite de potasse, huit grammes (*deux gros*).
extrait de scille, trois décigrammes (*six grains*).
sirop de fenouil, trente-deux gramm. (*une once*).

On en fait prendre au malade une petite tasse par heure.

Infusion diurétique.

Prenez : feuilles d'absynthe sèches, seize grammes (*demi-once*).

tartrite de potasse, vingt-quatre décigrammes (*quarante-huit grains*).

eau de genièvre composée, soixante-quatre grammes (*deux onces*).

eau commune, un demi-kilogramme (*une livre*).

On verse l'eau bouillante sur l'absynthe et sur le tartrite de potasse. On ajoute à la colature l'eau de genièvre. A prendre par verres.

Décoction diurétique.

Prenez : racine de persil, trente-deux grammes (*une once*).

graines de carotte sauvage, douze grammes (*trois gros*).

feuilles de pariétaire, seize grammes (*une demi-once*).

nitrate de potasse, quatre grammes (*un gros*).

eau commune, deux kilogramm. (*quatre livres*).

Faites bouillir tous les médicamens ci-indiqués, jusqu'à réduction de moitié, hormis le nitrate de potasse, qu'on ajoute après la décoction ; ensuite on passe.

Vin de cloportes.

Prenez : cloportes vivans, soixante-quatre grammes (*deux onces*).

vin vieux, un demi-kilogramme (*une livre*).

Ecrasez les cloportes. Mêlez, laissez infuser pendant douze heures ; passez à la chausse.

Obs. Ce vin n'a pas les propriétés qu'on lui attribue ; il faudroit y ajouter du nitrate de potasse, ou quelqu'autre substance qui eût une action spéciale sur les voies urinaires.

SECTION TROISIÈME.

Des Formules ou Médicamens composés que l'art dirige particulièrement sur les propriétés vitales du systême de la respiration.

Obs. Les formules ou médicamens composés que nous devons consigner dans cet article, remplissent différentes indications qui peuvent avoir pour objet, 1°. de favoriser l'expectoration; 2°. d'apaiser l'irritation qui peut survenir dans les propriétés vitales du systême de la respiration; 3°. de modérer l'excès de la chaleur animale; 4°. enfin, de corriger la méphitisation de l'air atmosphérique.

A. *Formules expectorantes.*

Oxymel scillitique.

Prenez : miel blanc, six kilogrammes (*douze livres*).
vinaigre scillitique, un kilogramme et demi (*trois livres*).

Faites fondre doucement le miel avec le vinaigre scillitique, jusqu'à ce qu'il soit réduit à la consistance du sirop. Ecumez, passez, et gardez pour l'usage. La dose est de trente-deux grammes (*une once*) dans une tasse de petit-lait clarifié, ou de tout autre véhicule.

Vin scillitique.

Prenez: squammes de scille bien séchées et coupées menu, soixante-quatre grammes (*deux onces*).

Mettez dans un matras; versez dessus : vin d'Espagne, un kilogramme (*deux livres*). Faites macérer pendant trois ou quatre jours en été, et plus long-temps en hiver. Passez ; ajoutez : alkool à 35 degrés, soixante-quatre grammes (*deux onces*). Filtrez la liqueur, et conservez-la dans des petites bouteilles bien fermées. La dose est de trente-deux à soixante-quatre grammes (*deux onces*).

Obs. Cette formule est indiquée d'après la nouvelle méthode de M. Parmentier.

Expectorant de Stoll.

Prenez : gomme ammoniac, six grammes (*un gros et demi*).
Faites dissoudre dans une suffisante quantité de jaune d'œuf.
eau de pouliot, cent soixante grammes (*cinq onces*).
sirop d'hysope, trente-deux grammes (*une once*).

Mêlez, et donnez par cuillerées, toutes les deux heures.

Looch kermès.

Prenez : oxide d'antimoine hydrosulfuré rouge, quatre décigrammes (*huit grains*).
eau de pariétaire . . . , } ana, trente-deux grammes (*une once*).
de fleur d'orange , }
sirop de limon. . , } ana, quarante-huit grammes (*une once et demie*).
de framboise , }
oxymel scillitique, trente-deux grammes (*une once*).

Mêlez ; faites un looch à prendre par cuillerées.

Elixir anti-asthmatique.

Prenez : esprit-de-vin rectifié, un kilogramme (*deux livres*).
fleurs de benjoin, quatre grammes (*un gros*).

camphre, trois décigrammes (*six grains*).
extrait d'opium, quatre grammes (*un gros*).
tartrite de potasse, trente-deux grammes (*une once*).
huile d'anis, deux grammes (*un demi-gros*).
miel de Narbonne, cent vingt-huit grammes (*quatre onces*).

On fait digérer le tout pendant huit jours, à une douce température. Cet élixir se prend dans une infusion d'hysope que l'on fait comme du thé. La dose est de trente gouttes, deux fois par jour.

Sirop contre la coqueluche.

Prenez : ipécacuanha en poudre, soixante-quatre grammes (*deux onces*).
quinquina....... } ana, deux cent cinquante-
opium brut coupé, } six gramm. (*huit onces*).

Faites macérer sur ces substances deux litres (*deux pintes*) d'eau froide, pendant vingt-quatre heures, et répétez cette macération autant de fois qu'il sera nécessaire pour les épuiser. Filtrez les diverses colatures; fondez-y trois kilogrammes (*six livres*) de beau sucre, et évaporez au bain-marie jusqu'à consistance de sirop. Ce sirop se donne à la dose d'une cuillerée à café, matin et soir, pour les enfans au-dessous de deux ans; et d'une cuillerée à bouche pour ceux au-dessus de cet âge.

B. *Formules béchiques.*

Looch pectoral.

Prenez : gomme adragant, quatre décigrammes (*huit grains*).

eau de bourrache . . , } ana, trente-deux
de fleur d'orange , } grammes (*une once*).
sirop de violette . , } ana, quarante-huit gramm.
de capillaire , } (*une once et demie*).

Faites un looch pour prendre par cuillerées.

Julep pectoral.

Prenez : infusion de plantes pectorales : cent vingt-huit grammes (*quatre onces*).
gomme arabique en poudre, six décigrammes (*douze grains*).
sirop de guimauve, trente-deux grammes (*une once*).

Mêlez, pour une dose.

Crême pectorale.

Sucre blanc, trente-deux grammes (*une once*).
Sirop de baume de Tolu. . , } ana, trente-deux gramm.
de capillaire de Canada, } (*une once*).
Eau commune, suffisante quantité pour donner au mélange l'aspect et la consistance de la crême.

Sirop pulmonaire.

Raisin de Corinthe, un kilogramme (*deux livres*).
Sucre très-blanc, trois kilogrammes (*six livres*).
Deux mous de veau.
Faites cuire le tout dans trois litres (*six pintes*) d'eau, qu'on réduit à quatre, au bain-marie. On donnera une cuillerée à bouche de ce sirop, soir et matin.

Sirop pectoral anglais.

Dates, un kilogramme (*deux livres*).
Jujubes, un demi-kilogramme (*une livre*).

Racine de guimauve, cent vingt-huit grammes (*quatre onces*).

Racine de réglisse, deux cent cinquante-six grammes (*huit onces*).

Capillaire. . . . . ,} ana, cent vingt-huit gramm.
Semence de pavots blancs, } (*quatre onces*).

Sucre, quatre kilogrammes (*huit livres*).

Faites un sirop, dont la dose est de trente-deux grammes (*une once*).

C. *Formules rafraîchissantes.*

Boisson anti-phlogistique de Stoll.

Prenez : orge mondé, soixante-quatre grammes (*deux onces*).

Faites bouillir jusqu'à ce qu'il soit crevé, dans une suffisante quantité d'eau.

Ajoutez à la colature, qui doit être d'un kilogramme (*deux livres*) :

Nitrate de potasse, six grammes (*un gros et demi*).

Sirop de vinaigre, soixante-quatre grammes (*deux onces*).

On en prend une tasse toutes les heures.

Mixture rafraîchissante.

Prenez : eau de fontaine, cent soixante grammes (*cinq onces*).

nitrate de potasse, quatre grammes (*un gros*).

sirop de groseille, trente-deux grammes (*une once*).

Une petite tasse d'heure en heure.

Julep tempérant.

Prenez : eau de laitue, soixante-quatre grammes (*deux onces*).

sirop de nymphéa, } ana, huit grammes (*deux*
de groseille, } *gros*).
nitrate de potasse, quatre décigrammes (*huit grains*).

Mêlez, et faites un julep pour prendre le soir.

Limonade sulfurique.

Prenez : orge mondé et lavé, cent vingt-huit grammes (*quatre onces*).
eau de fontaine, trois kilogrammes (*six livres*).

Faites bouillir et crever. Ajoutez à la colature : acide sulfurique, quatre grammes (*un gros*); sirop de berbéris, soixante-quatre grammes (*deux onces*). Mêlez.

D. *Formules pour la désinfection de l'air.*

Procédé de Guyton-Morveau.

Prenez : muriate de soude, trois cent trente-deux grammes (*sept onces trois gros*).
manganèse, trente-deux grammes (*une once*).
eau, cent vingt-huit grammes (*quatre onces*).
acide sulfurique à soixante-six degrés, cent vingt-huit grammes (*quatre onces*).

Mêlez l'oxide de manganèse avec le muriate de soude, dans une capsule; versez de suite l'acide sulfurique, etc.

Obs. Les méthodes applicables à l'emploi des moyens préservatifs et anti-contagieux se trouvent aujourd'hui universellement connues de tous les gens de l'art; je ne fais que les rappeler. Veut-on désinfecter les appartemens d'une infirmerie, les salles d'un hôpital, les amphithéâtres de dissection, on place, dans leur milieu, un réchaud, sur lequel on établit un chaudron de fer, contenant à moitié du sable ou des cendres; dans ce chaudron se trouve une capsule de verre plus ou moins considérable, qui contient le muriate de soude indiqué dans la formule. On attend l'instant où le bain de sable ou de cendres commence à s'échauffer, pour jeter à-la-fois, sur ce sel, tout l'acide sulfurique destiné à la désinfection. On quitte ensuite le lieu où s'opère cette fumigation, et on en ferme les portes et les fenêtres durant plusieurs heures. On ne sauroit fixer d'une manière précise la dose des substances désinfectantes. Il faut la proportionner à l'étendue de l'endroit dont on veut assainir l'atmosphère. Au lieu de verser l'acide sulfurique d'un seul jet, on peut le verser successivement et en promenant le réchaud dans les lieux infectés. Par ce procédé, qui fait dégager le gaz d'une manière successive, on n'occasionne aucune incommodité aux malades. Le dégagement de l'acide muriatique s'obtient également à froid. Pour faire réussir la fumigation, il ne faut qu'employer une plus grande proportion de sel. Au surplus, comme tous ces moyens que nous indiquons, sont incommodes à pratiquer, on doit employer de préférence les flacons portatifs qui se trouvent chez tous les pharmaciens de Paris. Ces flacons, qui facilitent singulièrement la méthode désinfectante, peuvent se conserver pendant plusieurs années dans toute leur intégrité, comme l'a expérimenté M. Guyton-Morveau lui-même, qui en a conservé un pendant plus d'un an sur la cheminée de la chambre qu'il habitoit, sans qu'il en éprouvât la moindre incommodité. Ces appareils sont de la capacité d'environ trois centilitres. On les remplit au tiers d'un mélange combiné de manière à fournir abondamment des émanations gazeuses d'acide muriatique. Comme ils sont renfermés dans des étuis de buis très-forts, surmontés d'une vis du même bois, qui sert à fixer, d'une manière très-solide, le bouchon de cristal dans le flacon, on peut les porter, sans aucun risque, en voyage, et dans la poche, comme l'ont pratiqué déjà, avec beaucoup d'avantage, les médecins qui ont voyagé aux environs de la ville de Malaga, qui vient d'être infectée par l'épidémie de la fièvre jaune. Quand on se trouve dans un lieu mal sain, on les débouche, et on s'entoure ainsi d'une atmosphère gazeuse qui neutralise les miasmes délétères. Les pharmaciens font pareillement exécuter des appareils permanens de désinfection, propres à purifier l'air dans les lieux où beaucoup de personnes se trouvent réunies, comme, par exemple, dans les hôpitaux, les prisons, les vaisseaux, les ateliers, etc. Ils sont composés d'un flacon de cristal épais, de la capacité de sept à huit décilitres, exactement usé sur les bords, recouvert par un obturateur formé d'un disque de glace qui les ferme complètement au moyen d'une vis de pression. Ils sont accompagnés de deux flacons, dont l'un contient deux décilitres environ d'acide nitro-muriatique, et l'autre quarante grammes d'oxide noir de manganèse, etc. Enfin, on a proposé des petits appareils pour des appartemens moins étendus. On les compose comme les précédens, d'un flacon de cristal dont le col est parfaitement dressé, et recouvert par un disque de glace. On les renferme dans un étui de buis très-fort, surmonté par une vis destinée à fixer l'obturateur sur l'ouverture du flacon, et percé latéralement de deux petits trous par lesquels le dégagement du gaz purificateur a lieu chaque fois qu'on desserre la vis, etc.

SECTION QUATRIÈME.

Des Formules ou Médicamens composés que l'art dirige particulièrement sur les propriétés vitales du système nerveux.

I.

Ces formules ont communément pour objet d'apaiser l'exaltation trop vive des propriétés vitales du système nerveux, et se composent pour la plupart des substances calmantes ou narcotiques.

Potion anti-spasmodique.

Prenez : eau de tilleul, quatre-vingt-quatre grammes (*trois onces*).
de fleur d'orange. . . , } ana, trente-deux
sirop d'armoise ou de karabé, } gram. (*une once*).
liqueur anodine d'Hoffmann, vingt gouttes.

Faites une potion à prendre par cuillerées, toutes les deux heures.

Obs. Les potions doivent être communément composées de cent soixante grammes (*cinq onces*) de véhicule.

Potion calmante.

Prenez : eau de laitue, soixante-quatre grammes (*deux onces*).
de lys. . . . . . , } ana, trente-deux
de fleur d'orange, } grammes (*une once*).
sirop diacode . . . . , }

Faites une potion à prendre par cuillerées le soir, d'heure en heure.

Prenez : eau de valériane, } ana, soixante-quatre gramm.
de pivoine, } (*deux onces*).

de sirop de Stæchas, trente-deux grammes (*une once*).

teinture de castor, vingt gouttes.

Faites également une potion à prendre par petites cuillerées.

Julep calmant et tempérant.

Prenez : eau de laitue, quarante-huit grammes (*une once et demie*).

de fleur d'orange, seize gramm. (*une demi-once*).

sirop diacode . . ,
de nimphéa, } ana, quatre grammes (*un gros*).

liqueur anodine d'Hoffmann, quinze gouttes pour deux doses.

Pilules de cynoglosse.

(Voyez *le Codex de Paris.*)

Obs. Ces pilules sont d'un usage très-commode et très-avantageux, si j'en juge par les essais fréquens que nous en faisons à l'hôpital Saint-Louis.

II.

Il est des formules particulièrement dirigées sur les névroses qui peuvent affecter les organes des sens. Nous nous bornons à proposer les modèles qui suivent.

A. *Formules proposées pour l'organe de la vue.*

Pommade anti-ophthalmique.

Prenez : onguent rosat, cent vingt-huit grammes (*quatre onces*).

précipité rouge, vingt-quatre décigrammes (*quarante-huit grains*).

Pommade de Desault.

Prenez : précipité rouge, oxide de plomb, thuthie . . . ., alun calciné . ., } ana, quatre grammes (*un gros*).
muriate suroxigéné de mercure, six décigram. (*douze grains*).

Le tout broyé sur le porphyre, et incorporé dans l'onguent rosat ou dans du cérat non lavé. On peut colorer la pommade avec trente-deux gramm. (*une once*) de cinnabre.

Eau anti-ophthalmique.

Prenez : alun, quatre grammes (*un gros*) sur cent quatre-vingt-douze grammes (*six onces*) d'eau, ou six décigrammes (*douze grains*) sur un litre (*une pinte*). Ajoutez une petite cuillerée d'eau-de-vie.

Obs. Pour bien appliquer les diverses formules sur les maladies des yeux, il faut lire ce que nous avons dit sur la théorie des ophthalmies.

Collyre résolutif.

Prenez : fleurs de mélilot, deux grammes (*dix-huit grains*).
eau bouillante, un demi-litre (*une chopine*).

Passez et ajoutez, lorsque la liqueur est refroidie : acétite de plomb, quatre grammes (*un gros*).

B. *Formules proposées pour l'organe de l'ouïe.*

Formule contre l'otalgie.

Prenez : huile d'amandes douces, quatre grammes (*un gros*).

baume de Fioraventi, deux grammes (*un demi-gros*).

baume tranquille, quatre grammes (*un gros*).

Agitez fortement; on en fait des injections pour apaiser les douleurs de l'otalgie.

Autre formule.

Prenez : huile de lis, huit grammes (*deux gros*).

baume de Fioraventi, quatre grammes (*un gros*).

Usez-en comme de la précédente.

C. *Formules proposées pour l'organe de l'odorat.*

Poudre sternutatoire.

Prenez : poudre de muguet, soixante-quatre grammes (*deux onces*).

poudre de bétoine, trente-deux grammes (*une once*).

hellébore blanc, quatre grammes (*un gros*).

Autre formule.

Prenez : feuilles sèches d'asarum. . . . . ,
de marjolaine. . . ,
de fleurs de lavande, } ana, parties égales.

Réduisez le tout en poudre.

D. *Formules proposées pour l'organe du goût.*

Pastilles d'ipécacuanha.

Prenez : ipécacuanha en poudre, huit grammes (*deux gros*).

sucre, un demi-kilogramme (*une livre*).

Mucilage à la fleur d'orange, quantite suffisante.

Pastilles pour la bouche.

Prenez : cachou, huit grammes (*deux gros*).
corail, seize grammes (*quatre gros*).
sucre, douze grammes (*trois gros*).
essence de cannelle, dix gouttes.
Mucilage, suffisante quantité pour des pastilles de cinq décigrammes (*dix grains*).

Autre formule.

Prenez : charbon préparé, quatre grammes (*un gros*).
sucre, trente-deux grammes (*une once*).
essence de citron, quatre gouttes.
mucilage, suffisante quantité.

Poudre pour les dents.

Prenez : magnésie, cent quatre-vingt-douze grammes (*six onces*).
lacque rouge, trente-deux grammes (*une once*).
iris de Florence, cent soixante grammes (*cinq onces*).
tartrite acidule de potasse, soixante-quatre grammes (*deux onces*).

Gargarisme adoucissant.

Prenez : décoction de guimauve, deux cent cinquante-six grammes (*huit onces*).
miel rosat, trente-deux grammes (*une once*).

Mêlez.

Gargarisme détersif.

Prenez : feuilles d'aigremoine, } de chaque une pincée.
de ronces . . , }

Faites bouillir dans deux cent cinquante-six grammes (*huit onces*) d'eau commune. Ajoutez à la colature, quarante-huit grammes (*une once et demie*) de miel rosat et d'acide sulfurique, jusqu'à une agréable acidité.

Gargarisme anti-scorbutique.

Prenez : décoction de racine de patience et de bardane, cent quatre-vingt-douze grammes (*six onces*).
esprit de cochléaria, quatre grammes (*un gros*).
miel écumé, trente-deux grammes (*une once*).
Ajoutez acide sulfurique, jusqu'à l'acidité convenable.

SECTION CINQUIÈME.

Des Formules ou Médicamens composés qui agissent sur les propriétés vitales du systême dermoïde.

L'action des médicamens composés sur les propriétés vitales du systême dermoïde, doit être envisagée comme celle des médicamens simples. Nous classerons, en conséquence, ici les formules selon qu'elles agissent sur le systême dermoïde, successivement considéré comme organe absorbant, comme organe exhalant et comme organe sensible.

A. *Formules dirigées sur les exhalans cutanés.*

Cérat soufré.

Prenez : cérat de Galien, un demi-kilogramme (*une livre*).
fleurs de soufre non lavées, cent vingt-huit grammes (*quatre onces*).
essence de citron, vingt-quatre gouttes.

Mêlez avec soin.

Obs. Je fais un grand usage de ce cérat contre les affections dartreuses, à l'hôpital Saint-Louis, et avec succès.

Onguent anti-psorique.

Prenez : fleurs de soufre non lavées, trente-deux gramm. (*une once*).
muriate d'ammoniaque, huit grammes (*deux gros*).
graisse de porc, soixante-quatre grammes (*deux onces*).

Mêlez, et faites un onguent dont on fait des frictions sur la peau.

Onguent napolitain.

Prenez : mercure très-pur . . . . , } ana, parties égales.
axonge de porc préparée, }

Triturez avec beaucoup de soin, jusqu'à ce que le métal soit entièrement éteint.

OBS. On détermine la dose de cet onguent, et on fait particulièrement des frictions dans les endroits du système dermoïde qui sont le plus abondamment pourvus de vaisseaux absorbans.

Pommade de turbith minéral.

Prenez : turbith minéral, soixante-quatre grammes (*deux onces*).
axonge de porc, un kilogramme (*deux livres*).

On réduit en poudre très-fine le turbith minéral. On fait fondre l'axonge à une très-douce chaleur. On y incorpore la poudre, et on remue avec un bistortier, jusqu'à ce que la graisse soit entièrement refroidie ; on la met alors dans un pot de faïence, et on la conserve pour le besoin.

OBS. Cette pommade a obtenu des avantages marqués contre certaines espèces de dartres, à l'hôpital Saint-Louis ; elle a été manifestement nuisible dans d'autres espèces. De là vient la nécessité de bien classer ces affections, et tel est en grande partie le but du grand ouvrage que j'ai entrepris sur cette matière. (Voy. *Description des Maladies de la peau observées à l'hôpital Saint-Louis, et exposition des meilleures méthodes à suivre pour leur traitement, avec figures coloriées.*)

Pommade stibiée.

Prenez : tartrite de potasse antimonié, soixante-quatre grammes (*deux onces*).
axonge de porc, un kilogramme (*deux livres*).

Mêlez, et faites une pommade en procédant comme ci-dessus.

Obs. Je fais un fréquent emploi de cette pommade; parmi les résultats variés qu'elle produit sur les propriétés vitales du système dermoïde, on remarque quelquefois un effet purgatif très-prononcé. Est-ce par la voie des absorbans que ce phénomène s'opère ? ou bien l'irritation de la peau se transmet-elle au canal intestinal par voie de sympathie?

Pommade cinabrée.

Prenez : sulfure rouge de mercure, soixante-quatre grammes (*deux onces*).
graisse de porc, un kilogramme (*deux livres*).

Mêlez, et faites une pommade en procédant comme ci-dessus.

Obs. Cette pommade a réussi contre les poux de corps qui s'engendrent avec tant d'abondance dans le *prurigo senilis*, maladie que je crois avoir décrite le premier en France avec une certaine exactitude.

Prenez : poudre de jalap, vingt décigrammes (*quarante grains*).
scammonée, douze décigrammes (*vingt-quatre grains*).
mercure doux, six décigrammes (*douze grains*).
suc gastrique de chouette, quantité suffisante pour incorporer la poudre mélangée que j'indique.

Obs. Je me suis servi de cette pommade, avec beaucoup de succès, à l'époque où j'ai été chargé de faire des expériences sur les médicamens administrés par la voie des frictions, à l'hospice de la Salpêtrière, conjointement avec MM. Pinel et Duméril. (Voyez *le premier volume des Mémoires de la Société médicale d'Emulation.*)

B. *Formules dirigées sur les propriétés vitales des exhalans cutanés.*

Boisson sudorifique.

Prenez : râpure de bois de gayac, racine de salsepareille, squine, ana, trente-deux gramm. (*une once*).
râpure de réglisse, seize grammes (*une demi-once*).
poudre de semences de fenouil, quatre gramm. (*un gros*).

Mêlez, et faites bouillir pendant une demi-heure, dans un kilogramme (*deux livres*) d'eau commune.

Autre tisane sudorifique.

Prenez : racine de patience, trente-deux grammes (*une once*).

Faites bouillir dans un litre (*une pinte*) d'eau commune.

Ajoutez en infusion quatre grammes (*un gros*) de sassafras. Passez.

Obs. On peut varier ces boissons sudorifiques à l'infini. (Voyez *le second volume de ma Thérapeutique, où je traite des substances qui agissent sur le système dermoïde, considéré comme organe exhalant.*)

Sirop de Cuisinier.

Prenez : salsepareille, un kilogramme (*deux livres*).
fleurs de bourrache, } ana, soixante-quatre grammes (*deux onces*).
de roses . . ,
séné, } ana, soixante-quatre grammes (*deux onces*).
anis,
sucre, } ana, un kilogramme (*deux livres*).
miel,

Faites un sirop d'après les procédés ordinaires.

Sur chaque pinte on peut ajouter un décigramme (*deux grains*) de muriate suroxigéné de mercure.

La dose ordinaire est de trente-deux à soixante-quatre grammes (*une ou deux onces*).

Poudre de Dover.

Prenez : nitrate de potasse, } ana, cent vingt-huit gramm. (*quatre onces*).
sulfate de potasse,

Projetez dans un creuset, jusqu'à ce qu'il n'y ait plus de déflagration ni de scintillation.

Ajoutez : opium coupé par morceaux, } ana, trente-deux grammes (*une once*).
racine de réglisse . . . . . . ,
d'ipécacuanha en poud.

La dose est depuis cinq décigrammes (*dix grains*) jusqu'à deux grammes (*un demi-gros*). On va quelquefois jusqu'à quatre grammes (*un gros*).

Obs. Il faut seconder les effets de cette poudre en faisant garder le lit au malade. On la fait prendre le soir aux personnes qui sont affectées de rhumatismes chroniques, ou d'autres affections dans lesquelles il est urgent de provoquer les sueurs.

C. *Formules dirigées sur le systême dermoïde, considéré comme organe sensible.*

Obs. Ces formules ont pour objet, tantôt d'adoucir, tantôt de stimuler le systême dermoïde.

Vinaigre de Saturne.

Prenez : litharge, cent vingt-huit grammes (*quatre onces*).
fort vinaigre, un demi-kilogramme (*une livre*).

Mêlez, et faites digérer au bain de sable pendant trois ou quatre jours. Secouez de temps en temps le vaisseau qui la contient, et filtrez.

Obs. Ce vinaigre ne sert que pour des usages extérieurs. Cette préparation, ainsi que l'a observé M. Bouillon-Lagrange, est un acétite de plomb mêlé avec d'autres sels, tels qu'un malate et un tartrite du plomb. Ce n'est donc pas à l'oxide de plomb, mais bien à la réunion des sels que je viens de nommer, que le vinaigre de Saturne doit ses propriétés médicinales.

Liniment volatil.

Prenez : huile d'amandes douces, trente-deux grammes (*une once*).
ammoniaque liquide, huit grammes (*deux gros*).

Mêlez dans une bouteille à large ouverture. Agitez fortement jusqu'à ce que vous ayez obtenu un mélange parfait des deux substances.

Liniment des rhumatismes.

Prenez : essence de savon . . . , } ana, seize grammes
baume de Fioraventi, } (*une demi-once*).
teinture de cantharides, quatre grammes (*un gros*).

alkali volatil, deux grammes (*demi-gros*).

On mêle bien le tout, pour en frictionner les membres affectés.

Vésicatoire extemporané.

Prenez : farine de seigle, d'orge., de pâte, } ana, quantité suffisante.

Donnez-leur la consistance convenable avec du vinaigre rouge; étendez la pâte sur un linge, et saupoudrez-en la surface avec un ou deux grammes (*dix-huit ou trente-six grains*) de cantharides grossièrement pulvérisées. Si l'on veut le rendre plus actif, on peut ajouter quelques gouttes de teinture alkoolique de cantharides. Cette formule est infiniment commode pour les gens de l'art qui pratiquent dans les campagnes.

Sinapisme.

Prenez : graine de moutarde en poudre . . . . . ., levain nouveau . . ., } ana, soixante-quatre gramm. (*deux onces*).

fort vinaigre, quantité suffisante, et mêlez pour lui donner la consistance du cataplasme.

Garou.

Prenez: tige de garou (*daphne gnidium*, LINN.). On peut encore prendre avec plus d'avantage l'écorce du bois gentil (*daphne mezereum*, LINN.). Coupez un morceau d'écorce de la longueur d'environ six lignes. Faites-le tremper demi-heure dans le vinaigre, pour le ramollir et en séparer le bois. Appliquez-le à l'endroit de la peau où vous voulez produire un effet vésicant.

Ce moyen est d'un effet aussi commode qu'avantageux, d'après les essais nombreux que j'ai tentés à l'hôpital Saint-Louis.

Poudre de Rousselot.

Prenez : sulfure de mercure, trente-deux grammes (*une once*).
sang-dragon, seize grammes (*une demi-once*).
oxide d'arsenic, deux gramm. (*un demi-gros*).

Cette préparation a été employée avec avantage contre les cancers.

Cataplasme émollient.

Prenez : feuilles de mauve. . . . . . ,
de guimauve . . . . ,
de bouillon-blanc. .
de violette . . . . . ,
séchées et pulvérisées.
farine de graine de lin . . . ,
} ana, soixante-quatre gramm. (*deux onces*).

Faites cuire dans une suffisante quantité d'eau commune.

Obs. On varie les cataplasmes à l'infini, selon les indications.

Autre cataplasme émollient.

Prenez : farine de graine de lin,
de graine de riz,
} ana, parties égales.

Faites cuire, selon l'art.

Cataplasme résolutif.

Au cataplasme précédent ajoutez : acétite de plomb, un à quatre grammes (*dix-huit grains à un gros*).

Pommade à la Sultane.

Prenez : cire blanche, douze grammes (*trois gros*).
blanc de baleine, trente-deux grammes (*une once*).
huile d'amandes douces, soixante-quatre grammes (*deux onces*).
baume de la Mecque, douze gouttes.
lait virginal à l'eau de roses, soixante gouttes.

On fait fondre la cire et le blanc de baleine. On verse le tout dans un mortier de marbre; on y ajoute le baume et le lait virginal, et l'on bat jusqu'à ce que la pommade soit très-blanche.

Emplâtre diachylon.

Prenez : huile d'olive, quatre kilogrammes (*huit livres*).
litharge en poudre très-fine, deux kilogrammes et demi (*cinq livres*).

Mêlez; faites bouillir le mélange sur un feu, avec un kilogramme (*deux livres*) d'eau; on remue continuellement jusqu'à la parfaite union des deux substances.

OBS. En général, le nombre des emplâtres que les médecins peuvent prescrire est très-considérable; peut-être beaucoup trop. M. Deyeux a publié dans les *Annales de Chimie* des réflexions très-judicieuses sur les emplâtres. Quand on opère l'association des divers oxides métalliques avec les graisses, il est très-important de connoître le véritable état de ces oxides, la qualité de l'huile ou de la graisse, le degré de chaleur nécessaire pour opérer la combinaison que l'on veut former; connoître exactement les caractères qui constatent que la combinaison est achevée, et que le produit qui en résulte a les qualités requises, etc.

SECTION SIXIÈME.

Des Formules ou Médicamens composés que l'art dirige particulièrement sur les propriétés vitales du système de la génération.

Ces formules doivent être rangées sous deux chefs principaux : les unes sont relatives aux organes de la génération de l'homme, les autres aux organes de la génération de la femme.

A. *Formules proposées pour l'appareil génital de l'homme.*

Obs. J'ai déjà dit que la plupart de ces formules étoient illusoires ; telle est, par exemple, la suivante que je rappelle, sans que je prétende la conseiller.

Tablettes excitatives de Zinzin.

Prenez : racine de ginseng pulvérisée, cent soixante grammes (*cinq onces*).
poudre de vanille, trois cent vingt grammes (*dix onces*).
essence d'ambre, quarante grammes (*dix gros*).
teinture de cantharides, ving-cinq grammes (*cinq gros*).
huile essentielle de cannelle, soixante gouttes.
sucre, deux kilogrammes et demi (*cinq livres*).
Mucilage de gomme adragant, quantité suffisante.

Obs. Tels sont les matériaux des tablettes que l'on regarde comme souverainement aphrodisiaques, que l'on conserve pour cet usage, et qui trompent souvent l'espoir de ceux qui les emploient.

B. *Formules proposées pour l'appareil génital de la femme.*

OBS. Ces formules agissent communément sur la fonction menstruelle de l'utérus, et ont un effet plus positif que celles dont il s'agit dans l'article précédent.

Boisson emménagogue.

Prenez : limaille de fer, seize grammes (*demi-once*).
quinquina jaune en poudre; douze grammes (*trois gros*).

Faites infuser, douze heures, dans un kilogramme (*deux livres*) de vin rouge, ou d'eau commune.

A prendre par cuillerées à bouche.

Potion emménagogue de Desbois.

Prenez : eau distillée d'armoise, cent soixante grammes (*cinq onces*).
eau de fleur d'orange, seize gramm. (*demi-once*).
huile essentielle de rue, }
de sabine. . . . . , } ana, six gouttes.
sirop de fleur d'orange, trente-deux grammes (*une once*).

A prendre par petites cuillerées.

OBS. Cette potion peut avoir un effet spasmedique très-avantageux; mais croire qu'elle provoque, facilite ou entretient l'évacuation utérine, cela n'est pas très-présumable. Les livres sont pleins d'une multitude d'assertions de ce genre, qu'il faut constamment adopter avec restriction.

Opiate emménagogue de Tissot.

Prenez : conserve de roses rouges, quatre-vingt-seize grammes (*trois onces*).

conserve de romarin, } ana, trente-deux grammes (*une once*).
quinquina . . . . . ,

mastic, huit grammes (*deux gros*).

cachou, deux grammes (*un demi-gros*).

essence de cannelle, trois gouttes.

Incorporez le tout avec suffisante quantité d'écorce d'orange. La dose est de huit grammes (*deux gros*) matin et soir.

Pilules contre l'aménorrhée.

Prenez : safran de Mars apéritif, huit grammes (*deux gros*).

safran oriental, } ana, quatre grammes (*un gros*).
cassia lignea . ,

poudre de castoreum, deux grammes (*un demi-gros*).

extraits d'aloës . . . , } ana, deux grammes (*un demi-gros*).
de rhubarbe,
de rue . . . ,

Faites, avec une suffisante quantité de sirop d'armoise et de miel de Narbonne, soixante-douze bols. La dose sera de trois chaque fois, deux doses chaque jour.

Bol emménagogue.

Prenez : aloës succotrin, quatre décigrammes (*huit grains*).

safran du Gâtinois, deux décigrammes (*quatre grains*).

huile de sabine, deux gouttes.

conserve de rue, quantité suffisante pour donner au bol la consistance requise.

RÉFLEXIONS FINALES.

I.

Tel est l'exposé simple de quelques prescriptions médicinales que j'indique comme modèles aux jeunes praticiens. Rien n'eût été plus facile pour moi que d'en grossir le nombre, si je n'avois été convaincu que l'art de formuler se perfectionne davantage par les retranchemens que par les additions qu'on y opère.

II.

D'ailleurs quand, pour me conformer aux opinions du vulgaire, j'aurois voulu donner une recette pour chaque altération morbifique du corps humain, cette précaution eût été insuffisante; car le plus ordinairement, ce n'est pas la maladie, c'est le malade qui détermine les conditions aussi bien que les qualités de la formule, et celui qui a atteint toute la dignité de sa profession, ne traite jamais d'une manière absolument identique, deux individus frappés de la même affection.

III.

Les routiniers recherchent les formules, parce qu'ils abusent des dogmes généraux, et qu'ils voient toujours une maladie sous le même aspect. Mais c'est bien à ce signe qu'on reconnoît les praticiens médiocres. Les médecins habiles, au contraire, portent auprès des malades un esprit de calcul et de combinaison qui fait varier à chaque instant leurs méthodes curatives. Les livres ne font qu'assigner les règles; le génie seul sait en faire une application juste et profitable.

IV.

Il y a pour l'administration des remèdes, un instinct médicinal, qui conduit seul le praticien, et qui ressemble à une sorte de divination. Hippocrate, Arétée, Cœlius-Aurélianus, Galien, le reçurent en partage. Parmi les modernes, Baillou, Sydenham, Barbeirac, Duret, Baglivi, Torti, Ramazzini, Lancisi, Stoll, Huxham, Pringle, Rosen, Houlier, Fizes, Lamure, Bouvart, Barthez, notre incomparable Bordeu, etc. l'ont aussi manifesté dans leurs prescriptions pharmaceutiques. Rien n'égale les renseignemens que l'œil, l'odorat, le toucher, etc. fournissoient à ces observateurs du premier ordre.

V.

De là vient que les élèves de notre art, apprennent moins bien dans les bibliothèques que sous la conduite des grands praticiens. C'est auprès d'eux qu'ils s'assurent journellement que tous les préceptes ne sont point rigoureusement vrais, qu'ils sont tous sujets à des modifications et à des exceptions sans nombre qui ne détruisent point leur utilité. Vous êtes surpris que la maladie résiste à votre formule. Faites attention que les forces vitales ne sont point asservies à vos lois, mais à celles de la nature. *Natura remediorum operatrix.*

VI.

Je termine ici mon enseignement, et l'exposition des idées élémentaires que je développe dans mes cours publics. J'avoue que je crois avoir acquis une sorte de conviction de la bonté de cette doctrine, par l'ardeur extrême avec laquelle des élèves nombreux l'ont adoptée, et par l'intérêt vif que m'ont témoigné tous les esprits sages.

J'ai vu le charme qu'ils éprouvoient en arrivant à des résultats justes et avantageux, parce qu'ils ont l'appui de l'expérience. J'ajoute que c'est sur cette approbation générale que j'ai souvent mesuré la hardiesse avec laquelle j'ai fait main basse sur une multitude d'erreurs depuis long-temps accréditées. Si je ne me trompe, la Thérapeutique touche enfin le siècle où elle doit atteindre les vérités les plus importantes, et où elle va prendre un caractère d'élévation qui ennoblira ceux qui la cultivent. Il falloit bien qu'elle eût aussi sa part à la haute et sublime impulsion que la physiologie vient d'imprimer à toutes les parties de la médecine-pratique.

FIN DU NOUVEL ESSAI SUR L'ART DE FORMULER.

CONSIDÉRATIONS PRÉLIMINAIRES.

Sur l'emploi médicinal des Eaux minérales.

1. On désigne sous le nom *d'eaux minérales,* des sources naturelles qui sortent du sein de la terre, chargées de quelques principes dont l'expérience a fait reconnoître les vertus médicinales. Il paroît que c'est le hasard, qui d'abord révéla leurs effets énergiques sur les propriétés vitales du corps humain ; dans la suite, des observations plus exactes prouvèrent que certaines eaux convenoient mieux que d'autres dans certaines maladies.

2. Mais comme la plupart des choses qui sont destinées à notre usage, réclament des préceptes pour en diriger utilement l'emploi, une prudence louable a fait établir dans les lieux célèbres par des eaux minérales, des médecins capables de décider les cas où elles conviennent. Cependant, par un abus qu'il est difficile d'éviter, ces eaux produisent quelquefois des effets nuisibles, parce que les malades s'y rendent sur la foi d'un praticien éloigné, et souvent peu instruit de leur manière d'agir.

3. Rien sans doute n'est plus nécessaire que de chercher à éclaircir la théorie médicinale des eaux minérales, et de rassembler les connoissances qui sont éparses sur cet objet important de Thérapeutique. La superstition et l'ignorance en ont peut-être trop consacré l'usage. Les anciens, dit Pline, croyoient qu'une divinité tutélaire et amie des hommes, présidoit à la garde de chaque source d'eau minérale. Mais pourtant, celles que l'on vante le plus,

sont souvent bien au-dessous de leur réputation ; les médecins qui les conseillent, aiment mieux croire à leurs vertus, que d'en constater l'utilité par des expériences positives.

4. Aussi les eaux minérales sont-elles en quelque sorte le dernier refuge des malades et des médecins ; ceux-ci, comme l'observe Stahl, y trouvent la justification de leur ignorance. Lorsque ces eaux ne produisent pas tout le bien que l'on souhaite, ils ont alors le droit de supposer que le mal est incurable.

5. Ce n'est pas ainsi qu'il faut se conduire ; car, il est une multitude d'affections morbifiques qui pourroient être efficacement combattues par les eaux minérales, aussi-tôt après le développement des premiers symptômes, et c'est perdre tout le fruit qu'on peut retirer de leur usage, que de ne les employer, que lorsque les malades ont été épuisés par les autres remèdes, ou lorsque la maladie est profondément invétérée.

6. Cette manière d'agir est celle des empyriques ; ils ne considèrent que les faits isolés, et n'ont jamais fait une étude des circonstances qui rendent l'usage des eaux avantageux ou nuisible. Cependant personne n'ignore que les eaux minérales, alors même qu'elles se ressemblent par leurs caractères extérieurs, ne sauroient être employées indistinctement. Il est même utile d'observer que les eaux minérales ne conviennent point à toutes les maladies, ni à tous les degrés de ces mêmes maladies. Il n'est pas moins utile de remarquer, qu'elles ne sauroient être administrées à tous les sujets, ni devenir salutaires dans tous les temps.

7. Ce qui a introduit tant d'erreurs dans l'adminis-

tration des eaux minérales, c'est qu'on a négligé de tracer l'histoire des maladies. Sans cette méthode, il est impossible de diriger leur application d'après des principes clairs et justes. On flotte dans le chaos des hypothèses. On les envisage alors comme un remède unique et universel qu'on peut opposer à tous les cas de maladie, comme si la nature n'étoit affectée que d'une seule manière, et comme si l'efficacité des remèdes ne dépendoit point de leur rapport avec la disposition physique du corps vivant.

8. Pour bien juger du pouvoir médicinal des eaux minérales, il seroit nécessaire que ceux qui sont à même d'en observer les effets, marquassent d'une manière exacte l'âge, le sexe, le tempérament, les habitudes de chaque sujet qui les emploie, ses maladies antérieures, la durée et l'époque de l'affection actuelle, les remèdes qui l'ont palliée, le régime qu'il a observé, l'exercice qu'il a fait pendant l'usage de ces eaux, etc. Enfin, il doit même examiner si l'agitation d'un long voyage n'auroit pas eu quelque part aux résultats favorables qu'on leur attribue.

9. Lorsque les médecins prescrivent les eaux minérales, ils doivent en outre faire attention à leurs résultats secondaires dans le corps humain. Ils doivent examiner si elles passent facilement par les voies digestives, si les excrétions qu'elles excitent sont salutaires, si lorsqu'on en prend une certaine quantité, elles s'évacuent proportionnellement par les couloirs des urines et par les voies de la transpiration. De là vient que les eaux minérales exigent souvent des remèdes préparatoires. Les précautions relatives au chaud et au froid ne sont pas à dédaigner, parce qu'elles peuvent favoriser plus ou moins l'exercice des sécrétions et des excrétions habituelles, qui ne doivent

éprouver aucun trouble, pour que les eaux minérales produisent un effet convenable.

10. Les eaux minérales offrent une variété infinie relativement aux élémens qui les constituent. On a beau comparer leurs analyses. On n'en trouve qu'un très-petit nombre qui soient rigoureusement analogues par leurs principes. Pour les classer méthodiquement, les auteurs ont établi plusieurs divisions générales. Nous adopterons celle des chimistes modernes. Avant de terminer cet article, je pourrois me livrer à une multitude d'autres considérations préliminaires sur la théorie de la formation des eaux dans le sein de la terre, et sur les phénomènes divers qui accompagnent cette formation; mais ces considérations seroient étrangères à notre sujet, et rentrent dans la physique terrestre. Imitons Hippocrate et Galien qui ne se sont attachés qu'à étudier les phénomènes des corps, sans chercher les rapports que ces phénomènes peuvent avoir avec les causes physiques qui les produisent.

ORDRE PREMIER.

Eaux sulfureuses.

CES eaux ont des caractères si tranchés qu'il est presque impossible de les méconnoître. Leur extrême fétidité a beaucoup de rapport avec celle des œufs gâtés et pourris; leur saveur n'est pas moins repoussante et nauséabonde. Elles jaunissent ou noircissent l'argent, déposent du soufre par le seul contact de l'air et par l'action des acides muriatique, oxigéné et sulfureux. Traitées par le nitrate de mercure, elles précipitent en noir, avec le muriate de mercure sur-oxidé, elles forment un précipité orangé. Ce précipité est blanc, si, pour l'obtenir, on use du sulfate de zinc. Elles contiennent du gaz hydrogène sulfuré ou des sulfures hydrogénés de chaux et de potasse. Elles contiennent aussi très-souvent plusieurs sulfates et muriates, dont les bases sont alcalines ou terreuses; on y trouve quelquefois du gaz acide carbonique, comme dans l'eau sulfureuse de Naples. Les eaux sulfureuses perdent très-facilement leurs propriétés; il suffit quelquefois de les transporter à une très-petite distance des lieux où on les trouve, ou de changer leur température. Ces eaux ne contiennent pas le soufre à l'état de pureté. Ce minéral n'est point miscible à l'eau, à moins qu'il n'y ait un intermède qui favorise cette dissolution. Les chimistes de l'école de Stahl expliquoient l'odeur fétide des eaux sulfureuses par le moyen du phlogistique; mais cette opinion ne sauroit conserver aucun crédit depuis que les découvertes modernes ont prouvé que cette odeur est due à la présence du gaz hydrogène sulfuré.

Les eaux sulfureuses sont thermales ou froides. Les thermales se divisent en deux variétés : 1°. celles qui, traitées par les acides, dégagent du gaz hydrogène, et précipitent en même temps du soufre. Température de 22 à 75 centigrades + 0. 2°. Eaux hydro-sulfurées thermales dégageant du gaz hydrogène sulfuré par les acides, et ne précipitant point du soufre. Température de 40 à 65 + 0.

Les eaux sulfureuses froides se soudivisent également en deux variétés : 1°. celles qui laissent dégager du gaz hydrogène sulfuré par les acides sans précipiter du soufre, et dont la température n'est point supérieure à celle de l'atmosphère. 2°. Celles qui dégagent du gaz hydrogène, et précipitent en même temps du soufre par les acides. Température égale à celle de l'atmosphère.

Les eaux sulfureuses thermales de la première variété sont nombreuses. Les principales sont celles de Barèges, de Bagnères de Luchon, de Cauterets, d'Aix-la-Chapelle, etc.

BARÈGES.

Village de la vallée du même nom, département des Hautes-Pyrénées, à quatre lieues de Bagnères, et à deux cent dix lieues de Paris. Ses sources thermales sont au nombre de trois, distinguées par les noms de chaude, tempérée et tiède ; il y a en outre cinq bains situés au bas de Barèges : 1°. le bain de l'entrée, 2°. le grand bain ou bain royal, 3°. le bain du fond, 4°. le bain Polard, 5°. le bain de la Chapelle. M. Borgella, inspecteur des eaux et médecin de l'hôpital militaire, m'a fait parvenir des renseignemens sur les eaux de Barèges. Ces eaux forment, selon lui, six sources qui fournissent à cinq bains, dont un fournit à quatre cuves, un à deux cuves, et les trois autres à une cuve chacun, à deux douches, à une fontaine consacrée à l'usage des buveurs, et enfin à deux piscines, contenant chacune quatorze baignans.

Propriétés physiques. Les eaux de Barèges exhalent une odeur fétide, semblable à celle des œufs pourris; leur saveur est nauséabonde. Elles sont claires et limpides. Elles ont à leur surface une pellicule qui leur donne un aspect onctueux. Leur température est de 41 à 56 centigrades + 0. M. Borgella dit que leur chaleur est de 25 à 36 degrés du thermomètre de Réaumur.

Propriétés chimiques. Il seroit à desirer qu'un de nos célèbres chimistes pût s'occuper de l'analyse des eaux de Barèges; car les travaux entrepris jusqu'à ce jour manquent d'exactitude. Toutefois les notions, qui m'ont été communiquées par M. Borgella, paroissent plus complètes. Ces eaux contiennent, selon ce médecin, du sulfate de soude, du carbonate de soude, du muriate de soude, une terre dont une partie est soluble dans les acides, une substance grasse qui s'y trouve à l'état savonneux. Ces différens principes fixes y sont en très-petite quantité; mais il est probable que les propriétés énergiques des eaux de Barèges sont dues au gaz hydrogène sulfuré qu'elles contiennent en très-grande quantité.

Propriétés médicinales. La célébrité que les eaux de Barèges avoient du temps des Romains, prouve combien leurs propriétés étoient appréciées par les anciens. Sertorius et César y avoient fait construire des monumens qui portoient l'empreinte de la grandeur que ce peuple donnoit à ses moindres ouvrages. Ces thermes étoient sur-tout fréquentés par la jeunesse brillante et voluptueuse, qui venoit d'Italie effleurer les plaisirs de la Gaule et de l'Espagne. Marguerite, reine de Navarre, et sœur de François Ier, rendit à ces eaux une partie du lustre dont elles avoient joui dans l'antiquité. Henri IV les connut et les fréquenta beaucoup dans sa jeunesse. Le bon Montaigne en faisoit ses délices. On sait que la vogue des eaux de

Barèges augmenta encore par le séjour que madame de Maintenon y fit avec le duc du Maine. Leurs propriétés médicinales ont fait l'objet des recherches d'un très-grand nombre de médecins, mais c'est sur-tout Bordeu qui a répandu beaucoup de clarté sur l'administration des eaux de Barèges. Je ne puis m'occuper de leurs vertus que d'une manière générale, et je renvoie aux ouvrages de cet illustre médecin ceux qui voudront acquérir des notions plus détaillées. Ces eaux produisent une excitation marquée dans toute l'organisation, et déterminent spécialement des mouvemens critiques du centre à la circonférence. Cette action particulière des eaux de Barèges sur le systême dermoïde, les a fait préconiser contre les maladies cutanées, et on en a retiré des succès éclatans. On les a aussi administrées contre les maladies vénériennes, les affections catarrhales chroniques, l'asthme humide, les congestions lymphatiques, les scrophules, les maladies laiteuses, les suppressions menstruelles, les engorgemens du vagin et de l'utérus, les diarrhées séreuses, l'ictère, les engorgemens des viscères abdominaux, les rétractions des muscles, des tendons, des ligamens; elles cicatrisent les anciens ulcères, les plaies d'armes à feu, etc. Il seroit dangereux de prescrire l'usage des eaux de Barèges dans les anévrismes, dans les palpitations qui dépendent des maladies organiques du cœur, dans les plaies pénétrantes de poitrine, dans la phthisie tuberculeuse chez des sujets épuisés.

SAINT-SAUVEUR.

Bourg situé dans la vallée de Luz, près de Barèges, département des Hautes-Pyrénées. Ces eaux doivent être considérées comme annexes de celles de Barèges, et se trouvent dans une plus agréable situation.

Propriétés physiques. Elles sont à-peu-près les mêmes

que celles des eaux de Barèges, et n'en diffèrent que par le degré inférieur de leur température, qui ne va que jusqu'à 34 + o degrés du thermomètre centigrade.

Propriétés chimiques. Les eaux de Saint-Sauveur sont formées de principes absolument identiques avec ceux des eaux de Barèges.

Propriétés médicinales. La position si heureuse des eaux de Saint-Sauveur pourra leur donner un jour beaucoup de célébrité; mais leur basse température ne les rend propres que pour l'usage intérieur : car on préférera toujours celles de Barèges ou de Bagnères de Luchon, pour les bains.

Bonnes.

Petit village à sept lieues de Pau, près la vallée d'Ossan, département des Basses-Pyrénées. Ces eaux qui sont nommées dans le pays *aigues-bonnes*, s'écoulent par trois sources. « Les eaux bonnes, dit l'ingénieux Bordeu, cou» lent dans un vallon entouré de montagnes fort élevées, et » ce vallon n'est pas habité; ainsi la nature prodigue ses ri» chesses dans des lieux sauvages; elle ne les montre qu'à » regret ».

Propriétés physiques. Claires, limpides. Odeur sulfureuse; température de 26 à 37 + o du thermomètre centigrade.

Propriétés chimiques. Contiennent à-peu-près les mêmes principes que les eaux de Barèges.

Propriétés médicinales. Les vertus efficaces des eaux de Bonnes acquirent une grande renommée par les bons effets qu'elles produisirent sur les soldats béarnais, blessés à la bataille de Pavie, et qui y avoient été conduits par Jean d'Albret, grand-père de Henri IV. On leur donna à cette époque le nom d'*eaux d'Arquebusade.* Elles sont très-utiles dans les affections chroniques des viscères abdominaux, les maladies cutanées et spécialement dans les affections commençantes de poitrine, suite des catarrhes négligés.

CAUTERETS.

Village de la vallée de Lavedan, au pied des Pyrénées Occidentales, à sept lieues de Barèges, département des Basses-Pyrénées. On y trouve plusieurs sources: 1°. celle de la Raillère qui est la plus fréquentée, elle est tiède; 2°. la fontaine du Pré ou de Courbère; 3°. celle de Bayard; 4°. celle de Mahourat ou du Mauvais-Trou; 5°. celle des Œufs; 6°. celle du Bois. Les bains sont aussi distingués par des noms différens.

Propriétés physiques. Odeur d'œufs pourris; saveur sulfureuse. Température de 22 à 65 degrés + o du thermomètre centigr. On est obligé de les faire refroidir pour former des bains supportables.

Propriétés chimiques. Leur analyse, par Raulin, est bien incomplète. Elles contiennent du gaz hydrogène sulfuré, du sulfure de soude, une substance bitumineuse, et plusieurs sels qui s'y trouvent dans des proportions un peu différentes des eaux de Barèges. Bordeu pensoit qu'elles contenoient du fer.

Propriétés médicinales. Les effets salutaires des eaux de Cauterets, n'ont pas été constatés d'une manière aussi éclatante que ceux des eaux de Barèges: ils ne laissent pas néanmoins d'avoir un degré d'utilité tout aussi éminent. Ces eaux présentent en outre des avantages qui leur sont particuliers; elles se trouvent dans un climat plus doux que Barèges; elles sont situées sur un sol plus agréable, et ont des sources tellement considérables, qu'une seule suffit pour alimenter plus de bains et de douches que Barèges. Théophile Bordeu recommande spécialement les eaux de la source de la Raillère et de Bayard, dans les vomissemens nerveux, la phthisie catarrhale. On peut aussi les administrer dans les affections chroniques des viscères abdominaux, dans les maladies cutanées, les blessures anciennes et les cicatrices.

BAGNÈRES DE LUCHON.

Bourg situé dans la vallée de Luchon, département des Hautes-Pyrénées, à deux lieues des frontières d'Espagne. On y comptoit douze sources : 1°. celle de la Salle, 2°. de la Grotte, 3°. des Romains, 4°. du Rocher, 5°. de la Reine, 6°. la Douce, 7°. la Chaude à droite, 8°. la Chaude à gauche; etc. la onzième et la douzième sont froides. Il n'y a plus maintenant que sept sources.

Propriétés physiques. Elles sont transparentes, et paroissent noires à cause des petites pierres de couleur d'ardoise qui garnissent le fond des réservoirs, laissent exhaler une odeur d'œufs couvés, verdissent le sirop de violette, noircissent sur-le-champ les pièces d'argent qu'on y plonge. Chaudes de 30 à 62 degrés du thermomètre centigr.

Propriétés chimiques. Le célèbre Bayen fut chargé, par le gouvernement en 1766, de faire l'analyse des eaux de Bagnères de Luchon. Il ne fixa son attention que sur quelques-unes de ces sources. Les différentes recherches qu'il fit, le conduisirent à conclure que ces eaux étoient minéralisées par le sulfure de soude. Il y trouva en outre du sulfate, du muriate et du carbonate de soude, une matière bitumineuse et une terre vitrifiable. Cette analyse, exacte pour le temps, a été rectifiée par M. Save, pharmacien à Saint-Plantard. Il a prouvé que le minéralisateur de ces eaux étoit le gaz hydrogène sulfuré, et non point le sulfure de soude. Cette opinion est fondée sur des expériences pleines de sagacité. Bayen s'étoit occupé des deux sources d'eau froide, et M. Save a également fait voir qu'elles ne contenoient point du gaz hydrogène sulfuré, et qu'on devoit les placer parmi les eaux salines.

Propriétés médicinales. Les eaux de Bagnères de Luchon ont des vertus qui se rapprochent beaucoup de celles Barèges, de Cauterets, etc. Compardon a fait un mémoire sur ces eaux, dans lequel il a consigné un grand nombre d'observations sur leurs propriétés médicamenteuses. Il les loue sur-tout pour le traitement de quelques espèces de dartres, la roideur des membres, les congestions lymphatiques, les douleurs à la suite des plaies d'armes à feu, la paralysie. On les donne aussi à l'intérieur dans la dispepsie, la chlorose, les maladies catarrhales chroniques.

CAMBO.

Bourg situé au pays de Labour, à trois lieues de Bayonne, département des Basses-Pyrénées. A trois sources, dont deux sont chaudes et l'autre froide.

Propriétés physiques. Celles qui sont chaudes présentent à-peu-près les mêmes caractères que les eaux sulfureuses en général, mais leur température est beaucoup moins élevée, puisqu'elle ne va pas au-delà de 21 degrés du thermomètre centigrade.

Propriétés chimiques. On ne connoît point d'analyse moderne des eaux de Cambo. Raulin et Bordeu s'en étoient occupés; mais il faudroit reprendre ce travail. Ils y avoient trouvé du soufre, quelques sels, une matière alcaline qui est sans doute la soude et un esprit éthéré, qui n'est autre chose que du gaz hydrogène sulfuré. La source froide est absolument ferrugineuse.

Propriétés médicinales. Elles excitent fortement l'action de l'appareil urinaire et le systême exhalant. Du reste elles ont les mêmes propriétés que les eaux sulfureuses en général.

AIX-LA-CHAPELLE.

Ville du département de la Roër, à douze lieues de Cologne. Les eaux thermales de cette ville jouissent depuis très-long-temps d'une grande réputation.

Propriétés physiques. Les mêmes que celles des eaux sulfureuses en général. Leur température est de 36 à 75 + o thermomètre centigrad. Elles ont une saveur légèrement salée, et prennent une couleur laiteuse en se refroidissant.

Propriétés chimiques. Ces eaux contiennent une très-grande quantité de gaz hydrogène sulfuré, et déposent aussi beaucoup de soufre ; on y trouve en outre quelques sels à base de soude.

Propriétés médicinales. Les eaux d'Aix-la-Chapelle jouissent de vertus très-énergiques, et leur administration présente les mêmes avantages que celle des eaux de Barèges, de Bagnères de Luchon, etc. Les bains sont très-utiles sur-tout contre les anciennes douleurs des rhumatismes et les douleurs qui sont la suite des blessures.

SAINT-AMAND.

Ville du département du Nord, à trois lieues de Valenciennes, a des eaux sulfureuses thermales qui ont quelque réputation. La principale source est connue sous le nom de fontaine de bouillon.

Propriétés physiques. Analogues aux précédentes. Chaleur de 18 à 27 + o du thermomètre centigr.

Propriétés chimiques. Il existe plusieurs analyses des eaux de Saint-Amand; mais toutes sont insuffisantes et inexactes. Pour avoir des idées plus précises sur la nature de leurs principes minéralisateurs, on devroit faire de nouvelles recherches. Il paroît néanmoins que la vapeur sulfureuse qu'elles exhalent, et qui avoit été reconnue par Monnet, n'est autre chose que du gaz hydrogène sulfuré. Elles contiennent aussi du sulfure de soude, du sulfate de magnésie, et quelques autres sels dont les proportions sont encore à déterminer. Les boues paroissent contenir une plus grande quantité de soufre.

Propriétés médicinales. On administre ces eaux intérieurement dans quelques maladies chroniques, telles que les catarrhes anciens de la vessie, les affections calculeuses des reins, les engorgemens du foie, l'ictère, etc. On loue spécialement les bains des boues qui ont produit quelquefois d'excellens effets dans les roideurs des articulations, quelques espèces de paralysie et dans l'atrophie des extrémités.

Ax.

Ville située dans le département de l'Ariège, à quatre lieues de Tarascon. Les sources qui jaillissent des montagnes graniteuses, qui environnent la ville, sont très-nombreuses; on en a compté jusqu'à cinquante-trois. Il paroît que ces eaux étoient connues dans les temps les plus reculés; on a trouvé un monument qui prouve qu'il existoit anciennement sur l'emplacement des sources, une léproserie, qui avoit été bâtie en 1200. Un des bains a conservé le nom de *bain des lépreux*. Les sources des eaux d'Ax ont été distinguées par les noms des lieux où elles sourdent; et l'on en a fait trois divisions : celles du *Teix*, celles de l'*Hôpital* et celles du *Couloubret*.

Propriétés physiques. Les eaux de ces différentes sources sont constamment claires, et ne sont point troublées par les orages ou par les pluies. Leur saveur et leur odeur sont analogues à celles des œufs couvés; elles noircissent l'argent. L'acétite de plomb et le nitrate de mercure produisent des précipités qui sont d'autant plus noirs que ces eaux sont plus chaudes. Leur température varie depuis le 17e jusqu'au 61e degré du thermomètre de Réaumur. Elles déposent des matières albumineuses et filamenteuses. Pesanteur spécifique à-peu-près égale à celle de l'eau distillée.

Propriétés chimiques. Ces sources présentent des différences sous le rapport des principes contenus dans chacune d'elles. C'est ainsi que les eaux de l'Hôpital déposent une quantité de soufre bien plus considérable que les autres, qui, en revanche, contiennent beaucoup plus de matière albumineuse, ce qui les rend plus savonneuses. Le travail chimique sur ces eaux, publié par M. Pilhes, est extrêmement exact, quoique fait à une époque où la chimie pneumatique étoit encore peu avancée. Les matériaux que les divers modes d'analyse y ont démontrés, sont le gaz hydrogène sulfuré, du sulfate de chaux, des muriates de soude et de magnésie, à des proportions variables dans chacune des sources.

Propriétés médicinales. La réputation des eaux d'Ax est loin d'être aussi célèbre que celle des eaux de Barèges ou de Bagnères de Luchon. Néanmoins leurs propriétés sont tout aussi efficaces, et le grand nombre des sources offre un avantage qu'on ne trouveroit peut-être nulle part, puisqu'on peut modifier à volonté la force de ces eaux, selon les maladies contre lesquelles on veut les administrer. Le docteur Pilhes établit, dans son ouvrage, toutes les règles relatives à l'administration de ces eaux, et spécifie parfaitement les cas qui indiquent l'emploi de l'eau de telle ou telle source. Ainsi les eaux de la source des Canons qui sont très-actives, conviennent dans l'asthme humide, les affections catarrhales chroniques des poumons, dans les engorgemens chroniques du foie, l'ictère, dans quelques espèces de dartres rebelles ou dans les gales invétérées. Celles de la source de Canalette conviennent mieux aux maladies cutanées récentes, et aux engorgemens commençans des viscères abdominaux. Les eaux du bain Fort, qui appartiennent aux sources du Couloubret, jouissent de vertus très-énergiques, et sont très-appropriées pour les maladies des articulations ; la goutte, les ankiloses, les tumeurs articulaires, les paralysies, etc. Elles ont des effets aussi marqués que celles de Barèges contre les scrophules, les ulcères anciens, les engorgemens récens de l'utérus. La dissertation de M. Pilhes renferme une suite d'observations, qui ont été recueillies et suivies avec la plus grande exactitude, et qui prouvent l'efficacité des eaux d'Ax.

DIGNE.

Ville du département des Basses-Alpes, à sept lieues d'Embrun. A plusieurs sources et des bains à des températures différentes.

Propriétés physiques. Les eaux de Digne offrent des propriétés analogues aux précédentes. Leur température est de 27 à 50 + o thermomètre centigr. Leur saveur est fortement salée.

Propriétés chimiques. L'analyse qu'on a faite de ces eaux est très-incomplète, et il faudroit s'en occuper de nouveau. On sait néanmoins qu'elles contiennent du gaz hydrogène sulfuré, mais on ignore dans quelles proportions.

Propriétés médicinales. On vante les effets des eaux de Digne contre la paralysie, l'asthme, les douleurs articulaires.

GRÉOUX.

Village du département des Basses-Alpes, à deux lieues de Manorque. Les eaux minérales sont près de la rivière de Verdou. Elles ont acquis une espèce de célébrité depuis quelques années.

Propriétés physiques. Elles ont une odeur sulfureuse, très-pénétrante; une saveur désagréable. Température de 30 à 36 + 0 degrés du thermomètre centigr.

Propriétés chimiques. Les travaux chimiques, qui ont été faits sur les eaux de Gréoux, ont constaté qu'elles contenoient du gaz hydrogène sulfuré, du muriate de soude et du sulfate de chaux, et peut-être un peu de magnésie; elles déposent un peu de soufre.

Propriétés médicinales. Les auteurs qui ont écrit sur les eaux de Gréoux les ont fortement préconisées contre la paralysie, les douleurs et les engorgemens des articulations, etc. et ils ont loué leur usage à l'intérieur, dans les cas de foiblesse de l'appareil digestif, dans l'hypocondrie dépendante de quelques engorgemens abdominaux, la leucorrhée constitutionnelle, la phthisie catarrhale, etc. Buret rapporte, dans le *Journal de Médecine militaire*, qu'elles produisirent d'excellens effets dans une épidémie de fièvres intermittentes.

BADE.

Est une des plus anciennes villes de la Suisse, située ur les bords de la Limmat, à quatre lieues de Zurich. on nom vient de *Baden*, qui signifie Bain. Les diverses urces thermales se trouvent près d'une plaine située au ord de la ville. Ces sources sont au nombre de cinq: ois fournissent deux réservoirs qui sont publics; les deux autres alimentent trente à quarante bains particuliers. Celle qui est la plus abondante et la plus intéressante est désignée sous le nom de *Sainte-Vérenne*; elle jaillit du fond d'un réservoir situé au milieu de la place publique. Au milieu de ce réservoir on voyoit, il y a peu de temps, une colonne surmontée d'une déesse Hygie, avec une inscription romaine. Tacite nous apprend que la splendeur dont la ville de Bade jouissoit dans l'antiquité, étoit due principalement à ses bains.

Propriétés physiques. L'eau thermale, puisée à la source et examinée dans un verre, paroît claire et transparente; mais vue en masse dans le réservoir, elle a une couleur légèrement opale. Son odeur est fétide, et celle de l'hydrogène sulfuré. Sa saveur est fade et nauséeuse; elle est douce et savonneuse au toucher. Sa température est très-élevée, et se rapproche presque de celle de l'eau bouillante. On est obligé de préparer le bain huit ou dix heures d'avance, afin de la laisser refroidir.

Propriétés chimiques. L'analyse des eaux de Bade a démontré qu'elles contenoient une assez grande quantité de gaz hydrogène sulfuré et de l'acide carbonique. Les principes fixes sont du sulfate de soude, du sulfate de magnésie, du muriate de soude, du sulfate de chaux, du carbonate de magnésie, du carbonate de chaux, et une très-petite quantité de fer et de manganèse.

Propriétés médicinales. Si l'on vouloit déterminer les vertus médicinales de l'eau de Bade, d'après l'usage immodéré que les habitans des pays environnans en font dans toutes les maladies dont ils sont atteins, on seroit un peu embarrassé. Il paroît qu'elles ne sont vraiment salutaires que pour quelques maladies chroniques, notamment pour les douleurs rhumatismales, les sciatiques nerveuses, les engorgemens des articulations, les difformités rachitiques de la colonne épinière, etc. Il est à remarquer que la plupart de ceux qui vont aux bains de Bade se font appliquer, pendant qu'ils sont dans le bain, des ventouses sur la surface du corps, et les avantages de ce moyen sont consacrés par l'expérience. L'usage intérieur des eaux n'est pas aussi efficace que leur application extérieure. Ces bains sont sur-tout avantageux dans les maladies cutanées. Leur usage donne plus de blancheur, plus de mollesse et plus de laxité à la peau, et augmente l'énergie de ses propriétés vitales.

LEUCK ou LOECHE.

Petite ville du Valais, à six lieues de Sion, située sur la rive droite du Rhône, dans une vallée dont le fond est sillonné de torrens, sur les bords desquels on trouve des pâturages et des champs cultivés. Les glaciers se prolongent jusques-là. C'est au pied même de ces glaciers que sont les sources d'eaux thermales; c'est de ces montagnes éternellement glacées que s'échappent ces sources brûlantes, par un de ces contrastes que l'immortel Haller a si bien saisi dans son beau poëme sur les Alpes. Ce qu'il y a de plus singulier, c'est qu'à quelques pas d'une des principales sources d'eau thermale, jaillit une source d'eau froide très-pure.

Propriétés physiques. Ces eaux exhalent une odeur d'œufs couvés très-forte. Leur température est de 44 à 51 degrés + 0 du thermomètre centigrade. Elles ont la propriété de dorer les pièces d'argent qu'on y laisse séjourner pendant deux ou trois jours : cette teinte dorée peut se observer plusieurs années.

Propriétés chimiques. Ainsi que les eaux de Bade et la plupart des eaux minérales de la Suisse, celles de Leuck sont minéralisées par le gaz hydrogène sulfuré, qui s'y trouve dans une proportion plus abondante que dans les eaux de Barèges ; elles contiennent encore plusieurs principes fixes analogues.

Propriétés médicinales. M. Hanin, naturaliste distingué, qui a visité ces eaux en observateur aussi habile qu'attentif, assure que la réputation des eaux de Leuck est justement méritée : les propriétés énergiques dont elles jouissent les font quelquefois préférer aux eaux des Pyrénées. Les bains de ces eaux sont sur-tout propres à combattre les affections cutanées, rebelles, et spécialement quelques espèces de dartres, les douleurs rhumatismales ou arthritiques, les engorgemens des articulations et les paralysies, etc. Ces eaux prises à l'intérieur produisent aussi des effets très-marqués dans quelques maladies chroniques. La beauté du ciel dans ces contrées, la variété pittoresque des sites, l'extrême pureté de l'air, enfin, contribuent peut-être autant que ces eaux à opérer ces cures merveilleuses, dont on entretient tant les voyageurs.

WISBADEN.

Ville d'Allemagne, à deux lieues de Mayence et à sept de Francfort. Possède des sources de diverses natures. Celle qui se trouve à l'une des extrémités de la ville, offre le spectacle singulier d'une eau sans cesse agitée et comme bouillante.

Propriétés physiques. Ces eaux dégagent une odeur très-marquée de gaz hydrogène sulfuré ; elles déposent une assez grande quantité de soufre dans les conduits qui les répandent. Le thermomètre de Réaumur plongé dans le bassin monte à 57 degrés (68 + o thermom. centigr.).

Propriétés chimiques. M. Reynard, pharmacien à

Lille, a fait l'analyse des eaux de Wisbaden, et il conste de ces expériences que quatre livres de ces eaux contiennent trente-trois pouces cubes de gaz hydrogène sulfuré, cinq grains de soufre et cinq grains de carbonate de chaux.

Propriétés médicinales. Les eaux sulfureuses de Wisbaden sont renommées en Allemagne et sont assez fréquentées. On les recommande dans les mêmes cas que ceux qui réclament l'emploi des eaux sulfureuses en général. On trouve encore aux environs de Wisbaden une source d'eau sulfureuse froide et quelques sources d'eaux gazeuses.

Eaux hydro-sulfurées thermales dégageant du gaz hydrogène sulfuré par les acides, sans précipiter de soufre.

AIX AU MONT-BLANC.

Ville située au pied du Mont-Revel, à deux lieues de Chambéri, département du Mont-Blanc. A plusieurs sources qui ont été courues et fréquentées des anciens. La construction des bains remonte jusqu'au temps des Romains; ils furent réparés par l'empereur Gratien.

Propriétés physiques. Odeur sulfureuse; saveur désagréable; chaleur de 32 à 54 degrés du thermomètre de Réaumur.

Propriétés chimiques. Dégagent du gaz hydrogène sulfuré, mais ne précipitent point de soufre par les acides.

Propriétés médicinales. Les eaux d'Aix sont efficaces dans le traitement de quelques maladies de la peau, dans la roideur des articulations, la paralysie, etc. Elles conviennent aussi contre les douleurs des anciennes blessures.

Arles.

Petit village sur le Tec, à trois quarts de lieue d'Arles. Département des Pyrénées Orientales.

Propriétés physiques. Analogues à celles des précédentes. Température de 40 à 63 degrés + 0 du thermom. centigr.

Propriétés chimiques. Elles ne contiennent aucun sel et dégagent du gaz hydrogène sulfuré.

Propriétés médicinales. Les eaux d'Arles sont utiles dans les rhumatismes chroniques, les anciennes plaies d'armes à feu, la paralysie, etc.

Eaux sulfureuses froides dégageant du gaz hydrogène, et précipitant du soufre par les acides.

Enghien ou Montmorency.

Petite ville à quatre lieues de Paris, département de Seine et Oise, sur une colline. La source est presque au milieu de la vallée, et sort d'entre les pièces de bois du pilotis de l'étang. On l'appelle ruisseau puant.

Propriétés physiques. L'eau d'Enghien a une odeur d'hydrogène sulfuré très-manifeste, qui affecte plus désagréablement à une certaine distance; sa saveur, analogue à celle d'œufs couvés, est suivie d'une légère amertume et d'une espèce d'astriction. Elle est limpide, et sa température semble se maintenir constamment à 14 centigr. + 0. Elle éprouve à la longue, par son exposition à l'air, une altération très-marquée. Son odeur diminue et finit par se détruire; il se forme un précipité et une pellicule, qui sont le résultat d'une espèce de décomposition.

Propriétés chimiques. Plusieurs chimistes célèbres se

sont livrés à des recherches sur la nature chimique de l'eau d'Enghien. Macquer, le professeur Deyeux en ont donné des analyses très-exactes dans le temps; mais le travail le plus complet et le plus récent est celui de MM. Fourcroy et Delaporte. L'analyse qu'ils ont publiée de cette eau devroit servir de modèle à toutes celles qu'on voudroit faire des eaux sulfureuses. Il résulte de cette analyse faite successivement par l'alcool, l'eau froide, l'eau bouillante, l'acide acéteux, etc. et comparée à celle par les réactifs, que cent livres d'eau d'Enghien contiennent sept cents pouces cubes de gaz hydrogène sulfuré, qui tiennent quatre-vingt-quatre grains de soufre, deux gros quarante-un grains d'acide carbonique, deux gros quatorze grains de sulfate de magnésie, quatre gros 45 grains de sulfate de chaux, vingt-quatre grains de muriate de soude, un gros huit grains de muriate de magnésie, deux gros soixante-dix grains de carbonate de chaux, et treize grains de carbonate de magnésie.

Propriétés médicinales. Sans avoir des propriétés aussi prononcées que les eaux sulfureuses thermales, l'eau d'Enghien produit cependant des effets très-efficaces dans plusieurs maladies. Elles conviennent dans les engorgemens chroniques des viscères abdominaux, dans les foiblesses d'estomac. On en a retiré également quelques bons effets dans quelques maladies du système lymphatique, comme les engorgemens des glandes et les affections cutanées, etc. J'ai vu une dame atteinte d'une dartre pustuleuse-couperose (*herpes pustulosus gutta-rosea*), qui s'est radicalement guérie par l'emploi long-temps continué des eaux d'Enghien.

ORDRE DEUXIÈME.

Eaux acidules.

On désigne sous le nom d'eaux acidules ou gazeuses celles qui offrent les caractères suivans : elles ont un goût aigrelet et piquant, ne manifestent aucune odeur, dégagent beaucoup de bulles lorsqu'on les agite, lesquelles s'échappent avec une sorte de frémissement ; forment un précipité blanc avec l'eau de chaux ; rougissent la teinture de tournesol : elles contiennent du gaz acide carbonique à différentes proportions, et plusieurs sels dont les principaux sont les carbonates de soude, de chaux et de magnésie, du muriate de soude, du sulfate ou du carbonate de fer. Les eaux acidules se divisent en acidules thermales et en acidules froides.

Eaux acidules thermales.

Néris.

Bourg sur les bords du Cher, département de l'Allier, à une lieue de Mont-Luçon. Les sources sont au nombre de quatre : 1°. le grand puits ou puits de César, 2°. le puits de la croix, 3°. le puits quarré, 4°. la nouvelle source. Les eaux de Néris étoient connues très-anciennement. Les Romains les fréquentoient beaucoup ; on y voit encore les vestiges d'un cirque qu'ils y avoient construit.

Propriétés physiques. Les qualités sensibles des eaux de Néris sont assez marquées. Elles ont une saveur acidule.

Elles rougissent la teinture de tournesol. Leur température est de 60 + 0. Elles sont onctueuses et douces au toucher.

Propriétés chimiques. On doit à M. le docteur Mossier, de Clermont, un travail comparatif très-intéressant sur les eaux de Vichy, du Mont-d'Or et de Néris. Ces dernières contiennent du gaz acide carbonique, des carbonates de chaux, de soude et de magnésie, du sulfate de soude et du muriate de soude.

Propriétés médicinales. La haute température des eaux de Néris est une des principales causes des propriétés énergiques qu'on leur reconnoît. On recommande les bains contre les douleurs rhumatismales, la paralysie; je les ai conseillés quelquefois contre la goutte atonique, et presque toujours j'en ai vu de très-bons effets. Plusieurs observations soigneusement recueillies, semblent constater qu'elles ont quelquefois guéri des maladies syphilitiques invétérées. On administre aussi les eaux de Néris intérieurement dans la chlorose, la débilité de l'appareil digestif, et dans les coliques néphrétiques, etc. On applique aussi le dépôt boueux à l'extérieur.

MONT-D'OR.

Haute montagne dans le département du Puy-de-Dôme, à huit lieues de Clermont. Plusieurs naturalistes ont considéré le Mont-d'Or sous le rapport géologique. M. de Montlausier, et en dernier lieu M. Lacoste, naturaliste très-laborieux, ont publié sur ce sujet des observations très-intéressantes. Les sources d'eaux minérales se trouvent dans un village nommé Bain, situé près de la montagne; elles sont au nombre de trois : 1°. le bain de César, 2°. le bain de la Magdelaine, 3°. le bain des Chevaux. Non loin du bain de César on voit deux autres sources acidules, mais froides.

Propriétés physiques. Les eaux de ces diverses sources sont transparentes et limpides ; elles ont une saveur aigrelette et vineuse, mais elles laissent immédiatement après un goût fade et désagréable. La température est de 44 à 46 centigr. + o.

Propriétés chimiques. On possède plusieurs analyses des eaux du Mont-d'Or ; mais la plus exacte est celle de M. Mossier. Les différens sels qui y sont contenus sont des carbonates de chaux, de magnésie, de fer et de soude, du sulfate et du muriate de soude ; il existe aussi une certaine quantité d'acide carbonique libre. A la source, elles ne dégagent point du gaz hydrogène sulfuré ; mais si on les garde pendant un an en bouteille, elles laissent échapper de ce gaz.

Propriétés médicinales. On a préconisé les eaux du Mont-d'Or contre un grand nombre de maladies; de même que les autres eaux thermales, leurs bains sont avantageux contre la roideur des articulations, les douleurs arthritiques, les rhumatismes chroniques, la paralysie des membres. Administrées à l'intérieur, elles produisent d'excellens effets dans l'atonie des organes digestifs, etc. Je les ai conseillées quelquefois avec succès dans les catarrhes pulmonaires chroniques.

CHATEL-GUYON.

Village à une lieue de Riom, département du Puy-de-Dôme. On y compte cinq sources qui sourdent près du village.

Propriétés physiques. Ces eaux offrent une saveur aigrelette et légèrement amère ; elles sont limpides. Leur chaleur s'élève à 30 centigr. + o.

Propriétés chimiques. Nous n'avons point d'analyse récente des eaux de Châtel-Guyon ; la moins ancienne est celle publiée dans le temps par Cadet. Les divers procédés qu'il a mis en usage lui ont démontré qu'elles contenoient une petite quantité de fer, du muriate de soude, du sulfate de magnésie, une petite portion de cette dernière base, et un peu de chaux, qui vraisemblablement étoient, ainsi que le fer, tenus en dissolution dans cette eau par le gaz acide carbonique.

Propriétés médicinales. Les eaux de Châtel-Guyon ont quelque renommée dans les départemens qui les avoisinent. On les emploie en général dans les affections scorbutiques, dans les inflammations chroniques et muqueuses, etc.

CLERMONT-FERRAND.

Ville capitale du département du Puy-de-Dôme, à trente lieues de Lyon et à quatre-vingt-seize de Paris. On y remarque trois sources d'eaux minérales : 1°. la fontaine de Jaude, 2°. celle de Saint-Alyre, 3°. et celle de Saint-Pierre : cette dernière n'existe plus.

Propriétés physiques. L'eau de la source de Jaude est claire et limpide ; elle dépose néanmoins un limon jaunâtre dans les canaux où elle coule. Sa saveur est aigrelette, vineuse, et laisse une légère astriction. L'eau de la fontaine de Saint-Alyre présente à-peu-près les mêmes caractères. Elle jouit, à ce qu'on prétend, d'une propriété pétrifiante très-extraordinaire. La température de l'eau de ces deux sources, est de 25 centigr. + o.

Propriétés chimiques. Leméry, Chomel et Lemonier ont fait jadis quelques recherches chimiques sur ces eaux ; mais ce travail est à-peu-près à recommencer. On a lieu d'espérer que les médecins de Clermont s'occuperont quelque jour de l'analyse des eaux minérales de cette ville. D'après les notions imparfaites que nous avons sur leur nature chimique, on peut conjecturer qu'elles contiennent une certaine quantité d'acide carbonique, du muriate de soude, et peut-être un peu de fer, qui y est tenu en dissolution par l'acide carbonique, et du carbonate de soude.

Propriétés médicinales. Les propriétés toniques des eaux de ces deux sources sont assez marquées. On les emploie dans la chlorose, l'engorgement du foie, les diarrhées chroniques, dans la débilité de l'appareil digestif, etc. on les prend seulement à l'intérieur.

SAINT-MART.

Chapelle qui est près du village de Chamalière, à un quart de lieue de Clermont, département du Puy-de-Dôme. On y voit deux sources désignées sous les noms de *grande* et de *petite*. Le vallon dans lequel elles se trouvent situées, offre un aspect charmant et très-pittoresque.

Propriétés physiques. Ces eaux ont une saveur aigrelette et légèrement astringente. Leur chaleur est environ de 24 à 28 centigr. + o.

Propriétés chimiques. Elles contiennent du gaz acide carbonique, et des sels analogues à ceux qui se trouvent dans les sources de Clermont. L'acide gallique y démontre la présence d'une petite quantité de fer qui est sans doute combinée avec l'acide carbonique.

Propriétés médicinales. On regarde les eaux de Saint-Mart comme très-efficaces dans la langueur des organes digestifs, qui est fréquemment la suite des fièvres muqueuses continues ou intermittentes. Elles sont aussi très-salutaires dans certaines convalescences longues et pénibles, la chlorose, les affections catarrhales chroniques, etc. On emploie les bains avec assez de succès contre la roideur des articulations, la paralysie, les rhumatismes chroniques, etc.

DAX.

Capitale du département des Landes, sur l'Adour, à dix lieues de Bayonne et de Bordeaux. On remarque un grand nombre de sources thermales dans la ville et dans les environs, mais il y en a quatre principales. Une de ces sources sert à l'usage intérieur, les autres sont sur-tout employées en bains.

Propriétés physiques. Les eaux de Dax sont légèrement aigrelettes, et offrent la même transparence que l'eau commune. La température des diverses sources varie de 25 à 66 centigr. + o.

Propriétés chimiques. Le gaz acide carbonique est le principe qui prédomine le plus dans ces eaux. Il paroît qu'elles contiennent aussi un peu de carbonate de magnésie et de muriate de soude.

Propriétés médicinales. Les bains de celles dont la température est élevée, sont utiles dans les rhumatismes chroniques, la roideur des articulations, etc. Les effets qu'elles produisent intérieurement sont analogues à ceux des autres eaux acidules thermales.

Eaux acidules froides.

CHATELDON.

Petite ville à trois lieues de Cusset et de Vichi, et à huit lieues de Clermont. Il y a deux sources : 1°. celle des vignes au bas d'un coteau, 2°. celle de la montagne.

Propriétés physiques. Ces eaux ont une saveur piquante qui devient ensuite légèrement alcaline et astringente. Température inférieure à celle de l'atmosphère.

Propriétés chimiques. Tout ce qu'on a écrit sur la

nature chimique de ces eaux est vague et inexact. Il a fallu procéder à un nouvel examen, qui a constaté une proportion assez considérable d'acide carbonique, des carbonates de soude et de magnésie, du muriate de soude et du fer tenu en dissolution par l'acide carbonique.

Propriétés médicinales. La même confusion règne sur ce qu'on a publié relativement aux vertus des eaux de Chateldon. On peut présumer, d'après quelques observations peu exactes à la vérité, qu'elles ont été salutaires dans la leucorrhée constitutionnelle, le catarrhe chronique de la vessie, l'incontinence d'urine, la foiblesse des organes digestifs, etc.

BAR.

Village près Saint-Germain Lambron, à neuf lieues de Clermont. On y voit plusieurs sources dont trois seulement sont abondantes; elles sourdent d'un petit monticule.

Propriétés physiques. Elles sont limpides; ont une saveur légèrement acide et salée. Leur température est froide.

Propriétés chimiques. L'analyse de ces eaux a été faite par Monnet. Elles contiennent des carbonates de magnésie et de soude, du sulfate de chaux et une certaine proportion d'acide carbonique.

Propriétés médicinales. On loue les eaux de Bar dans les engorgemens chroniques des viscères abdominaux. Monnet assure qu'elles ont quelquefois opéré la curation de fièvres intermittentes qui avoient résisté au quinquina.

SAINT-MYON.

Village situé sur une éminence, à un quart de lieue d'Artonne et à deux lieues de Riom, département du Puy-de-Dôme. Plusieurs sources jaillissent au pied de la colline.

Propriétés physiques. Les eaux de Saint-Myon sont claires, transparentes. Elles ont un goût piquant et acide. Température froide.

Propriétés chimiques. Les principes contenus dans l'eau de Saint-Myon sont des carbonates de soude et de chaux et du muriate de soude; le premier sel y est à un état savonneux: elles sont aussi imprégnées d'une très-grande quantité d'acide carbonique.

Propriétés médicinales. La réputation de ces eaux n'est pas aussi répandue qu'elle mériteroit de l'être. Hoffmann les loue beaucoup dans plusieurs de ses ouvrages. On sait que le grand Colbert leur accordoit une grande confiance. Des observations recueillies avec soin constatent qu'elles sont très-avantageuses dans l'atonie de l'appareil digestif, dans les engorgemens des viscères abdominaux, dans les affections catarrhales chroniques, etc. Raulin qui les a examinées comparativement aux eaux de Seltz, leur donne la préférence sur ces dernières.

MÉDAGUE.

Les eaux de Médague sourdent dans une prairie sur les bords de l'Allier, près du bourg de Josse, département de Puy-de-Dôme, à trois lieues de Clermont. On y voit deux sources.

Propriétés physiques. Les qualités sensibles de ces eaux se rapprochent beaucoup des précédentes; saveur acidule, et ensuite légèrement alcaline; la même limpidité. Température non supérieure à celle de l'atmosphère, etc.

Propriétés chimiques. Leurs principes offrent la même analogie. On y trouve des carbonates de soude et de chaux, du muriate de soude. L'acide gallique y décèle la présence d'une petite quantité de fer qui se trouve à l'état de carbonate. Ces eaux contiennent aussi une grande proportion d'acide carbonique.

Propriétés médicinales. Raulin leur accorde de grandes vertus. Il assure qu'elles sont très-efficaces dans les engorgemens chroniques des viscères du bas-ventre, dans les inflammations lentes de la membrane muqueuse intestinale. Elles ont quelquefois arrêté des fièvres intermittentes rebelles.

VIC-LE-COMTE.

Petite ville à cinq lieues de Clermont, département du Puy-de-Dôme. Les eaux s'écoulent par deux sources: 1°. la fontaine de Sainte-Marguerite, située sur la rive droite de l'Allier, 2°. la fontaine du Tambour qui se trouve sur la rive gauche de cette rivière.

Propriétés physiques. Ces eaux sont transparentes, froides; elles ont une saveur aigrelette et astringente.

Propriétés chimiques. On peut voir, malgré l'inexactitude de l'analyse qu'on a faite des eaux de Vic-le-Comte, qu'elles tiennent en dissolution du muriate de soude et de l'acide carbonique, dont une partie est combinée avec une petite quantité de chaux et de fer. L'eau de la fontaine du Tambour contient, outre ces mêmes principes, du sulfate de soude.

Propriétés médicinales. On regarde l'eau de la fontaine Sainte-Marguerite comme tonique, et on l'administre dans la débilité de l'estomac, la chlorose, l'engorgement du foie, etc. Celle de la fontaine du Tambour est légèrement purgative, à cause du sulfate de soude qui y est dissous.

Mont-d'or.

J'ai déjà fait mention des deux sources acidules froides qui sourdent près des sources des eaux gazeuses thermales. Elles offrent des propriétés analogues à celles de ces eaux en général. On en fait usage dans les mêmes cas et avec les mêmes avantages.

Mont-Brison.

Ville du département de la Loire, sur la petite rivière de Vezizé, à quinze lieues de Lyon et à cent lieues de Paris. Les trois sources qu'on remarque près de la ville sont : 1°. la source Romaine qui se trouve voisine des vestiges d'un temple de Cérès, 2°. celle de l'Hôpital ou des Ladres, 3°. celle de la Rivière.

Propriétés physiques. Les eaux des trois sources sont froides; d'une saveur acidule et un peu austère.

Propriétés chimiques. Les mêmes principes ne sont pas également répandus dans les eaux des trois sources. Celle de l'Hôpital contient des carbonates de soude et de magnésie. La source de la Rivière a en outre un peu de fer, qui se trouve à l'état de carbonate, et dans une proportion plus marquée dans la source Romaine.

Propriétés médicinales. La renommée des eaux de Mont-Brison paroît remonter à un temps très-reculé; et leur réputation n'est point déchue de nos jours. On les préconise contre plusieurs maladies. Celles de la source de l'Hôpital sont très-utiles dans les cas d'engorgemens des viscères abdominaux, les affections scrophuleuses. On loue l'eau de la source Romaine contre la leucorrhée constitutionnelle, l'aménorrhée accompagnée d'un état de langueur et d'un affoiblissement général, etc.

Saint-Galmier.

Petite ville située sur le penchant d'un coteau près de la Coyse, département de la Loire, à trois lieues de Mont-Brison. La source se nomme *Font-forte*; elle est sur le bord de la rivière.

Propriétés physiques. Cette eau est limpide, et a un goût vineux très-agréable. Il s'élève de la source de grosses bulles d'air qui éclatent sur la surface de l'eau. La source se perd dans le petit ruisseau de Couasse, dans lequel il se fait un bouillonnement très-marqué. Température froide.

Propriétés chimiques. La proportion d'acide carbonique qu'elles contiennent est très-considérable. Une partie se trouve libre et l'autre combinée avec une base alcaline, qui paraît être de la soude; il s'y trouve aussi un peu de sulfate de chaux.

Propriétés médicinales. Les médecins qui ont observé les effets des eaux de Saint-Galmier, assurent que leur usage est très-salutaire dans les maladies catarrhales des vieillards, les affections calculeuses des reins, et dans la polysarcie excessive.

Langeac.

Ville du département de la Haute-Loire, à sept lieues du Puy et à dix-sept de Clermont. La source se trouve dans une prairie près de la ville.

Propriétés physiques. L'eau de Langeac est claire, fraîche et limpide. Sa saveur acidule et légèrement ferrugineuse la rend très-agréable à boire.

Propriétés chimiques. Il existe une analogie assez marquée entre les principes des eaux de Langeac et ceux des eaux de Saint-Myon; comme ces dernières, elles tiennent en dissolution des carbonates de soude et de magnésie, du gaz acide carbonique libre; mais elles ont de plus un peu de fer qui se trouve combiné avec ce dernier gaz.

Propriétés médicinales. Les eaux de Langeac mériteroient plus de célébrité qu'elles n'en ont, et on doit penser avec Raulin qu'il ne leur manque pour être mieux appréciées que des échos pour répéter les guérisons nombreuses qu'elles ont opérées. Elles sont spécialement utiles dans la langueur des organes digestifs, les engorgemens chroniques du foie, les affections catarrhales des vieillards. Dans quelques cas, elles excitent fortement l'action de l'appareil urinaire.

POUGUES.

Bourg au pied d'une montagne, près de la rive droite de la Loire, à deux lieues de Nevers, département de la Nièvre. La source se trouve à quelque distance du bourg.

Propriétés physiques. Saveur aigrelette, suivie d'une légère astriction. Cette eau est limpide et froide.

Propriétés chimiques. Il en est des eaux de Pougues comme d'un grand nombre d'autres eaux minérales, qui ont été analysées par plusieurs médecins. Il n'existe aucune analogie entre les résultats obtenus, et on ne sait si on doit attribuer l'imperfection des procédés analytiques à l'état peu avancé de la science, ou à l'ignorance de la plupart de ceux qui ont entrepris ces travaux. Quoi qu'il en soit, il paroît que ces eaux contiennent des carbonates de soude et de magnésie, du muriate de soude et une matière grasse qui est unie à ces différens sels; il y existe aussi du gaz acide carbonique libre.

Propriétés médicinales. On a recueilli quelques observations sur les effets des eaux de Pougues, d'après lesquelles il conste qu'on les a administrées avec succès dans les affections calculeuses des reins, dans les engorgemens chroniques de la rate, dans quelques fièvres quartes rebelles, dans l'hypocondrie dépendante des lésions organiques, etc.

SELTZ.

Ville de France dans le département du Bas-Rhin, à neuf lieues de Strasbourg. Ces eaux ont été placées par quelques auteurs parmi les eaux salines; mais le gaz acide carbonique étant le principe qui s'y trouve dans la plus grande quantité, je crois plus convenable de les ranger dans l'ordre des eaux acidules, dont elles offrent d'ailleurs tous les caractères.

Propriétés physiques. L'acidité des eaux de Seltz est très-agréable; mais elle laisse sur la langue une saveur salée et légèrement alcaline. Sa température est froide, et sa pesanteur spécifique de 1,0027, l'eau distillée étant prise pour 1,0000.

Propriétés chimiques. C'est à l'illustre Bergmann, qui a donné des préceptes si judicieux sur l'art d'analyser les eaux minérales, que nous devons l'analyse de celles de Seltz. Il y a trouvé des carbonates de chaux, de soude et de magnésie, du muriate de soude, et une quantité très-considérable d'acide carbonique. La proportion de ces divers principes a été déterminée avec la plus grande précision par ce célèbre chimiste.

Propriétés médicinales. Les vertus précieuses de l'eau de Seltz sont connues de tous les médecins; aussi n'est-il pas d'eau minérale dont l'usage soit plus généralement répandu. On les administre avec succès dans le scorbut, la fièvre adynamique, la leucorrhée constitutionnelle, la ménorrhagie passive, l'affoiblissement des organes digestifs. Dans quelques cas, ces eaux augmentent considérablement la secrétion des urines.

SULZMATT.

Village du département du Haut-Rhin, à quelques lieues de Colmar. On trouve près de ce village six sources, qui sortent du pied de la montagne de Heidemberg ; on les nomme : 1°. la fontaine acide, 2°. celle de cuivre, 3°. la purgative, 4°. la sulfureuse, 5°. la fontaine d'argent, 6°. la fontaine d'or.

Propriétés physiques. Je ne parlerai ici que de la source acide, qui est celle dont on fait le plus fréquemment usage; elle offre les mêmes caractères physiques que les eaux acidules froides en général.

Propriétés chimiques. On a procédé à l'examen chimique des cinq sources; quelques-unes d'entr'elles contiennent du gaz hydrogène sulfuré. L'eau de la source acidule est imprégnée d'une grande quantité d'acide carbonique ; on y trouve aussi du carbonate de soude, du carbonate de magnésie et du sulfate de chaux.

Propriétés médicinales. Les renseignemens les plus exacts que nous ayons sur les eaux minérales de Sulzmatt, sont dus à Meglin. On trouve dans son ouvrage plusieurs observations intéressantes sur les effets efficaces qu'elles ont produits dans quelques maladies chroniques, semblables à celles dont j'ai fait mention dans l'histoire des propriétés médicinales des eaux acidules froides. Dix années auparavant, Guérin avoit aussi préconisé leurs avantages dans son travail sur les eaux médicinales de l'Alsace.

ORDRE TROISIÈME.

Eaux ferrugineuses.

Il n'est pas difficile de reconnoître les eaux minérales ferrugineuses. Ces eaux qui paroissent être les plus abondantes dans le sein de la terre, ont une saveur assez analogue à celle du métal qu'elles contiennent; elles impriment au goût une sensation de stypticité et d'astringence. Leur aspect suffit quelquefois pour les faire distinguer, et lorsqu'elles ont été long-temps exposées au contact de l'air atmosphérique, leur surface présente une couche ou pellicule ferrugineuse, d'une couleur irisée ou rougeâtre. Tous les chimistes savent que, lorsqu'on traite ces eaux par l'infusion de noix de galles, on obtient un précipité noir ou brun, etc. J'ai placé ces eaux à côté des eaux acidules, parce qu'elles contiennent fort souvent du gaz acide carbonique; le gaz hépatique s'y rencontre aussi dans quelques circonstances, mais sur-tout le carbonate de fer et beaucoup de sels à base alcaline ou terreuse, etc. En général, ces eaux diffèrent beaucoup entr'elles par la variété, l'abondance, l'activité des principe qu'elles renferment, etc.

On a établi plusieurs divisions pour les eaux minérales ferrugineuses. Nous nous servirons de celle qui est le plus généralement adoptée par les chimistes de nos jours.

Eaux ferrugineuses acidules thermales.

Vichy.

Petite ville sur la rive droite de l'Allier, à quinze lieues de Moulins et à six de Gannat, département de l'Allier. Les sept sources qu'on y remarque se trouvent près de la ville; on les nomme : 1°. la source de la grande Grille, 2°. celle du Puits carré, 3°. celle du petit Puits carré, 4°. la fontaine Saurin, 5°. celle du gros Boulet, 6°. la source du petit Boulet, 7°. la fontaine des Célestins.

Propriétés physiques. Ces sources offrent des caractères semblables, et ne diffèrent que par le degré plus ou moins élevé de température; elles ont une odeur analogue à celle du pissaphalte; leur saveur est acidule d'abord et devient ensuite alcaline; elles rougissent la teinture de tournesol, et prennent une couleur olive avec l'alcool gallique. La température varie depuis 22 centigr. + 0, qui est celle de la source des Célestins, jusqu'au 46e centigr. qui est le degré de chaleur de la source de la grande Grille.

Propriétés chimiques. J'ai déjà mentionné l'excellent travail de M. Mossier sur les eaux de Vichy. Dans l'examen que ce médecin a fait des eaux de chacune de ces sources, il a reconnu qu'elles étoient minéralisées par les mêmes principes, mais qu'elles devoient néanmoins différer les unes des autres, sur-tout lorsqu'on les puisoit à la source. Il a pris pour point de comparaison les eaux de la grande Grille, dont l'usage est le plus fréquent dans l'art de guérir. Les divers modes d'expérience analytique ont donné les résultats suivans pour l'eau de cette source. Elle contient 6,81 grains d'acide carbonique, 1,61 de carbonate de chaux, 0,30 de carbonate de magnésie, 0,08 de carbonate de fer, 34,61 de carbonate de soude, 5,57 de sulfate de soude, 3,15 de muriate de soude. Les autres sources renferment les mêmes principes, mais à des proportions différentes.

Propriétés médicinales. L'heureuse situation des eaux de Vichy, et les vertus énergiques qu'on leur reconnoît depuis long-temps leur ont établi une grande célébrité. On les recommande avec raison contre les engorgemens du foie ou de la rate. J'ai eu moi-même plusieurs fois occasion d'observer les bons effets qu'elles produisent dans les affections de cet organe. Elles ont aussi été employées avec succès dans les cas de concrétions biliaires, dans les coliques néphrétiques, la leucorrhée constitutionnelle, et contre quelques exanthêmes chroniques causés par les altérations des viscères abdominaux. On administre les eaux de Vichy seulement à l'intérieur.

Bourbon-l'Archambault.

Petite ville du département de l'Allier, à soixante-cinq lieues de Paris et à sept lieues de Moulins. M. Faye regarde les diverses sources qui sourdent aux environs de la ville, comme les ramifications d'une seule source dont l'origine est encore inconnue malgré les recherches de Thouvenel. Les bains de marbre, les conduits en pierre et en plomb, et les médailles qu'on a trouvés dans les fouilles qu'on a faites, semblent prouver que la plupart des travaux exécutés pour la distribution des eaux doivent être attribués aux Romains. Gaston d'Orléans, frère de Louis XIII, fit faire plusieurs améliorations à ces bains et à la piscine. Plusieurs autres constructions avantageuses ont été exécutées depuis à différentes époques; et maintenant on doit considérer les bains de Bourbon-l'Archambault comme un des établissemens thermaux de la France les plus utiles.

Propriétés physiques. Le dégagement du gaz acide carbonique occasionne un pétillement continuel dans ces eaux, au point de faire croire qu'elles sont dans un état d'ébullition; leur couleur verdâtre dans le réservoir et dans les bassins devient blanchâtre à leur surface. Elles contiennent plusieurs conferves, que M. Faye a très-bien déterminées dans son ouvrage sur les eaux de Bourbon-l'Archambault. L'odeur de gaz hydrogène sulfuré que répandent ces eaux devient quelquefois très-forte et dangereuse. Leur saveur varie selon leur température : chaudes, elles sont acidules, et lorsqu'elles sont froides, leur goût piquant se perd et il devient alcalin. Leur température est de 58 à 60 centigr. + o à la source, et la manière d'être de cette chaleur relativement à notre corps, présente des phénomènes très-intéressans qui n'ont point échappé à l'observation de M. Faye. Leur pesanteur spécifique est à-peu-près la même que celle de l'eau distillée. Il se forme dans ces eaux des dépôts de diverses natures : 1°. une espèce de mucilage, 2°. des incrustations terreuses et ferrugineuses, 3°. une espèce de gravier et de boue noire.

Propriétés chimiques. M. Faye a publié les savantes recherches qu'il a faites pour obtenir une analyse exacte des eaux de Bourbon-l'Archambault. Il a déterminé, à l'aide des réactifs et de l'évaporation, les proportions des gaz et des principes minéralisateurs qui sont contenus dans ces eaux. Chaque livre d'eau tient en dissolution : 1°. un grain $\frac{1}{6}$ de muriate de chaux; 2°. $\frac{5}{6}$ de grain de muriate de magnésie; 3°. trois grains $\frac{1}{12}$ de muriate de soude; 4°. un grain $\frac{1}{12}$ de sulfate de soude; 5°. un grain $\frac{13}{24}$ de sulfate de magnésie; 6°. un grain $\frac{1}{6}$ de sulfate de chaux; 7°. un grain $\frac{13}{24}$ de carbonate de fer; 8°. $\frac{9}{12}$ de grain de silice; 9°. savonule végétal quantité inappréciable; 10°. huit grains $\frac{1}{8}$ de gaz acide carbonique; 11°. une quantité inappréciable de gaz hydrogène sulfuré. M. Faye a également dévoilé la composition chimique des dépôts de ces eaux.

Propriétés médicinales. Les bornes que je me suis prescrites dans ce précis, m'empêchent de faire mention des remarques essentielles que M. le docteur Faye a faites sur la saison convenable pour l'administration de ces eaux, les remèdes qui doivent précéder ou qu'on doit employer pendant leur usage, le régime à suivre, les différens modes d'administration, etc. L'examen des vertus médicinales de chaque principe en dissolution dans les eaux de Bourbon-l'Archambault, est une sorte de méthode analytique très-ingénieuse, suivie par M. Faye pour expliquer l'action générale de cès eaux; cependant quoique la plupart des sels qu'elles contiennent soient éminemment purgatifs, ces eaux elles-mêmes ne le sont qu'à une dose très-considérable, et on doit, dans beaucoup de cas où il est nécessaire de solliciter des évacuations alvines, préférer d'autres moyens. Les bains et les douches ont des effets qui diffèrent à raison de la température à laquelle on les emploie. Le livre intéressant de M. Faye renferme une série d'observations recueillies avec le plus grand soin sur les effets des eaux de Bourbon-l'Archambault dans un grand nombre de maladies chroniques. C'est ainsi qu'elles ont guéri des fièvres intermittentes et remittentes méningo-gastriques et adénomeningées, qui avoient résisté aux moyens ordinaires. On les a données avec un égal succès contre le catarrhe chronique de la vessie, des leucorrhées opiniâtres, les rhumatismes chroniques, goutteux, le flux hémorroïdal excessif et irrégulier, les différentes altérations de la menstruation, plusieurs névroses, telles que l'hypocondrie, la mélancolie, l'hystérie, diverses espèces de paralysie, les maladies cutanées, spécialement les dartres et la gale invétérée, les affections scrophuleuses, etc. Elles ont aussi des succès très-marqués dans quelques maladies externes, telles que la rétraction musculaire à la suite des plaies d'armes à feu, quelques suites de fractions, de contusions violentes, de luxations, d'entorses, etc.

RENNES.

Village du département de l'Aude, dans une gorge étroite, à cinq lieues de Limoux et à six de Carcassonne. On y compte cinq sources : 1°. le bain Fort, 2°. le bain de la Reine, 3°. le bain des Ladres. Ces trois premières sont thermales. Les deux autres sont froides. On les connoît sous le nom d'*eau du Cercle* et d'*eau du Pont*. Celle-ci, dit-on, manifeste durant l'hiver une température supérieure à celle de l'atmosphère.

Propriétés physiques. Ces eaux sont transparentes et limpides. Celle du bain des Ladres exhale une odeur légèrement soufrée; la saveur du bain Fort est un peu amère, celle des Ladres l'est beaucoup plus. La température de ces trois sources est de 37 centigrades jusqu'à 49 + 0.

Propriétés chimiques. MM. Julia et Reboulh ont analysé avec beaucoup de soin les eaux de ces sources, et ils ont obtenu des résultats à-peu-près semblables, relativement à la nature et au nombre des principes contenus dans chacune d'elles; mais différant quant aux proportions de ces principes, elles contiennent du gaz acide carbonique, des carbonates de fer, de magnésie et de chaux, des muriates de chaux, de magnésie et de soude, et une substance siliceuse. Dans le bain des Ladres, le gaz acide carbonique est remplacé par une quantité inappréciable de gaz hydrogène sulfuré.

Propriétés médicinales. L'eau du bain Fort qui a une température assez élevée, peut devenir très-utile lorsqu'elle est appliquée en douches et en bains dans les douleurs rhumatismales chroniques, les anciennes blessures, etc. Celle des Ladres, qui est onctueuse et douce, est très-avantageuse dans le traitement des maladies cutanées, etc. On vante les eaux du bain de la Reine, contre les engorgemens des glandes, la chlorose, etc.

Eaux ferrugineuses acidules froides.

Spa.

Bourg du département de l'Ourthe, situé à six lieues de Liège et au sud-est de cette ville. Des forêts épaisses l'environnent, et ces forêts sont elles-mêmes bornées par de hautes montagnes. On observe aux environs de Spa six fontaines ou sources qui sont très-renommées : 1°. celle dont on parle le plus est le Pouhon, on dit que sa dénomination vient du mot *pouhir* qui veut dire puiser. Elle est placée au sein même du village; 2°. la Géronstère, située dans une forêt au midi de Spa; 3°. la Sauvenière, à une demi-lieue du bourg; 4°. la fontaine de Groisbeeck; 5°. le Tonnelet; 6°. le Watroz. Les deux premières sources sont connues depuis un temps immémorial. Limbourg assure que c'est de l'une d'elles que Pline a parlé sous le nom de fontaine de Tongres; mais cette assertion est très-douteuse. Les autres sources ont été découvertes successivement.

Propriétés physiques. Les eaux de Spa ont un goût piquant, aigrelet et ferrugineux; elles sont pétillantes et mousseuses. L'alcool gallique les colore légèrement. Leur sédiment laisse des taches de rouille sur le linge; exposées à l'air libre, elles se couvrent d'une pellicule irisée.

Propriétés chimiques. Nous possédons plusieurs analyses des eaux de Spa, qui, pour le temps, étoient assez exactes; mais le célèbre Bergmann a repris ce travail en suivant les principes que lui-même avoit établis sur l'analyse des eaux minérales; et il a déterminé d'une manière très-précise les proportions des substances qui y sont dissoutes. Sur une bouteille contenant vingt onces, on trouve deux grains de carbonate de chaux, quatre grains carbonate de magnésie, deux grains de carbonate de soude, $\frac{1}{3}$ de grain de muriate de soude, et $\frac{1}{2}$ de carbonate de fer. L'eau de Spa contient aussi cinq fois son volume de gaz acide carbonique.

Propriétés médicinales. Il n'est peut-être point d'eau minérale en Europe qui jouisse d'une réputation aussi répandue que l'eau de Spa. L'affluence des malades qui y viennent chaque année est considérable. Henricus ab Heers et Limbourg ont très-bien apprécié l'action de ces eaux, et les effets qu'elles produisent dans un grand nombre de maladies chroniques. Les faits qu'ils ont consignés dans leurs ouvrages portent l'empreinte de la sagacité et de l'exactitude. Le premier préconise les eaux de Spa contre la néphrite chronique, les affections calculeuses des reins et de la vessie, les écoulemens muqueux du vagin et de la matrice, la débilité des organes digestifs, la chlorose, etc. Il les a fait prendre avec succès dans les catarrhes chroniques de la vessie. Limbourg rapporte aussi plusieurs observations qui constatent leurs excellens effets dans ces mêmes maladies et dans les engorgemens du foie, de la rate, etc.

FORGES.

Bourg à quatre lieues de Rouen, département de la Seine-Inférieure, possède trois sources désignées sous les noms : 1°. la Reinette, 2°. la Royale, 3°. la Cardinale. Elles sourdent dans un vallon près du bourg.

Propriétés physiques. La saveur des eaux de Forges est d'une astringence métallique assez marquée, mais elle ne laisse pas d'être agréable. Elles sont claires, limpides et froides.

Propriétés chimiques. On a depuis long-temps procédé à l'examen chimique de ces eaux ; mais tout ce qu'on a écrit à ce sujet est vague. Les uns assurent qu'elles contiennent un sel vitriolique en très-grande abondance ; d'autres prétendent qu'elles ne diffèrent de l'eau commune que par la température. On sait aujourd'hui qu'elles sont minéralisées par le fer qui y est tenu en dissolution par l'acide carbonique qui s'y trouve dans une proportion assez considérable.

Propriétés médicinales. Comme les eaux ferrugineuses en général, celles de Forges sont un excellent tonique, qui convient dans les flux de ventre chroniques, les leucorrhées anciennes et les engorgemens abdominaux ; c'est sur-tout contre la stérilité que quelques auteurs les recommandent ; mais on sent combien tout ce qu'on dit à ce sujet est incertain, puisqu'on n'indique aucun des cas où ces eaux ont pu réussir.

AUMALE.

Petite ville du département de la Seine-Inférieure, près de la rivière de Bresle, à quatorze lieues de Rouen. Les trois sources ferrugineuses froides qu'on y observe sont dans une prairie. Ces fontaines sont : 1°. la Bourbonne, 2°. la Savari, 3°. la Malon.

Propriétés physiques. Saveur styptique plus prononcée que celle des eaux de Forges, même transparence et même température ; elles prennent une teinte foncée par l'alcool gallique.

Propriétés chimiques. En faisant l'analyse chimique de ces eaux, Marteau avoit cru y reconnoître, outre du fer et de la magnésie combinés avec de l'acide carbonique, du soufre ; mais cette erreur fut rectifiée par Monnet.

Propriétés médicinales. Marteau rapporte dans son ouvrage plusieurs observations intéressantes, qui témoignent beaucoup en faveur des propriétés salutaires des eaux d'Aumale ; il paroît qu'elles sont plus énergiques que celles de Forges ; mais du reste elles conviennent dans les mêmes cas.

ROUEN.

Ville capitale du département de la Seine-Inférieure, à vingt-huit lieues de Paris. Les sources qui se trouvent dans la ville et dans les environs sont très-nombreuses ; mais je ne les mentionnerai pas toutes, puisque la plupart d'entr'elles ne sont pas employées à l'intérieur. Les eaux des fontaines de la Marecquerie sont les seules dont l'usage soit répandu à Rouen. Ces fontaines sont formées de trois sources : 1°. la Royale, 2°. la Dauphine, 3°. la Reinette.

Propriétés physiques. L'eau de ces sources est transparente, limpide, inodore. Sa saveur est fraîche, mais elle laisse sur la langue un goût atramentaire dominant. Sa pesanteur spécifique est presque égale à celle de l'eau distillée.

Propriétés chimiques. L'analyse des eaux des diverses sources de Rouen avoit été faite depuis long-temps ; mais elle étoit insuffisante et incomplète. M. Dubuc, Pharmacien très-distingué de Rouen, s'est chargé du soin de recommencer ce travail, et il a trouvé que chaque pinte d'eau de la Marecquerie contient un grain de carbonate de fer, trois grains de muriate de chaux, $\frac{1}{4}$ de grain de carbonate de chaux, un à deux grains d'une matière extractive végétale, enfin $\frac{1}{10}$ de gaz acide carbonique interposé.

Propriétés médicinales. Plusieurs praticiens recommandables de Rouen ont loué ces eaux contre les fièvres intermittentes rébelles, l'engorgement du foie, l'ictère, les fleurs blanches dépendantes d'une foiblesse générale, quelques éruptions cutanées, etc.

Bourbon-l'Archambault. Fontaine de Jonas.

A une très-petite distance de la ville de Bourbon se trouve la fontaine de Jonas, dont la découverte est assez récente. La source s'écoule d'une masse granitique.

Propriétés physiques. La couleur jaunâtre que ces eaux ont dans le réservoir tient au carbonate de fer qui s'y dépose; mais elles sont limpides quand on les examine dans un vase. Leur saveur est ferrugineuse et légèrement acidule. Leur température est constamment la même, neuf degrés du thermomètre centigr. Leur pesanteur spécifique est très-supérieure à celle de l'eau distillée.

Propriétés chimiques. M. Faye a mis la même sagacité dans l'examen chimique des eaux de cette source, que dans l'analyse des eaux de Bourbon-l'Archambault. Les principes minéralisateurs qui ont été démontrés, sont le muriate de soude deux grains $\frac{2}{24}$, muriate de chaux un grain $\frac{1}{24}$, sulfate de soude un grain $\frac{17}{24}$, sulfate de chaux deux grains $\frac{9}{12}$, carbonate de fer deux grains $\frac{1}{8}$, acide carbonique à l'état de gaz trois grains $\frac{21}{32}$. Ces proportions se trouvent dans une livre d'eau.

Propriétés médicinales. On combine très-avantageusement l'usage intérieur des eaux de la fontaine de Jonas avec les bains chauds de celles de Bourbon-l'Archambault. M. Faye les recommande dans les coliques néphrétiques, le diabète, les écoulemens blénorraghiques anciens, les fièvres intermittentes rebelles, les leucorrhées et quelques affections cutanées, etc.

SAINT-PARDOUX.

Ce hameau se trouve à trois lieues de Bourbon-l'Archambault, département de l'Allier. La source jaillit en bouillonnant dans un petit réservoir carré.

Propriétés physiques. Le pétillement continuel de ces eaux est dû au dégagement du gaz qui, en s'échappant, forme des bulles à leur surface. Elles ont une limpidité très-pure dans le beau temps; mais l'extrême sécheresse et les orages les troublent. Leur saveur est vineuse, piquante et ferrugineuse; leur température plus basse en été qu'en hiver. Leur pesanteur spécifique se rapproche de celle de l'eau distillée.

Propriétés chimiques. Les caractères physiques des eaux de Saint-Pardoux indiquent jusqu'à un certain point les principes qui les minéralisent, et dont M. Faye a déterminé les proportions. La seule substance saline qui y est dissoute est le carbonate de fer, à la dose d'un grain par pinte et dix-neuf grains $\frac{1}{2}$ de gaz acide carbonique libre.

Propriétés médicinales. Quoique contenant peu de principes, ces eaux n'en ont pas moins des propriétés très-énergiques; et on doit savoir gré à M. Faye des renseignemens intéressans qu'il nous en a donnés dans l'article qu'il leur a consacré à la fin de son ouvrage sur les eaux de Bourbon-l'Archambault. Ce médecin les regarde comme très-avantageuses dans le scorbut et dans les scrophules; mais on doit combiner leur usage intérieur avec les bains et les douches des eaux de Bourbon. Plusieurs observations viennent à l'appui de l'opinion de M. Faye. On les administre souvent et avec un succès marqué dans les hydropisies qui sont la suite de fièvres intermittentes. Dans ce cas, elles augmentent fortement la secrétion urinaire et la transpiration cutanée. Leur emploi est indiqué dans les maladies asthéniques en général, telles que les affections catarrhales chroniques, les leucorrhées, les blénorraghies anciennes, etc. Elles mériteroient d'être mieux connues, et de remplacer en France les eaux de Seltz et de Spa, sur lesquelles elles ont, ainsi que le pense M. Faye, une supériorité marquée.

CHAPELLE-GODEFROI.

La Chapelle-Godefroi est située sur la rive gauche de la Seine, à une demi-lieue de Nogent, département de l'Aube. On y voit deux sources dont l'une jaillit avec beaucoup d'impétuosité. Le beau travail de MM. Cadet et Salverte, sur ces eaux, contribuera sans doute beaucoup à les faire connoître et à leur assigner une place distinguée dans la matière médicale.

Propriétés physiques. L'eau des deux sources est limpide; leur surface est couverte d'une pellicule irisée; leur saveur est stiptique. Le gaz qu'elles contiennent, se dégage avec un léger pétillement lorsqu'on les transvase.

Propriétés chimiques. L'action des réactifs sur les eaux de la Chapelle-Godefroi et leur évaporation ont fait connoître la nature des sels qu'elles tiennent en dissolution à MM. Cadet et Salverte. Ces sels sont des carbonates de chaux et de fer; il y existe aussi une certaine quantité de gaz acide carbonique libre. Ces savans ont aussi prouvé que ces eaux ne contenoient aucun sulfate.

Propriétés médicinales. On ne peut point encore invoquer l'expérience en faveur des eaux de la Chapelle-Godefroi, puisqu'on les a peu employées. Toutefois la nature de leurs principes indique assez quels avantages on pourroit retirer de leur emploi, et on ne sauroit trop engager les praticiens qui habitent près de ces sources à tenter quelques essais. Je crois qu'elles pourroient produire de très-bons effets dans la foiblesse de l'appareil digestif, dans les engorgemens des viscères abdominaux, etc.

BUSSANG.

Village situé dans les montagnes des Vosges, à dix lieues de Plombières, près des sources de la Mozelle. En remontant cette rivière on trouve cinq sources d'eaux ferrugineuses : 1°. l'Ancienne, 2°. la fontaine d'en Haut; on n'a point donné de nom aux trois autres.

Propriétés physiques. On retrouve dans les caractères physiques des eaux de Bussang l'analogie qui existe entre toutes les acidules ferrugineuses froides par leur couleur, leur saveur, etc.

Propriétés chimiques. Il règne peu d'accord entre les travaux des divers chimistes qui ont examiné ces eaux. Cependant Thouvenel et Nicolas en ont fait des analyses assez exactes, et y ont trouvé une certaine quantité de gaz acide carbonique à nu, du carbonate de fer et du carbonate de soude.

Propriétés médicinales. Plusieurs médecins ont écrit sur les vertus médicinales des eaux de Bussang, et tous s'accordent à les regarder comme un excellent tonique dont l'emploi est sur-tout utile dans les catarrhes chroniques de la vessie, dans les affections calculeuses de ce viscère, la langueur des forces digestives, les flux dyssentériques chroniques, les leucorrhées, etc.

TONGRES.

Ville très-ancienne située sur les bords de la petite rivière de Geer, à trois lieues de Maestricht. Les sources sont au nombre de deux : 1°. la fontaine de Saint-Gilles ; 2°. cette deuxième source n'a point de nom. Elle est regardée par M. Vanherck comme celle que Pline a désignée très-clairement dans le 31ᵉ livre de son Histoire naturelle ; mais M. Payssé observe très-bien que si c'est la même source, ses propriétés sont entièrement changées.

Propriétés physiques. Les eaux de ces deux sources offrent quelques différences dans leurs propriétés physiques. La première est claire, limpide ; son odeur et sa saveur sont ferrugineuses. L'aréomètre de Beaume s'y enfonce jusqu'à zéro. Le goût ferrugineux est moins fort dans l'eau de la seconde source. Elle a un coup-d'œil trouble ; une pellicule irisée en couvre toute la surface.

Propriétés chimiques. Les expériences intéressantes que M. Payssé a faites sur les eaux de Tongres, ont parfaitement fait connoître la nature des principes qu'elles tiennent en dissolution : ce sont des carbonates de fer et de soude. Ces deux sels se trouvent dans des proportions un peu plus considérables dans la seconde source que dans la première.

Propriétés médicinales. Si l'eau de la ville de Tongres est celle dont Pline a entendu parler, il lui attribue des propriétés bien énergiques. *Purgat corpora*, dit-il, *tertianas febres calculorumque vitia discutit*, etc. Il est à croire qu'elles sont, ainsi que les eaux de leur genre, éminemment toniques, et que leur emploi est indiqué dans les cas de foiblesse des organes digestifs, la chlorose, la leucorrhée, etc.

SAINT-GONDON.

Petite ville du département du Loiret, près des rives de la Loire, à trois lieues de Sully. La source d'eau minérale est peu éloignée de la ville.

Propriétés physiques. Analogues à celles des eaux acidules et ferrugineuses froides en général.

Propriétés chimiques. Les analyses que nous possédons sur ces eaux sont très-incomplètes, et il faudroit recommencer ce travail. Outre un peu de gaz acide carbonique libre, elles tiennent en dissolution du carbonate de fer, du carbonate de chaux et du carbonate de magnésie, etc.

Propriétés médicinales. L'action spéciale des eaux de Saint-Gondon semble se diriger sur les organes de l'appareil urinaire, dont elles augmentent la secrétion d'une manière assez marquée. On sent qu'elles peuvent être très-avantageuses dans la foiblesse de la vessie, ou dans le catarrhe chronique qui attaque cet organe chez les vieillards. Dans quelques cas elles peuvent être purgatives.

NOYERS.

Ce bourg à cinq lieues de Montargis, département du Loiret, est situé entre deux collines. Au bas de celle de l'ouest jaillit une source d'eau minérale, sur laquelle M. le docteur Gastellier a eu la complaisance de me faire parvenir des renseignemens très-intéressans.

Propriétés physiques. Ces eaux ont une odeur et une saveur qui décèle leur nature ferrugineuse; elles sont limpides, transparentes, et laissent déposer un précipité jaunâtre assez abondant.

Propriétés chimiques. En traitant ces eaux par les réactifs, M. Gastellier s'est assuré qu'elles contenoient une assez grande proportion de gaz acide carbonique. Il a aussi évalué la quantité des principes fixes par l'évaporation. Ces principes sont du carbonate de fer et du carbonate de soude.

Propriétés médicinales. M. Gastellier regarde les eaux de Noyers comme toniques, fébrifuges, etc. Il pense qu'on peut les employer utilement dans les engorgemens abdominaux, les fleurs blanches, dans l'hypocondrie, etc.

CONTREXEVILLE.

Village à six lieues de Bourbonne et à quatre de Mirecourt, placé dans un vallon près de la source d'eau minérale ferrugineuse, département des Vosges.

Propriétés physiques. Saveur aigrelette et légèrement astringente, limpide, froide, etc.

Propriétés chimiques. La meilleure analyse qui ait été faite des eaux de Contrexeville est due à Nicolas; il y a démontré les principes suivans : carbonate de fer environ un demi-grain par pinte, muriate de soude un grain et demi, sulfate de magnésie $\frac{1}{2}$ grain, sulfate de chaux cinq grains, du carbonate de chaux et un peu de gaz acide carbonique libre.

Propriétés médicinales. C'est avec raison qu'on loue les vertus efficaces des eaux de Contrexeville; j'ai eu occasion d'en conseiller l'usage dans les catarrhes chroniques de la vessie, contre les petits graviers qui se forment dans ce viscère, et j'en ai observé très-fréquemment de bons effets. Mais ce seroit folie de les croire propres à dissoudre le calcul. Elles sont très-salutaires dans les affections lymphatiques, scrophuleuses, etc.

FONTENELLE.

L'abbaye de ce nom se trouvoit près de Roche-sur-Yon, à dix lieues de Nantes, dans le département de la Vendée. La source ferrugineuse coule dans un pré.

Propriétés physiques. Semblables à celles des eaux du même genre.

Propriétés chimiques. Les eaux de Fontenelle ont été autrefois analysées par Cadet. Elles contiennent du fer qui s'y trouve dissous à l'état de carbonate, du muriate de soude et du gaz acide carbonique libre.

Propriétés médicinales. Elles sont regardées par les médecins des contrées environnantes comme très-efficaces dans les cas d'atonie des viscères digestifs, d'engorgemens lymphatiques, et contre quelques maladies de la peau.

WATWEILER.

Cette petite ville, du département du Haut-Rhin, se trouve au pied des Vosges sur le penchant d'un coteau. Il y a deux sources d'eaux acidules ferrugineuses froides.

Propriétés physiques. Saveur martiale, aigrelette. Leurs propriétés physiques ont beaucoup de rapport avec celles des eaux précédentes.

Propriétés chimiques. On trouve dans les eaux de Watweiler des carbonates de fer, de chaux, de soude, du muriate de soude et de l'acide carbonique libre.

Propriétés médicinales. La même analogie se retrouve encore dans leurs vertus. On les emploie dans les engorgemens des viscères, les maladies lymphatiques, etc.

Eaux ferrugineuses sulfatées froides.

FERRIÈRES.

Petite ville du département du Loiret, située sur la rivière de Clery; elle est à deux lieues et demie de Montargis, à quatre lieues de Nemours et à huit lieues de Fontainebleau. Nous devons la connoissance de cette eau minérale à M. le docteur Gastellier. La fontaine minérale sourde de la montagne de Mirbeau, située au couchant de la ville.

Propriétés physiques. La limpidité de ces eaux est très-vive; elles prennent une couleur bleuâtre perlée; une pellicule irisée couvre leur surface. Leur saveur est astringente et stiptique, et a beaucoup de rapport avec celle de l'encre. Elles ont aussi une légère odeur sulfureuse. M. Gastellier a observé que ces propriétés étoient susceptibles de varier et de s'altérer dans les temps de pluies et d'orages. Leur pesanteur paroît plus grande que celle de l'eau commune.

Propriétés chimiques. Des essais très-ingénieux par les réactifs, faits par M. Gastellier sur ces eaux, et leur évaporation ont prouvé qu'elles contiennent une certaine quantité de sulfate de fer, des sulfates de chaux et de magnésie.

Propriétés médicinales. M. Gastellier a consigné, dans le Mémoire qu'il m'a communiqué sur les eaux de Ferrières, plusieurs observations très-exactement recueillies qui constatent les bons effets de ces eaux. Il les a notamment données avec succès dans la dyssenterie chronique, l'ictère suite de l'engorgement du foie, la dispepsie, maladie qui me paroît avoir été envisagée sous son vrai point de vue par M. Bouchet, chirurgien major de l'Hôtel-Dieu de Lyon, dans la savante dissertation qu'il vient de publier. M. Gastellier recommande encore ces eaux contre la leucorrhée constitutionnelle, les coliques néphrétiques.

SEGRAY.

La fontaine minérale de ce nom est à une demi-lieue de Pithiviers, département du Loiret, dans un vallon charmant environné de collines couvertes de vignes et de bois. L'aimable poète Colardeau a décrit ces sites délicieux et la source de Segray, dans son épître à Duhamel, avec cette grace enchanteresse et touchante qui anime toutes ses compositions.

Propriétés physiques. Ces eaux ont une saveur stiptique et ferrugineuse; une transparence très-belle; elles sont semblables du reste aux eaux de Ferrières.

Propriétés chimiques. Les expériences chimiques sur les eaux de Segray sont trop anciennes pour qu'on puisse leur accorder une grande confiance. M. Gastellier qui a procédé à quelques nouveaux essais analytiques, a trouvé que ces eaux contenoient les mêmes principes que celles de Ferrières, c'est-à-dire, du sulfate de fer, des sulfates de chaux et de magnésie.

Propriétés médicinales. Les eaux de Segray jouissent d'une réputation méritée. On les vante sur-tout dans la chlorose et dans quelques maladies de langueur. Plusieurs médecins avoient avancé qu'elles avoient une propriété lithontriptique très-marquée; mais on sait ce qu'il faut penser de ces prétendus remèdes.

PASSY.

Bourg près de Paris, sur la rive droite de la Seine. Les sources qui y sourdent se distinguent en anciennes et en nouvelles.

Propriétés physiques. Les eaux de Passy sont claires et limpides. Leur surface se couvre d'une pellicule légère lorsqu'on les expose à l'air. Elles ont un goût ferrugineux douceâtre. Celles qu'on vend sous le nom d'eaux épurées de Passy, sont aussi très-limpides et ont une saveur moins ferrugineuse.

Propriétés chimiques. J'ai placé les eaux de Passy parmi les ferrugineuses sulfatées, parce que la plupart des chimistes qui les ont analysées, ont en quelque sorte prouvé qu'elles étoient minéralisées par le sulfate de fer. Il en est quelques autres qui ont pensé que le fer y étoit tenu en dissolution par le gaz acide carbonique; mais on doit attendre de nouvelles expériences pour se décider. Les principes contenus dans l'eau de Passy sont du sulfate de fer, du sulfate de magnésie, du sulfate de chaux, des carbonates de chaux et de magnésie et du muriate de soude. L'eau épurée que M. Planche, pharmacien de Paris, a examinée très-soigneusement, contient les mêmes principes, excepté le sulfate de fer. M. Planche regarde la petite quantité de fer qu'il y a trouvée plutôt comme un produit d'une substance végéto-animale, qui est un des principes constituans de l'eau de Passy, que comme un des principes essentiels. Il conste aussi des observations de M. Planche que les eaux de Passy éprouvent des altérations très-marquées dans les temps d'orages ou de pluies continuelles.

Propriétés médicinales. On s'accorde généralement sur les propriétés médicinales des eaux de Passy. J'ai souvent eu occasion d'en conseiller l'usage. Je les ai prescrites dans les cas où il y avoit langueur de l'appareil digestif, dans la chlorose, les hémorrhagies passives, les affections scorbutiques, les engorgemens des viscères abdominaux, etc. et je puis affirmer, d'après ma propre expérience, qu'elles doivent être rangées parmi les eaux minérales ferrugineuses dont les vertus sont les plus puissantes.

PROVINS.

Petite ville du département de Seine et Marne; elle est située à douze lieues de Meaux, et à dix-neuf lieues de Paris. C'est sur-tout M. Opoix qui a contribué à faire connoître ces eaux par les écrits qu'il a publiés. Des deux sources qu'on y voyoit, il n'en reste plus qu'une, désignée sous le nom de fontaine de Sainte-Croix.

Propriétés physiques. Un goût astringent et stiptique, une limpidité assez vive, une légèreté bien marquée, qui est due à une certaine quantité de gaz dont la nature n'est pas bien déterminée, sont les principaux caractères physiques des eaux de Provins.

Propriétés chimiques. L'analyse de ces eaux publiée dans le temps par M. Opoix, est la seule qui mérite quelque confiance. Les expériences qu'il a faites ont démontré que les principes tenus en dissolution dans les eaux de Provins, sont le sulfate de fer, le sulfate de chaux, le sulfate d'alumine et le sulfate de soude. Quelques chimistes ont avancé que la quantité de sulfate de fer étoit trop considérable pour qu'on pût croire à l'exactitude de l'analyse de M. Opoix, et qu'il étoit probable que le fer étoit tenu en dissolution par le gaz acide carbonique.

Propriétés médicinales. L'usage des eaux de Provins n'est pas très-répandu. Ces eaux ont cependant des propriétés très-énergiques. On les emploie dans l'hypoçondrie, suite de lésions organiques de quelques viscères abdominaux, la chlorose, les inflammations chroniques de la vessie, les fièvres intermittentes rebelles et dans les convalescences accompagnées d'un état de langueur.

ALAIS.

Ville du département du Gard, au pied des Cévennes, à quatorze lieues de Montpellier, et à cent quarante de Paris. Les fontaines minérales de Daniel sont à un quart de lieue de la ville. Elles sont formées de deux sources, 1°. la Comtesse, 2°. la Marquise.

Propriétés physiques. Absolument analogues à celles des autres eaux ferrugineuses sulfatées.

Propriétés chimiques. Le sulfate de fer est le seul minéralisateur des eaux d'Alais, au rapport des chimistes qui les ont examinées.

Propriétés médicinales. Sauvages recommande l'emploi de ces eaux dans les maladies bilieuses, la dyssenterie chronique, l'ictère, etc.

CRANSAC.

Bourg du département de l'Aveyron, à six lieues de Ville-Franche et à la même distance de Rhodez. Les deux sources sont distinguées seulement par les noms de vieille et de nouvelle.

Propriétés physiques. Ces eaux sont limpides, elles ont une saveur ferrugineuse et légèrement salée.

Propriétés chimiques. Un médecin qui a fourni une carrière médicale longue et distinguée, Mathurin Dissez, a jadis publié sur les eaux de Cransac un opuscule intéressant, qui renferme quelques faits sur leur nature chimique; mais on avoit besoin d'une analyse qui fût à la hauteur des connoissances actuelles. La plus récente a démontré que le sulfate de fer, ainsi que les sulfates d'alumine et de magnésie, étoient les principes minéralisateurs des eaux de Cransac.

Propriétés médicinales. Les observations recueillies sur les effets de ces eaux prouvent en leur faveur. Elles ont été administrées avec beaucoup de succès dans les engorgemens abdominaux, l'aménorrhée accompagnée d'un état de langueur, les fièvres quartes splanchniques, etc. L'établissement utile des eaux de Cransac, a constamment été dirigé par des médecins instruits et recommandables par leur expérience : aussi cet établissement pourroit bientôt acquérir le degré de perfection dont il est susceptible.

SERMAISE.

Bourg sur la rive de la Saulx, à huit lieues de Châlons, dans le département de la Marne. La source des eaux ferrugineuses se trouve près d'un bois, à un quart de lieue du bourg.

Propriétés physiques. Elles ont une saveur martiale et salée, et leur surface est recouverte d'une pellicule.

Propriétés chimiques. Navier qui a procédé à l'analyse de ces eaux y a trouvé du sulfate de fer et du sulfate de chaux.

Propriétés médicinales. Les eaux de Sermaise sont toniques. On en vante les effets dans les affections calculeuses des reins et de la vessie, dans la chlorose, etc.

Eaux ferrugineuses sulfatées et acidules.

VALS.

Bourg du département de l'Ardèche, à six lieues de Privas et à huit du Puy. On y voit six sources qui sont entre le bourg et le torrent de la Volane : 1°. la source de la Magdeleine, 2°. la Marie, 3°. la Marquise, 4°. la Dominique, 5°. la Saint-Jean, 6°. la Camuse.

Propriétés physiques. Les six sources présentent quelques différences dans leurs caractères physiques qui dépendent de la plus ou moins grande quantité de gaz acide carbonique qu'elles contiennent. L'eau de la source Marie est acidule, pétillante. Celles de la Marquise, de Saint-Jean, la Camuse, ont une saveur moins aigrelette et plus salée. Enfin, la Dominique a un goût ferrugineux très-marqué. Toutes ces eaux sont claires et limpides.

Propriétés chimiques. Quoique ces eaux contiennent à-peu-près les mêmes principes, les proportions varient dans chacune de ces sources. Elles tiennent toutes en dissolution des carbonates de soude et de fer, du muriate de soude, du sulfate d'alumine et du sulfate de fer. Ce dernier principe se trouve en plus grande quantité dans les eaux de la Dominique; l'acide carbonique est plus abondant dans la source Marie, et les autres sources renferment une plus grande proportion des sels à base alcaline et terreuse.

Propriétés médicinales. Les éloges que les auteurs donnent aux eaux de Vals sont justement mérités. On en préconise l'emploi dans plusieurs maladies chroniques, notamment dans la leucorrhée constitutionnelle, les hémorrhagies passives, le scorbut, les écoulemens blénorrhagiques invétérés, etc.

ORDRE QUATRIÈME.

Eaux salines.

Les eaux dont il s'agit, se chargent d'une multitude de sels si variés, que leur saveur est très-variable. Cette saveur est tantôt amère, tantôt fraîche, tantôt piquante, etc. Il est rare que ces eaux soient odorantes, à moins qu'elles ne contiennent une petite proportion de gaz hydrogène sulfuré. Lorsqu'on traite chimiquement les eaux salines, on obtient aisément des précipités par la soude, par la potasse, par la chaux, par l'ammoniaque, etc.

L'évaporation des eaux salines fait obtenir, avec plus ou moins d'abondance, du sulfate de magnésie, qui après le muriate de soude est le sel le plus abondamment répandu dans la nature, ou du sulfate de chaux, des muriates et des carbonates de magnésie, de soude ou de chaux, quelquefois du sulfate d'alumine, etc. On y rencontre quelquefois des substances terreuses ou bitumineuses. Certaines de ces eaux ne contiennent qu'une seule espèce de sel; d'autres en contiennent un grand nombre d'espèces. En général, les eaux salines sont plus pesantes que les autres eaux. Elles sont susceptibles de contracter un plus grand degré de chaleur, et de la conserver aussi beaucoup plus long-temps, etc. On distingue les eaux salines thermales, et les eaux salines froides. Telle est la division la plus communément établie.

Eaux salines thermales.

PLOMBIÈRES.

Petit bourg situé dans le département des Vosges; il est entouré de rochers et de montagnes, et éloigné de Nancy d'environ dix-sept lieues. Les eaux qu'on y trouve pourroient appartenir à plusieurs des ordres que nous avons établis; car, il en est qui sont savonneuses, d'autres qui sont sulfureuses, et d'autres aussi qui sont ferrugineuses. Il y a plusieurs bains et des étuves. Tant d'auteurs se sont attachés à décrire ces différentes sources, que je crois parfaitement inutile de me livrer à des répétitions fastidieuses sur cet objet. Les plus remarquables sont la source des Capucins, la Quevötte, la source du Conduit, la fontaine du Chêne, la source du Grand-Bain, la source du bain des Pauvres, la source du bain des Dames, la Bourdeille, etc. On y voit le Grand-Bain, le bain des Pauvres, le bain des Dames de Remiremont.

Propriétés physiques. On observe que les eaux de Plombières ne sont pas colorées. Leur saveur est presque nulle; ce n'est qu'après quelque temps qu'on s'en apperçoit; par l'odorat on découvre une fétidité, qui a quelque rapport avec celle du soufre. On leur trouve le poids de l'eau ordinaire. Elles ont un aspect onctueux, qui doit être principalement attribué, selon l'observation de M. Vauquelin, à la présence de la gélatine animale qu'elles renferment, comme nous le verrons ci-après. Les anciens chimistes regardoient cette matière comme un bitume. C'est, en général, un phénomène très-remarquable que la présence des substances animales dans des eaux qui filtrent au travers des montagnes. Ces eaux s'imprègnent sans doute du pareil principe en passant sur des débris qui ont appartenu à des êtres vivans. Au surplus, M. Castiglioni a récemment confirmé, par beaucoup d'expériences, cette première idée de M. Vauquelin. Son opinion est que la plupart des eaux minérales, dites *savonneuses*, doivent être attribuées à l'action d'une substance animalisée, qui se combine et se dissout par l'intermède d'un alcali fixe, et qui a un grand rapport par ses propriétés avec le blanc d'œuf. La température des eaux de Plombières varie depuis 56 centigr. + o jusqu'au 74e centigr.

Propriétés chimiques. M. Vauquelin s'est occupé avec un soin particulier de l'analyse chimique des eaux de Plombières. Il les a d'abord soumises aux réactifs; il a eu recours ensuite à l'évaporation. Le résidu a été successivement traité par l'alkool, l'eau froide, l'acide muriatique; il résulte de ses recherches que les eaux dont il s'agit, renferment, dans des proportions différentes : 1°. du carbonate de soude, 2°. du sulfate de soude, 3°. du muriate de soude, 4°. de la silice, 5°. du carbonate de chaux, 6°. enfin, une matière animale, qui paroît avoir un grand rapport avec la gélatine, et qui paroît même jouer un très-grand rôle dans l'action des eaux et des bains sur l'économie animale.

Propriétés médicinales. On loue ordinairement les eaux de Plombières, comme jouissant d'une vertu éminente dans le traitement des obstructions des viscères, dans les flux chroniques de la membrane muqueuse de l'utérus, dans les hémoptysies, etc. Je crois qu'on les a beaucoup trop louées dans la curation des affections psoriques, etc. Sous ce point de vue elles sont très-inférieures aux eaux de Barèges. Elles sont néanmoins très-convenables dans quelques occasions pour assouplir la peau, et apaiser les irritations dont elle est atteinte.

LUXEUIL.

Petite ville du département de la Haute-Saône. Elle est située aux pieds des montagnes des Vosges, à douze lieues de Besançon. Il y a cinq bains, communément désignés ainsi qu'il suit : 1°. le bain des femmes, 2°. le bain des hommes, 3°. le bain neuf, 4°. le grand bain, 5°. le petit bain, qu'on appelle aussi bain des cuvettes. Il y a encore trois autres sources, dont la plus remarquable est celle qui est désignée sous le nom d'*eau des yeux ;* elle est thermale.

Propriétés physiques. Les propriétés physiques de ces eaux ont beaucoup de rapport avec les eaux de Plombières. Température de 25 à 42 centigr. + o.

Propriétés chimiques. L'analyse des eaux de Luxeuil est encore bien incomplète. Quelques auteurs qui s'en sont occupés assurent qu'elles contiennent de l'acide carbonique, un sel qu'on croit être du muriate de soude, du sulfure de potasse, un principe ferrugineux, une terre de nature calcaire, etc.

Propriétés médicinales. On administre les eaux de Luxeuil dans les rhumatismes chroniques, dans les paralysies, les catarrhes, les maladies nerveuses, les obstructions des viscères abdominaux.

BOURBONNE-LÈS-BAINS.

Petite ville du département de la Haute-Marne. Elle est située à sept lieues de Langres, à dix lieues de Chaumont, et à soixante-huit lieues de Paris. On y remarque plusieurs sources d'eaux minérales qui ont subi divers changemens par les réparations successives qu'on y a faites. Ces bains sont très-anciens.

Propriétés physiques. Ces eaux ont une saveur manifestement salée. On dit que la vase adhérente aux parois des bassins qui la contiennent, a une odeur légèrement sulfureuse. Quant à leur température, elle varie de 46 à 69 centigr. + o.

Propriétés chimiques. Elles contiennent du muriate de soude, du sulfate de magnésie, de l'acide sulfurique, du gaz acide carbonique, etc.

Propriétés médicinales. On a loué les eaux de Bourbonne pour combattre les obstructions chroniques des viscères, les paralysies longues et anciennes, les coliques et les rhumatismes, les maladies de la peau, etc.

SYLVANÉS.

C'est un petit bourg du département de l'Aveiron, éloigné de Vabres d'environ trois lieues, à six lieues de Lodève. On les administre intérieurement et en bains.

Propriétés physiques. Ces eaux ont une saveur piquante et salée. Leur température est de 38 centigr. + o.

Propriétés chimiques. Les principes que l'on trouve dans l'eau de Sylvanés, sont le sulfate et le muriate de soude et de magnésie; elles contiennent aussi du carbonate de fer et de l'acide carbonique.

Propriétés médicinales. Employées dans les mêmes maladies que celles de Bourbonne-lès-Bains.

BAINS.

C'est un bourg du département des Vosges: il n'est qu'à trois lieues de Plombières, près de la rivière de Cosné; il ne faut pas confondre les eaux de ce bourg avec celles d'un lieu de ce nom, qui se trouve dans le département des Pyrénées-Orientales, et où il y a aussi des eaux minérales. Le bourg dont il s'agit renferme un grand nombre de sources. Ces sources sont : 1°. la source du Château ; 2°. la grande Source ; 3°. la source Romaine ; 4°. la fontaine des Vaches ; 5°. il y a une source qui n'a pas de nom particulier, et qu'on administre intérieurement ; 6°. la source de Saint-Colomban.

Propriétés physiques. Par leurs propriétés physiques, elles ont beaucoup d'analogie avec les eaux de Plombières. Leur température varie entre 23 et 66 centigr. + o.

Propriétés chimiques. Il faudroit refaire l'analyse chimique de ces eaux, et la comparer avec celle qui a déjà été faite des eaux de Plombières. On assure qu'elles contiennent du muriate de soude, de la magnésie, une terre calcaire, etc.

Propriétés médicinales. Ces eaux sont toniques ; elles conviennent dans les paralysies et les rhumatismes chroniques. J'ai vu un dartreux qui s'étoit guéri par l'usage de ces eaux.

LAMOTTE.

Petit village situé dans le département de l'Isère, à six lieues de Grenoble. La source de ces eaux est sur le bord du Drac, près d'un château qui porte le même nom que le village.

Propriétés physiques. On dit que la chaleur des eaux de Lamotte est d'environ 84 centigr. + o.

Propriétés chimiques. Elles contiennent, entr'autres principes, du sulfate de soude, du muriate de soude, du carbonate de magnésie, etc. Il s'en dégage de l'acide carbonique.

Propriétés médicinales. On les administre pour combattre les fleurs blanches, l'aménorrhée, les affections rhumatiques, etc.

BALARUC.

Bourg du département de l'Hérault, à quatre lieues de Montpellier. Ses eaux thermales offrent principalement quatre bains, que l'on désigne sous les noms, 1°. de bain de la source, 2°. de bain de l'hopital, 3°. de bain de la cuve, 4°. de bain de vapeur, etc.

Propriétés physiques. Ces eaux ont une saveur manifestement salée et piquante. Leur température est de 50 à 51 centigr. + 0.

Propriétés chimiques. Les chimistes y trouvent du muriate de soude, du carbonate de magnésie, du muriate de magnésie, du muriate de chaux, etc. On y constate pareillement la présence de l'acide carbonique.

Propriétés médicinales. On les emploie sur-tout contre la paralysie et le rhumatisme; administrées à l'intérieur, elles produisent des effets purgatifs.

SAINT-GERVAIS.

Ces eaux ont été découvertes tout récemment; elles sont situées près de Saint-Gervais, dans le département de Léman, se trouvent éloignées de Genève d'environ onze lieues, et à deux lieues de Sallanches. La position de cette source thermale est, à ce qu'on assure, fort agréable. M. le professeur Pictet les a particulièrement observées et étudiées, ainsi que M. Tingry.

Propriétés physiques. Ces eaux bien examinées sur les lieux ont un goût salin et légèrement amer. Leur température est de 38 à 39 centigr.

Propriétés chimiques. Les produits qui ont été fournis par les eaux de Saint-Gervais, sont du sulfate de chaux mêlé de carbonate de chaux, du sulfate de soude, du muriate de soude, du muriate de magnésie, du pétrole, de l'acide carbonique concret.

Propriétés médicinales. Ces eaux, qu'on pourra administrer en bains de vapeur, en bains d'immersion, en douches, ou intérieurement, ont des propriétés analogues à celles de Bourbon et de Balaruc.

BAGNÈRES.

Cette petite ville est à quatre lieues de Barèges et à vingt-trois lieues de Toulouse. Le nombre des sources est très-considérable; parmi les remarquables, il faut principalement distinguer celles d'*artigue-longue*, qu'on désigne aujourd'hui sous le nom d'*eaux minérales de Pinac*, du nom du médecin qui les dirige, et qui a fait sur leurs vertus une multitude de recherches intéressantes. Depuis long-temps ces eaux sont fréquentées et en grande vénération. Théophile Bordeu a fait mention de ces eaux dans sa fameuse thèse : *Aquitaniæ minerales aquæ*, etc.

Propriétés physiques. Saveur piquante et saline. Leur température varie entre le 35e et le 58e centigr. + o.

Propriétés chimiques. On assure qu'elles contiennent du sulfate de soude, du muriate de soude, des substances alcalines, même une petite proportion de fer, etc.

Propriétés médicinales. Bordeu les recommande dans le relâchement des poumons, les obstructions des viscères abdominaux; on les a singulièrement recommandées contre la suppression des menstrues. Ces eaux méritent la réputation dont elles jouissent.

AIX.

On sait que cette ville du département des Bouches-du-Rhône, est à seize lieues d'Avignon. Tous les auteurs font mention de la source principale de ces eaux, que l'on désigne sous le nom de *fontaine de Sextius*.

Propriétés physiques. Ces eaux ont quelque chose de stiptique et d'amer au goût. Leur température varie du 32e au 33e centigr. + o.

Propriétés chimiques. On a cru entrevoir que les principes de ces eaux avoient un grand rapport à ceux qui constituent les eaux de Plombières.

Propriétés médicinales. On les emploie fréquemment contre les maladies de la matrice, et contre celles de la vessie, etc.

Eaux salines froides.

PYRMONT.

Pyrmont est situé dans le royaume de Westphalie, près de la grande rivière du Weser. Les eaux minérales coulent dans le vallon le plus riant et le plus fertile. Il faut lire la belle description qu'en donne M. le docteur Marcard, médecin de Hanovre : « Plusieurs avenues principales, dit-il, » passent par-dessus des montagnes couvertes de bois, et » soudain on voit au travers des arbres, comme au travers d'un voile, tout le charmant vallon presqu'à ses » pieds. Sa séparation apparente du reste du monde et le » coup-d'œil paisible qu'il offre, font naître, au premier » aspect de Pyrmont, l'idée d'une retraite pleine d'amé» nité, et cette idée ne contraste pas désagréablement avec » celle qu'on s'étoit faite de ce lieu si remarquable, si cé» lèbre et si fréquenté depuis plusieurs siècles. On ne re» marque pas d'abord, dans ce riant paysage, les traces » multipliées et les demeures des habitans; on est trop » frappé d'abord du spectacle produit par les montagnes » qui l'environnent et de la verdure qu'offre le centre du » vallon. De là naît un sentiment de tranquillité et de » repos très-flatteur pour le malade plein d'espoir de réta-

» blir sa santé à cette source, parce qu'il sent que tout ce » qu'un séjour dans une contrée paisible et agréable opère » sur l'ame, et par là même sur la santé, viendra ici à » son secours ». Il existe à Pyrmont une fameuse caverne qu'on nomme la *caverne vaporeuse*. Elle a été observée par beaucoup de naturalistes voyageurs, qui y ont constaté la présence de l'acide carbonique, et qui lui ont trouvé la plus grande analogie avec celle de la Grotte du Chien. En effet, l'homme, les quadrupèdes, les oiseaux, les insectes même, ne sauroient y vivre sans être frappés de stupeur et de suffocation. Les bougies, les torches allumées s'y éteignent d'une manière soudaine, etc. Pyrmont a plusieurs sources : 1°. la source anciennement désignée sous le nom de fontaine sacrée, c'est celle qui fournit journellement l'eau que boivent les malades, parce qu'on la voit sourdre du sein de la terre avec un bruit extraordinaire ; 2°. la source où l'on se baigne; on la qualifie du nom de fontaine bouillonnante (*fons bulliens*) ; 3°. l'aigrelette qu'on assure avoir des caractères tout différens des autres eaux de Pyrmont; 4°. il en est une qu'on avoit trop négligée jusqu'à ce jour; on l'appelle la nouvelle source; elle est située à un quart de lieue de Pyrmont; 5°. il existe aussi dans l'endroit même où est la fontaine principale, la source des yeux, ainsi désignée à cause de l'usage particulier que l'on en fait; 6°. la source aérienne ou la source du bain inférieur; elle n'est guère en usage. Toutes les sources dont nous venons de parler, forment une sorte d'amphithéâtre autour de la montagne du Konigsberg. Beaucoup d'auteurs pensent qu'elles en tirent leur origine.

Propriétés physiques. On sent que les propriétés physiques des eaux de Pyrmont doivent différer selon les sources d'où elles proviennent. Les eaux qui s'écoulent de la fontaine principale sont limpides et claires comme le cristal. Lorsqu'elles sont en repos, elles sont recouvertes d'une atmosphère d'une vapeur acide, qui est beaucoup plus appercevable l'hiver que l'été. Leur fraîcheur est assez constamment la même; elle est au dixième degré du thermomètre de Réaumur. Les eaux de Pyrmont sont beaucoup plus pesantes que l'eau pure. La source bouillonnante est moins claire que celle dont nous venons de parler. On voit s'élever à sa surface une grande quantité de bulles. Les mêmes phénomènes physiques se manifestent dans la source que l'on désigne sous le nom d'*aigrelette*. Les eaux de la nouvelle source sont sur-tout remarquables par la saveur agréable qu'elles manifestent. On aime à la boire, après l'avoir mêlée avec du vin : il en est qui la mêlent avec du sucre et du sirop de framboises; et rien n'est plus propre à étancher la soif que cette boisson délicieuse durant les chaleurs ardentes de l'été. La source des yeux a les mêmes propriétés que les autres sources; mais elle les possède à un degré inférieur. Les eaux de la source ancienne sont ordinairement troubles et jaunâtres; comme on fait moins de cas de cette source que des autres, les pauvres viennent en foule s'y baigner.

Propriétés chimiques. Les élémens qui constituent les eaux de Pyrmont sont aujourd'hui très-connus des chimistes. Le gaz acide carbonique y abonde; aussi occasionnent-elles une sorte d'ivresse à ceux qui en boivent. On y a reconnu la présence du muriate de soude, du sulfate de soude, du carbonate de magnésie, du sulfate de magnésie, du fer qui s'y trouve en dissolution. Marcard observe que transportées en Suède, ces eaux ont perdu presque tout le gaz dont elles sont pourvues; mais qu'elles conservent encore presque toute la quantité des parties ferrugineuses qu'elles contenoient lorsqu'on les a puisées à la source; ce qui n'arrive point à la plupart des autres eaux. On doit sur-tout à Bergmann et à Westrumb des recherches précieuses sur les propriétés chimiques des eaux de Pyrmont. Les médecins cliniques doivent déterminer quel est celui des principes que nous venons d'indiquer, qui est le plus utile à l'économie animale, et qui agit plus puissamment sur les forces vitales du corps humain.

Propriétés médicinales. C'est encore M. Marcard qu'il faut écouter sur les propriétés médicinales des eaux de Pyrmont. Personne n'a rassemblé plus de faits sur cette importante matière, et ne les a exposés d'une manière plus philosophique. Ces eaux jouissent d'une faculté éminemment tonique; aussi la plupart des personnes qui s'y rendent, y vont chercher un remède contre l'affoiblissement ou le relâchement de leur constitution physique, soit que cet état provienne d'une disposition native et héréditaire, soit qu'il résulte d'un accident. Cet état donne souvent lieu à une atonie particulière du systême nerveux. C'est au médecin expérimenté à bien distinguer les cas où les eaux de Pyrmont sont particulièrement convenables. On les administre fréquemment contre les obstructions qui surviennent dans les viscères du bas-ventre, et qui s'opposent d'une manière si directe aux avantages de la nutrition; mais on se garderoit néanmoins d'y recourir si ce genre d'affection avoit fait des progrès considérables, et s'il survenoit dans ces circonstances un véritable endurcissement des organes. L'effet tonique des eaux seroit alors plus nuisible, qu'il ne pourroit être salutaire. Personne n'ignore que l'accumulation du sang dans les viscères abdominaux ne soit une des causes les plus fréquentes des maladies chroniques. Stahl a émis sur cet objet des réflexions très-judicieuses dans sa thèse fameuse, qui a pour titre : *De venâ portæ porta malorum*, etc. Or, les eaux de Pyrmont paroissent pouvoir être employées avec avantage contre ce genre d'affection. Il est néanmoins des cas où de semblables eaux peuvent être pernicieuses par une action trop stimulante et trop excitative sur le système hémorroïdal. Au surplus, c'est particulièrement contre l'hypocondrie, la mélancolie et autres maladies nerveuses, que les eaux de Pyrmont sont conseillées. Une foule d'infortunés se rendent à cette précieuse source comme à leur dernier refuge. Ils y arrivent remplis d'espérance, et s'en retournent quelquefois après avoir éprouvé du soulagement. On assure que ces mêmes eaux ont été très-efficaces contre les paralysies. M. Marcard en cite plusieurs exemples. On cite également des cures produites dans les affections arthritiques. Le célèbre Werlhoff a recommandé les eaux de Pyrmont contre l'ictère chronique ; d'autres médecins en ont obtenu quelques succès en les administrant dans les maladies des voies urinaires, etc.

POUILLON.

Grand bourg du département des Landes, entre les rivières de Leüi et du Gave, à deux lieues de Dax et à sept de Bayonne. La source qui fournit ces eaux est très-considérable ; elles jaillissent en bouillonnant.

Propriétés physiques. Les eaux de Pouillon sont inodores, transparentes, déposent une matière limoneuse. Le goût qu'elles impriment sur la langue est salé et un peu ferrugineux. Il se forme à leur surface une quantité innombrable de bulles et de petits jets qui causent un pétillement très-distinct.

Propriétés chimiques. On trouve, dans l'ouvrage de Raulin, les analyses qui ont été faites dans le temps par Venel, Mitouart et Costel. Le travail de ce dernier paroît être le plus exact : les divers procédés qu'il a employés ont donné des résultats différens de ceux de Venel, qui prétendoit y avoir trouvé une certaine proportion de sulfate de chaux. Costel a constaté que ce prétendu sulfate de chaux étoit du muriate de magnésie, mais offrant quelques caractères particuliers. Il y a trouvé aussi une grande quantité de muriate de soude. La saveur martiale sembloit y indiquer un peu de fer; mais ces eaux, traitées par l'acide gallique, n'ont éprouvé qu'un très-foible changement, et d'après lequel on ne peut rien conclure. Ces eaux paroissent aussi contenir de l'acide carbonique.

Propriétés médicinales. Raulin a consacré un long article sur les eaux de Pouillon, et il n'hésite pas après les avoir comparées à celles de Seydschutz et de Sedlitz, à leur donner la préférence sur ces dernières. Il vante surtout leurs propriétés contre les dérangemens de l'estomac, les vomissemens habituels, la dispepsie, les engorgemens du foie, etc. Elles ont une action purgative très-déterminée.

SEDLITZ.

Village de Bohême, dans le cercle d'Elnbogen.

Propriétés physiques. Les eaux de Sedlitz sont amères et salées, mais moins que celles des eaux de Seydschutz; elles sont froides, limpides et pétillantes.

Propriétés chimiques. Hoffmann a jadis procédé à l'analyse des eaux de Sedlitz. Il avoit très-bien reconnu les deux sels qui y sont dissous; mais il n'en avoit pas déterminé les proportions. Le gaz acide carbonique qu'on y a trouvé depuis, avoit également échappé aux moyens d'analyse employés par cet homme célèbre. Les deux sels qui y sont contenus sont le sulfate de magnésie, le muriate de magnésie et une certaine quantité de gaz acide carbonique.

Propriétés médicinales. Il n'est point d'eau minérale

dont l'usage soit plus répandu que celles de Sedlitz. C'est le purgatif le plus en vogue. On les emploie dans tous les cas où on veut produire une purgation légère et peu abondante, ou lorsque l'âge ou la délicatesse du tempérament ne permettent point l'administration de moyens plus énergiques. En général, elles conviennent dans les engorgemens des viscères abdominaux, l'embarras gastrique intestinal, l'ictère, etc.

SEYDSCHUTZ.

Bourg de Bohême qui se trouve peu éloigné de Sedlitz. Hoffmann considéroit les eaux qui y sourdent comme appartenant à la même source que celles de ce dernier village.

Propriétés physiques. La saveur de ces eaux est extrêmement amère et salée; elles sont claires et limpides, et déposent un précipité blanc lorsqu'on les pousse à l'ébullition. Leur pesanteur spécifique est de 1,0060.

Propriétés chimiques. Des différentes analyses que nous possédons sur les eaux de Seydschutz, il n'en est qu'une qui soit exacte, c'est celle que nous devons à Bergmann. Ce célèbre chimiste en les soumettant à l'action des réactifs et à l'évaporation, y a trouvé des carbonates de chaux et de soude, du sulfate de chaux, du muriate de magnésie et du sulfate de magnésie. La proportion de ce dernier sel est très-considérable; elles contiennent moins d'acide carbonique que les eaux de Sedlitz.

Propriétés médicinales. Les sels dissous dans l'eau de Seydschutz lui communiquent une propriété purgative très-marquée. Elles sont spécialement indiquées dans les engorgemens abdominaux, les flux de ventre chroniques; et elles conviennent, en général, dans les mêmes cas que les eaux de Sedlitz.

EPSOM.

Village dans le comté de Surry, en Angleterre, à sept lieues de Londres. C'est de la source qui s'y trouve qu'on extrait le sel qui se débite dans toute l'Europe sous le nom de *sel d'Epsom*.

Propriétés physiques. Les eaux d'Epsom ont une saveur amère et salée. Elles sont limpides.

Propriétés chimiques. L'analyse a démontré dans ces eaux une certaine quantité de sulfate de magnésie. La proportion de ce sel est de 0,03. Hoffmann prétend qu'elles ne contiennent pas de muriate de magnésie.

Propriétés médicinales. La vertu laxative des eaux d'Epsom est moins marquée que celle des eaux de Seydschutz et de Sedlitz. Néanmoins elles sont indiquées dans les mêmes cas, et produisent de très-bons effets, sur-tout lorsqu'on ne veut qu'exciter une légère purgation.

EAU DE MER.

L'eau de mer vient naturellement se placer dans l'ordre des eaux salines ; elle a néanmoins des caractères propres qui peuvent la faire distinguer de celles-ci. Les médecins de l'antiquité faisoient, à ce qu'il paroît, un fréquent usage de l'eau marine. Hippocrate la faisoit prendre en lavemens ; Celse en vante les bons effets contre plusieurs maladies ; et Dioscorides parle d'une préparation fort usitée, dans laquelle on faisoit entrer cette eau. Plusieurs modernes ont rappelé l'attention des praticiens sur l'emploi de l'eau de mer ; mais c'est sur-tout Russel qui a publié des vues très-ingénieuses sur ce point dans son ouvrage, *De usu aquæ marinæ*, etc.

Propriétés physiques. L'eau marine est inodore,

transparente et plus ou moins colorée; ayant une saveur salée, âcre et saumâtre. Toutefois, les observations de Sparrmann ont fait voir que l'eau de mer offroit des différences dans ses propriétés physiques, selon qu'elle étoit puisée à une profondeur plus ou moins grande. Sa pesanteur spécifique est à celle de l'eau distillée comme 1,0289 est à 1,0000. Ce caractère peut aussi offrir quelques différences. On connoît les belles expériences de M. Péron sur la température de l'eau de la mer dans les divers degrés de latitude.

Propriétés chimiques. Les principes qui sont répandus dans l'eau de mer sont le muriate de soude, le sulfate de chaux, le sulfate de magnésie et une très-grande quantité de matière extractive. Bergmann a procédé à l'analyse de l'eau de mer puisée à soixante brasses de profondeur, et qui lui avoit été remise par Sparrmann. Il y a trouvé les mêmes sels, excepté le sulfate de magnésie. La substance extractive, qui paroît devoir son origine au nombre infini de plantes et d'animaux privés de la vie qui sont en dissolution dans la mer, est regardée par Bergmann comme la cause du goût nidoreux et nauséabond qu'offre l'eau de la mer, sur-tout lorsqu'on la puise à la surface.

Propriétés médicinales. Les observations les plus exactes qui aient été recueillies sur les vertus médicinales de l'eau de mer sont dues aux médecins anglais. Cette eau doit figurer parmi les moyens les plus énergiques qu'on peut employer dans le traitement des maladies lymphatiques. On a vu des affections scrophuleuses invétérées et des rhumatismes chroniques, des exanthêmes cutanés très-rebelles, tels que la lèpre squammeuse, la gale, quelques espèces de dartre, se dissiper par l'usage de l'eau de mer, prise à l'intérieur ou en bains. Russel, qui l'a administrée dans ces diverses maladies, en a obtenu des succès très-satisfaisans, notamment dans les tumeurs scrophuleuses et les ulcères de même nature. Il a dissipé des engorgemens du foie, des tumeurs glanduleuses du mésentère et des jaunisses anciennes, par l'usage intérieur de l'eau marine. On a regardé les bains de mer comme très-salutaires dans les affections rabieuses commençantes, et on a même été jusqu'à assurer qu'ils ont guéri l'hydrophobie elle-même. Mais toutes ces assertions manquent d'authenticité, et doivent être considérées comme douteuses jusqu'à ce que de nouveaux essais viennent complètement nous éclairer.

De quelques autres sources minérales qu'on pourroit employer utilement pour la guérison des maladies.

L'histoire des eaux minérales est immense; je sens qu'elle est à peine ébauchée dans cet ouvrage. Indépendamment des sources nombreuses dont je viens d'offrir un court tableau, j'aurois pu indiquer encore à mes lecteurs les eaux minérales d'Ortez, de Gan, de Lurde, de Ville-Franche, dans le département des Basses-Pyrénées; celles de Molitz, dans le département des Pyrénées-Orientales; celles d'Ussat, dans le département de l'Arriège; d'Encause, dans le département de la Haute-Garonne; de Nismes, de Fonsanche, de Pomaret, de Bagnols, dans le département du Gard; de Verdusan, dans le département du Gers; de Font-Cacouada, dans le département de l'Hérault; de Chaudes-Aigues, de Jaleirac, etc. dans le département du Cantal; de Miers, dans le département du Lot; de Martres-de-Veire, dans le département du Puy-de-Dôme; de Velotte, de Hucheloup, de Niderbronn, dans le département des Vosges; de Mont-de-Marsan, dans le département des Landes; de Jouhe, dans le département du Jura; de Pont-à-Mousson, d'Eulmont et de Toul, dans le département de la Meurthe; de Château-Thierry, dans le département de l'Aire; de Dieu-le-Filt, dans le département de la Drôme; de Vésoul, dans le département de la Saône; de Sainte-Parise, dans le département de la Nièvre; de Bourbon-Lancy, dans le département de Saône et Loire; de Sail-lès-Château, de Morand, dans le département de la Loire; de la Plaine, dans le département de la Loire-Inférieure; de Jarville, dans le département d'Eure et Loire; de Joannette, dans le département de Maine et Loire; de la Roche-Pozay, dans le département d'Indre et Loire; de Caen, dans le département du Calvados; de Bagnolles, dans le département de l'Orne; d'Abbeville, dans le département de la Somme; de Premeau, de Sainte-Reine, dans le département de la Côte-d'Or; de Monestier-de-Briançon, dans le département de l'Isère; de Toucy, dans le département de l'Yonne; d'Attancourt, dans le département de la Haute-Marne; de Roye, dans le département de l'Oise; d'Abbecourt, dans le département de Seine et Oise, etc. J'aurois pu citer encore, avec des éloges mérités, les eaux d'Avenheim, dans le département du Haut-Rhin; les eaux de Holz et de Chatenoy, dans le département du Bas-Rhin; de Lannion, dans le département des Côtes-du-Nord, etc.

Si l'on quitte la France, pour se transporter dans d'autres empires, on s'apperçoit que la nature a par-tout prodigué les eaux minérales pour le bonheur et la conservation de l'espèce humaine. L'Angleterre s'enorgueillit, avec juste raison, des bains de Bath, qui n'ont rien perdu de leur antique célébrité; de ceux de Bristol, de Tunbridge, de Buxton et de Matlok; on estime les eaux minérales de Cheltenham, celles d'Harrowgatt, et sur-tout celles de Scarborough, qui sont le refuge des Anglais mélancoliques, et qui ont été tant préconisées par la célèbre

Fleming. *Quas ferrea virtus nobilitavit aquas*. Qui ne sait que l'Allemagne contient à elle seule plus d'eaux minérales que toute l'Europe! J'ai fait mention des eaux de Wisbaden, de Pyrmont; mais j'aurois pu m'étendre aussi sur les eaux de Carlsbad, de St.-Charles, de Teplitz, sur celles de Schwalbach, de Wildungen, de Gastein, etc. Il ne faut pas non plus passer sous silence les bains maritimes de d'Oberan, de Mecklemboug. La Suisse n'a pas seulement les eaux de Louesche et de Bade dont nous avons fait mention; elle possède aussi les bains sulfureux d'Alvenow et ceux de Pfeffers, etc. les eaux acidules de Saint-Maurice, dans la vallée d'Engadine, etc. De quel intérêt eussent été pour nous les eaux minérales de l'Italie, si féconde en merveilles de tous les genres, si nous avions entrepris leur histoire dans cet ouvrage! lorsqu'on traite des bains d'Ischia, des eaux de Gurgitelli, de Pisciarelli, de Citara, de Cappone, de Castiglione, d'Olmitello, etc. la matière devient inépuisable; et l'on peut s'aider à ce sujet des savantes recherches faites par Cirillo, Andria, Attumonelli, et par beaucoup d'autres médecins et naturalistes recommandables. L'Espagne enfin, qui est encore si neuve pour notre observation, fourniroit les études les plus attrayantes. Toutes ses provinces abondent en sources infiniment précieuses pour la Thérapeutique et la matière médicale. Que de recherches à faire sur les bains d'Arnedillo, d'Alhama, de Saçedon, de Ledesma, d'Archena, de Prexiguero, de Benzalema, de Boza, d'Alcanten, de Puerto-llano, d'Alange, de Teruel, de Paracuellos-de-Xicoca, de Barranco del Salto, de Fitero, de Lugo, de Trillo, de Fuencaliente, etc. Quand on contemple attentivement cette contrée, on est surpris à chaque instant des richesses de la nature et de son inépuisable fécondité.

Des eaux minérales imitées, et des eaux minérales factices.

Quelque répandues que soient les eaux minérales sur le globe terrestre, il est des pays qui en sont totalement dépourvus. D'ailleurs ces sources si variées, ne donnent point en tous lieux les mêmes résultats. Qu'arrive-t-il alors? les eaux que l'on fait transporter à des distances infinies, perdent leur énergie et leurs principales qualités. Les chimistes modernes ont suppléé à cet inconvénient par le bienfait inappréciable des eaux imitées et des eaux factices. On peut même dire qu'ils ont surpassé la nature, en étudiant et en suivant avec une exactitude scrupuleuse ses merveilleuses opérations. Par la loi si puissante des attractions électives, ils savent aujourd'hui rassembler les substances constitutives d'une eau minérale, quand une fois on les a perdues, ils ont appris à élever convenablement son degré de température; ils ont porté leurs recherches jusqu'à fixer les gaz, et les élémens les plus fugitifs. On doit louer M. le docteur Duchanoy d'avoir le premier publié cette idée en France, quoiqu'à l'époque où il l'a écrite, les moyens de la chimie fussent insuffisans pour l'exécuter. Il reste sans doute une foule de problêmes qui ne sont point encore résolus; toutefois aujourd'hui on a porté cet art à un grand degré de perfection. L'établissement de MM. Triayre et Jurine est un des plus beaux monumens qui attestent les progrès de nos connoissances chimiques, et qui prouvent le mieux leur utilité. A l'aide de leurs procédés, on peut même rendre les eaux minérales plus actives, en ajoutant à la proportion de leurs principes, en sorte que dans beaucoup de cas on peut mieux remplir les indications médicinales.

Conseils à ceux qui font usage des Eaux minérales.

I. Il seroit sans doute difficile de déterminer dans ce court précis toutes les maladies et toutes les circonstances qui réclament l'emploi des eaux minérales. Il ne seroit pas moins difficile de donner ici tous les conseils qui peuvent en rendre l'administration avantageuse et salutaire.

II. Les malades qui se rendent aux eaux minérales fixent ordinairement leur choix, d'après la considération des principes matériels que ces mêmes eaux paroissent contenir. Ils savent, en effet, que c'est moins à ces eaux qu'il faut attribuer quelque efficacité, qu'aux substances diverses auxquelles ce liquide ne fait que servir de véhicule. Rien n'est donc plus important à entreprendre qu'une semblable étude. Connoître la composition chimique d'une eau minérale, dit l'illustre Bergmann, c'est pour ainsi dire devancer l'expérience. Car on apprécie aisément les qualités médicinales des autres eaux, lorsque leur analyse fournit absolument des produits analogues.

III. D'ailleurs les praticiens cliniques ont eu l'occasion de constater que les vertus des eaux dans le traitement des maladies, ont un rapport direct avec les élémens physiques qui les constituent. Les eaux sulfureuses agissent spécialement sur le système lymphatique et sur le système dermoïde; de là vient sans doute qu'elles excellent pour la cure des affections cutanées. Les eaux acidules, par leur qualité gazeuse, stimulent les nerfs et l'organe encéphalique. Les eaux ferrugineuses plus pénétrantes provoquent les oscillations de l'appareil vasculaire. Les eaux salines brillent sur-tout par une action anti-septique. Cependant il faut l'avouer, toutes ces propriétés différentes se confondent entr'elles dans beaucoup de circonstances. Le célèbre Mercurialis et d'autres observateurs ont eu raison d'avancer que les eaux minérales ne pouvoient convenablement être jugées que d'après les nombreux résultats de l'expérience clinique.

IV. Or, si l'on veut, de jour en jour, perfectionner cette expérience, les malades qui se rendent aux eaux minérales doivent préalablement faire retracer par un homme de l'art, l'histoire exacte et détaillée de la maladie dont ils se plaignent. Ils doivent sur-tout, après leur arrivée, faire tenir un registre fidèle des changemens qui s'opèrent dans les symptômes. C'est assurément l'unique moyen d'enrichir cette partie si essentielle de la doctrine médicinale.

V. Il importe que les malades fassent usage des eaux minérales avec beaucoup de discernement et de précaution. Ils ont souvent à se mettre en garde contre certains individus qui, préposés à la garde de ces eaux, prétendent avec exagération qu'elles peuvent remplacer tous les remèdes et s'appliquer à tous les maux. Ces individus ne suivent le plus souvent qu'une aveugle routine ou qu'un sordide intérêt. Il est pourtant reconnu que les médecins ne sauroient mieux faire que d'augmenter ou de diminuer dans certaines occasions l'énergie ou l'activité des eaux minérales, et qu'ils doivent même dans plusieurs cas rejeter leur application pour adopter d'autres remèdes.

VI. Quand les malades se trouvent rendus aux eaux minérales qui leur ont été indiquées par un médecin instruit, qu'ils n'en commencent point l'emploi avec trop de précipitation! qu'ils se livrent durant quelques jours au repos, et qu'ils se délassent préalablement d'une route qui a été souvent trop fatigante pour leurs organes! D'ailleurs, n'y a-t-il pas quelquefois des remèdes préparatoires dont on ne sauroit s'affranchir sans inconvénient? Qui peut ignorer, par exemple, que les bains simples, les saignées, les purgations, et autres moyens curatifs préliminaires ne sont point à négliger, selon l'idiosyncrasie, la constitution physique des sujets, etc.

VII. Je dois avertir aussi que les plaisirs bruyans et tumultueux que l'on rencontre fréquemment aux eaux minérales, ne conviennent point à tous les malades. Celui qui veut soigner sérieusement sa santé, doit en conséquence s'en priver : toutes les personnes souffrantes ne sauroient supporter, sans un préjudice notable pour leur susceptibilité nerveuse, le tourbillon et la gêne des assemblées nombreuses. Il en est dont l'ame a besoin de beaucoup de calme et de tranquilité, tandis qu'il en est d'autres auxquelles la plus grande dissipation et des distractions continuelles sont infiniment profitables.

VIII. Lorsqu'on ne néglige aucune des précautions que je viens d'indiquer, les eaux minérales deviennent une ressource très-précieuse pour l'art de guérir, et c'est à tort que certains médecins voudroient en discréditer l'emploi. Car, si elles ne sont point un remède infaillible dans tous les cas, elles consolent du moins ceux qui en usent, et arrêtent pour quelque temps la marche des maladies chroniques. Or, comme l'a dit l'immortel observateur Arétée, tous les malades ne peuvent être rendus à la santé. La puissance du médecin surpasseroit alors celle des dieux. C'est beaucoup pour lui, s'il parvient à adoucir les douleurs, et à modérer les progrès du mal. *Nempè ægroti omnes sanari non possunt : medicus enim deorum potentiam anteiret; verum dolores sedare, morbos intercipere, atque obscurare, medico fas est.* (DE CURAT. DIUT. MORB. lib. 1.)

FIN DU PRÉCIS SUR LES EAUX MINÉRALES.

TABLE ALPHABÉTIQUE

DES MATIÈRES

CONTENUES DANS CET OUVRAGE.

Nota. La lettre *a* désigne le tome premier, et la lettre *b* le tome second ; les chiffres arabes indiquent la pagination.

A.

B.

C.

D.

E.

F.

G.

I.

J.

K.

L.

M.

N.

O.

P.

Q.

R.

S.

T.

V.

Z.

FIN DE LA TABLE ALPHABÉTIQUE DES MATIÈRES.

DE L'IMPRIMERIE DE CRAPELET.

www.ingramcontent.com/pod-product-compliance
Ingram Content Group UK Ltd.
Pitfield, Milton Keynes, MK11 3LW, UK
UKHW020612230726
13926UKWH00005B/2343

9 782013 617352